Molecular
Diagnostic Techniques and Clinical Practice

分子诊断技术及临床应用

李敏 关明 李冬 刘维薇◎主编

上海交通大学出版社
SHANGHAI JIAO TONG UNIVERSITY PRESS

内容提要

随着科技的不断进步,分子诊断技术在医学领域得到了广泛应用,成为精准医学的重要手段之一。分子诊断技术以其高灵敏度、高特异性和高效性,成为临床疾病早期诊断、精准治疗和预后评估的重要保障。本书共分八章,第一章介绍分子诊断所涉及的基本概念和发展历程;第二到第六章分别阐述分子诊断技术在感染性疾病、肿瘤、遗传性疾病及产前诊断、药物代谢及移植配型等多个领域的应用;第七章介绍分子诊断技术新进展;第八章介绍分子诊断技术应用的质量控制。

本书为书网融合教材,通过"一书一码"将理论学习(书)和临床实践案例(配套视频)结合,强调理论与实际需求相结合,突显医学检验转化和应用能力,提高教材质量。

图书在版编目(CIP)数据

分子诊断技术及临床应用/李敏等主编. —上海:
上海交通大学出版社,2024.3
ISBN 978 - 7 - 313 - 30068 - 3

Ⅰ.①分… Ⅱ.①李… Ⅲ.①分子生物学–实验室诊
断 Ⅳ.①R446

中国国家版本馆 CIP 数据核字(2024)第 021578 号

分子诊断技术及临床应用
FENZI ZHENDUAN JISHU JI LINCHUANG YINGYONG

主　　编:李　敏　关　明　李　冬　刘维薇
出版发行:上海交通大学出版社　　　　　　　地　　址:上海市番禺路 951 号
邮政编码:200030　　　　　　　　　　　　　电　　话:021 - 64071208
印　　制:苏州市越洋印刷有限公司　　　　　经　　销:全国新华书店
开　　本:787mm×1092mm　1/16　　　　　印　　张:22.5
字　　数:511 千字
版　　次:2024 年 3 月第 1 版　　　　　　　印　　次:2024 年 3 月第 1 次印刷
书　　号:ISBN 978 - 7 - 313 - 30068 - 3　　　音像书号:ISBN 978 - 7 - 88941 - 635 - 1
定　　价:128.00 元

编委会

李擎天　上海交通大学医学院医学技术学院
李双双　上海交通大学医学院附属仁济医院杭州湾分院
刘　华　上海交通大学医学院附属第六人民医院
马硝惟　上海交通大学医学院附属仁济医院
莫　茜　上海交通大学医学院附属上海儿童医学中心
秦娟秀　上海交通大学医学院附属仁济医院
沈　震　上海交通大学医学院附属仁济医院
宋　珍　上海交通大学医学院医学技术学院
孙祖俊　同济大学附属同济医院
汪　骅　上海交通大学医学院附属仁济医院
王蓓丽　复旦大学附属中山医院
王鹏飞　上海交通大学医学院附属仁济医院
王文涓　上海交通大学医学院附属第六人民医院
王雪亮　上海市临床检验中心
王亚楠　上海交通大学医学院附属仁济医院
魏慕筠　上海交通大学医学院附属仁济医院
温冬华　同济大学附属东方医院
吴之源　复旦大学附属华山医院
杨思敏　上海同济大学附属东方医院
张灏旻　上海交通大学医学院附属仁济医院
张　丽　复旦大学附属中山医院
赵　晖　上海交通大学医学院附属第六人民医院
赵亚楠　上海交通大学医学院医学技术学院
朱小立　上海市第十人民医院
祝俊英　上海交通大学医学院附属仁济医院

视频制作编委（按姓氏汉语拼音排序）
高倩倩　上海交通大学医学院附属仁济医院
关　明　复旦大学附属华山医院
吉　萍　同济大学附属同济医院
李　冬　同济大学附属同济医院
李　敏　上海交通大学医学院附属仁济医院
李双双　上海交通大学医学院附属仁济医院杭州湾分院
李婷华　上海交通大学医学院附属仁济医院
卢仁泉　复旦大学附属肿瘤医院
马硝惟　上海交通大学医学院附属仁济医院

莫　茜　上海交通大学医学院附属上海儿童医学中心

汪　骅　上海交通大学医学院附属仁济医院

王蓓丽　复旦大学附属中山医院

王　剑　上海交通大学医学院附属国际和平妇幼保健院

王鹏飞　上海交通大学医学院附属仁济医院

王亚楠　上海交通大学医学院附属仁济医院

魏慕筠　上海交通大学医学院附属仁济医院

温冬华　上海同济大学附属东方医院

吴文娟　上海同济大学附属东方医院

吴之源　复旦大学附属华山医院

奚　卫　上海交通大学医学院附属仁济医院

杨翠霞　上海交通大学医学院附属第六人民医院

杨海慧　上海交通大学医学院附属仁济医院

袁　挺　上海交通大学医学院附属仁济医院

朱小立　上海市第十人民医院

前言
FOREWORD

分子诊断技术是通过对各类生物样本中生物分子,如 DNA、RNA、蛋白质等进行检测来为医学诊断提供一种更加精确、可靠、便捷、经济的方法,给传统的医学诊断领域注入了新的活力。到目前为止,分子诊断技术的应用已经延伸到各个医学领域,包括感染性疾病、肿瘤、遗传性疾病及药物精准治疗等。它在医学中的应用已经取得了很大的成功,同时也已经成为医学领域的研究热点。为了让医学相关专业本科生和研究生在本专业知识点掌握上能与时俱进,由上海交通大学医学院附属仁济医院李敏教授牵头,复旦大学附属华山医院关明教授、上海同济大学附属同济医院李冬教授和上海中医药大学附属龙华医院刘维薇教授共同主编,并联合多所上海医学院校及 10 余所附属医院在分子诊断技术临床应用、教学及科研方面具有丰富经验的专家作为编委,共同编写完成《分子诊断技术及临床应用》教材。

本教材适用于临床医学及医学技术相关专业的本科生和研究生选修学习。教材内容共分八章,第一章介绍分子诊断的基本概念及相关检测技术;第二章介绍感染性疾病分子诊断技术及临床应用;第三章介绍肿瘤分子诊断技术及临床应用;第四章介绍遗传病与产前分子诊断技术及临床应用;第五章介绍药物反应相关基因检测及临床应用;第六章介绍移植配型分子诊断技术及临床应用;第七章介绍分子诊断技术新进展;第八章介绍分子诊断技术临床应用的质量控制。

本书为书网融合教材,即纸质教材与数字化教学材料相融合。通过"一书一码",将理论学习和临床实践相关联,将先进的理论与行业实践结合起来,实现教育培养和临床实际需求相结合,努力探索人才培养的新途径、新方式、新措施,实现从"知识本位"向"能力本位"的教育转型。本书致力于完善"自主、协作、探究、转化和创新"的教学理念,融合多元思维模式,创造性应用于以疾病为中心的临床诊断思维训练实践中,突显医学检验转化和应用能力。

本教材在编写过程中得到所有编者的大力支持,同时也得到上海交通大学医学院王学锋教授、洪秀华教授和倪培华教授对教材内容的指导和建议,在此深表谢意。鉴于编者的水平有限、时间仓促,书中难免存在不足之处,敬请读者和专家批评、指正,以便再版时修正。

编者
2023 年 11 月

目录
CONTENTS

1

分子诊断的基本概念及相关检测技术

　　分子诊断是诊断学相关学科中发展最为迅速的领域,20 世纪分子生物学与遗传学的跨越式发展推动了分子检测在人类疾病诊疗中的应用。1866 年,Mendel 通过花园豌豆实验提出基因(gene)和等位基因(allele)作为遗传的独立单位的概念,从而建立了基因型(genotype)与表型(phenotype)之间的联系。1910 年,Morgen 揭示了遗传单位存在于染色体中,而 1944 年 Avery 通过对细菌的研究证实了脱氧核糖核酸(deoxyribonucleic acid, DNA)是携带遗传信息的基础物质。Franklin 和 Wilkins 通过 X 线晶体学对 DNA 进行了成像研究,启发 Watson 和 Crick 于 1953 年提出 DNA 的双螺旋结构模型。在 20 世纪 60 年代,Smith 基于 Arber 的发现证明了 DNA 可以被限制性核酸内切酶裂解,为 Nathan 绘制首个人类遗传学图谱提供了工具。1975 年,Southern 发明了核酸印迹技术,使得对特定 DNA 序列的检测成为可能。随后,Sanger 在 1977 年发明了 DNA 体外测序技术,并获得了首个生物体(噬菌体)的完整 DNA 序列。1978 年,Kan 和 Chang 首次通过基因序列分析,实现了镰状红细胞病的产前基因诊断,是分子生物学用于疾病诊断的首个完整案例。1985 年,Mullis 和他的同事开发了聚合酶链式反应(polymerase chain reaction, PCR),从此可以简便地实现对目标序列的体外大量扩增。1996 年,DNA 微阵列基因芯片面世,通过核酸杂交便可同时对一系列 DNA/cDNA 序列进行测定。人类基因组序列草图于 2001 年发布,并在 2003 年最终完成,为各类疾病的分子诊断提供了蓝图。从 2005 年起,大规模平行测序的成本快速降低,使得对基因组的成规模分析在诊断实验室成为可能。

　　在本章中,我们将简单介绍分子诊断相关的基本概念,如 DNA、核糖核酸(ribonucleic acid, RNA)的基本结构、生理功能,以及其在临床诊断检测中的应用;DNA 甲基化、组蛋白修饰等表观遗传现象在基因表达调控中的意义;线粒体 DNA(mitochondrial DNA, mtDNA)、游离核酸等非细胞核遗传物质的结构以及临床诊断价值。此外,本章还将简述常见的核酸杂交、扩增、测序等分子诊断技术的原理和发展历程。本章中所介绍的各项概念与原理将为本书其他章节的学习打下基础,相关知识内容的临床应用也将在后续章节中得到更为深刻的阐述。

1.1　分子诊断所涉及的分子生物学基本概念

1.1.1　分子生物学中心法则

　　基因是编码具有生物功能的蛋白质或 RNA 的 DNA 片段。DNA 是一种携带遗传信息的生物物质,由脱氧核糖核苷酸聚合而成。遗传信息在细胞分裂期间通过 DNA 复制的过程将母体基因传递给子代细胞。当基因被表达时，DNA 序列经 DNA 依赖的 RNA 聚合酶被转录成 RNA。RNA 分子是核糖核苷酸的聚合物，以多种功能形式存在，其中生物功能最为重要的是作为蛋白质翻译中间产物的信使 RNA（messenger RNA，mRNA）。蛋白质是氨基酸的聚合物，每个氨基酸都由一个三联核苷酸编码，称为密码子。人类的遗传密码包括 61 个编码了 21 种氨基酸的密码子和 3 个终止密码子（见表 1-1）。

表 1-1　21 种氨基酸密码子表

第一个碱基	第二个碱基				第三个碱基
	U	C	A	G	
U	苯丙氨酸 F	丝氨酸 S	酪氨酸 Y	半胱氨酸 C	U
	苯丙氨酸 F	丝氨酸 S	酪氨酸 Y	半胱氨酸 C	C
	亮氨酸 L	丝氨酸 S	终止密码子	终止密码子	A
	亮氨酸 L	丝氨酸 S	终止密码子	色氨酸 W	G
C	亮氨酸 L	脯氨酸 P	组氨酸 H	精氨酸 R	U
	亮氨酸 L	脯氨酸 P	组氨酸 H	精氨酸 R	C
	亮氨酸 L	脯氨酸 P	谷氨酰胺 Q	精氨酸 R	A
	亮氨酸 L	脯氨酸 P	谷氨酰胺 Q	精氨酸 R	G
A	异亮氨酸 I	苏氨酸 T	天冬酰胺 N	丝氨酸 S	U
	异亮氨酸 I	苏氨酸 T	天冬酰胺 N	丝氨酸 S	C
	异亮氨酸 I	苏氨酸 T	赖氨酸 K	精氨酸 R	A
	甲硫氨酸 M*	苏氨酸 T	赖氨酸 K	精氨酸 R	G
G	缬氨酸 V	丙氨酸 A	天冬氨酸 D	甘氨酸 G	U
	缬氨酸 V	丙氨酸 A	天冬氨酸 D	甘氨酸 G	C
	缬氨酸 V	丙氨酸 A	谷氨酸 E	甘氨酸 G	A
	缬氨酸 V*	丙氨酸 A	谷氨酸 E	甘氨酸 G	G

注：* 起始密码子。UGA 可以编码硒代半胱氨酸。

　　mRNA 上的密码子被转运 RNA（transfer RNA，tRNA）分子的反密码子区域读取，将相应的氨基酸携带到含有核糖体 RNA（ribosome RNA，rRNA）与相应蛋白复合体的核糖体催化单元中进行多肽链合成（见图 1-1）。

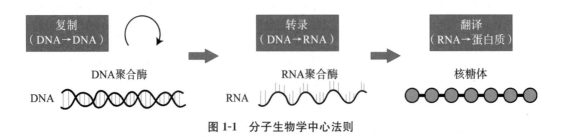

图 1-1　分子生物学中心法则

1.1.2 核酸的结构与功能

1.1.2.1 脱氧核糖核酸与核糖核酸

DNA 是一种携带遗传信息的生物大分子,遗传信息在细胞分裂的过程中通过 DNA 复制从母代细胞传递至子代细胞。

DNA 分子是由组分固定的骨架和排列序列可变的侧链碱基形成的聚合物,由脱氧核糖、磷酸残基和嘌呤(purine)或嘧啶(pyrimidine)碱基组成的单体(即脱氧核糖核苷酸)组成,其中糖和磷酸盐构成了 DNA 分子的非特异性部分,而嘌呤包括腺嘌呤(adenine,A)和鸟嘌呤(guanine,G),嘧啶包括胞嘧啶(cytosine,C)和胸腺嘧啶(thymine,T)。前一个核苷酸的 5′-磷酸基团与下一个核苷酸的 3′-羟基通过磷酸二酯键连接。脱氧腺苷三磷酸(deoxyadenosine triphosphate,dATP)、脱氧鸟苷三磷酸(deoxyguanosine triphosphate,dGTP)、脱氧胞苷三磷酸(deoxycytidine triphosphate,dCTP)和脱氧胸苷三磷酸(deoxythymidine triphosphate,dTTP)4 种脱氧核糖核苷酸作为原料、按照一定顺序连接而成的长链即为 DNA 的一级结构,并决定了 DNA 所编码蛋白质的种类和功能(见图 1-2)。

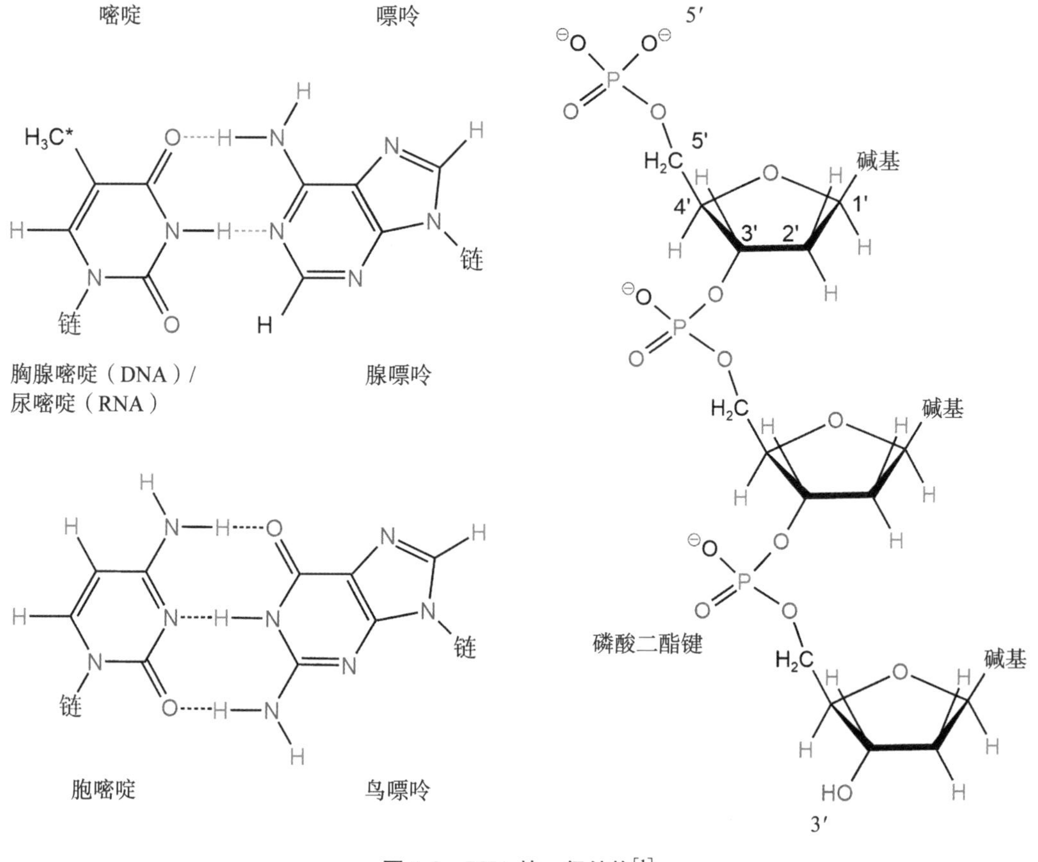

图 1-2　DNA 的一级结构[1]

两条 DNA 单链以 A：T、G：C 进行碱基配对,形成互补链。两条互补的 DNA 反向平行缠绕形成双螺旋结构,即 DNA 的二级结构。螺旋内部的碱基配对结构保证了 DNA 分子结构的稳定性。螺旋构象使每个单体在分子内处于相同的方向，并形成与每个其他单体相同的二级键，进一步增加了结构强度。因碱基对的大小相似，所以螺旋保持恒定的旋转角度并避免扭曲（见图 1-3）。

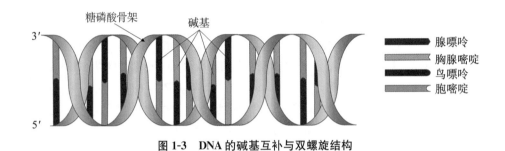

图 1-3　DNA 的碱基互补与双螺旋结构

RNA 的一级结构与 DNA 相似，但其与 DNA 不同，通常保持单链结构。区别于 DNA 中的脱氧核糖，RNA 的分子骨架由核糖、碱基和交替的磷酸基团组成。腺嘌呤（A）、尿嘧啶（Uracil，U）、胞嘧啶（C）或鸟嘌呤（G）与核糖相连形成 4 种不同的核苷。细胞中存在 mRNA、rRNA、tRNA 等多种 RNA 结构。此外，一些 RNA 参与调节基因表达，某些病毒也使用 RNA 作为其遗传物质。

1.1.2.2　人类基因组

每个人类体细胞中含有两份长度为 30.8 亿个碱基的 DNA 碱基序列代码，平均分布在 23 对共 46 条染色体上。人类基因组的绝大部分是不参与蛋白质编码的基因间序列，它们有助于基因重组和维持染色体结构，并提供序列变异和选择性进化的素材。

基因间序列还携带着大量的简单序列重复（simple sequence repeats，SSRs），这些重复被称为微卫星（microsatellites，重复单位为 1～13 个碱基）或短串联重复（short tandem repeats，STRs，重复单位为 14～500 个碱基）。SSRs 是基因组中可遗传的分子标记，在个体之间具有高度多态性，因此可被用于个体识别。据估算，平均每 2 000 个碱基之中就存在一个 SSR 位点。

约有 2% 的基因序列被用于维持染色体的结构，它们位于染色体中心（中心粒）或末端（端粒）。中心粒 DNA 由几乎相同的 171 个碱基对（base pair，bp）重复串联拷贝组成，长度在 0.24～5.0 Mb。端粒 DNA 则由每条染色体末端的 6 碱基重复序列（TTAGGG）串联形成，长度为数千 bp。尽管基因间 DNA 不编码蛋白质，但这类 DNA 大部分可被转录为 RNA，行使着各类生理及病理调控作用。

人类基因组序列共包含 20 000～25 000 个蛋白质编码基因。每个基因平均长度为 27 000 个碱基，但这些碱基中只有约 1 300 个负责编码氨基酸。原始 RNA 转录本经过剪接处理，去除内含子（intron）后保留了外显子（exon），这些外显子穿插在整个基因中，其鸟嘌呤和胞嘧啶的比例显著高于非编码区域。平均来说，一个基因的 95% 为内含子序列，平均保留 10.4 个外显子，其中 9.1 个可被翻译成蛋白质；外显子只占整个基因组的 1.9%，即基因组中编码蛋白质的序列仅占 1.1%。一些重要的基因在基因组上具有多个拷贝，以保障某个拷贝发生变异时整体的蛋白质表达不会受到影响。如果基因的额外拷贝失去了编码功能,则被称为"假基因"。人类基因组中的假基因数量甚至高于功能基因。

即使99%的基因组不编码蛋白质,但其中大部分可被转录为非编码RNA(non-coding RNA)。据保守估计,至少93%的基因组区域可被转录为RNA,其数量是蛋白质编码基因RNA产量的10倍以上。DNA的两条链都可能从5′到3′方向发生转录,长的非编码转录区可能与编码区重叠,产生一个复杂的功能性RNA分子转录组,不同程度地调节了编码区的转录、RNA的加工、mRNA的稳定性以及蛋白质的翻译、分泌和稳定性。除了长非编码RNA、rRNA和tRNA外,非编码RNA还包括:参与基因剪接的小核RNA(small nuclear RNA,snRNA)、参与rRNA修饰的小核仁RNA(small nucleolar RNA,snoRNA)、参与端粒维护的端粒酶RNA,以及参与基因表达调控的小干扰RNA(small interfering RNA,siRNA)和microRNA(miRNA)等。

1.1.2.3 人类基因组内的序列变异

如果把人类基因组类比成一本书,则每个核苷酸(碱基)就是单独的笔画,每三个笔画构成了一个字(氨基酸的密码子)。这些字被组织成句子(外显子),由句号(内含子)分开。每个句子进一步被组织成段落(基因)。许多段落构成一个章节(染色体),而若干章节构成一本书(基因组)。如果对任何两个人的DNA进行比较,平均每1 250个碱基才有一个笔画差异,即在随机选择的基因组副本之间大约99.9%的序列是相同的。然而,不同的个体(同一本书的副本)的差异以一种更微妙的方式存在:一些页面被复制了不止一次,并可能散落在书中。这种拷贝数变异(copy number variation,CNV)涉及的文字量比拼写差异更大,在每50 kb的页面容量中,两个个体之间平均有0.5%的基因组拷贝数差异。也就是说,在个体之间,受拷贝数变化影响的碱基至少是小序列差异的5倍。

任何与基因组参考序列相比的序列变化被称为变异(variation)。大多数的基因变异不影响人类健康(称为良性或沉默变异),例如大多数的拷贝数变异、单核苷酸变异(single nucleotide variation,SNV)以及基因之间的SSR。

SNV是最常见的基因序列变异,绝大多数(97%)的SNVs发生在非编码区;只有3%的SNVs与外显子有关。除了涉及基因剪接和表达调控的那些,大多数内含子的SNV并不影响基因功能。外显子内的一些SNV也是沉默变异,由于遗传密码的冗余性,它们并不改变基因所编码的氨基酸序列,或即使改变氨基酸序列,也不影响蛋白质的功能。这些沉默的SNV可作为个体遗传标志物。一些SNVs在人群中很常见,在人群中等位基因频率>1%的SNV,又被称为单核苷酸多态性(single nucleotide polymorphism,SNP)。

1.1.2.4 可导致人类疾病的变异

基因的突变(mutation)可能导致罹患疾病。大约68%的已知突变只涉及基因组中的单个碱基。剩下的大多数致病突变是基因序列的小型插入和/或缺失(24%),其余则是更为复杂的结构变异(8%)。

1) 单核苷酸突变

大多数导致疾病的单核苷酸突变是错义的,可导致基因编码的氨基酸发生改变;少数突变会在基因中引入终止密码子,导致蛋白质翻译的提前终止,被称为无义突变(non-sense mutation)。此外,约有 10% 的单核苷酸突变会影响基因的剪接位点,导致编码序列的连接发生改变。还有不到 2% 的突变是通过改变内含子中的启动子和/或增强子区域或 RNA 转录物的稳定性而影响转录调控效率。

2) 小型插入和/或缺失

小型插入和缺失突变占所有致病突变的 24%。插入是指存在额外的碱基,而缺失是指与参考序列相比缺少某些碱基。插入和缺失通常会导致密码子阅读框的移动,从而导致变异位点下游氨基酸序列的改变。

3) 结构性变异

其余 8% 与人类疾病有关的变异是基因组的结构性变异,包括:①整个外显子或基因的重复或缺失;②染色体易位;③倒位;④SSR 扩增;⑤基因重排(如 B 细胞中免疫球蛋白基因的重排);⑥复杂多态位点[如人类白细胞抗原(human leukocyte antigen,HLA)];⑦拷贝数变异(CNV)。

如表 1-2 所列为人类基因组的主要结构原件及其中与临床疾病相关的变异类型。

表 1-2　人类基因组的主要结构原件及其中与临床疾病相关的变异类型

30.8 亿碱基对分布于 23 条染色体		
主要结构	蛋白编码基因(25%)	内含子(22%)
		外显子(1.9%)
		蛋白质编码序列(1.1%)
	基因间序列(75%)	寄生序列(转座子相关重复,45%)
		片段重复(5%)
		简单序列重复(3%)
		结构性序列(中心粒、端粒,2%)
		其他序列(20%)
疾病相关变异	单核苷酸突变(68%):错义突变(45%)、无义突变(11%)、剪接位点突变(10%)、表达调控区域突变(1%~2%)	
	小型插入和/或缺失(24%)	
	结构变异(大型插入和或缺失、重排、拷贝数变异,8%)	

1.1.2.5　细菌基因组

细菌基因组的复杂度远低于人类或其他真核生物的基因组。普通细菌只有一条染色体,通常是一个环状的 DNA 双螺旋,平均 400 万~500 万个 bp,约为人体细胞中的 DNA 长度的千分之一。细菌中大约 90% 的 DNA 参与蛋白质编码。细菌基因组中没有内含子,但有多个重复序列的小基因间区分散在整个基因组中。常见细菌如大肠埃希菌的基因组包括大约 4 300 个基因。除了携带基本基因的大环形染色体外,细菌还可通过小型的环状双链 DNA(质粒,plasmid)携带性状相关基因。质粒的大小多介于 1 000~100 万个 bp。由于质粒多编码细菌致病性状和抗生素抗性,因此在细菌感染的分子诊断中具有极为重要的意义。

细菌的 DNA 重组可以通过以下方式改变:①质粒的获得或丢失;②单碱基变化,或类似真核生物基因组中的小型插入和/或缺失;③大片段重排(包括反转、删除和复制)。rRNA

在细菌中以高拷贝数形式保存,可用于识别细菌的种类。

1.1.2.6 病毒基因组

病毒的基因组小于细菌,但却拥有更高的复杂程度。感染人类的常见病毒的基因组大小在 3 000～25 万个 bp。由于病毒可使用宿主的基因复制及表达机制,其基因组的体积大大缩小。病毒基因组由 DNA 或 RNA 组成,核酸可能是单链或双链、线性或环状,每个病毒颗粒含有一个或多个片段和/或拷贝。与细菌一样,病毒基因组没有内含子。在一些病毒中,不同基因往往共享同一段基因组序列,使用不同的阅读框编码不同蛋白。病毒的非编码区通常存在于线性基因组的末端。

病毒中的基因序列变异十分常见。高变异区可能穿插在保守区域之间。病毒较高的变异频率与其较低的聚合酶保真度相关,以逃逸抗体识别和抗病毒药物的杀伤。病毒中常见的序列变异包括单碱基改变和插入/缺失突变。

1.1.2.7 真菌基因组

真菌是目前已知的基因组长度最短的真核生物,其基因组结构比细菌或病毒的基因组更为复杂。常见真菌的基因组大小在 750 万～3 000 万个 bp 之间,有 3～16 条染色体,还拥有线粒体基因组。真菌的基因组中含有内含子序列。其基因组可以在环境压力下发生倍型改变,而且染色体重排现象较其他真核生物更为常见。

1.1.3 遗传及表观遗传

基因序列并非决定个体表型的唯一因素,即使是同卵双生的兄弟/姐妹也存在个体差异。表观遗传(epigenetics)中的"epi-"词缀来自希腊语,义为"超过、额外"。表观遗传即指不改变 DNA 序列前提下的额外基因组特征,常常涉及基因活性和表达的变化。

1.1.3.1 DNA 甲基化

DNA 甲基化是发现最早、目前研究最深入的表观遗传调控机制之一,其定义是指生物体在 DNA 甲基转移酶(DNA methyltransferase,DMT)的催化下,以 S-腺苷甲硫氨酸(S-adenosine methionine,SAM)为甲基供体,将甲基转移到特定碱基上的过程。DNA 甲基化常发生在腺嘌呤的 N-6 位、鸟嘌呤的 N-7 位、胞嘧啶的 C-5 位等。真核 DNA 中有大约 5% 的胞嘧啶被甲基化修饰为 5-甲基胞嘧啶,这种甲基化最常发生在某些基因的 5′侧翼区的 CpG 序列(又称"CpG 岛"),特别是其启动子区域。人类基因中约 80%～90% 的 CpG 位点存在甲基化修饰,并抑制相关基因的表达[2]。

DNA 甲基化反应可以分为两种类型:一种是 2 条链均未甲基化的 DNA 被甲基化,称为从头甲基化(*de novo* methylation);另一种是双链 DNA 的其中一条链已存在甲基化,另一条未甲基化的链被甲基化,这种类型称为保留甲基化(maintenance methylation)。DNA 碱基的甲基化和去甲基化在基因表达调控中发挥重要作用,能引起染色质结构、DNA 构象、DNA 稳定性及与蛋白质相互作用方式的改变,从而控制基因表达。

1.1.3.2 组蛋白修饰

组蛋白(histone)是真核生物体细胞染色质中的一种富含赖氨酸和精氨酸的碱性蛋白质,DNA 缠绕在组蛋白上,构成核小体(nucleosome)结构。核小体进一步形成直径为 30 nm 的纤维,压缩折叠形成致密的染色质(chromatin)。这一系列由组蛋白介导的过程,大大减少了 DNA 储存所需要的空间体积并对 DNA 进行了保护。目前已知的组蛋白家族成员共有 5 类,其中 H2A、H2B、H3 与 H4 为核心组蛋白,H1、H5 为连接型组蛋白。组蛋白修饰是指组蛋白在相关酶作用下发生甲基化、乙酰化、磷酸化、泛素化等修饰的过程。组蛋白的修饰可通过影响组蛋白与 DNA 双链的亲和性,从而改变染色质的疏松或凝集状态,或通过影响其他转录因子与基因启动子的亲和性来发挥基因表达调控作用。

组蛋白甲基化主要是通过甲基化转移酶(histone methyltransferase,HMT)完成的。组蛋白甲基化可发生赖氨酸或精氨酸残基上,其中赖氨酸残基能够发生单、双、三甲基化,而精氨酸残基能够发生单、双甲基化。这些不同程度的甲基化极大地增加了组蛋白修饰和调节基因表达的复杂性。组蛋白乙酰化主要是在组蛋白乙酰转移酶和组蛋白去乙酰化酶的催化下,发生在组蛋白 H3 和 H4 N 端保守的赖氨酸残基上。相对而言,组蛋白的甲基化修饰是较为稳定的,而乙酰化修饰具有较高的动态特征。另外还存在其他不稳定的修饰方式,如磷酸化、腺苷酸化、泛素化等,这些修饰更为灵活地影响染色质的结构与功能,从而发挥调控作用[3]。

组蛋白乙酰化、磷酸化以及甲基化修饰对染色质结构与功能的影响往往并不相同(见表 1-3)。

表 1-3 常见组蛋白修饰对染色体的影响[4]

组蛋白	氨基酸残基位点	修饰类型	生物学作用
H3	赖氨酸-4	甲基化	激活转录
H3	赖氨酸-9	甲基化	染色质浓缩
H3	赖氨酸-9	甲基化	DNA 甲基化
H3	赖氨酸-9	乙酰化	激活转录
H3	丝氨酸-10	磷酸化	激活转录
H3	赖氨酸-14	乙酰化	抑制赖氨酸-9 的甲基化
H3	赖氨酸-79	甲基化	端粒沉默
H4	精氨酸-3	甲基化	转录调控
H4	赖氨酸-5	乙酰化	核小体装配
H4	赖氨酸-12	乙酰化	核小体装配
H4	赖氨酸-16	乙酰化	核小体装配
H4	赖氨酸-16	乙酰化	核小体装配

1.1.3.3 非编码 RNA

作为 RNA 的一种分类,非编码 RNA 是一类不编码蛋白质的 RNA。按照不同的执行功能,非编码 RNA 可以分为两类:一类是确保实现基本生物学功能的 RNA,包括 tRNA、 rRNA、端粒 RNA、信号识别颗粒（signal recognition particle，SRP）RNA 等，它们在生物体中的丰度基本恒定，又称为组成性非编码 RNA（constitutive non-coding RNA）；另一类是调控性非编码 RNA（regulatory non-coding RNA），它们的丰度随外界环境和细胞性状而发生改变，在基因表达过程中发挥重要的调控作用。此外，非编码 RNA 从长度上也可以分为3 类：①长度小于 50 nt，包括 miRNA、siRNA、piRNA（piwi-interacting RNA）；②长度在50～500 nt，包括 rRNA、tRNA、小核 RNA（snRNA）、剪接前导 RNA（spliced leader RNA，SLRNA）、SRPRNA 等；③长度大于 500 nt，包括长的 mRNA-like 或长的不带 polyA 尾巴的非编码 RNA 等。

近年来的大量研究表明，非编码 RNA 在表观遗传学修饰中扮演了重要的角色，能在基因组以及染色体水平对基因进行调控，从而决定细胞分化的命运[5]。它们的生物学功能包括：①影响染色体的结构。真核细胞的端粒酶是一种催化延长端粒的核糖核蛋白体，其中的RNA 是完整端粒酶的一部分，作为合成染色体端部的模板，通过逆转录作用合成端粒 DNA并添加到染色体末端，使端粒的长度保持稳定。②调控转录。非编码 RNA 通过与转录因子的相互作用而调控转录。相对而言，非编码 RNA 的启动子区一般比编码蛋白质的 mRNA启动子保守，其上有转录因子结合位点。③参与 RNA 的加工、修饰。非编码 RNA 能通过与修饰点附近的 RNA 序列结合形成碱基对而实现相应的功能，而核酶（具有催化作用的RNA 分子）主要是通过 RNA 的自我裂解、自我剪接等过程实现转录后加工。④参与mRNA 的稳定和翻译调控过程。非编码 RNA 通过与它们的靶 mRNA 在不同位置形成互补的碱基对，抑制翻译或防止抑制 mRNA 结构的形成而激活翻译。⑤在细胞发育和分化中的调控作用。许多 miRNA 在生物体内有着时序性或组织特异性的表达，且主要在转录后水平调控蛋白基因表达。此外，非编码 RNA 还参与了肿瘤等多种疾病进程。

1.1.4 非核基因组遗传物质

人体内的遗传物质如 DNA、RNA 主要存在于细胞核内，但在细胞核外也储存有诸如mtDNA、细胞外游离核酸等非核遗传物质。这些遗传物质由于其特殊的结构、细胞定位以及生物学功能，在临床检验中具有独特的应用价值。

1.1.4.1 线粒体 DNA

mtDNA 是位于线粒体中的 DNA。线粒体是真核细胞内的细胞器，负责将食物中的化学能转化为三磷酸腺苷（adenosine triphosphate，ATP）等细胞可以直接使用的能量形式。由于线粒体 DNA 仅占真核细胞总 DNA 的一小部分，因此在人类基因组计划中其成为第一个被完整测序的人类基因组成分[6]。

人类线粒体基因组是一个长度约为 16.5 kb 的环状 DNA。mtDNA 来自卵细胞，通过母系遗传在人类之间传播。每个线粒体中都有多个数量不等的 mtDNA 拷贝，取决于特定细胞类型的能量需求。因此，某些细胞类型可能包含多达几千个 mtDNA 拷贝。mtDNA 相比于核 DNA 具有更高的丰度，使得其在个体鉴别、真核病原体检测方面具有独特的应用优势。

由于线粒体 DNA 的聚合酶保真度较低，其突变率比核 DNA 高 10～20 倍。线粒体基因的胚系突变已被发现与一系列的神经退行性和/或肌肉疾病有关，如 MELAS 型线粒体脑病和莱伯氏遗传性视神经病。

1.1.4.2 游离核酸

循环游离 DNA(circulating free DNA，cfDNA)是释放到血浆中的降解 DNA 片段，其长度在 50~200 bp 之间，包括循环肿瘤 DNA(circulating tumor DNA，ctDNA)、游离线粒体 DNA(cell-free mitochondrial DNA，cfmtDNA)和游离胎儿 DNA(cell-free fetal DNA，cffDNA)。随着年龄的增长，cfDNA 在血液循环中的丰度逐渐增高[7]。由于 ctDNA、cffDNA 可在肿瘤患者和怀孕母体的血液样本中直接捕获，因此 cfDNA 成为肿瘤连续监测及胎儿基因检测的重要无创检测生物标志物(此类概念又可称为"液体活检")。此外，cfDNA 还可用于创伤、烧伤、脓毒血症、真菌感染及移植物排异反应的临床评估。

除了直接游离在外周血中的 cfDNA，还有循环肿瘤细胞(circulating tumor cells，CTCs)、外泌体(exosome)等可以携带各类靶核酸分子。其中，CTCs 是从原发肿瘤脱落到血管或淋巴管的活细胞，会在外周循环系统内进行播散导致肿瘤转移。外泌体是真核细胞的内体中产生的膜结合的细胞外囊泡，其直径约为 30~150 nm，存在于血液、尿液和脑脊液在内的多种生物体液中，并携带有大量非编码 RNA(如 miRNA 等)，可在细胞之间进行信号通信。由于 CTCs 与外泌体均携带具有独特生物学意义的核酸分子，它们在乳腺癌、结直肠癌、膀胱癌以及其他各类肿瘤的中枢神经系统转移中具有独特的临床诊疗价值。

1.1.5 适用于分子诊断的其他生物标志物

1.1.5.1 蛋白质生物标志物

蛋白质是行使生物功能最为直接的分子，除了指示疾病外，还可以揭示疾病的发病机制，作为潜在的药物靶点。血清、尿液、脑脊液等体液样本均可用于疾病的临床检测，其中大部分的蛋白质生物标志主要使用免疫学方法进行定量，此外也会使用放射免疫分析、酶免疫化学发光、荧光免疫检测、电化学发光免疫分析和质谱等技术。

目前，临床上最常用的肿瘤标志物的检查为 C12 多肿瘤标志物联合检测，简称 C12。它对 12 种肿瘤标志物进行联合检测以实现肿瘤早期筛查，达到对 10 种常见的恶性肿瘤(原发性肝癌、肺癌、前列腺癌、胰腺癌、胃癌、食管癌、卵巢癌、子宫内膜癌、结直肠癌、乳腺癌)初步筛查和监测的目的，其检出率达 90% 以上。C12 包括癌胚抗原(carcinoembryonic antigen，CEA)、甲胎蛋白(alpha-fetoprotein，AFP)、糖类抗原 15-3(CA15-3)、神经元特异性烯醇化酶、糖类抗原 19-9(CA19-9)、糖类抗原 242(CA242)、铁蛋白、人绒毛膜促性腺激素、游离前列腺特异性抗原(free prostate-specific antigen，f-PSA)、前列腺特异性抗原(PSA)、糖类抗原 125(CA125)和生长激素。在阿尔茨海默病(AD)的诊断中，患者体液中的多种蛋白生物标志物如 CAAβ、Tau、载脂蛋白 E、神经颗粒素、生长相关蛋白 43 均发生明显的变化，因而在诊断、监测 AD 发生和进展中具有广阔的应用前景。此外，在近年关于新冠肺炎患者血清蛋白质标志物的研究中，已发现有多种蛋白质生物标志物，如白介素-6(interleukin-6，IL-6)、尿激酶型纤溶酶原激活因子受体(uPAR)、白细胞分化抗原 207(CD207)、Ras 相关蛋白 14(RAB14)等，可用于患者的预后评估。

1.1.5.2 代谢产物生物标志物

代谢是生命过程中永不停息的生物事件，任何疾病的发生和发展都会影响人体代谢，从而导致体液中代谢产物发生变化。通过寻找机体生理与疾病状态下同一疾病的不同分型、分期的代谢物差异,能找到与疾病诊断与分型相关的一组生物标志物。代谢组学方法可通过制备标准化的血清、血浆、尿等生物样本实现高通量小分子物质的检测,这些小分子中许多已经被认为是疾病的危险因子。代谢产物生物标志物大多是低分子量的化合物,包括糖、氨基酸、有机酸、核苷酸和脂类等。目前代谢产物生物标志物的检测手段包括气相色谱、液相色谱、毛细管电泳等与质谱联用技术等。

代谢产物的检测已在临床获得常规应用,如化学发光法检测患者骨代谢 6 项指标(N-端骨钙素、总 I 型胶原氨基端延长肽、β-胶原降解产物、甲状旁腺素、降钙素及骨碱性磷酸酶)用于判断肿瘤骨转移。新的代谢生物标志物及其应用价值也不断被发掘:例如,研究发现酰基肉碱、多种氨基酸和脂肪酸会增加人群患心血管疾病的风险;柠檬酸循环和活性氧物质代谢失调参与了高血压疾病的发生发展,这些生物标志物将有助于优化螺内酯对顽固性高血压患者的治疗。近期,我国科研团队使用非靶向代谢组学和靶向代谢组学研究方法,进行了空腹血糖受损和 2 型糖尿病的潜在生物标志物筛选,构建并评估了相关的综合生物标志物图谱,验证了该图谱用于糖尿病临床预测与治疗的可能性[8]。

1.2　分子诊断技术的发展历程

1.2.1　核酸杂交相关技术

核酸分子杂交是指两个来源不同但序列互补的单链 DNA 和/或 RNA 分子在合适条件下形成杂交体的过程。核酸杂交技术即基于核酸分子杂交反应来检测靶序列的分子生物学技术,目前已广泛应用于核酸捕获、突变检测、拷贝数变异检测等多个分子生物学检验领域。

核酸杂交技术对靶序列的测定基于单链核酸形成特异性双链杂交体的能力。按反应形式可将其分为固相杂交和液相杂交两大类。①固相杂交:其中一条核酸片段被固定在支持物上,杂交发生在溶液中的靶标和固定在固相支持物上的探针之间,包括斑点杂交、线性探针分析、阵列分析、原位杂交分析、Southern 印迹分析和 Northern 印迹分析。②液相杂交:参与杂交的两条核酸片段都在杂交液中,包括吸附杂交、液相夹心杂交等。

1.2.1.1　寡核苷酸探针

在杂交测定中,探针的作用和重要性类似于免疫反应中的抗体。探针是已知序列的核酸,用于揭示靶标的序列或丰度。按标记类型分类,探针可以为未标记,或经一种或多种报告分子标记;按生产方式分类则包括克隆(重组)探针、通过 PCR 产生的探针或合成的(寡核苷酸)探针。单链或双链 DNA、RNA 都可以作为探针使用。探针的选择、纯化和标记对于杂交分析的成功至关重要。

寡核苷酸探针是化学合成的长度为 15～45 bp 的单链核酸,其合成原料最常见的是DNA,但也可使用 RNA 或肽核酸(peptide nucleic acid, PNA)。在具体临床实践中,必须仔细选择探针序列,以尽量减少与真核生物假基因或相关物种序列的非特异性杂交。寡核苷酸探针通常使用共价键连接亲和标记或荧光报告分子,从而使它们能够连接到固相支持物上或进行荧光检测。

1.2.1.2　Southern 印迹和 Northern 印迹

Southern 印迹分析是最早的印迹技术。使用限制性内切酶剪切基因组 DNA 后会产生成百上千个不同长度的基因组 DNA 片段。将这些片段在琼脂糖凝胶上进行电泳后即可进行染色可视化,呈现出数千条条带的模糊条纹(详见后文 1.2.3)。1975 年,Southern 将经电泳分离的 DNA 片段用碱进行变性,得到单链 DNA 后从琼脂糖凝胶转移到硝酸纤维素膜上,形成 Southern 印迹,随后使用同位素标记的探针与 Southern 印迹杂交,即可检测到与探针特异性结合的核酸序列(见图 1-4)[9]。

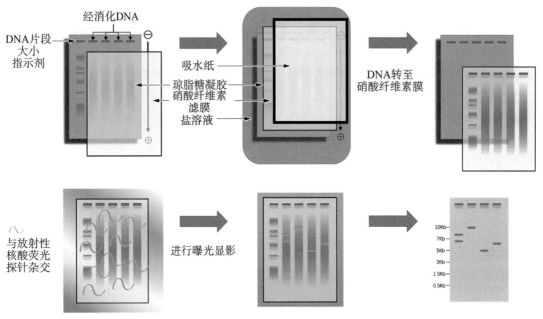

图 1-4 Southern 印迹的技术原理

Southern 印迹可用于微卫星多态性(DNA 指纹)比对等基于 DNA 序列的分析。RNA 印迹技术则被命名为 Northern 印迹,用于检测基因转录本的丰度。条带包含的 RNA 越多,它将结合的探针越多,条带在胶片上的显影就越深。

1.2.1.3 荧光原位杂交

原位杂交是指不改变靶序列位置直接进行杂交的技术。利用荧光素直接或者间接标记的探针对组织和细胞中的核酸分子进行检测的技术被称为荧光原位杂交(fluorescence in situ hybridization, FISH),是一种分子细胞遗传学技术。使用分子探针,FISH 可以精确地检测任何类型的染色体异常,可以应用于基因定位、拷贝数变异的识别等一系列分子诊断[10]。

FISH 的技术原理是将荧光标记的探针与变性后的目的序列杂交,并在显微镜下观察荧光信号。目前有 4 种成熟的 FISH 探针:着丝粒探针、基因特异性探针、全染色体探针和端粒探针。全染色体探针适用于多色 FISH 和光谱核型分析,不同染色体用不同荧光的探针标记,可进行染色体重排的检测。基因特异性探针用于杂交特定感兴趣的 DNA 序列,可进行基因缺失或重复的检测。着丝粒探针或端粒探针则利用了染色体序列的重复性进行设计,可用于发现染色体单体、三体等核型异常状况。

在临床应用中,FISH 可以检测与癌症相关的遗传异常,用于指导患者用药和预后判断。例如,在乳腺癌患者中,对手术切除的乳腺癌组织进行 FISH 检测可以显示细胞 *HER2/neu*

基因拷贝数是否扩增。对于 *HER2* 基因扩增的患者,可使用曲妥珠单抗(赫赛汀)进行靶向治疗,以阻断 HER2 受体接收乳腺癌细胞生长信号(见图1-5)。

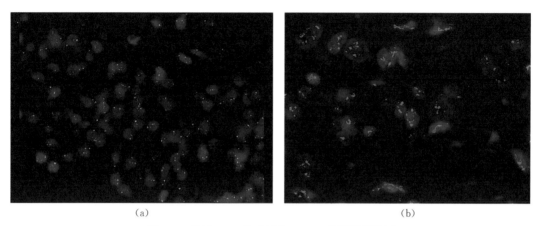

(a) (b)

图 1-5 采用 FISH 技术进行 *HER2* 基因扩增检测

(a)*HER2* 扩增阴性乳腺癌组织样品;(b)*HER2* 阳性扩增乳腺癌组织样品。绿色为靶向 17 号染色体中心粒的探针信号,红色为靶向 *HER2* 基因的探针信号。

1.2.1.4 核酸微阵列——基因芯片

固定于膜上的常规杂交测定被称为斑点印迹或线性探针,具体取决于各个斑点的几何形状。目前,斑点印迹和线性探针检测已在很大程度上被中等密度阵列所取代,这些阵列通常分析 20~500 个点。中密度阵列可用于测试样本中的多个突变,多用于获取样品中的遗传性疾病、肿瘤或药物遗传学信息。进一步增加杂交检测密度的微阵列(也称为 DNA 阵列、DNA 芯片或生物芯片)在 1990 年代中期被研究和开发[11]。与中等密度阵列相比,微阵列中的光斑尺寸更小(通常将直径减小到 200 μm 以下),因此一个阵列包含数千到数百万个点。这种尺寸变化需要专门的检测设备、分析软件和信息学技术来分析数据。由于其高密度的特性,微阵列技术实现了对整个基因组中 SNV、CNV 以及基因表达的检测。

基因表达微阵列可检测样本中不同 mRNA 的相对量,并被应用于包括肿瘤、炎症和精神疾病等多种人类疾病的诊疗中。在肿瘤学中,基因表达微阵列在乳腺癌、膀胱癌、白血病和肉瘤的检测中应用最为广泛。微阵列的另一个重要临床应用是对拷贝数缺失和重复的全基因组分析。与基因表达阵列类似,许多 CNV 阵列使用双色比较基因组杂交(comparative genomic hybridization,CGH)技术,与正常参考基因组相比来确定样本中的基因剂量。微阵列或 CGH 使用寡核苷酸探针,能获得非常高的分辨率和数据密度(见图1-6)。

1.2.2 核酸扩增及定量检测技术

1.2.2.1 紫外分光光度计

核酸分子中的共轭 π 键具有紫外线吸收性质,在 260 nm 波长处具有最高吸收峰,在此波长下核酸溶液的吸光度(OD)值与其浓度成正比,这一特性常被用来测定溶液中的核酸含量,即紫外分光法。基于此方法的仪器名为紫外分光光度计,其基本原理是依据朗伯·比尔定律,即光被透明介质吸收的比例与入射光的强度无关,而与吸收层厚度、溶液浓度、光吸收

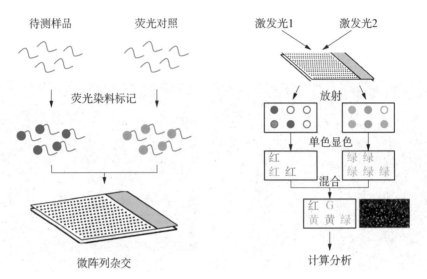

图 1-6 双色荧光核酸微阵列技术原理[1]

率成正比,可用下式表示:

$$A = k \times b \times c$$

式中,A 为吸光度;k 为摩尔吸光系数;b 为光程,即盛放溶液的液槽的透光厚度;c 为溶液浓度。

当物质分子中的某些基团吸收了紫外可见辐射光后,会发生电子能级跃迁,从而产生吸收光谱。因此物质吸收光能量的情况也不尽相同。依据物质特有的吸收光谱曲线上的某些特征波长处的吸光度,即可判定或测定该物质的含量,从而对物质进行定量和定性的分析。

紫外分光光度计可以对溶于缓冲液的寡核苷酸、单链和双链 DNA 以及 RNA 等进行定量。每种核酸的分子构成不一,因此其换算系数不同。260 nm 波长处 1OD 的吸光值分别相当于 $50 \mu g/mL$ 的双链 DNA、$37 \mu g/mL$ 的单链 DNA、$40 \mu g/mL$ 的 RNA 或 $30 \mu g/mL$ 的寡核苷酸。检测后的吸光值经过上述系数的换算,从而得出相应的样品浓度。与核酸不同的是,蛋白质在 280 nm 处的吸收最强。因此,核酸制剂的纯度可以通过其在 260 nm 和 280 nm 的吸光度比值(260/280 值)来评估。一个较为纯净的 DNA 样品的 260/280 比值应该在 1.7~2.0,低于此区间则表明有明显的蛋白质污染。

此外,结合核酸荧光染料的荧光计也以其极高的准确度和灵敏度被广泛用于低浓度的核酸定量。荧光计检测中,荧光染料与样本中核酸分子结合后发射的荧光信号可由仪器在数秒内读取,随后将读数插入标准曲线上进行浓度转换。即使在核酸分子浓度很低时,仪器读数也十分灵敏。与测定在 260 nm 处吸收紫外光的程度来定量核酸的紫外分光法相比,荧光法的灵敏度提高了几个数量级,并且消除了在该波长下均有吸收的游离核苷酸、过量的盐和其他有机化合物的影响。

1.2.2.2 聚合酶链式反应

由于核酸物质天然含量极低的特点,如何在体外对感兴趣的目标序列进行大量扩增是长期以来困扰着相关科学家及检测人员的难题。1983 年,Mullis 提出可通过一对特异性靶向基因组特定区域的寡核苷酸(引物),在 DNA 聚合酶介导下对 DNA 片段进行体外指数级扩增,即聚合酶链式反应(PCR),使得此前无法检测到的痕量 DNA 物质可被大量克隆。而将从水生嗜热杆菌分离而来的耐热 DNA 聚合酶(Taq)应用于此类链式反应,即可在变温热循环仪上完成全自动的 PCR 反应[12]。

PCR 反应共需要以下 4 类物质:热稳定的 DNA 聚合酶、各碱基的脱氧核糖核苷酸(也称脱氧核苷三磷酸,deoxynucleoside triphosphates,dNTPs)、待扩增目标序列、一对与待扩增序列侧翼的相反链互补的寡核苷酸引物。如图 1-7 所示,在第一轮变温循环中,目标 DNA 双链通过加热变性为单链。当混合物冷却时,过量的引物(通常是初始靶序列浓度的 100 万倍)与目标片段上的互补序列退火结合。引物经退火后,便在聚合酶的作用下,以目标序列为模板,按 5' 向 3' 方向延伸出新的核酸片段。在设计引物时,引物对在基因组上的位置相互靠近,以使聚合酶延伸出的首条核酸片段足以包括另一个引物的引物位点。在第二个变温循环中,原始基因组 DNA 和第一个循环的延伸产物再次经历变性、退火、延伸的热循环得以双倍扩增。反复的变温循环导致产物量呈指数级积累。

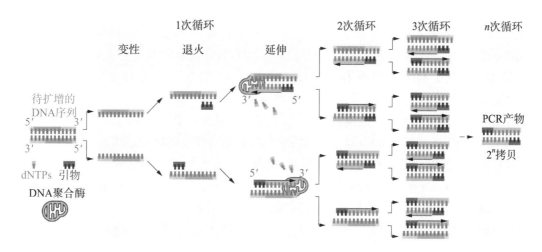

图 1-7 PCR 反应工作原理

在最佳反应条件下,目标序列的数量在每个变温循环中增加一倍。但以下条件制约了 PCR 反应的效率:引物和聚合酶的浓度、变温条件、聚合酶抑制物。在 PCR 开始的循环中,扩增的产物会呈指数级积累,但在反应后半程,随着体系中材料成分耗尽,以及引物和产物之间的竞争性退火(产物单链浓度增高后之间相互形成退火而非与引物退火),最终产物的数量会趋于平稳。在以变温循环次数为 X 轴、产物数量为 Y 轴的坐标图中,反应过程呈现 S 形曲线(见图 1-8)。在一次典型的 PCR 反应中,使用浓度各为 0.5 μmol/L 的引物对最多可扩增出浓度为 10^{11} 拷贝/μL 的核酸产物。

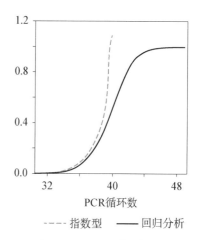

图 1-8 PCR 反应对核酸
分子的扩增过程

PCR 是目前最为高效且便捷的获取目的核酸序列的分子生物学技术,也是核酸测序、荧光定量 PCR 等技术的基础。

1.2.2.3 实时荧光定量 PCR

经 PCR 扩增的核酸产物可通过荧光报告基团进行定量。其分为以 DNA 结合染料产生报告信号的非特异性定量方案,及以荧光探针产生报告信号的特异性定量方案[13]。常见的荧光染料如 SYBR Green、EvaGreen 等,可嵌入 DNA 双链产生特异性荧光,但由于荧光染料对双链 DNA 的结合并无特异性,引物二聚体、非特异性扩增产物等所产生的荧光信号会对目标序列的信号会产生遮蔽效应。因此,为了提高荧光信号的特异性,研究人员发明了荧光探针技术。其只检测含有与探针互补序列的 DNA,且通过使用不同波谱的荧光标记,可以在同一个反应管中实现靶核酸序列的多重检测。基于探针分子的结构,现有水解探针、TaqMan 探针、分子信标、蝎尾探针等常用探针技术,此处以最为常见的 TaqMan 探针为例阐述荧光定量 PCR 的概念。TaqMan 探针的主体结构是一段与扩增片段中的靶序列特异性杂交的反向互补序列,其 5′端标记了荧光报告基团,3′端标记了荧光淬灭基团,报告基团与淬灭基团之间紧密的空间关系抑制了荧光信号。在 PCR 过程中,TaqMan 探针与引物共同退火至扩增片段上,在随后的引物延伸反应中,Taq 聚合酶的 5′→3′ 外切酶活性可降解 TaqMan 探针,从而破坏荧光基团与淬灭基团的空间关系,进而释放荧光信号。由于荧光信号的数量仅反映了 PCR 扩增中 Taq 聚合酶新生成 DNA 链的数量,通过监测每次 PCR 延伸反应后反应体系中的荧光强度,可生成 S 形 PCR 扩增曲线(见图 1-9)。

由于 PCR 反应对相同核酸模板的扩增效率相同,因此对于具有不同初始模板量的实时荧光 PCR 反应,其 S 形扩增曲线相互平行:初始模板浓度较高的反应曲线偏于左侧(较少的循环数即可扩增出一定数量的核酸),而初始模板浓度较低的反应曲线偏于右侧(较多的循环数方能扩增出一定数量的核酸)。此时,若设置一条平行于 X 轴的荧光阈值线与各扩增曲线相交,其交点在 X 轴上的投影即为循环阈值(cycling threshold, Ct),通过 Ct 值,即可实现初始模板的相对定量(见图 1-9)。而若更进一步引入具有系列浓度的标准物质一同进行 PCR 扩增,即可对初始核酸浓度进行绝对定量。

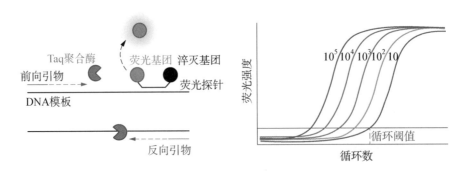

图 1-9　TaqMan 探针的荧光定量 PCR 技术原理

1.2.2.4 数字 PCR

实时荧光定量 PCR(quantitative real-time PCR, qPCR)通过比较标准品与待测样品的

Ct 值进行核酸分子的定量,是一种依赖于扩增曲线形态进行计算定量的技术,待测样品与标准品之间 PCR 扩增效率的差异等因素均可能导致核酸定量的不准确及不精确。

数字 PCR(digital PCR,dPCR)是通过乳化液滴或物理微芯片等方法,将 PCR 反应溶液分割成数万个纳升(nL)大小的液滴,在每个液滴中进行单独的 PCR 反应。每个单独的 dPCR 反应液滴与传统荧光定量 PCR 方法相同,由模板 DNA(或 RNA)、引物、DNA 聚合酶、缓冲液及荧光报告物质(DNA 荧光染料或荧光探针)组成。控制模板 DNA 的浓度,可使得每个 dPCR 反应液滴中最多仅有一个待扩增核酸分子;经过多个 PCR 扩增循环后,用"0"或"1"的二进制判定各个液滴中核酸的扩增情况。通过假设靶分子在液滴中的数量遵循泊松分布,则可通过泊松小数定律,精确估算样品中目标分子总量(见图 1-10)。

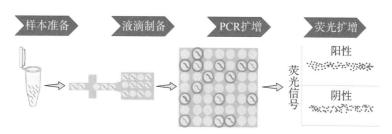

图 1-10 数字 PCR 技术原理

相比于传统的 qPCR,dPCR 对每个反应液滴进行终点法荧光判读,大幅提高了反应的灵敏度与精密度;且由于 dPCR 通过泊松分布估算,可以实现不依赖标准品的绝对定量。该技术在肿瘤稀有突变检测、微量病原体检测、拷贝数变异定量中具有独特的技术优势[14]。

1.2.3 核酸分辨及测序技术

以上介绍的 Southern 印迹、FISH、基因芯片或 qPCR 技术虽然可以实现对核酸物质的测定,但其技术原理是对已知核酸序列的杂交。对于未知序列的核酸,核酸片段的分离纯化以及序列测定是明确其序列特征的必须技术,也是基因突变鉴定的"金标准"。

1.2.3.1 核酸电泳

电泳技术是最常用的分离 DNA 和 RNA 分子的方法。DNA 和 RNA 都带负电荷,在电场中存在适当的缓冲溶液时,它们会向带正电的电极迁移。当通过中性筛分聚合物时,不同相对分子质量的核酸便会得到分离,较小的分子在筛分聚合物中移动更快。由于单链分子可能折叠成二级结构,双链分子可能形成异源双链、缺口链或超螺旋环状结构,从而影响电泳速率,因此 RNA 分子在电泳时通常要经过变性处理以消除其复杂二级结构,DNA 分子电泳则可根据用途不同选择在原始或变性的条件下进行。

琼脂糖凝胶和聚丙烯酰胺凝胶是电泳中常用的两种支持介质。琼脂糖凝胶能够分离长度在 20~20 000 bp 之间的核酸片段,包括酵母、真菌和寄生虫的染色体 DNA,是最为常用的核酸分离介质,但其分辨率仅为片段总长的 2%~5%。聚丙烯酰胺凝胶则适用于短分子(2 kb 以内)的高分辨率分离(大小差异低至 0.1%),是单碱基分辨率核酸分离电泳(如 DNA Sanger 测序)的主要介质。

1.2.3.2 PCR 产物长度的检测

对 PCR 产物的电泳分析经常被用来评估 PCR 扩增的质量和特异性。使用荧光 DNA 结合染料(如溴化乙锭)对凝胶中的双链 DNA 分子进行染色,可以实现 PCR 产物的可视化。在某些情况下,可通过某些特定核酸片段是否扩增(如在人类样本中检测出仅在细菌、病毒或真菌中存在的序列)直接进行疾病诊断。可通过扩增片段的长度确定 PCR 反应的特异性。对凝胶上 PCR 产物长度的检测可以用于鉴定小片段插入、缺失、重排以及重复序列的数量变化。

由于从细胞中提取的 DNA 长度较长,通常在电泳前需要切割成较短的片段以便于分析。例如,使用限制性内切酶将双链 DNA 切割成不同大小的片段,来自不同样本但序列一致的 DNA 经过同样的酶切可产生相同的片段。而如果 DNA 序列的变化产生或消除了内切酶所识别的裂解位点(或改变了两个裂解位点之间的间隔),则消化后的片段将有不同的长度,因此被称为限制性片段长度多态性(restriction fragment length polymorphism,RFLP)。这些技术通常用于遗传性疾病的诊断和个体身份的识别。常用的核酸电泳技术及其临床应用如表 1-4 所示。

表 1-4　常用核酸电泳技术及其临床应用

核酸电泳技术	英语名称及缩写	临床应用
PCR 产物长度		定性检测
Southern 印迹	Southern blot	定性/定量检测
限制性片段长度多态性	restriction fragment length polymorphism (RFLP)	基因分型
构象敏感凝胶电泳	conformation-sensitive gel electrophoresis (CSGE)	基因型筛查
变性梯度凝胶电泳	denaturing gradient gel electrophoresis (DGGE)	基因型筛查
温度梯度凝胶电泳	temperature gradient gel electrophoresis (TGGE)	基因型筛查
单链构象多态性	single-stranded conformational polymorphism (SSCP)	基因型筛查
双脱氧终止法 DNA 测序 (Sanger 测序)	Sanger sequencing	测序
寡核苷酸连接分析	oligonucleotide ligation assay(OLA)	基因分型
多重连接依赖性探针扩增	multiplex ligation-dependent probe amplification (MLPA)	插入/缺失、基因重排检测

1.2.3.3 Sanger 测序

双脱氧链终止法测序由英国生物化学家 Sanger 于 1977 年发明,故又称为 Sanger 测序,是一种在体外 DNA 复制过程中选择性加入能够终止延伸链的双脱氧核苷三磷酸

（dideoxynucleoside triphosphates，ddNTPs）进行 DNA 测序的方法[15]。该方法可以对 DNA 序列进行直接测定，从而识别错义突变、无义突变、片段删失、片段插入等序列变异，是实验室常用的测序方法。

ddNTPs 是一种具有链延伸终止作用的核苷酸，相较脱氧核糖核苷酸（dNTPs），其戊糖环上缺乏 3′羟基。由于 DNA 链的延伸需要在 3′羟基上加入 dNTPs，故 ddNTPs 可以实现终止链延伸的功能。测序过程包括类似 PCR 的变性、退火、延伸步骤，即待测核酸经变性后，与特异性的寡核苷酸引物杂交，引物便可在 DNA 聚合酶作用下，按照待测模板序列用互补的 dNTPs 为材料进行延伸，而掺入反应体系内经荧光标记的 ddNTP 也会作为反应材料进入引物延伸反应，阻止进一步延伸，从而获得不同片段长度的片段混合物。将反应产物通过聚丙烯酰胺凝胶电泳或毛细管电泳进行分离后，由于 4 种 ddNTPs 分别被 4 种不同类型的荧光标记，便可以在 4 个泳道中分别显影出终止碱基所对应的核酸片段，经计算机拟合，即可确定各个碱基位置上的核酸序列（见图 1-11）。

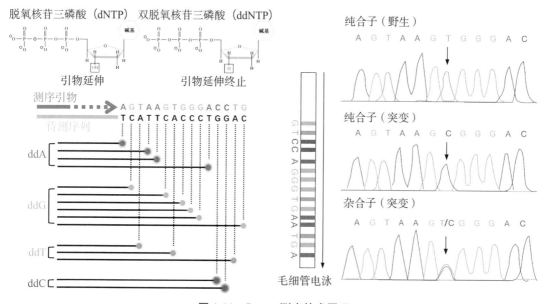

图 1-11　Sanger 测序技术原理

1.2.3.4　多重连接依赖性探针扩增

多重连接依赖性探针扩增（MLPA）技术诞生于 2002 年，是一种方便、高效的基因拷贝数检测方法[16]。一次实验中，仅用一对引物就能扩增多个目标的 PCR 变异，可同时对 10～50 个目标进行相对定量，特别适用于筛选一个基因内多个外显子的缺失或重复。

该方法一般对已知目标片段设计两个相邻、处于可直接连接位置的杂交探针，探针的连接高度特异，仅在与目标片段完全互补时连接成完整的核酸链。针对不同目标设计的探针长度不同，但具有相同的引物序列。引物序列不与目标片段杂交，当探针完成连接后，利用 5′端带有荧光标记的引物序列互补链作为引物，以连接后的探针作为模板进行 PCR 扩增。由于探针长度唯一，即 PCR 产物片段大小唯一，在测序凝胶上分离后，可通过比较每个靶的相对峰高或面积进行相对量化（见图 1-12）。

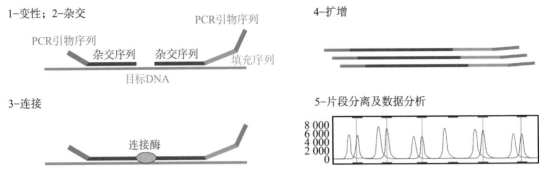

图 1-12　MLPA 技术原理[17]

　　MLPA 目前常用于各类基因的插入/缺失、重排、拷贝数变异的检测,临床应用涵盖产前诊断、遗传性疾病诊断、肿瘤突变筛查等。

1.2.3.5　焦磷酸测序

　　焦磷酸测序是一种基于"边合成边测序"原理进行 DNA 测序的方法,依赖于焦磷酸连锁反应时释放的光进行检测,因此得名焦磷酸测序。该测序方法引入 DNA 聚合酶、萤光素酶和蛋白酶在内的酶混合物进行酶联化学发光反应。

　　实验过程中,加入 4 种 dNTP 中的一种,当核苷酸与模板链的碱基互补时,DNA 聚合酶会将 dNTP 整合到模板上并释放焦磷酸盐。随后,ATP 硫酸化酶促使焦磷酸盐转化为 ATP。该 ATP 充当底物,在萤光素酶介导下,使荧光素转化为氧化荧光素,氧化荧光素产生的可见光量与 ATP 量成正比。最后使用腺苷三磷酸双磷酸酶降解未掺入的核苷酸及 ATP,采用另一个核苷酸重新开始反应。

　　焦磷酸测序于 1993 年由 Pettersson 等首次提出,采用了结合固相测序的方法[16];至 1998 年,基于溶液的液相测序方法被提出,简化了实验步骤;2005 年,Rothberg 提出基于微流体和微阵列平台的焦磷酸测序策略[18]。虽然焦磷酸测序中 DNA 序列的单个读长仅 300~500 bp,比传统测序方法短,但经过固相、液相、微阵列等测序平台的更新迭代,测序成本降低,灵敏度与自动化程度提高,可以广泛应用于全基因组测序(whole genome sequencing, WGS)、SNP 位点检测、等位基因(突变)频率测定、细菌和病毒分型检测等多个方面。

1.2.3.6　高通量二代测序

　　二代测序(next generation sequencing, NGS)属于高通量测序。其核心概念是使用大规模并行处理的方式进行测序,具有高通量、单个碱基测序成本低的优势。利用小型化和并行化平台,每次运行可进行 100 万~430 亿的读长。

　　使用高通量理念研发的 NGS 技术平台有 454、SOLiD、Ion Torrent、Solexa 等,均通过空间分离、克隆扩增,对 DNA 模板或流动池中的单个 DNA 分子进行大规模并行测序,其中最为常见的是 Solexa 测序系统。实验一般分为扩增及测序两步:扩增步骤主要通过乳化 PCR(emulsion PCR, ePCR)、桥式扩增及 DNA 纳米球扩增等 PCR 技术实现大量待测序列的短片段模板(测序文库)的制备,以放大检测的荧光信号;测序方法则包括可逆性末端终止法和连接法,在载体面上以待测短片段为模板进行边合成边测序,实现对上百万级序列片段的同时检测(见图 1-13)。

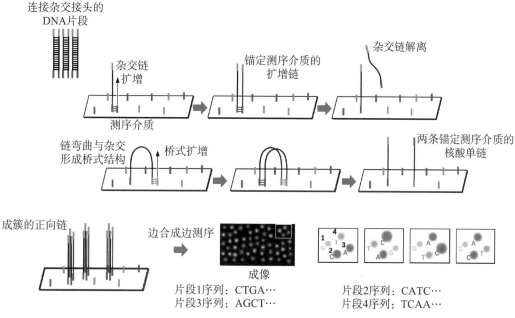

图 1-13　Solexa 高通量二代测序技术原理

由于高通量测序靶分子的单个片段读长较短,需要对测序所产生的海量序列进行拼接组装以获得完整的待测序列信息,因此对生物信息学技术具有很高的依赖性。而此类检测通量极高的测序技术,可以实现对基因组、表观遗传学组、转录组等组学层面的序列测定与定量,在指导遗传病的分子诊断、肿瘤性疾病的个体化治疗、病原微生物宏基因组鉴定等细分临床方向均具有重要的实用意义[19]。

1.2.3.7　三代测序

三代测序(又称长读长测序)目前尚处于商品化初期,常见两种技术平台,包括单分子实时测序(single molecule real-time sequencing, SMRT)以及纳米孔电位变化。其核心理念均为对单个单链核酸分子的长读长(可达数 Mb 长度)进行测序。三代测序技术所产生的长读长测序序列克服了二代测序需要对测序结果进行短序列组装的问题,因此对于基因组序列的从头测序,特别是尚未确定物种的基因组从头组装具有极高的价值。但是,由于单分子检测存在信噪比低的问题,其所产生的每个单链测序结果的碱基识别错误率仍较高。此外,三代测序还具有测序仪器体积小(如基于纳米孔平台的 MinION 测序仪仅有一个闪存盘大小)、测序速度快等技术优势,在 2015 年已实现 44 秒完成对埃博拉病毒基因组的测序[20]。

1.2.3.8　核酸质谱

质谱检测技术通过将测试样品中的分子转化为气态离子,根据其在质谱仪中的分离情况对分子进行检测。电喷雾离子化(electron spray ionization,ESI)和基质辅助激光解吸电离(matrix-assisted laser desorption ionization,MALDI)的发展为高分子质量化合物和低分子质量分子的精确质量测定奠定了基础,使得质谱技术具有对几乎任何生物分子进行检测的适用性。

核酸分子包含 4 种碱基 A、G、C、T(U)，每种碱基的分子质量不同。核酸质谱可区分单个碱基的质量差异。当核酸发生变异的时候，不论是碱基的替换还是修饰，都会改变 DNA 的分子质量，核酸质谱通过对这种质量变化的精确分析，就能够对其进行精准的识别（见图 1-14）。通过这种方式，核酸质谱既可以检测基因的多态性和基因的突变，也可以检测核酸的化学修饰，还能够对拷贝数变异和修饰水平等进行定量的分析[21]。

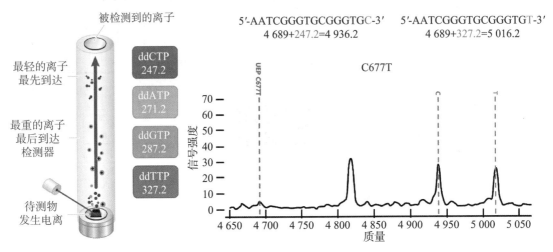

图 1-14　核酸质谱技术原理

1.2.3.9　熔解分析

PCR 扩增的产物是 DNA 双链，碱基互补键赋予了特定序列扩增产物所独有的热稳定性特征。在连续升温的过程中，DNA 双链会发生变性解离；使用如 SYBR Green 等双链 DNA 染料对 PCR 扩增产物进行染色，并在升温过程中连续观察荧光强度的变化，即可获得特定 PCR 产物独有的熔解（荧光淬灭）曲线，从而确定产物的特异性。与 Southern 印迹等传统杂交技术相比，熔解分析技术可与荧光 PCR 扩增在同一荧光 PCR 仪的同一反应管中进行，大幅提高了操作便捷度并降低了核酸污染的风险[22]。

在探针存在的条件下对带有 SNV 的 DNA 样本进行扩增并熔解，可以观察到两个产物熔解曲线：一个是与探针不匹配的突变等位基因-探针杂交体，由于错配导致热稳定性较低，在较低的温度下熔解；另一个是与探针完全匹配并在较高的温度下熔解的野生型等位基因-探针杂交体。导数图可以显示出突变体-探针和野生型-探针杂交体的熔解温度峰值(Tm)。一个优质的探针设计可使得探针杂交下的单碱基错配出现 4～10℃ 的 Tm 值差异（见图 1-15）。

使用 EVAGreen、SYTO-9 等饱和染料的熔解曲线分析能以高灵敏度检测单碱基的变化，并且不需要后续处理。尽管传统的荧光熔解分析可以区分 Tm 值相差 1～2℃ 的 PCR 产物，但高分辨率的熔解仪器的精度和分辨率可以提高至少 10 倍，从而可以直接对扩增产物进行熔解分析和基因分型。

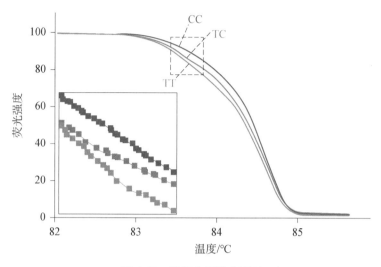

图 1-15 熔解分析技术原理

1.2.4 分子快检技术

分子快检技术凭借其高灵敏、高特异、快速和简便等优势得到快速的发展与更新,它能够有效提高传染病的检出率,极大缩短病原检测的时间,特别是在新型冠状病毒检测中发挥了重要的作用。

1.2.4.1 转录介导扩增

转录介导扩增(transcription mediated amplification,TMA)技术利用 RNA 聚合酶和逆转录酶扩增核酸靶序列。不同于 PCR 技术,TMA 在恒温条件下自发进行反应,不需要热循环仪;其扩增产物是 RNA,在实验室环境中比 DNA 更易降解,所以可以减少实验室污染的风险。在扩增过程中,引物 1 结合至核酸靶标,通过逆转录酶启动 DNA 链(靶标镜像)的聚合,并利用其 RNase H 活性降解原始的 RNA 链。随后经逆转录得到的 DNA 结合引物 2,从而延伸形成双链 DNA。所生成的双链 DNA 进一步通过 RNA 聚合酶转录出 RNA 副本(扩增子),并进入下一轮扩增循环(见图 1-16)。

TMA 技术每个循环大概扩增产生 100~1 000 个拷贝转录本,在 15~30 min 可以达 10^9~10^{10} 个拷贝,其效率高于 PCR。TMA 技术可以用于扩增包括 rRNA、mRNA 和 DNA 在内的多种核酸模板,已被应用人类白细胞抗原等位基因分型、细菌和病毒的快速检测等领域。

1.2.4.2 连接酶链式反应

连接酶链式反应(ligase chain reaction,LCR)是一种依赖于热稳定连接酶并通过热循环达到指数扩增的反应[24]。具体的反应原理如下:在模板 DNA、DNA 连接酶、两两互补的两对寡核苷酸引物以及相应的反应条件下,首先加热至一定温度(94~95℃)使 DNA 变性进而双链打开,然后降温退火(65℃),引物与互补的模板 DNA 结合并留下一缺口。如果与靶序列杂交的相邻的寡核苷酸引物与靶序列完全互补,DNA 连接酶即可连接封闭这一缺口,则 LCR 反应的三步骤(变性-退火-连接)就能反复进行,每次连接反应的产物又可在下一轮

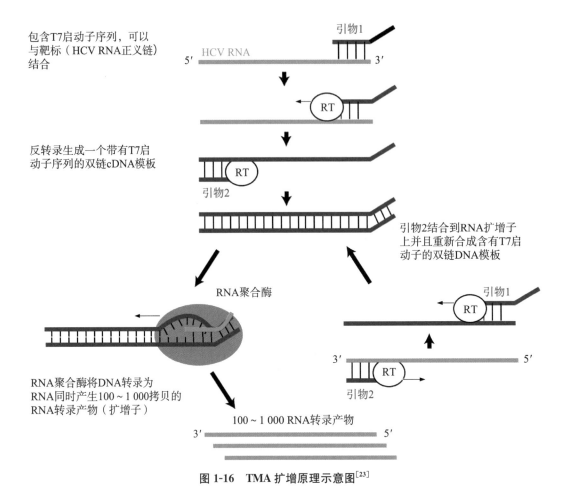

包含T7启动子序列，可以
与靶标（HCV RNA正义链）
结合

引物1

HCV RNA

反转录生成一个带有T7启
动子序列的双链cDNA模板

引物2

引物2结合到RNA扩增子
上并且重新合成含有T7启
动子的双链DNA模板

RNA聚合酶

引物1

RNA聚合酶将DNA转录为
RNA同时产生100～1 000拷贝的
RNA转录产物（扩增子）

引物2

100～1 000 RNA转录产物

图1-16　TMA扩增原理示意图[23]

反应中作为模板，经过 20～30 个热循环反应，形成指数形式的核酸扩增效应。若连接处的靶序列存在点突变，引物不能与靶序列精确结合，缺口附近核苷酸的空间结构发生变化，连接反应不能进行，也就不能形成连接产物。该技术具有扩增能力强、特异性高的优势，广泛应用于点突变的检测及目的基因的扩增。

1.2.4.3　链置换扩增

链置换扩增（strand displacement amplification，SDA）是美国学者 Walker 于 1992 年首次提出的一种基于酶促反应的 DNA 体外等温扩增技术。SDA 的基本原理是利用限制性内切酶剪切 DNA 识别位点以及 DNA 聚合酶在切口处向 3′端延伸并置换下游序列的功能，在等温条件下进行扩增。整个过程由单链 DNA 模板制备、生成两端带酶切位点的目的 DNA 片段、SDA 循环扩增 3 个步骤组成。SDA 的优势在于扩增效率高，反应时间短，特异性强，并且不需要特殊的设备[25]。

1.2.4.4　环介导等温扩增

环介导等温扩增（loop-mediated iso-thermal amplification，LAMP）是日本学者 Notomi 提出的一种核酸等温扩增技术，该技术利用 4 种不同的特异性引物（内引物 FIP/BIP、外引物 F3/B3）识别靶基因的 6 个特定区域，通过 Bst DNA 聚合酶的链置换功能实现对目的片段的大量扩增(见图 1-17)。该技术具有简单高效、特异性强、灵敏度高、无须精密仪器等特点。有研究学者基于新冠病毒 N 蛋白基因的高度保守性,不断优化 LAMP 引物,将其应用于新冠病毒的检测,显著降低了检测中的假阳性率[26]。

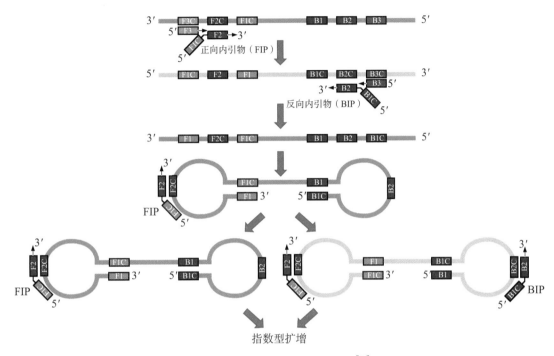

图 1-17 LAMP 核酸扩增示意图[27]

1.2.5 检测非核酸类生物标志物的分子诊断技术

自 20 世纪 80 年代以来,质谱与色谱技术就作为分析蛋白质的强大工具应用于科学研究领域,其具有操作简单、自动化、快速准确、高通量等优势。

1.2.5.1 质谱

质谱仪通过测定离子化生物分子的质荷比便可得到相关分子的质量,从而实现对生物分子的鉴定。常见的应用于高分子质量蛋白分子的电离技术包括电喷雾电离和软激光解吸电离技术。

电喷雾电离过程中带电液滴蒸发、液滴变小,液滴表面相斥的静电荷密度增大。当液滴蒸发到一定程度,液滴表面的库伦斥力使液滴持续分散成更小的带电液滴。随着液滴的水分子逐渐蒸发,便可获得自由徘徊的质子化和去质子化的蛋白分子。该技术基于对多电荷状态分子质量的独立测量,获得对分子质量的正确估量,使蛋白分子质量的测量精度获得极大提高。

软激光解吸电离技术中以 MALDI 最为常见。这一方法是将样品和基质混合后,点在金属靶盘上形成共结晶,利用激光作为能量来源辐射结晶体,基质分子吸收能量使样品解吸附,并生成不同质荷比的带电离子。样品离子在加速电场下获得动能,经高压加速、聚焦后进入飞行时间质谱分析器进行质量分析。离子的质荷比(m/z)与飞行时间的平方成正比,经计算机处理,绘制成质量图谱,通过软件分析比较,筛选并确定出特异性图谱,从而实现对目标的区分和鉴定。该技术能够实现对包括核酸、蛋白质等多种生物分子的分析。

1.2.5.2 色谱

色谱法又称层析法,在分析化学、有机化学等多个领域都具有非常广泛的应用,其主要原理是利用样品与固定相和流动相之间分配、吸附或交换等作用力的差异;当两相发生相对移动时,各种待测物质在两相间经过多次平衡而发生相互分离。其中,静止不动的一相(固体或液体)称为固定相,运动的一相(一般是气体或液体)称为流动相。

人类对色谱法的使用始于1906年,俄国植物学家Tswett使用柱吸附色谱技术对植物色素进行了定性定量分离,并成功阐述了此方法的作用原理。在此基础上,美国学者Palmer等进行了应用,并在其专题报告中汇报了大量色谱实验结果。20世纪30年代,柱吸附色谱分离技术开始被逐渐应用,科学家对不同种类的有机化合物进行了有效的分离及纯化。自20世纪80年代开始,现代色谱分析进入崭新的发展阶段,能够对复杂体系中的各种组分、化学性质相近的元素及化合物进行分析。

色谱法的分类方式有多种。按照固定相和流动相的状态,可将色谱法分为气固色谱法、气液色谱法、液固色谱法和液液色谱法。按照分离原理不同,可将其分为吸附色谱法、分配色谱法、离子交换色谱法、凝胶色谱法等。按固定相的几何形式可以把色谱方法分为柱色谱法、纸色谱法、薄层色谱法等。

1.3 分子诊断技术的发展与展望

1978年,Kan和Chang首次使用分子生物学技术进行镰状红细胞病的产前诊断。至今的近半个世纪里,分子诊断无论在理论与技术层面都得到了长足的发展。喷涌而出的各类前沿标志物大大提高了疾病的诊断效能,切实改善了疾病疗效;自动化高通量检测仪器将分子生物学工作者从耗时费力的电泳及杂交显影技术中解放出来,提高了检测效率。分子诊断的后续发展将集中在以下几个方面:

(1)新兴分子标志物越来越多地涌现。对各类核酸修饰、非编码序列的生理及病理功能的鉴定将进一步促进分子检测在疾病管理中的应用。伴随着生物信息学对多组学数据的持续深挖,各类基于多组学标志物的疾病诊断模型在包括肿瘤、微生物感染等疾病诊断与伴随诊断中的价值将进一步得到重视。

(2)检材来源进一步拓展,液体活检概念持续深化。分子诊断已从最初的检测外周血基因组进行遗传病诊断,发展到如今使用体液中的微量核酸即可实现肿瘤等复杂疾病的连续监测。随着液体活检技术的不断演进,单细胞检测将有望步入临床应用,分子诊断技术有望实现疾病状态与机体免疫抵抗之间的互作评估,无创的精准治疗有望成为可能。

(3)现有技术的检测性能不断优化。纳米孔测序等三代测序技术已经可以完成>50 kb的单分子序列测定,高性能数字PCR系统可以检测出极微量的病原体或肿瘤特异性核酸。随着合成生物学、纳米生物学的不断发展,将助力经典检测技术的分析性能再上台阶。

(4)分子诊断的应用场景将向患者端下沉,大幅提高精准医学的实践范围。利用微流控芯片以及各类新材料技术,床旁分子检测将实现"样品进-结果出"的便捷分子诊断,从而大幅缩短感染性疾病的确诊时间，也将使肿瘤等疾病的居家监测成为可能。

视频 1：分子诊断技术发展史

参考文献

［1］ Burtis C A, Bruns D E. Tietz Fundamentals of Clinical Chemistry and Molecular Diagnostics ［M］. Philadelphia: Elsevier Saunders, 2014.

［2］ Davalos V, Esteller M. Cancer epigenetics in clinical practice ［J］. CA Cancer J Clin, 2023, 73(4):376 - 424.

［3］ Sabari B R, Zhang D, Allis C D, et al. Metabolic regulation of gene expression through histone acylations ［J］. Nat Rev Mol Cell Biol, 2017, 18(2):90 - 101.

［4］ Kerbs J E, Goldstein E S, Kilpatrick S T. Lewin's GENES XI ［M］. Burlington Massachusetts: Jones & Bartlett Learning, 2014.

［5］ Statello L, Guo C J, Chen L L, et al. Gene regulation by long non-coding RNAs and its biological functions ［J］. Nat Rev Mol Cell Biol, 2021, 22(2):96 - 118.

［6］ Anderson S, Bankier A T, Barrell B G, et al. Sequence and organization of the human mitochondrial genome ［J］. Nature, 1981, 290(5806):457 - 465.

［7］ Aitken J M, Smith C B, Horton P W, et al. The interrelationships between bone mineral at different skeletal sites in male and female cadavera ［J］. J Bone Joint Surg Br, 1974, 56(2):370 - 375.

［8］ Fromentin S, Forslund S K, Chechi K, et al. Microbiome and metabolome features of the cardiometabolic disease spectrum ［J］. Nat Med, 2022, 28(2):303 - 314.

［9］ Southern E M. Detection of specific sequences among DNA fragments separated by gel electrophoresis ［J］. J Mol Biol, 1975, 98(3):503 - 517.

［10］ Langer-Safer P R, Levine M, Ward D C. Immunological method for mapping genes on Drosophila polytene chromosomes ［J］. Proc Natl Acad Sci U S A, 1982, 79(14):4381 - 4385.

［11］ Pollack J R, Perou C M, Alizadeh A A, et al. Genome-wide analysis of DNA copy-number changes using cDNA microarrays ［J］. Nat Genet, 1999, 23(1):41 - 46.

［12］ Saiki R K, Gelfand D H, Stoffel S, et al. Primer-directed enzymatic amplification of DNA with a thermostable DNA polymerase ［J］. Science, 1988, 239(4839):487 - 491.

［13］ Higuchi R, Fockler C, Dollinger G, et al. Kinetic PCR analysis: real-time monitoring of DNA amplification reactions ［J］. Biotechnology (N Y), 1993, 11(9):1026 - 1030.

［14］ Nyaruaba R, Mwaliko C, Dobnik D, et al. Digital PCR Applications in the SARS-CoV-2/COVID-19 Era: a Roadmap for Future Outbreaks ［J］. Clin Microbiol Rev, 2022, 35(3):e0016821.

［15］ Sanger F, Nicklen S, Coulson A R. DNA sequencing with chain-terminating inhibitors ［J］. Proc Natl Acad Sci U S A, 1977, 74(12):5463 - 5467.

［16］ Schouten J P, McElgunn C J, Waaijer R, et al. Relative quantification of 40 nucleic acid sequences by multiplex ligation-dependent probe amplification ［J］. Nucleic Acids Res, 2002, 30(12):e57.

[17] MRC Holland. How does MLPA Work? [EB/OL]. [2023 - 10 - 22]. https://www. mrcholland. com/technology/mlpa/technique.

[18] Margulies M, Egholm M, Altman W E, et al. Genome sequencing in microfabricated high-density picolitre reactors [J]. Nature, 2005, 437(7057):376 - 380.

[19] Mosele F, Remon J, Mateo J, et al. Recommendations for the use of next-generation sequencing (NGS) for patients with metastatic cancers: a report from the ESMO Precision Medicine Working Group [J]. Ann Oncol, 2020, 31(11):1491 - 1505.

[20] Wang Y, Zhao Y, Bollas A, et al. Nanopore sequencing technology, bioinformatics and applications [J]. Nat Biotechnol, 2021, 39(11):1348 - 1365.

[21] Fleitas T, Ibarrola-Villava M, Ribas G, et al. MassARRAY determination of somatic oncogenic mutations in solid tumors: Moving forward to personalized medicine [J]. Cancer Treat Rev, 2016, 49: 57 - 64.

[22] Ririe K M, Rasmussen R P, Wittwer C T. Product differentiation by analysis of DNA melting curves during the polymerase chain reaction [J]. Anal Biochem, 1997, 245(2):154 - 160.

[23] Hofmann W P, Dries V, Herrmann E, et al. Comparison of transcription mediated amplification (TMA) and reverse transcription polymerase chain reaction (RT-PCR) for detection of hepatitis C virus RNA in liver tissue [J]. J Clin Virol, 2005, 32(4):289 - 293.

[24] Gibriel A A, Adel O. Advances in ligase chain reaction and ligation-based amplifications for genotyping assays: Detection and applications [J]. Mutat Res Rev Mutat Res, 2017, 773:66 - 90.

[25] Reid M S, Le X C, Zhang H. Exponential Isothermal Amplification of Nucleic Acids and Assays for Proteins, Cells, Small Molecules, and Enzyme Activities: An EXPAR Example [J]. Angew Chem Int Ed Engl, 2018, 57(37):11856 - 11866.

[26] Zamani M, Furst A L, Klapperich C M. Strategies for Engineering Affordable Technologies for Point-of-Care Diagnostics of Infectious Diseases [J]. Acc Chem Res, 2021, 54(20):3772 - 3779.

[27] New England BioLabs. Loop-Mediated Isothermal Amplification [EB/OL]. [2023 - 10 - 22]. https://www. neb. com/en/applications/dna-amplification-pcr-and-qpcr/isothermal-amplification/loop-mediated-isothermal-amplification-lamp.

2

感染性疾病分子诊断技术及临床应用

感染性疾病严重危害人类生命,随着耐药菌的广泛传播,对感染性疾病进行快速精准诊断非常重要。首先,本章将简单介绍感染性疾病的基本概念及病原体类型,以及传统的感染性疾病诊断的非分子诊断技术。随后,本章将重点阐明分子诊断技术,如靶向核酸测序、质谱技术等在感染性疾病诊断中的应用及优缺点。本章中所介绍的各项技术可为临床分子诊断技术的选择和实际应用提供指导和帮助。

2.1 感染性疾病概况

感染是微生物在宿主体内生长繁殖导致宿主细胞损伤与宿主抵抗感染的免疫防御损伤的生物学过程。感染的微生物可来自体内或体外,通过一定传播方式从一个宿主到另一个宿主或从外环境进入机体。本章将讨论感染性疾病的基本情况和临床常用的感染性疾病病原学诊断技术。

2.1.1 感染性疾病基本概念

感染性疾病仍是当今临床常见、发病率较高、引起人类死亡的主要疾病。病原体感染是感染性疾病的致病病因,病原体各具特异性,所致疾病也各具特征。本节将介绍感染性疾病相关的基本概念、引起感染的病原体种类分布和临床常见感染类型。

2.1.1.1 感染性疾病

感染(infection)是病原微生物(如病毒、细菌、真菌)或寄生虫入侵机体后在宿主体内生长繁殖或复制导致宿主组织细胞损伤与抗损伤的生物学过程。感染后出现临床症状与体征即为感染性疾病。感染性疾病的发生取决于病原体的致病性和宿主免疫两个方面,前者有病原体的侵袭力、毒素等,后者包括宿主固有免疫与适应性免疫,同时还与病原体侵入宿主的数量与部位密切相关。

病原微生物感染宿主后,根据机体与病原体的相互作用,宿主可表现为隐性感染(inapparent infection)、潜伏感染(latent infection)和显性感染(apparent infection),若显性或隐性感染后病原体未被完全清除而在体内持续存在,该宿主则称为携带者,成为重要传染源。

2.1.1.2 传染性疾病

由病原微生物感染人体后产生的有传染性、在一定条件下可造成流行的疾病称为传染性疾病。由于病原体的致病力与机体免疫力的差异,传染性疾病的发病率与传染过程中的表现各不相同,但都有一定的流行性、地方性、季节性与外来性规律。

传染性疾病的流行过程是疾病在人群中发生、发展与转归的过程，必须满足三个基本条件：传染源、传播途径与易感人群，若切断任何一个环节，流行即告终止。

传染性疾病的传染源主要是传染病患者，其他传染源还包括隐性感染者、病原携带者和受感染的动物。传播途径可有多种，如呼吸道传播、消化道传播、接触传播、虫媒传播、血液体液传播和医源性感染等。对某种病原体缺乏免疫力的人群为易感者，通过普遍推行人工免疫可降低对该疾病易感者的比例，阻止其流行周期的发生乃至消灭该传染病。

2.1.1.3 医院获得性感染和社区获得性感染

医院获得性感染(healthcare associated infections, HAIs)又称医院感染，是指患者在医院内获得感染，包括在住院期间发生的感染和在医院内获得、出院后发生的感染，可以是局部或系统感染，但不包括入院前已有或者入院时已处于潜伏期的感染。新生儿在分娩过程当中获得的感染、医院工作人员在医院内获得的感染也属于医院感染。

引起医院感染的病原体有细菌、真菌、病毒和原虫等，其中90%以上的医院感染为细菌所致。根据CHINET近10年的监测结果，感染的病原菌以革兰阴性菌为主，且以条件致病菌居多(如大肠埃希菌、肺炎克雷伯菌、铜绿假单胞菌、鲍曼不动杆菌、凝固酶阴性葡萄球菌、肠球菌等)。近年来多重耐药菌(multidrug resistant organism, MDRO)的医院感染日趋增多，也给临床抗感染治疗带来严峻挑战。常见的多重耐药菌有耐甲氧西林金黄色葡萄球菌(methicillin-resistant *Staphylococcus aureus*, MRSA)，耐万古霉素肠球菌(vancomycin-resistant *Enterococcus*, VRE)，产超广谱 β-内酰胺酶肠杆菌目细菌(extended-spectrum beta-lactamase *Enterobacteriaceae*, ESBL-E)，耐碳青霉烯类肠杆菌目细菌(carbapenem-resistant *Enterobacteriaceae*, CRE)，耐多药铜绿假单胞菌(multidrug-resistant *Pseudomonas aeruginosa*, MRPA)，耐多药鲍曼不动杆菌(multidrug-resistant *Acinetobacter Baumannii*, MRAB)等。

感染患者、带菌者(即被细菌定植或寄居的人员)和医院环境中被病原体污染的任何物体包括医疗设备等，均可成为传染源。在医院感染中，接触传播是最主要的传播途径，其次是血液传播、医疗器械传播、空气飞沫和消化道传播等。医院住院患者的基础疾病、机体免疫力的下降、各种侵入性诊疗措施及广谱抗生素的使用都使其成为医院感染的易感人群。

社区获得性感染是指在医院外罹患的感染，包括具有明确潜伏期而在入院后平均潜伏期内发病的感染。社区获得性感染与相同组织器官部位的院内感染的病原体构成通常不同，即使是由相同病原体所致，但院内感染的病原菌菌株多以耐药菌为主。

2.1.1.4 人畜共患病

人畜共患病(zoonosis)是指人与脊椎动物之间自然传播的感染性疾病，即人与脊椎动物感染由共同病原体引起、在流行病学有相互关联的疾病。受地理、气象和生态等自然因素影响，人畜共患病存在于一些特定地区。人类进入这些地区通过直接接触受感染的动物或其污染物以及媒介动物叮咬等途径而感染，又称自然疫源性传染病，如狂犬病毒引起的狂犬病、炭疽芽孢杆菌引起的炭疽病、布鲁菌引起的布鲁菌病、恙虫病东方体引起的丛林斑疹伤寒、钩端螺旋体引起的钩体病等。

人畜共患病种类繁多，部分传统的人畜共患病(结核病、隐球菌病等)有"回潮"迹象，新出现的人畜共患病(人禽流感、猴痘等)也在不断增加。人畜共患病的每次流行都严重危害人类健康,极大破坏社会经济。人畜共患病的患者与动物的早期诊断、疫情的报告、管理与隔离传染源、切断传播途径、保护易感人群与动物等,均是有效的预防与控制措施。当暴发某些严重传染病时,可实施隔离、封锁与检疫等措施。

2.1.2　引起感染性疾病的病原体种类

2.1.2.1　细菌

细菌为单细胞原核生物,其细胞体积小,通常为微米级,因此细菌的表面积与体积之比非常高,约为 100 000。通常,细菌具有特征性的形状,如球形、杆状和螺旋状等,并且根据其分裂方向不同,常呈特征性排列,如链状、八叠球状和葡萄串状等。因此借助显微镜观察细菌的大小、形态和细菌细胞排列,对细菌的分类和鉴别具有一定作用。

细菌的细胞结构按照部位可以分为 3 个部分:①附属结构,包括鞭毛、菌毛和糖萼。②表面结构,包括细胞壁和细胞膜。③细菌内部结构,包括细胞质基质、胞质内含物(染色质和质粒、核糖体、胞质颗粒)和芽孢。

细菌的核质由环状双股 DNA 分子反复弯曲盘绕而成,与真核细胞核不同的是四周无核膜,无组蛋白包绕,故又称拟核(nucleoid)。核质是细菌的遗传物质,决定细菌的遗传特性,由于其功能与真核细胞的染色体相似,故通常也称其为细菌染色体。细菌 DNA 结构除了常见环状结构以外,还有线状和线状环状共存的少见结构形式。原核细胞染色体的 DNA 链存在一定比例的甲基化碱基,可不受自身限制性内切酶的作用;基因结构呈连续性,无内含子。染色体外遗传物质如质粒和噬菌体,通常决定对抗菌药物的耐药性、毒力因子的产生或其他功能。

2.1.2.2　真菌

自然界中真菌(fungi)的种类繁多,形态大小差异极大,为了方便研究,真菌学家将真菌分为两类:肉眼可见的真菌(macroscopic fungi)(如蘑菇、马勃、伞菌)和显微真菌(microscopic fungi)(霉菌、酵母)。本章讨论的与临床医学相关的条件致病菌主要为显微真菌。

真菌具有营养体和由营养体转变而成的繁殖体两种形态。营养体为单个细胞的称为酵母菌,酵母细胞呈圆形或椭圆形,部分可形成假菌丝(pseudohypha),临床常见的有念珠菌和隐球菌;营养体呈多细胞类型的真菌称丝状真菌或霉菌,其长丝状细胞称为菌丝(hypha),可通过顶端延伸生长,具有可变数量的细胞核。一些真菌细胞只以酵母形式存在,其他主要以菌丝形式存在,但少数双相型真菌细胞可以根据生长条件,以任意一种形式存在;这种生长形式的变异性是某些致病霉菌的特征。

真菌是真核生物。真菌的细胞结构包括:细胞壁、细胞膜、细胞质、较为完善的细胞器(内质网、线粒体和高尔基体等)以及被核膜包围的细胞核。作为典型的真核生物,真菌的遗传信息(DNA)存储于细胞核内,其细胞核由核被膜、染色质、核仁和核基质组成。真菌的基本遗传物质的结构以及所遵循的遗传规律与高等生物的真核细胞相一致,但也有一些差异:首先,真菌的基因组通常比其他真核生物小,基因通常更紧凑,内含子更少,基因之间的间隔更短。另外,真菌的细胞核体积较小,在部分真菌细胞中有多个细胞核,且真菌菌丝体通常是异核的(heterokaryotic),即在同一个菌丝中存在两个或两个以上基因不同的核,如青霉属的真菌,有时每个细胞内含 20～30 个核。异核性有助于增加遗传多样性,不同的细胞核提供菌丝体的遗传变异特征。同时,菌丝体的表型取决于所有核类型的相互作用,菌丝体的表型在同一菌丝体的不同区域也可能有所不同。

2.1.2.3 病毒与朊粒

病毒直径一般在 20～300 nm 之间,形态多样,结构简单,无法自己产生能量,依赖于真核或原核宿主细胞的代谢和生物合成机制,为专性细胞内寄生。

最简单的病毒颗粒由两个基本成分组成:核酸(单链或双链 RNA 或 DNA)和蛋白质外壳(衣壳,capsid),共同构成核衣壳(nucleocapsid)。部分种类的病毒核衣壳外具有包膜(envelope),包膜通常来源于宿主细胞膜,包含脂质双层和病毒编码的包膜蛋白。病毒进入宿主细胞后,经过基因组复制产生子代病毒的过程,称为病毒的生命周期。病毒的生命周期包括吸附(adsorption)、穿入(penetration)、合成(synthesis)、组装(assembly)和释放(release)五个阶段,各个阶段的变化与周期长短视病毒种类而异。

病毒根据其遗传物质的不同可分为 DNA 病毒和 RNA 病毒。DNA 病毒含有单链(single-stranded,ss)或双链(double-stranded,ds)DNA;dsDNA 可以呈线性排列,也可以呈环状。RNA 病毒通常为单链,但也可以是双链的。单链基因组的 RNA 链可以是正义的(positive-sense),其可以作为 mRNA 发挥作用;或者是反义的(negative-sense),其与正义链互补,没有翻译功能,本身不能产生病毒成分。RNA 基因组也可能是分段的,例如流感病毒(一种正黏病毒)。另外还有一些 RNA 病毒是逆转录病毒,能在宿主细胞内将其核酸从 RNA 逆转录为 DNA。

最小的病毒只有几个基因;最大的病毒有多达 200 个基因。同细胞一样,病毒的基因也会发生变化。病毒基因组的变化主要涉及两种机制:突变和重组。RNA 病毒通常显示出比 DNA 病毒高得多的突变率,这是由于参与 RNA 复制的酶的高错误率;高突变率会导致病毒变体不断产生,从而对新宿主具有很强的适应性。病毒遗传物质的改变可能带来其蛋白功能的改变,从而可能导致新的病毒血清型的产生或病毒毒力的改变,使病毒感染宿主中新的细胞类型或感染新的宿主。

朊粒(prion)是指由宿主细胞基因编码的、构象异常的蛋白质,是一种不含核酸和脂类的疏水性糖蛋白,相对分子质量为 27～30 kDa。朊粒具有自我复制的能力,且具有传染性,可导致人和动物传染性海绵状脑病(transmissible spongiform encephalopathy,TSE)。

2.1.2.4 衣原体、支原体与立克次体

支原体(mycoplasma)大小在 0.1～0.5 μm,它们的形状为丝状或球状。支原体是一种天然缺乏细胞壁的细菌,但其细胞膜含有甾醇,可以抵御渗透压变化造成的裂解。其基因组是原核细胞型微生物中最小的,遗传物质是裸露的、单一的双链 DNA。支原体在自然环境下广泛存在于植物、土壤和动物中,也可以在人工培养基上生长。与人类健康关系最为密切的是肺炎支原体,它黏附在肺内的上皮细胞上,引起人类的肺炎。

立克次体(rickettsia)是一类独特的、微小的革兰阴性菌。其形态简单,菌体形状、大小多样,最典型的为杆状,有时可见球状或丝状,以单个或包涵体形式存在于宿主细胞膜包裹

的空泡内。立克次体的基因组 DNA 约为 $(1.6\sim2.0)\times10^6$ bp。大多数立克次体在哺乳动物和吸血节肢动物(如跳蚤、虱子或扁虱)之间交替感染,不能在寄主细胞外生存繁殖。立克次体引起了几种重要的人类疾病,包括由蜱传播引起的落基山斑疹热(Rocky Mountain spotted fever),以及由虱子传播引起的地方性斑疹伤寒(endemic typhus)。

衣原体(chlamydia)与立克次体相似,需要宿主细胞来生长和代谢,但其不通过节肢动物传播。对人类健康影响最大的物种是沙眼衣原体和肺炎衣原体,前者引起严重的眼部感染(沙眼),可导致失明,是最常见的性传播病原体之一,后者是引起肺部感染的病原体。衣原体的基因组是双链环状 DNA,略大于支原体的基因组,其基因不仅存在于核质中,还存在于质粒和噬菌体中。

2.1.2.5 寄生虫

寄生虫(parasitic worm)指的是以寄生为生的一类无脊椎动物。寄生虫在活的宿主中生活,从宿主处获得营养和保护,同时破坏宿主吸收营养的能力,可能导致宿主的疾病。

寄生虫完成一代生长、发育和繁殖的整个过程称为寄生虫的生活史。寄生虫的生活史包括寄生虫侵入宿主、虫体在宿主体内移行、定居及离开宿主,可以根据寄生虫是否需要中间宿主,分为直接型和间接型。直接型即在完成生活史过程中不需要中间宿主,间接型即有些寄生虫完成生活史需要在中间宿主(如吸血昆虫)体内发育至感染阶段后才能感染人。

人体寄生虫分为三类:医学原虫、医学蠕虫和医学节肢动物。其中,原虫(protozoan)为单细胞真核生物,其结构与单个动物细胞一样,由胞膜、胞质和胞核组成。其胞核包含核膜、核质、核仁和染色质,核仁富含 RNA,染色质则由蛋白质、DNA 和少量 RNA 组成。医学蠕虫和医学节肢动物为多细胞动物。

2.1.3 临床常见感染类型及病原体种类

2.1.3.1 血流感染及常见病原体

血流感染(bloodstream infection, BSI),是一种严重的全身感染性疾病,按严重程度可分为菌血症、败血症和脓毒败血症。其发病原因主要是由于病原体通过各种途径进入血液,并通过血流造成全身播散,引起各种临床症状。病原体一旦侵入血液,在血液中繁殖,会释放毒素和代谢产物,诱导细胞因子释放,可引起骤发寒战、高热、心动过速、呼吸急促、皮疹、肝脾肿大和精神、神志改变等症状与体征,严重者可导致休克、弥散性血管内凝血(disseminated intravascular coagulation, DIC)和多器官功能障碍综合征,甚至死亡。

血流感染的病原体常来源于呼吸道、肠道、胆道、血管插管和腹膜等,包括细菌、真菌、病毒和寄生虫(见表 2-1)。

表 2-1 临床常见感染病原体分布

病原体	特性	常见细菌	菌种	血流感染	中枢神经系统感染			消化系统感染	泌尿系统感染
					脑膜炎	脑炎	脑脓肿		
细菌	革兰阳性菌	葡萄球菌属	金黄色葡萄球菌	√			√	√	√
			凝固酶阴性葡萄球菌	√			√		√

（续　表）

病原体	特性	常见细菌	菌种	血流感染	中枢神经系统感染			消化系统感染	泌尿系统感染
					脑膜炎	脑炎	脑脓肿		
细菌	革兰阳性菌	链球菌属	A 群链球菌	√					
			B 群链球菌	√	√		√		
			肺炎链球菌	√	√		√		
		肠球菌属	粪肠球菌	√					√
			屎肠球菌	√					√
		李斯特菌属	产单核细胞李斯特菌	√	√	√			
		诺卡菌属					√		
		厌氧菌	艰难梭菌					√	
			肉毒梭菌					√	
	革兰阴性菌	埃希菌属	大肠埃希菌	√			√	√	√
		克雷伯菌属	肺炎克雷伯菌	√			√		√
		肠杆菌属	阴沟肠杆菌	√					√
		沙门菌属	肠炎沙门菌	√				√	
		志贺菌属	福氏志贺菌					√	
		变形杆菌属	奇异变形杆菌	√					√
		沙雷菌属	黏质沙雷菌	√				√	√
		不动杆菌属	鲍曼不动杆菌	√			√	√	√
		假单胞菌属	铜绿假单胞菌	√			√	√	√
		心杆菌属	人心杆菌	√				√	
		布鲁菌属	羊布鲁菌	√				√	
		嗜血杆菌属	流感嗜血杆菌		√				
		奈瑟菌属	脑膜炎奈瑟菌		√				
			淋病奈瑟菌						√
		弧菌属	霍乱弧菌					√	
			副溶血弧菌					√	
		厌氧菌	脆弱拟杆菌	√					
		微需氧菌	幽门螺杆菌					√	
			弯曲菌属	√				√	
	分枝杆菌		结核分枝杆菌	√	√	√	√		√
	支原体	肺炎支原体				√			
		解脲支原体							√

（续　表）

病原体	特性	常见细菌	菌种	血流感染	中枢神经系统感染			消化系统感染	泌尿系统感染
					脑膜炎	脑炎	脑脓肿		
		人型支原体							√
	衣原体	沙眼衣原体							√
真菌	酵母菌	念珠菌属		√	√		√	√	√
		隐球菌属		√	√		√	√	
	丝状真菌	马尔尼菲篮状菌		√					√
		组织胞浆菌		√					√
		曲霉属					√		
病毒		人类免疫缺陷病毒		√		√			
		肝炎病毒						√	
		巨细胞病毒		√					
		腺病毒			√	√		√	
		流行性腮腺炎病毒			√				
		虫媒病毒				√			
		正黏病毒科				√			
		副黏病毒科				√			
		肠道病毒			√	√			
		诺如病毒						√	
		轮状病毒						√	
		星状病毒						√	
原虫		疟原虫		√					
		弓形虫		√			√		
		杜氏利什曼原虫		√					
寄生虫		淋巴丝虫		√					
		贾第鞭毛虫						√	
		微小隐孢子虫						√	

2.1.3.2　中枢神经系统感染及常见病原体

中枢神经系统感染是指各种病原体入侵脑和脊髓的实质、被膜及血管而引起的急性或慢性炎症性疾病。按感染部位可分为侵犯脑和脊髓被膜的脑膜炎、脊膜炎、脑脊膜炎，侵犯脑或脊髓实质的脑炎、脊髓炎、脑脊髓炎，以及实质、被膜均受累的脑膜脑炎。脑膜炎是一种由各种病原微生物感染引起的软脑膜的弥漫性炎症改变，其病原体通常包括细菌、病毒、真菌和寄生虫等。脑炎是指脑实质发生的炎症性疾病,其病原体以病毒为主,另外还包括细菌、真菌、寄生虫、立克次体以及朊粒等。若化脓性细菌由临近的感染灶或者血流侵入人脑,引起脑实质内局限性化脓性炎症和脓腔,则形成脑脓肿。除细菌外,少数脑脓肿也可由真菌或原虫引起(见表2-1)。

2.1.3.3 消化系统感染及常见病原体

消化系统感染主要包括病毒性肝炎、艰难梭菌感染(*Clostridium difficile* infection,CDI)、幽门螺杆菌(*Helicobacter pylori*,Hp)相关性胃炎和急性胃肠炎等。病毒性肝炎是各类肝炎病毒导致的肝炎统称,各类病毒性肝炎都有传染性,虽然大多预后良好,但部分可进展为肝功能障碍、肝硬化和肝细胞癌。艰难梭菌感染是抗生素相关性腹泻的主要病因,当人体肠道菌群失调,艰难梭菌过度生长释放艰难梭菌毒素,引起感染性腹泻,主要与广谱抗菌药物长期使用有关。Hp相关性胃炎是由Hp引起的慢性胃炎,其主要症状包括上腹隐痛、恶心、反酸和餐后饱胀感等。急性胃肠炎主要是指食用被致病细菌、寄生虫和病毒污染的食物而引起的急性单纯性胃肠炎,主要症状包括腹泻、腹痛、恶心和呕吐等。消化系统感染的主要病原体包括细菌、病毒、真菌和原虫,来源于外部环境或者正常肠道共生菌(见表2-1)。

2.1.3.4 泌尿系统感染及常见病原体

泌尿系统感染又称尿路感染(urinary tract infection,UTI),是常见的感染类型。UTI是病原微生物引起的肾脏、输尿管、膀胱和尿道等泌尿系统各个部位感染的总称,根据感染部位可分为上尿路感染和下尿路感染,前者包括肾盂肾炎和输尿管炎,后者包括膀胱炎和尿道炎。UTI的病原体以革兰阴性杆菌为主,占70%以上,其次为革兰阳性球菌和念珠菌(见表2-1)。

2.1.3.5 呼吸系统感染及常见病原体

呼吸系统感染是最常见的感染,主要可分为急性上呼吸道感染、急性气管-支气管炎、肺脓肿和社区获得性肺炎。

急性上呼吸道感染(acute upper respiratory tract infection)是指发生在上呼吸道的急性感染,主要通过患者喷嚏产生的含病毒颗粒的飞沫进行传播,或经被污染的物体发生接触传播。其病原体主要是病毒,占80%左右;另有20%左右由细菌引起,可单独发生或者继发于病毒感染后。

急性气管-支气管炎(acute tracheobronchitis)是指一种发生于无慢性肺部疾病患者身上的急性疾病,症状包括咳嗽和提示下呼吸道感染的其他相关症状或体征,不包括鼻窦炎和哮喘。其病原体主要以病毒为主,其次为细菌。

肺脓肿(lung abscess)是由于多种病原体引起的肺组织坏死而形成的,其常见病原体以细菌为主,主要包括兼性厌氧菌和厌氧菌。

社区获得性肺炎是指在非医院环境中受病原微生物感染所发生的急性肺部炎症或住院48 h内发生的肺部感染。社区获得性肺炎的病原谱在不同国家、地区差异很大。综合各国多个研究,常见病原体是以肺炎链球菌为代表的细菌和肺炎支原体为代表的非典型病原体。

呼吸系统感染常见疾病的病原体类型如表2-2所示。

表 2-2 呼吸系统感染病原体

常见病原体	急性上呼吸道感染	急性气管-支气管炎	肺脓肿	社区获得性肺炎
鼻病毒	√			
冠状病毒	√			
腺病毒	√	√		
流感病毒	√	√		
副流感病毒		√		
呼吸道合胞病毒	√	√		
埃可病毒	√			
柯萨奇病毒	√			
乙型溶血性链球菌	√		√	
流感嗜血杆菌	√			√
肺炎链球菌		√		√
金黄色葡萄球菌	√		√	
肺炎支原体		√		√
肺炎克雷伯菌			√	√
嗜肺军团菌			√	√
卡他莫拉菌				√
大肠埃希菌				√
铜绿假单胞菌			√	
诺卡菌属			√	
洋葱伯克霍尔德菌			√	
放线菌属			√	
口腔厌氧菌群			√	
分枝杆菌属			√	
曲霉属			√	
隐球菌属			√	

2.1.3.6 其他系统感染及常见病原体

1) 皮肤软组织感染

皮肤软组织感染(skin and soft tissue infection，SSTI)是指由于损伤、塌陷或接触病原体而导致局部皮肤发红、肿胀、发热和疼痛,仅局限于皮肤和皮下组织,不延伸至全身。常见病原体包括金黄色葡萄球菌、化脓性链球菌、铜绿假单胞菌、大肠埃希菌和念珠菌属等。

2) 腹腔感染

腹腔感染(abdominal infection)是指病原体(主要是微生物)侵入宿主腹腔且造成明显

损害而引起的感染性疾病,主要包括腹腔单个脏器的感染(如急性胆囊炎、急性阑尾炎等)、腹膜炎和腹腔脓肿。腹腔感染可导致机体的血液动力学、呼吸、微循环及代谢紊乱,如果治疗不及时,可发展为感染性休克、败血症、DIC,甚至多脏器功能衰竭。常见病原体包括大肠埃希菌、肺炎克雷伯菌、铜绿假单胞菌、屎肠球菌、粪肠球菌和金黄色葡萄球菌等。

3)化脓性关节炎

化脓性关节炎(suppurative arthritis)指化脓性细菌引起关节腔及其组成部分的感染,是一种对关节危害严重的疾病。病原菌的感染途径主要有3种:①全身其他部位感染病灶的血行播散;②由关节周围蜂窝织炎等感染性病灶直接蔓延到邻近关节;③关节创伤、手术等原因导致关节腔直接感染。常见病原体包括金黄色葡萄球菌、化脓性链球菌、肺炎链球菌、铜绿假单胞菌和结核分枝杆菌等。

4)感染性心内膜炎

感染性心内膜炎(infective endocarditis,IE)是指因细菌、真菌和其他微生物经血行播散而引起的心瓣膜或心内膜的炎症。常见病原体包括金黄色葡萄球菌、凝固酶阴性葡萄球菌、草绿色链球菌、肠球菌、念珠菌、病毒和螺旋体等。

2.2 感染性疾病病原的非分子诊断技术

感染性疾病可以通过直接显微镜检查、分离培养、细菌生化反应鉴定抗原抗体等方法进行实验诊断,实验室常规的药敏检测也可以为临床治疗提供指导。

2.2.1 显微镜检查

形态学检查是初步鉴定细菌和真菌等病原体的重要手段,对进一步检验起到重要提示作用,例如粪便中的霍乱弧菌、痰中的抗酸杆菌等。对于临床微生物标本,形态学检查主要包括直接镜检和染色后镜检。

直接显微镜检查是标本不经染色直接进行显微镜检查,通常用于检查细菌的动力和运动情况,有鞭毛的细菌在显微镜下呈现活泼的运动。常用的方法有:压片法、悬滴法和毛细吸管法。直接镜检操作简单、速度快,有助于某些病原菌的快速初步鉴定。例如,疑似霍乱弧菌的患者,取其米泔水样便,制成悬滴标本或者压片标本,高倍镜或者暗视野下观察细菌动力,若见穿梭似流星状运动的细菌,同法重新制备另一标本并加入O1群霍乱弧菌诊断血清,如果原运动活泼的现象停止(即制动试验阳性),可初步诊断为"疑似O1群霍乱弧菌"。此外,除细菌标本外,螺旋体由于不易着色并有明显的形态特征,因此多用不染色标本作暗视野显微镜检查。

染色后显微镜检查是送检标本涂片染色后进行显微镜检查,在临床上具有十分重要的意义,不仅可以检测临床上送检的微生物培养标本的质量,还能发现不能培养的细菌。此外,由于微生物检验的特殊性,从标本采集到给出明确的病原学诊断和药敏结果一般需要2～3天或更长时间,这个时间段中患者的病情可能发生了变化。如果在接种培养的同时涂片染色镜检,可发现有无病原微生物感染,并清晰观察到病原微生物的形态、大小、排列、染色特性等,从而对其进行大致分类,为临床医生试探性合理用药指明方向。目前,临床上最常用的染色方法有革兰染色、抗酸染色和荧光染色。为进一步识别和鉴定病原微生物,必要时需要用到特殊的染色方法,包括瑞氏染色、柯氏染色、墨汁染色、鞭毛染色、芽孢染色、异染颗粒染色、真菌乳酸酚棉蓝染色和真菌荧光染色等。

2.2.2 常规分离培养、鉴定与药敏试验

送到实验室的标本经直接显微镜检查后,临床微生物实验室将通过一系列技术对可能感染的微生物进行精准鉴定[1]。

2.2.2.1 选择性培养基培养

送到实验室后的临床标本,应立即接种到合适的培养基中。培养基的选择主要依据标本类型和可能存在的病原菌,前文 2.1.2 已介绍了临床常见感染类型及病原体分布,以此选择合适的培养基,避免病原菌的漏检。例如,血琼脂平板(blood agar plate,BAP)是一种富含营养的基础培养基,可支持与人体有关的大多数细菌生长,根据培养的细菌是否裂解 BAP 的红细胞将细菌分为 3 种溶血状态:α-溶血、β-溶血、γ-溶血。除了粪便标本,临床大部分标本首先选择使用 BAP。巧克力琼脂平板(chocolate agar plate,CAP)主要用于嗜血杆菌等苛养菌的分离培养,临床呼吸道标本、中枢神经标本、耳鼻喉科标本通常需选用 CAP。麦康凯培养基(MacConkey,MAC)和伊红-甲基蓝培养基(eosin-methylene-blue,EMB),不仅含有抑制革兰阳性菌生长的化学物质,而且含有乳糖及 pH 指示剂,根据菌落颜色即可进行鉴别诊断,泌尿生殖道标本、消化道标本、外科手术标本、呼吸道标本等,都应选用 MAC 或 EMB。SS 琼脂(Salmonella Shigella agar,SS)培养基或木糖赖氨酸脱氧胆酸钠(xylose lysine desoxycholate,XLD)培养基是粪便标本筛选沙门菌、志贺菌的首选培养基。

此外,还有一些特殊的培养基,如用于专性厌氧菌培养的厌氧培养基,除含有合适的营养成分外,还加入还原剂以降低培养基的氧化还原电势,例如硫乙醇酸盐培养基;高渗低琼脂培养基,即 L 型培养基,针对细胞壁缺损的 L 型细菌;罗-琴(Löwenstein-Jensen,L-J)培养基适用于分枝杆菌培养,其含有分枝杆菌生长繁殖所需的基础物质、营养物质和抑制杂菌生长的抑制剂;沙保弱培养基,含 4% 葡萄糖,1% 蛋白胨,pH 值为 4.0~6.0,用于真菌培养。

2.2.2.2 液体增菌培养

液体培养基是各营养成分按一定比例配制而成的水溶液或液体状态的培养基。此类培养基能够给微生物繁殖提供特定的生长环境,常用于增菌培养。增菌培养基根据培养目标分为非选择性增菌培养基和选择性增菌培养基,前者能保证大多数微生物的生长,后者能够保证特定的微生物在其中繁殖。

临床常见标本培养基及增菌培养选择如表 2-3 所示。

表 2-3　常见临床标本细菌培养的培养基选择

| 标本种类 | 选择培养基 | | | | | 是否需要增菌 | 革兰染色 | 备注 |
	BAP	CAP	MAC	SS/XLD	山梨醇MAC			
下呼吸道标本	＋	＋	＋				＋	用无菌棉签蘸取痰标本于平板上,再接种
支气管灌洗	＋	＋	＋				＋	用 10 μL 定量接种环接种

（续　表）

标本种类	选择培养基					是否需要增菌	革兰染色	备注
	BAP	CAP	MAC	SS/XLD	山梨醇MAC			
尿液	+		+					中段尿用 1 μL 定量接种环，导尿、耻骨穿刺尿用 10 μL 定量接种环接种
脑脊液	+	+				+	+	收到标本立即接种；离心取沉淀接种，涂片镜检
穿刺液	+	+	+			+	+	离心取沉淀接种
留置针导管	+		+			+		导管在血平板上滚动接种
鼻咽拭子、生殖道拭子、来自眼耳部的拭子	+	+	+					
粪便标本沙门、志贺菌培养				+		+		先接种 XLD 或 SS，用 SBG 增菌液于 35℃孵育 18～24 h 后，转种 XLD 或 SS
粪便标本弧菌培养						+		先用碱性蛋白胨水增菌，于 35℃孵育 6 h 后，转种 TCBS、双洗平板
粪便标本 O157 肠出血性大肠埃希菌					+			
引流液	+		+			+	+	
脓、伤口	+		+			+	+	
组织	+	+	+			+	+	先用无菌器械尽量将组织研磨或捣碎，再接种培养基，将剩余物接种肉汤增菌

2.2.2.3　生化鉴定

细菌可以在地球上每一个环境的角落中被发现，而其能存活的最主要因素是拥有一套多样性的酶系统。这些酶对底物的分解能力各异，代谢产物也不相同；这些代谢产物各自具有不同的生化特性，可利用生物化学的方法测定这些代谢产物以鉴定细菌。对于绝大多数分离的未知菌，无论是人工鉴定还是自动化仪器鉴定，都需要通过这些生化反应来实现。

1) 碳水化合物的代谢

细菌通常以碳水化合物作为能量的来源。单一的细菌极少拥有能够代谢或降解超过 40 种简单碳水化合物的酶；并且一种酶只会和一种受体反应，例如和葡萄糖反应，就不会和乳糖起反应。因此，假如一株细菌能够代谢 27 种不同的糖，它必须能够产生多种酶以和每一种糖类反应。这些反应使我们有机会了解细菌的基因,因为酶作为蛋白质,是从某专一性基因经过转录和翻译后合成。细菌鉴定就是根据每个细菌的生物化学的酶反应来分析遗传构造。

碳水化合物的代谢可以是需氧(氧化)及厌氧(发酵),氧的存在与否能影响酶-受体反应结果。例如,葡萄糖的氧化-发酵实验(O/F 试验)主要用于肠杆菌目细菌与非发酵菌的鉴别(指示剂为溴麝香草酚蓝),前者为发酵型,可以无氧降解葡萄糖;后者通常为氧化型或产碱型,必须有分子氧参加葡萄糖的分解。O/F 试验也可用于葡萄球菌和微球菌间的鉴别(指示剂为溴甲酚紫)。

实验室常见的碳水化合物代谢试验还有:①七叶苷水解试验,主要用于肠球菌与其他链球菌的鉴别,肠球菌为阳性,其他链球菌大多为阴性;②甲基红试验,主要用于肠杆菌目细菌的鉴别,例如大肠埃希菌为阳性,产气克雷伯菌为阴性;③V-P 试验,通常与甲基红试验一起使用,前者呈阳性的细菌,在后者通常呈阴性。

2) 蛋白质和氨基酸的代谢

氨基酸和其他含氮化合物也是微生物重要的能量来源。细菌用于分解蛋白质的酶类有两类,蛋白酶和肽酶。蛋白酶是胞外酶,能分解蛋白质为多肽和二肽,有时可形成少量氨基酸。肽酶主要是胞内酶,能水解肽类为游离氨基酸。不同细菌分解蛋白质的能力不同,可用于鉴别细菌。

吲哚试验:有些细菌具有色氨酸酶,能分解蛋白质中的色氨酸,生成吲哚(indole),其与二甲氨基苯甲醛作用形成红色的玫瑰吲哚。该方法可用于肠杆菌目细菌的鉴别,例如鉴别肺炎克雷伯菌和产酸克雷伯菌,前者为吲哚阴性,后者为阳性。

硫化氢试验:某些细菌能分解培养基中的含硫氨基酸(如胱氨酸、半胱氨酸)产生硫化氢,遇铅或亚铁离子形成黑褐色的硫化铅或硫化亚铁沉淀。该方法主要用于肠杆菌目细菌的鉴别,如沙门菌、爱德华菌、枸橼酸杆菌、变形杆菌绝大多数为硫化氢阳性。

尿素分解试验:某些细菌产生尿素酶,分解尿素生成大量的氨,使培养基呈碱性,指示剂(通常用酚红)变色。主要用于肠杆菌目细菌的鉴别,普通变形杆菌、奇异变形杆菌、摩根摩根菌、雷极普罗威登菌呈阳性。

此外还有氨基酸脱羧酶试验、苯丙氨酸脱氨酶试验等,都可用于肠杆菌目细菌的鉴定。

3) 碳源和氮源利用试验

柠檬酸盐是我们所熟知的克氏循环(Krebs cycle),也称三羧酸循环或柠檬酸循环中的一个分子,它也是一种碳水化合物,是某些细菌高能量电子的来源,某些特定细菌包含利用柠檬酸盐的酶,从而产生碳源能量。该试验有助于肠杆菌目细菌的鉴定:枸橼酸杆菌、沙门菌、克雷伯菌、黏质和液化沙雷菌及某些变形杆菌呈阳性;埃希菌、志贺菌、爱德华菌和耶尔森菌均为阴性。此外,铜绿假单胞菌、洋葱假单胞菌和嗜水气单胞菌也能利用柠檬酸盐。

4) 呼吸酶类试验

氧化酶试验:具有氧化酶的细菌首先氧化细胞色素 C,使对苯二胺氧化生成有颜色的醌类化合物。肠杆菌目在该试验中多为阴性,弧菌、非发酵菌多为阳性,奈瑟菌属、莫拉菌属也呈阳性。

过氧化氢酶(触酶)试验:具有过氧化氢酶的细菌,可把氧化氢分解成水和新生态氧,进而形成气泡。主要用于革兰阳性球菌的初步鉴定。

5) 其他常用生化鉴定试验

血浆凝固酶试验：金黄色葡萄球菌可产生两种凝固酶，包括结合型血浆凝固酶（玻片法检测）和游离型血浆凝固酶（试管法检测），以此区别于其他葡萄球菌。

DNA 酶试验：金黄色葡萄球菌可产生 DNA 酶，使 DNA 长链水解成由几个单核苷酸组成的寡核苷酸链，其可溶于酸，在 DNA 琼脂平板上加入盐酸，菌落周围会出现透明环。肠杆菌目中的沙雷菌也可产生 DNA 酶。

胆汁溶菌试验：利用胆汁或胆盐可溶解肺炎链球菌的特点，以此与甲型溶血性链球菌区别。

CAMP 试验（Christie Atkins & Munch-Peterson test）：B 群链球菌（无乳链球菌）产生一种 CAMP 因子，能促进葡萄球菌的溶血活性，在 B 群链球菌和葡萄球菌生长线交界处出现箭头型透明溶血区，以此与其他链球菌群进行区别。

抑菌试验：A 群链球菌对杆菌肽几乎 100% 敏感，而其他群链球菌大多耐药；奥普托欣（Optochin）可干扰肺炎链球菌的叶酸合成，几乎所有的肺炎链球菌都对其敏感，而其他链球菌则耐药；O/129（二氨基二异丙基蝶啶）对弧菌属、领单胞菌属细菌有抑制作用（敏感），对气单胞菌则无抑制作用（耐药）。

人类对细菌的认识是一个循序渐进、叠加的过程。在显微镜发明之后，在镜下发现细菌的形态有球状、杆状，由此认识到细菌可分为球菌和杆菌；通过染色技术发现细菌的着色性不同，可分为革兰阴性菌和革兰阳性菌，由此推断这两者的细胞壁结构必定不同；利用细菌代谢产物的一系列生化反应，将细菌鉴定到属甚至种；建立生化反应技术，用单糖作为唯一碳源对细菌进行培养，如生长则培养基浑浊，不生长则清澈，可通过比浊法测定；将细菌鉴定由人工鉴定发展为商品化、自动化的微生物鉴定系统（通过未知菌的生化反应形成细菌鉴定编码，与已知的数据库对比，将数码转换为菌名）。现在，随着分子技术的发展，人们通过对微生物的蛋白、基因进行分析，又建立了更加快速、精准的微生物鉴定系统。

2.2.2.4 抗细菌药物敏感试验

抗微生物药物敏感性试验（antimicrobial susceptibility testing，AST）指检测微生物对抗微生物药物的体外敏感性，以指导临床合理选用药物的微生物学试验[2]。此小节仅介绍抗细菌药物敏感性试验，简称药敏试验。其意义在于：可预测抗菌治疗效果，指导抗菌药物的临床应用；发现或提示细菌耐药机制的存在，帮助临床医生选择合适的药物，避免产生或加重细菌的耐药；监测细菌耐药性，分析耐药菌的变迁，掌握耐药菌感染的流行病学。

1) 常规药敏试验测试药物的选择

实验室分离出病原体时，必须选择合适的抗菌药物和合适的方法进行药物敏感性试验。抗菌药物的选择应遵循有关指南，在我国主要参照美国临床和实验室标准协会（Clinical and Laboratory Standards Institute，CLSI）制定的抗菌药物选择原则，并将药敏试验测试药物进行如下分组。

A 组：对特定的菌种常规测试并报告的基本抗菌药物。

B 组：常规测试，但只选择性报告（例如当对 A 组同类药物耐药时）的基本抗菌药物。选择性报告指征还包括特定部位分离菌（如三代头孢菌素对脑脊液中肠杆菌目菌）、混合感染、多部位感染、患者对 A 组药物过敏/不耐受/无反应、出于感染控制目的。

C 组:包括替代性或补充性的抗菌药物。在某些医疗机构,地方或流行菌株对 A 组/B 组多个药物耐药时,需测试替代性药物;当对基本测试药物过敏、测试少见细菌或流行病学和感染控制需要时,需测试补充性药物。

U 组:包括那些仅仅或主要用于治疗泌尿道感染的抗菌药物。

2) 结果解释

实验室测试抗菌药物的结果包括最低抑菌浓度(minimal inhibitory concentration, MIC)值或抑菌圈直径(mm),MIC 指在琼脂或肉汤稀释法药物敏感性检测试验中能抑制肉眼可见的微生物生长的最低抗菌药物浓度。根据药敏结果判断预测临床治疗效果的折点,用以确定敏感、中介、剂量依赖型敏感、耐药、非敏感等。

敏感(susceptible, S):当抗菌药物对分离株的 MIC 值或抑菌圈直径处于敏感范围时,可使用推荐剂量进行治疗;该药在感染部位通常达到的浓度可抑制被测菌的生长,临床治疗可能有效。

剂量依赖型敏感(susceptible-dose dependent,SDD):细菌菌株对抗菌药物的敏感性依赖于药物的剂量。当某种药物对菌株的 MIC 或抑菌圈直径在 SDD 范围时,临床可通过提高剂量和(或)增加给药频率等修正给药方案以达到临床疗效。

中介(intermediate,I):当抗菌药物对分离株的 MIC 值或抑菌圈直径处于中介时,该数值接近药物在血液和组织中达到的浓度,从而治疗反应率低于敏感菌群。该分类意味着采用高于常规剂量治疗或在药物生理浓集的部位,临床治疗可能有效。该分类同样可作为"缓冲域",以防止由微小、不可控的技术因素导致的重大偏差,尤其是毒性范围较窄的药物。

耐药(resistant,R):当抗菌药物对分离株的 MIC 值或抑菌圈直径处于该分类范围时,使用常规治疗方案在感染部位所达到的药物浓度不能抑制细菌的生长;被测菌株获得特殊耐药机制,且治疗性研究显示药物的临床疗效不确切。

非敏感(nonsusceptible,NS):对于那些因未现或罕现耐药而仅具有敏感折点的抗菌药物,当该药对某分离株的 MIC 值高于或抑菌圈直径低于敏感折点时,分类为非敏感。

2.2.3 免疫学技术

2.2.3.1 非特异性炎性标志物与毒素检测

致病微生物或其毒素侵入人体后,可刺激机体产生非特异性的标志物,通过检测这些非特异性标志物有助于感染性疾病的诊断和监测等。常见的非特异性标志物包括降钙素原(procalcitonin, PCT)、C-反应蛋白(C-reactive protein, CRP)与超敏 C 反应蛋白(high sensitive C-reactive protein, hsCRP)、血清淀粉样蛋白(serum amyloid A, SAA)、白介素-6(IL-6)、肝素结合蛋白(heparin-binding protein, HBP)、细菌内毒素及外毒素[3]。

1) 降钙素原

降钙素原(PCT)是降钙素的前肽。健康人群血清中的 PCT 浓度较低(<0.1 ng/mL);当细菌感染人体时,细菌毒素和细胞介导的宿主反应可诱导全身各部位(包括肝脏、肺、肾脏、脂肪细胞和肌肉等)连续分泌 PCT。PCT 浓度的升高不受机体免疫抑制状态的影响:当机体存在严重细菌感染或者脓毒症时,即使患者处于免疫抑制状态,血浆中 PCT 浓度仍可

明显升高,且升高程度与感染的严重程度呈正相关。PCT 用于检测细菌性感染稳定有效,可作为严重细菌感染临床鉴别诊断的首选检测指标。由于病毒感染时血液中的 PCT 水平不升高或者轻度升高,PCT 也是鉴别细菌性与病毒性感染的主要生物标志物。新生儿及儿童感染致病微生物时通常表现为发热,且发病隐匿、进展快,通过监测血清中的 PCT 可对儿童细菌性或者病毒性的发热、脑膜炎、肺炎、UTI、下呼吸道感染、阑尾炎及脓毒症等进行鉴别诊断。目前主要采用化学发光免疫分析法(chemiluminescence immunoassay,CLIA)检测 PCT,临床上将 PCT 诊断脓毒血症的阈值定义为 0.5 ng/mL。PCT 的临床意义如表 2-4 所示。

表 2-4 PCT 浓度与临床意义

PCT 浓度(ng/mL)	临 床 意 义
<0.1	无细菌感染,避免使用抗生素,6～24 h 后监测 PCT
0.1～0.25	可能无细菌感染,不建议使用抗生素,6～24 h 后监测 PCT
0.25～0.5	可能有细菌感染,建议使用抗生素
>0.5	存在细菌感染,强烈建议使用抗生素

2) C 反应蛋白与超敏 C 反应蛋白

C 反应蛋白(CRP)是一种主要由肝脏合成的、可与肺炎链球菌 C 多糖发生反应的急性时相反应蛋白,具有激活补体、促进吞噬和免疫调理作用。而超敏 C 反应蛋白(hsCRP)是采用更加敏感的检测技术检测体内低水平的 CRP,而非一种新的 CRP。当有急性炎症、创伤和冠心病时,肝脏合成大量的 CRP,在炎症发生的 24～48 h 达到最高值。细菌性感染常常导致 CRP 浓度升高,而病毒性感染所致 CRP 血清浓度变化不大或基本保持不变,因此 CRP 及 hsCRP 可用于病毒和细菌感染的鉴别诊断。然而,在某些案例中,严重细菌感染的早期、肝功能损害时,CRP 亦可无明显增高。因此,CRP 检测需与其他临床资料结合进行综合分析,并注意动态观察。

临床上检测 CRP 及 hsCRP 的方法包括放射免疫法、酶联吸附法(ELISA)、免疫散射比浊法和免疫透射比浊法等。ELISA 法敏感性、特异性高,且试剂较稳定,适用于各级检验科的检测。免疫散射比浊法和免疫透射比浊法是通过测定溶液对光的散射程度及透过溶液的光量来判断样品中抗原含量,可快速、准确地进行测量,已成为临床检测 CRP 及 hsCRP 的常用检测方法。

3) 血清淀粉样蛋白

血清淀粉样蛋白 A(SAA)是一组由肝脏产生的高度保守的急性时相反应蛋白,属于载脂蛋白家族。正常情况下血液中 SAA 水平约为 0.1 mg/L,当机体被细菌或者病毒等感染及受到其他炎症刺激时,其血清浓度能迅速升高约 1 000 倍,是一个反映机体炎症状态的敏感指标。SAA 作为急性时相反应蛋白,在多种病毒感染的急性期都有较显著的升高,如流感病毒、呼吸道合胞病毒、腺病毒、肠道病毒等,通常升高至 10～100 mg/L,而在疾病恢复期

SAA 呈持续下降。对 SAA 水平变化进行动态观察，于 $12\sim24$ h 复检，如 SAA 水平持续在 10 mg/L 和 100 mg/L 之间，病毒感染可能性大；由于 SAA 在细菌感染急性期的水平显著高于病毒感染急性期，SAA 水平持续高于 100 mg/L，则对于细菌感染急性期具有较强的提示性作用。此外，SAA 可作为独立的因素对细菌、病毒等感染性疾病及炎症进行严重程度判断：SAA 高于 500 mg/L 提示病情严重；在预后评估方面，抗生素治疗 24 h 后下降 30% 可判断治疗有效，下降幅度越大，提示预后越好。

SAA 测定方法有酶标免疫测定、放射免疫测定、免疫散射法或免疫浊度法等。临床上常用的检测方法为乳胶增强免疫散射比浊法，该方法简单、快速，只需少量血清即可检测，可满足医院检测 SAA 的需求。

4）白介素-6

白介素-6(IL-6)是一种由纤维母细胞、单核细胞、T 淋巴细胞等细胞产生的多肽，是参与炎症反应过程的一种重要的细胞因子。IL-6 不仅可以促进炎症反应，还可以发挥抗炎作用。在发生血流感染时，IL-6 分泌合成增加，于 $24\sim48$ h 达到峰值。IL-6 的水平可反映患者的病情变化，且与疾病的发展及预后有较好的相关性；例如，普通感染时 IL-6 的浓度低且变化很小，重症感染时则明显升高。

临床上检测血清或血浆中的 IL-6 水平主要采用流式细胞术的方法。基于荧光免疫技术，将带有荧光的捕获微球与待测样本中的 IL-6 特异性结合，再与藻红蛋白标记的荧光检测试剂结合，形成"捕获微球-待测样本-检测抗体"的双抗夹心复合物。通过分析该复合物的荧光强度，得到待测样本中的 IL-6 含量，从而辅助判断机体的免疫功能状态。采用流式细胞术检测 IL-6 速度快，可在短时间内对上万个细胞进行分析。缺点是样品必须是单细胞悬液，且结果的准确性与样品的制备息息相关。

5）肝素结合蛋白

肝素结合蛋白（HBP）又称之为天青杀素，来源于中性粒细胞，主要储存于嗜天青颗粒，少部分储存于分泌小泡中。中性粒细胞活化后脱颗粒，即释放出 HBP。HBP 是丝氨酸蛋白酶家族成员，但无蛋白酶活性，其对脂多糖中的脂质 A 具有高亲和力。此外，HBP 还可作为巨噬细胞、T 淋巴细胞和嗜中性粒细胞的趋化物，诱导并使其活化，增强免疫应答效应。当发生急性细菌感染时，血液中 HBP 的浓度可在 $1\sim2$ h 内明显升高，而病毒感染时 HBP 不增高或轻度增高。HBP 同时也作为疾病指标，患者接受有效治疗后 HBP 浓度很快下降。因此，检测患者血液中 HBP 含量可辅助临床进行急性细菌感染诊断及预测、感染严重程度判断以及抗生素疗效监测。

6）细菌内毒素

细菌内毒素是一种耐热、只有在细菌崩解后才能释放出来的脂多糖成分。大多数革兰阴性菌可产生内毒素，并在菌体死亡裂解后释放。因此内毒素的测定，主要用于确诊患者是否发生革兰阴性细菌感染。内毒素具有多种生物学效应，作为外源性致热原，可刺激白细胞等释放内源性致热原，作用于体温中枢，引起机体发热。

内毒素检测通常使用鲎试验。该试验特异性强，革兰阴性菌内毒素以外的物质、革兰阳性菌以及病毒的毒素在本实验中均为阴性；灵敏度高，可检查出 $0.000\,5\sim0.005$ μg/mL 范围内的内毒素;操作简便,速度快,2 h 内即可得出结论,判明病原菌类型,有利于合理用药和早期治疗。

7)细菌外毒素

细菌外毒素是一种不耐热的、由多数革兰阳性菌及少数革兰阴性菌在菌体内合成并分泌到菌体外的一种蛋白质。外毒素毒性作用强,某些外毒素毒性比氰化钾大 10 000 倍。根据外毒素作用的靶细胞及所致临床病理特征,可分为神经毒素、细胞毒素及肠毒素三大类。

外毒素种类较多,测定方法各有不同。根据外毒素作用部位,可采用特定动物进行生物学测试,但由于动物实验存在不确定因素,往往会出现假阳性及假阴性。此外,外毒素为蛋白质,具有良好的抗原性,可采用免疫学方法,如酶联免疫吸附试验及金标记免疫层析法进行检测。分子生物学方法及其他方法,如高效液相色谱,也可用于检测外毒素。

2.2.3.2 特异性抗原检测

特异性抗原检测是使用已知抗体检测临床标本中是否存在相应的细菌及真菌抗原,从而对感染性疾病进行快速诊断。常用的方法有玻片凝集试验、免疫荧光试验、酶联免疫吸附试验等。

1)玻片凝集试验

该试验采用胶乳颗粒、碳末、葡萄球菌 A 蛋白(SPA)、聚苯乙烯粒子等作为载体包被已知的抗体,直接检测标本中的细菌抗原,如使用胶乳凝集法检测脑脊液中的脑膜炎奈瑟菌抗原、隐球菌抗原,使用 SPA 协同凝集试验检查尿液中军团菌可溶性抗原等。将几种抗体共同包被在同一载体上,可同时检查多种病原体抗原,如使用聚苯乙烯粒子凝集试验同时检查脑脊液中肺炎链球菌、流感嗜血杆菌和脑膜炎奈瑟菌的抗原。

2)免疫荧光检测

该方法敏感性较玻片凝集法高,可用于多种病原菌抗原的检测,如脑膜炎奈瑟菌、布鲁菌、霍乱弧菌、鼠疫耶尔森菌、炭疽芽孢杆菌等,但检测结果需使用荧光显微镜进行观察,对检验人员的技术水平要求较高。

3)酶联免疫吸附试验

该试验敏感性较高,可对标本进行批量检测,使用方便,如对标本中的结核分枝杆菌的表面抗原或阿拉伯聚糖抗原、致病性大肠埃希菌 O_{157} 抗原、Hp 抗原、空肠弯曲菌抗原、真菌半乳甘露聚糖及隐球菌荚膜多糖抗原等进行检测。

2.2.3.3 特异性抗体检测

特异性抗体检测是用已知的细菌或其特异性抗原检测患者血清中有无相应的抗体及抗体的种类和效价,可为某些细菌感染性疾病的辅助诊断提供依据[4]。主要用于细菌感染性疾病的诊断和群体流行病学监测。常用的方法有凝集试验、沉淀试验、间接免疫荧光技术、放射免疫测定、酶联免疫吸附试验及胶体金标记免疫技术等。

1)直接凝集试验

(1)肥达试验:伤寒、副伤寒沙门菌感染后,机体产生的抗体可以与伤寒、副伤寒沙门菌的 O 抗原株和 H 抗原株、甲型伤寒沙门菌的 H 抗原株、乙型副伤寒沙门菌的 H 抗原株、丙型副伤寒沙门菌的 H 抗原株反应产生凝集现象。

（2）显微镜凝集试验：将疑为钩端螺旋体感染的患者血清稀释后与标准型别的钩端螺旋体菌株进行凝集，用显微镜观察凝集结果。

2）胶乳凝集试验

溶血性链球菌感染后，机体产生抗链球菌溶血素O抗体，此抗体与风湿性疾病活动相关，有辅助诊断作用，可用胶乳凝集试验测定，也可用溶血法测定。此外，利用包被有抗隐球菌抗体的乳胶颗粒，也可定性或半定量检测含有隐球菌荚膜多糖抗原的血清或脑脊液。

3）其他抗体检测试验

采用酶联免疫吸附试验、放射免疫、补体结合试验、发光免疫测定等技术测定相应的血清抗体，已被广泛应用于细菌感染病的病原学检测。

4）非特异性凝集素测定

（1）冷凝集试验：原发性非典型性肺炎患者血清中常出现能与O型红细胞发生凝集的冷凝集素，在0～5℃时产生凝集，37℃凝集消失。

（2）嗜异性凝集试验：传染单核细胞增多症患者体内会出现对羊红细胞产生凝集的凝集素，该凝集素可被牛红细胞抗原所吸附，不被豚鼠肾细胞抗原吸附。

（3）梅毒非特异抗体试验：以心磷脂、卵磷脂和胆固醇的混悬液为抗原用来检测抗心磷脂抗体，可用作梅毒临床筛选，并可做定量，用于疗效观察。

（4）外-斐试验：为一种非特异性反应，该试验用与立克次体有共同抗原的变形杆菌OX19、OX2、OXK进行凝集反应，检测患者血清中有无抗立克次体抗体，是某些立克次体病的辅助诊断试验。

5）胶体金标记免疫技术

采用胶体金为载体包被已知的细菌抗原，直接检测患者血清标本中的抗体，如抗结核分枝杆菌IgG抗体、抗Hp IgG抗体等。胶体金的最大优点是简单、快速，短时间就可出结果；缺点是通量不高，且检测中应用的是单份试剂，难以进行质量控制。

2.3 分子诊断技术在感染性疾病诊疗中的应用

分子诊断学可以提供简单、快速地检测病原微生物的方法，对感染性疾病的诊断和治疗有重要意义。可对病原微生物进行基因分型和耐药监测，并指导临床抗微生物药物的用药。

2.3.1 分子诊断技术在病原诊断中的应用

分子诊断技术包括核酸分子杂交、核酸扩增技术、基因芯片、测序技术等[5]。由于任何病原体都含有特异的核酸，通过核酸分析技术，可以直接检出样品中存在的微生物。利用此类技术检测感染性疾病中的病原微生物已经在临床、疾控、环境等领域广泛使用。

2.3.1.1 样本培养物的病原体分子诊断

在人工配置的培养基和适当的培养条件下培养、繁殖所得到的微生物群体称为培养物。来源于临床患者或环境的样本培养物中可能存在多种细菌和真菌。对培养后的微生物群体进行分离纯化，可以得到仅包含一种微生物的单个菌落，称为纯培养物。相比传统的培养鉴定检测技术，使用培养物进行分子检测可以提高检测时效性，并减少因传代培养条件苛刻导致的假阴性。

在临床微生物工作中,最常用的分子诊断技术,是在传代培养后挑取菌落,通过靶向聚合酶链式反应(PCR)或者基质辅助激光解吸电离飞行时间质谱(matrix-assisted laser desorption/ionization time-of-fight mass spectrometry,MALDI-TOF-MS)技术来对细菌进行鉴定。近年来,随着多重 PCR 和微流控芯片等技术的发展,直接对增菌物(如血培养阳性培养液)进行检测的分子检测技术也逐步应用于临床,较大程度上缩短了临床标本培养后病原学诊断的时间。

1)单一菌落的分子诊断技术

(1)靶向 DNA 测序。

靶向 DNA 测序是基于 Sanger 测序的宽范围 DNA 序列分析,用于从培养的患者分离物中鉴定细菌(如分枝杆菌)和真菌。其包括用于细菌鉴定的 16S 核糖体 RNA(rRNA)基因的部分和全基因测序,用于真菌鉴定的内部转录间隔区(internal transcribed spacers,ITS)(即 ITS-1 和 ITS-2),以及适当的替代 DNA 靶点。

细菌 rRNA 基因(5S、16S、23S)和基因间隔区是原核生物所特有的,通常用于细菌分类。16S rRNA 存在于所有原核生物中,受基因转移影响小,包含从高度保守到可变的核酸序列,在细菌的分类鉴定中使用最广泛。由于一些物种在整个 16S rRNA 上序列同源,需要使用替代的靶标,如 *RPOB*、*RECA*、*TUF*、*GYRA*、*GYRB* 和 *CPN60* 家族蛋白编码基因,具有功能保守的区域和侧翼的可变区,可用于区分亲缘关系较近的物种。然而,用于替代靶点的引物不一定是通用的,应仔细选择,以扩增预期微生物组的 DNA 靶标。此外,替代 DNA 靶标的数据库可能没有 16S rRNA 的数据库那么强大,这使得结果解释更具挑战性。

在临床传统的培养鉴定工作中,基于形态学和生化反应无法很好地鉴定和鉴别真菌,尤其是丝状真菌。近年来,分子检测技术越来越多应用于真菌的鉴定和进化分析。真核微生物的 rRNA 根据沉降系数分为位于大亚基的 28S、5.8S、5S 和位于小亚基的 18S 4 种。ITS是核糖体转录的区域,在成熟过程中会被切除并降解;ITS-1 位于 18S rDNA 和 5.8S rDNA之间,ITS-2 位于 5.8S rDNA 和 28S rDNA 之间。其中,18S rDNA 和 28S rDNA 相对保守,多用于设计真菌通用引物;而 ITS 具有进化速度快的特点,在种内不同菌株间的序列高度保守,而在菌种间存在较大变化,故 ITS-1 和 ITS-2 区域多用于设计菌种特异性引物。细菌和真菌鉴定常用的测序靶标如表 2-5 所示。

表 2-5　细菌和真菌鉴定常用的测序靶标

靶标名称	靶标长度	适用	特性和注释
ITS-1、ITS-2 和 5.8S　rRNA 基因	约 550～750 bp	(1) 真菌属和种鉴定测序 (2) 良好的真菌属和种覆盖率	(1) 具有高度变异性的 5.8S 小核糖体基因的核糖体间隔区 (2) 结构性 rRNA,V1～V7 可变区位于环中;非读码框(可以观察到单核苷酸的插入和缺失)

（续　表）

靶标名称	靶标长度	适用	特性和注释
16S rRNA 基因	大约 1 450～1 550 bp；通常只有 5′端的 450～800 bp 被测序	（1）细菌测序、属和种鉴定 （2）很好地涵盖了所有属和种	（1）小核糖体亚基的结构 rRNA，可变区 V1～V7 位于环中 （2）非读码框（可观察到单核苷酸插入和缺失） （3）用于鉴定细菌物种和描述新物种的标准靶标（全长 16S rRNA 基因） （4）某些细菌物种中存在多个操纵子拷贝，有时存在差异 （5）不同属和种的可变区域位置可能不同 （6）许多物种表现出种内变异 （7）一些亲缘关系相近的物种分化存在局限性，通过诸如质粒编码的毒素和亲本属等特征来区分 （8）公共域数据库中存在许多不完整序列（例如约 450 bp 的 5′片段） （9）方法也适用于单细菌感染标本的直接测序
RPOB 基因	整个大亚基长度为 3 700～4 400 bp；通常只对 600～800 bp 进行测序	（1）细菌测序，属和种鉴定 （2）染色体编码，利福平抗性 （3）某些属和种的代表性过高或过低	（1）核糖体蛋白基因具有阅读框架和高度变异性 （2）在密切相关的物种（如肠杆菌目、脓肿分枝杆菌复合体）中观察到较高多样性 （3）临床相关生物可能不在数据库中 （4）测序片段通常不重叠
25S—28S rRNA 基因 D1/D2 区	长度约 3 700～4 400 bp；通常只有 5′端的 600～800 bp（即 D1/D2）被测序	（1）真菌测序中的一个次要靶点 （2）用于鉴定一些特定的属 （3）不完全覆盖属和种	（1）大小可变的核糖体大亚基（25S—28S）的结构 rRNA （2）无读码框 （3）通常只对 5′末端的 D1/D2 进行测序 （4）可用作次级靶标（如用于鉴定毛癣菌属）

（2）基质辅助激光解吸电离飞行时间质谱（MALDI-TOF-MS）。

简称飞行质谱，是一种蛋白质组学分析方法。1988 年，两位德国科学家 Hillenkamp 和 Karas 发明了该方法，并因此获得 1998 年美国质谱学会杰出贡献奖。

MALDI-TOF-MS 由 MALDI 和 TOF 两个部件组成，其原理是将分析物分散在基质分子中形成晶体，当用激光照射时，由于基质分子吸收辐照光能量，导致能量蓄积并迅速产热，从而使分析物发生解吸附，与基质晶体一起升华并转变为亚稳态离子，产生的单电荷离子在加速电场中获得相同的动能，进而在一非电场漂移区内按空间位置、时间先后或者轨道稳定与否实现质荷比（m/z）分离，最后在真空小管中到达检测器。TOF 检测器根据所检测到的强度显示出不同的峰图形成质谱图。近年来，MALDI-TOF-MS 越来越多用于微生物鉴定和核酸分析工作。该技术通过分离培养所挑选的单菌落，获得其蛋白质图谱，与微生物数据库参考图谱进行比对,从而鉴定至属、种乃至亚种的水平,缩短了鉴定的时间。MALDI-TOF-MS 鉴定微生物的流程图如图 2-1 所示。

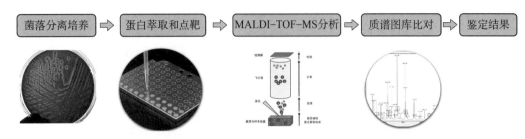

图 2-1 **MALDI-TOF-MS 微生物鉴定流程图**

MALDI-TOF-MS 对微生物的鉴定具有较高的准确性和重现性,优于传统的生化鉴定结果。MALDI-TOF-MS 技术的发展,离不开数据处理、图谱识别分析软件以及微生物蛋白指纹质谱谱图数据库的成熟与完善。但其也受限于微生物蛋白指纹质谱谱图数据库,数据库中没有图谱的病原体无法被鉴定或者会被错误鉴定,对于亲缘关系较近的微生物容易出现交叉或错误鉴定。由于部分真菌蛋白的表型难以标准化,MALDI-TOF-MS 对细菌的鉴定要优于真菌;而病毒蛋白质的含量存在巨大差异,鉴定病毒时多使用特异性蛋白质,MALDI-TOF-MS 对病毒的鉴定也有一定困难。

(3)实时荧光 PCR。

核酸靶向分子检测技术具有灵敏度高、特异性强、检测周期短、处理自动化等特点。实时荧光 PCR 作为 PCR 技术中的一种,靶序列的扩增和扩增物检测同步进行。基于实时 PCR 反应的系统通过荧光探针检测和量化扩增产物,产生 Ct 值,该值与目标序列初始数的对数成反比,以判定靶标核酸是否存在。实时荧光 PCR 在快速检测、筛选和鉴定病原体方面发挥着重要作用,成为病原体检测中最重要的技术之一:例如,对呼吸道标本培养获得的曲霉菌属进行菌种鉴定和耐药突变检测的商品化试剂已经在临床得到应用。

传统培养鉴定、核酸检测和 MALDI-TOF-MS 检测方法的主要优势和不足,以及目前临床微生物实验室使用现状如表 2-6 所示。

表 2-6 **核酸检测、MALDI-TOF-MS 检测与传统培养法的差异比较**

	传统培养法	核酸检测	MALDI-TOF-MS 检测
优势	全面普及,耗材廉价	直接检测病原体的核酸,可以做到单拷贝检测,试剂价格适中	可以鉴定微生物的属、种乃至亚种,可以作为培养的有效补充
局限性	(1)阳性率受限,尤其是真菌、支原体和衣原体 (2)病毒培养不易操作 (3)对实验人员经验要求高	(1)方法学本身基本没有局限性,主要对采样质量有要求 (2)基因组数据库的完整性和正确性影响检测结果	(1)数据库不全导致部分不常见菌株的鉴定困难,亚种鉴定局限 (2)样本直接鉴定时,标本内菌量对鉴定结果有影响,一般对培养出来的菌落进行鉴定 (3)不同实验室操作差异,对检测重复性有影响

（续　表）

	传统培养法	核酸检测	MALDI-TOF-MS 检测
现状	发展基本充分	（1）自动化程度较低，PCR 仪基本只有一个温控和光信号装置，而无法做到对样本裂解处理、核酸提取纯化等环节做到全自动一体化操作 （2）需要专业的洁净 PCR 实验室，以防止核酸污染，建设成本高，人员操作要求高 （3）临床对多重分析和设备检测通量的需求高	（1）设备昂贵，维护和运行成本高 （2）技术自动化程度不够，人员专业性要求高 （3）实验室条件要求高 （4）方法学标准化需要提升

2）增菌物的分子诊断

为提高病原微生物的检出率，常常在鉴定诊断之前，先对样本进行增菌。增菌所选用的增菌培养基多为液体培养基，为微生物的繁殖提供特定的生长环境。根据培养基的类型可以分为选择性增菌培养基和非选择性增菌培养基。其中，选择性增菌培养基更适用于特定微生物的繁殖培养，会抑制部分或全部其他微生物的生长；非选择性增菌培养基能够保证大多数微生物的生长。临床广泛使用的血培养瓶就是非选择性增菌培养基的一种，血培养阳性菌液直接分子检测在血流感染的快速诊断中发挥了重要的推进作用。

血培养报阳后，取增菌混合液，离心、浓缩处理后，直接通过杂交探针、多重 PCR 技术或MALDI-TOF-MS 检测，可以在报阳后的 2～6 h 内鉴定出病原微生物，并及时将鉴定结果反馈给临床。传统血培养与血培养增菌后分子检测的性能差异比较如表 2-7 所示。

表 2-7　传统血培养与血培养增菌后分子检测的差异

	传统血培养	血培养＋分子检测技术
检测范围	仅限于可培养的微生物	多重 PCR 检测血流感染常见病原体；质谱技术可非靶向检测单一病原体血流感染
灵敏度	约 50% 的血流感染患者血培养呈阴性	能检测血培养报阳后传代难以生长或慢生长的微生物
时间	1～5 天	血培养报阳后 2～6 h
药物敏感性检测	分离培养后再行检测	鉴定同时可检测主要耐药基因

增菌物的检测提高了病原体含量，增加了分子诊断技术的检出率，但是由于没有分离纯化的步骤，需要选择适用于混合物的分子检测方法。适用于单个菌落检测的实时荧光PCR 技术、MALDI-TOF-MS 技术同样可用于增菌物的检测。采用这些技术需注意核酸提取效率；质谱分析降低的信噪比和增加的碎片离子，上述因素均会影响分辨率与检测效率。

2.3.1.2 样本直接病原体分子诊断

1) 样本直接病原体分子诊断的常见样本类型及采集运送要求

需要直接或间接证明宿主组织、体液或排泄物中存在病毒、细菌、真菌或寄生虫等时,采用传统的微生物检验技术,如形态学、培养、抗原抗体检测等方法所需检测周期长、检测方法繁琐,存在一定的局限性,而通过样本直接病原体分子诊断可直接证明病原体存在,从而精准诊断感染的病原体。采集的标本主要包括血液标本、呼吸道标本、粪便标本、体液、抽吸物和组织等。常见标本类型及采集运送要求如表 2-8 所示。

表 2-8 样本直接病原体分子诊断的常见临床标本类型及采集运送要求

疾病类型	样本类型	样本采集量	样本容器	样本的送检时间要求
血流感染	全血	受检者(成人):3 mL以上的外周血;受检者(婴幼儿):1.5 mL以上的外周血;血浆/血清样品不低于0.6 mL	促凝管(血清)抗凝管(血浆)依据不同病原体检测采用血浆或血清	2 h 内送检
呼吸道感染或肺炎	痰液,咽拭子,气管抽吸、支气管镜检查标本或支气管肺泡灌洗液	痰液体积不少于2 mL,咽拭子至少1只,支气管肺泡灌洗液体积不少于1 mL	商用的痰液收集系统或者带螺旋的类似容器,无菌培养基或含培养基的类似运送系统,无菌吸引物或纸吸管镜导管,置于单独无菌容器的支气管刷	2 h 内送检
肠道感染	粪便	1 g 以上	带紧盖的无菌容器	2 h 内送检,如超过 2 h,4℃保存不超过 24 h
泌尿生殖道感染	尿液、阴道和尿道分泌物、宫颈拭子、宫颈液或前列腺液等	尿液等液体 3 mL,分泌物取拭子一份	带紧盖的无菌容器,无菌运送培养基等	2 h 内送检
中枢神经感染	脑脊液	1~2 mL	无菌容器	2 h 内送检
组织或伤口感染	组织或伤口分泌物拭子	2~3 针(穿刺组织)或绿豆粒大小(手术组织),拭子	无菌容器,无菌运送培养基	2 h 内送检
其他感染	无菌体液(脓液、关节液和胸腹水等)	检出部位液体 3 mL	无菌容器	2 h 内送检

2) 靶向单一病原体定性分子诊断

对于临床常见病原体的分子诊断,可以通过检测特定病原体的遗传物质或致病因子来实现。根据结果的呈现形式,可分为定性检测和定量检测两大类。定性检测通过"有"或

"无",即"阳性"或"阴性"来表达结果,定量检测的结果则往往以浓度来表示。在临床工作中,定性检测适用于那些需要快速的报告结果,或结果是否"阳性"的临床意义远大于"阳性程度"的病原体检测,例如新型冠状病毒等传染性病原体的检测,以及特定病原体的致病因子或突变位点的检测。

定性分子诊断往往具有操作简单、价格低廉、检测时间短、结果易判读等特点。定性检测结果确定的依据在于阳性判断值(cut-off)的设定,但处于 cut-off 值临界点的结果往往是不确定或重复性较差的,我们通常称之为"灰区"。在临床检测中,"灰区"范围的确定以及范围内的结果如何报告往往需要标准化的程序规定,以减少错误结果的发放。

靶向单一病原体的定性分子诊断根据其检测原理主要分为以下两类。

(1) 基于核酸扩增的分子诊断技术。

①常规 PCR 技术:通过设计特异性的扩增引物检测模板中的特定核酸序列,除了检测病原体的 DNA 或 RNA,也可以对病原体进行基因分型和耐药性检测,具有重要的临床应用价值。常规 PCR 技术方法简便、成本低,适用于大量样本的筛查。但该方法稳定差较差,容易产生非特异性扩增产物,并且无法区分细胞的生长状态或判断微生物是否有感染力等。

②等温扩增技术:传统 PCR 技术衍生出的等温扩增技术摆脱了检测过程对热循环仪器的依赖,扩增产物可通过肉眼或浊度计来判断,灵敏度与特异性也较常规 PCR 有所提高,并有效缩短了检测时间,适用于偏远地区或口岸等场景下进行病原体的检测。目前应用最为广泛的是环介导的等温扩增技术,该技术针对靶基因的 6 个区域设计 4 种特异性的引物,利用具有链置换活性的 DNA 聚合酶来实现扩增反应,具有极高的特异性和灵敏度。但该技术对病原体的核酸序列要求较高,引物设计是影响扩增效果的重要因素。

此外,近年来得到飞速发展的特异性高敏感度酶报告基因解锁(specific high-sensitivity enzymatic reporter unlocking, SHERLOCK)系统是 CRISPR-Cas 技术与等温扩增技术的联合应用(详见第 7 章),也已用于感染性疾病的快速诊断,尤其是在输入性传染病病原体的检测方面有着广阔的发展前景。

(2) 基于核酸杂交的分子诊断技术。

核酸分子杂交技术是建立在碱基互补配对形成双链分子的原理上,将待测样本与已知序列的核酸分子进行杂交,再对杂交产物进行检测和分析的技术。目前临床应用最为广泛的核酸原位杂交技术是通过荧光探针与靶分子序列互补结合,激发探针产生荧光以检测信号,从而实现对该分子的定性或相对定量分析。核酸原位杂交技术操作简单、成本较低、特异性强,可直接对样本进行特定病原体的检测,但该技术受样本取材的影响较大,重复性较低,对于病原微生物诊断的临床应用较少,多用于检测疱疹病毒、EB 病毒等。为了提高检测灵敏度,在实际应用中,核酸杂交往往与 PCR 技术联合使用,例如人乳头瘤病毒的检测和分型,以及用于结核分枝杆菌分子诊断的 GeneChip MDR 系统等。

3) 靶向单一病原体定量分子诊断

某些病原体如乙型肝炎病毒(hepatitis B virus, HBV)、巨细胞病毒(CMV)、EB 病毒等,病原体拷贝数与疾病严重程度以及患者预后密切相关;此外,呼吸道标本由于定植菌的影响易出现假阳性,普通 PCR 并不能区分感染与定植。对于这类病原体的检测,除了"有"

或"无"的结果之外,还需要明确病原体的载量,从而有助于临床治疗方案的确定以及患者病情的随访监测。因此,靶向病原体的定量分子诊断具有重要的临床意义。临床常用的定量分子诊断方法主要包括定量 PCR 技术和支链 DNA 技术等。

(1) 定量 PCR 技术。

该技术通过使用一系列浓度的标准品,得到剂量反应标准曲线,通过比对标准曲线输出以浓度(如 IU/L、IU/mL、μg/L、拷贝数/mL 等)表示的结果。该技术的应用往往利用荧光染料或荧光探针,对扩增过程中的荧光信号进行实时监测,特异性好,灵敏度高,并且具有较高的自动化程度,已成为临床病原微生物检测最常用的手段之一。该技术主要包括 TaqMan 探针法、分子信标、双杂交探针等,其中 TaqMan 探针的临床应用最为广泛,而分子信标法则可有效降低检测背景信号,提高检测特异性。

(2) 数字 PCR 技术。

能够将传统 PCR 的指数数据转化为数字信号,其原理为单个核酸分子放在独立的反应单元中进行扩展,通过检测反应单元的终点荧光并进行计数统计以实现对样品的绝对定量。与普通定量 PCR 不同的是,数字 PCR 不需要标准曲线,结果不依赖模板 Ct 值,因此具有高的灵敏度和准确度。

(3) 支链 DNA 技术。

是一种无须 PCR 扩增的、通过核酸杂交并将信号放大后进行检测的技术。该技术只需将样本裂解后,经探针杂交与信号放大后即可得到定量检测结果。由于支链 DNA 技术不经过指数增长的扩增过程,其放大倍数是线性的,因此具有较高的稳定性和重复性,避免了非特异性扩增导致的假阳性。然而也正是由于缺少扩增的过程,其敏感度较低,检测范围较窄。

分子诊断技术作为新兴的医学检测技术,还存在试剂成本高、仪器价格昂贵、人员技术水平要求高,以及假阴性、假阳性等问题。此外,目前并没有任何一种分子诊断技术能够同时满足检测速度快、灵敏度高、特异性强、自动化程度高等临床需求,因此实际应用中,往往通过学科交叉、多种方法联合应用的策略,弥补诊断技术的不足之处。临床常见的靶向单一病原体分子诊断的方法及特点如表 2-9 所示。

表 2-9　临床常见的靶向单一病原体分子诊断的方法及特点

	分子诊断技术	定性/定量	优点	缺点	应用
核酸杂交技术	荧光原位杂交	定性	特异性强,检测速度快	荧光淬灭影响结果判断	疱疹病毒、细菌性阴道病、EB 病毒、金黄色葡萄球菌、艰难梭菌等
	支链 DNA 技术	定量	稳定性、重复性高	灵敏度低,检测范围窄	HPV、乙型肝炎病毒等
PCR 扩增技术	PCR 扩增与核酸杂交相结合	定性/定量	灵敏度高,特异性强	检测成本较高	突变位点、耐药位点检测,HPV 分型
	实时荧光 PCR(包括探针法)	定性	特异性高,重复性好	检测成本高	新冠病毒、链球菌、多瘤病毒

（续　表）

分子诊断技术	定性/定量	优点	缺点	应用
实时荧光定量 PCR（包括探针法）	定量	特异性强，灵敏度高，自动化程度高，成本低	干扰因素多，仪器昂贵	链球菌、乙型肝炎病毒、丙型肝炎病毒、EB 病毒、巨细胞病毒等
数字 PCR	绝对定量	绝对定量，高灵敏度，高准确度，重现性好	成本高，易出现假阳性	HIV、EB 病毒
等温扩增技术	定性/定量	不需要热循环仪，成本低	易污染，假阳性高	丙型肝炎病毒、流感病毒、支原体等

4）病原体分型的分子诊断

不同病原体的亚型不同，携带的相关毒力基因不同，对人类的致病性往往也存在差异。如流感病毒分甲型、乙型和丙型流感病毒，其中甲型流感病毒又根据血凝素（H）及神经氨酸酶的不同（N），分为 H1N1、H1N2、H3N2、H5N1 和 H7N9 等亚型。不同亚型的流感病毒的易感人群、流行地区、临床表现和防控策略均有区别。因此，直接进行病原体的分子分型检测，不仅可以明确其亚型，预估疾病严重程度，采取合适的治疗方案，还可以用于流行病学监测，从而更好地控制病原的进一步感染和传播。

目前病原体分型分子诊断方法主要有多位点序列分型（multilocus sequencing and typing，MLST），脉冲场凝胶电泳（pulsed field gel electrophoresis，PFGE），多位点串联重复序列分析（MLVA）和多重 PCR 技术等。这些技术可检测病原体的型别，但分辨率较低，对于相似或变异度极高的病原体（如病毒等）则难以区别。近年来，高通量测序的发展弥补了此项缺陷：通过检测病原体全基因组序列，可获得全部遗传信息，从而可以用于精准地临床诊断和评估疾病传播。各种病原体分型分子诊断方法及特点如表 2-10 所示。

表 2-10　病原体分型分子诊断方法的原理和优缺点

病原体分型技术	举例	原理	优势	局限性
MLST	金黄色葡萄球菌等常见病原菌（比对网站 http://www.pubmlst.org/）	通过对细菌的管家基因测序来检验管家基因序列的变异性，并对每种变异赋值：一般检测 7 个管家基因序列，分配给各菌株等位基因谱，每个等位基因谱称为一个 ST 型	操作简单，应用方便，可重复性强，易实现标准化，不同实验室结果可比性高	分辨率较低，价格高昂
PFGE	金黄色葡萄球菌等常见病原菌	对细菌的全基因组进行限制性内切酶电泳，比较细菌之间的电泳图谱，从而判断细菌的型别	分辨率较高，可重复性强	操作繁琐，周期较长，设备昂贵，实验室间可比性较差

（续　表）

病原体分型技术	举例	原理	优势	局限性
MLVA		MLVA 对散在于病原体基因组的可变数目串联重复序列进行扩增，通过凝胶电泳或毛细管电泳确定扩增片段的大小，据此对串联重复序列的重复数目进行计算和数字编码，从而赋予每个菌种不同的型别	分辨率较高，成本低，操作简易	引物设计繁琐，实验室间可比性较差，计算结果准确性不高
多重 PCR 技术	HPV 分型	不同引物进行同步扩增并通过不同荧光检测通道进行检测	成本低，操作简单	只能在明确病原菌的基础上进行分型
高通量测序	常见病原体(细菌、真菌和病毒等)	具体原理见后文，2.3.1.2 第 7 部分	分辨率极高	工作量大，周期长，价格高昂

5) 非一体化多通量分子技术及应用

多通量分子检测技术是指能够进行多基因(两种及以上)平行检测的分子检测技术，一次检测可以覆盖多种病原，可以有效地缩短临床分子诊断的报告时间，也可以检测出不同病原体的共感染。受技术条件和产业化的限制，当前大多商品化产品需要将样本前处理、核酸提取、扩增检测及结果分析分为多个步骤进行，即非一体化多通量分子检测技术。

(1) 多重 PCR(multiplex PCR，MPCR)。

多重 PCR 又称多重引物 PCR 或复合 PCR，由 Chambehian 于 1988 年首次提出，是在常规 PCR 基础上改进并发展起来的一种新型 PCR 扩增技术，即在同一 PCR 反应体系中加入两对或多对特异性引物，针对多个 DNA 模板或同一模板的不同区域，同时扩增出多个目标核酸片段。

其反应原理、反应试剂和操作过程与常规 PCR 相同。MPCR 主要用于多种病原微生物的同时检测或鉴定，以及病原微生物、某些遗传病或癌基因的分型鉴别。由于可同时扩增多个目的基因，MPCR 具有节约时间、降低成本、提高效率等优点，尤其对于珍贵、难留取的样本，其显示出更大的优势。

虽然 MPCR 理论上可以通过使用多对引物来实现多重检测，但实际应用场景中用于 MPCR 的引物对总数是有限的，目前报道的检测通量最高为 22 个。例如，有报道使用多重 MPCR 测定法，用于检测 13 种呼吸道病毒，包括呼吸道合胞病毒、流感病毒 A 和 B、副流感病毒 1、2 和 3 型，以及腺病毒等。除了应用于呼吸道多种病原体的诊断外，该方法也可用于检测各种肠道病原菌，如弯曲菌属、弧菌属、志贺菌属、沙门菌属、产单核细胞李斯特菌、小肠结肠炎耶尔森菌和出血性大肠埃希菌等。

多重荧光定量 PCR(multiplex fluorescence quantitative PCR，M-qPCR)技术是一种 qPCR 衍生技术，相比于普通 PCR 具有高通量、高效、经济、方便、灵敏等特点。

（2）数字 PCR(digital PCR，dPCR)技术。

数字 PCR 技术是 1992 年由 Sykes 等人首次提出，称为"有限稀释 PCR"，其使用终点检测和泊松统计来对核酸靶标进行绝对定量，1999 年正式命名为"数字 PCR"。在该方法中，样品在扩增之前被稀释并分布于大量独立、平行的微反应单元中，使得每个反应单元中尽可能含有 1 个模板分子，并在此基础上进行扩增、检测和分布统计，从而实现靶标分子的绝对计数。

根据微反应单元的不同形式，数字 PCR 产品可分为微板式、微滴式和芯片式等。目前，市场上的数字 PCR 产品主要是后两种。数字 PCR 过程至少包含 3 个关键环节，即样本分散、PCR 扩增、荧光信号采集和数据分析。每份样品被分离在数百甚至数百万个不同的反应单元，使每个反应单元包含一个或不包含目标分子(DNA 模板)的拷贝，然后进行独立的平行扩增反应。通过计算"阳性"区域(检测到序列)和"阴性"区域(未检测到序列)的数量，研究人员可以识别原始样本中 DNA 分子拷贝的数量。在 PCR 之后，使用由泊松统计定义的统计准确性，利用扩增阳性分区的分数来量化目标序列的浓度。含有靶 DNA 的反应单元在荧光信号强度达到一定水平后扩增，反应单元可视为阳性。

目前已经开发了几种芯片式数字 PCR(chip digital PCR，cdPCR)平台和微滴式数字 PCR(droplet digital PCR，ddPCR)平台，它们可以从单个反应混合物中生成数千到数百万个分区。cdPCR 和 ddPCR 这两种形式都已用于在新型冠状病毒肺炎(简称新冠肺炎)大流行期间检测新型冠状病毒(也称 severe acute respiratory syndrome coronavirus-2，SARS-CoV-2)[6]。图 2-2 以 SARS-CoV-2 检测为例，总结了从样本采集到 qPCR、ddPCR 或 cdPCR 的工作流程示意图。收集的样品可以作为粗裂解物或核酸纯化后直接通过 dPCR 进行分析。为了节省成本，样品也可以先用 qPCR 分析，然后通过 dPCR 进一步分析可疑样本。使用 RT-dPCR 进行检测或定量仅取决于样品的性质(例如，低病毒载量样品)和检测过程的总体目标(例如，绝对定量、拷贝数变异或基因表达等)。

样本采集和处理后，两种形式的 dPCR 中的一种可用于样本中 SARS-CoV-2 的检测和定量。在 ddPCR 中，使用油包水乳液技术和微流体技术的液滴发生器将反应混合物分成每孔数千个纳升大小的液滴，然后将生成的液滴转移到热循环仪进行终点 PCR 扩增。PCR 扩增后的产物使用液滴阅读器测量每个液滴的荧光，阳性液滴显示增强的荧光，而阴性液滴仅显示背景荧光，通过设置的阈值判断是否阳性(见图 2-2c)。在 cdPCR 中，反应混合物均匀分布在芯片上单独的预制隔室中。然后使用热循环仪将芯片 PCR 扩增至终点，PCR 扩增产物通过相机检测分区中的荧光强度，以区分有目标的分区(正分区)和没有目标的分区(负分区)。最终基于标准化的荧光强度信号设置阈值，同时还可以收集实时数据作为每个分区的扩增曲线(见图 2-2d)。

6)"样本进-结果出"一体化分子技术及应用

"样本进-结果出"一体化分子技术是将样本前处理、核酸提取、试剂配置、添加模板、上机扩增和结果判读等操作集中在一个卡盒或者在一体机中完成的技术[7]。

随着分子诊断技术的发展，病原体核酸检测逐渐替代传统的病原体实验诊断，其具有样本直接检测、检测速度快和结果较为特异等优点。但是，一般的分子检测项目，需要在规范

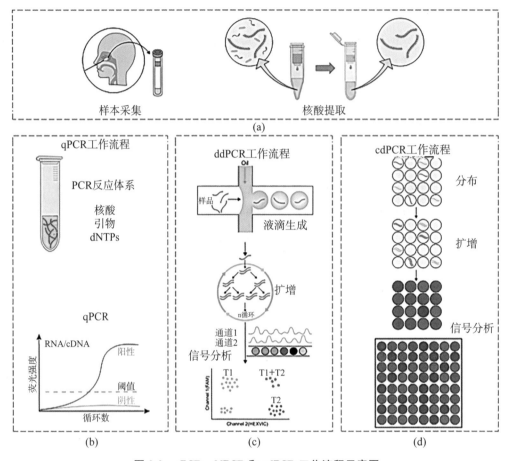

图 2-2　qPCR、ddPCR 和 cdPCR 工作流程示意图

(a)样本采集和核酸提取步骤;(b)核酸提取后样品通过荧光定量 PCR(qPCR)进行分析的示意图;(c)核酸提取后样品通过微滴式数字 PCR(ddPCR)进行定量分析的示意图;(d)核酸提取后样品通过芯片式数字 PCR(cdPCR)进行定量分析的示意图。

的 PCR 实验室进行,经过样本前处理、核酸提取、试剂配置、添加模板、上机扩增和结果判读等复杂和繁多的操作步骤。为了避免污染,常规 PCR 实验室分为试剂准备区、标本处理区、PCR 扩增区和产物分析区等四区,所需空间大。

而"样本进-结果出"检测系统,使病原体的检测更加便捷。它将样本前处理、核酸提取、试剂配置、添加模板、上机扩增和结果判读等操作集中在一个卡盒或者一体机中完成,既可以减少人工操作从而减少人为误差,又可以避免对空间环境过度依赖。因"样本进-结果出"检测时间相对较短,而检测的灵敏性不逊色于常规 PCR,因此该系统适合于以下场景:①常规 PCR 检测的可疑标本需要进行复核,可以选择灵敏度相当或者灵敏度更高的"样本进行-结果出"检测系统进行检测,快速得到检测结果。②发热门诊患者均有发热症状,病原微生物感染是主要原因之一,"样本进-结果出"检测系统可以快速鉴定或排除病原体,有利于及时救治患者。该检测系统可以缩短检测时间,减少发热门诊的拥挤,降低交叉感染风险。由于急诊患者病情紧急,快速明确或排除病原体,可以及早确定治疗方案或采取适宜的防疫措施。③基层医疗服务单位:基层医疗服务单位通常不具备开展常规 PCR 的人员和空间等条件,而"样本进-结果出"检测系统只需要简单地加样或者原管上机,极大地简化了人员的操作步骤,减少空间,适合在基层医疗服务单位使用。④疾病预防控制中心:该检测系统便于快速确定病原体和启动流调工作,及时控制传染源、切断传播途径和保护易感人群。⑤出入境检验检疫:通过运用"样本进-结果出"一体化分子技术来快速识别潜在的目标病原体,在外防病原体输入的同时加速通关速度。

目前,"样本进-结果出"一体化分子技术主要包括卡盒式一体化技术和一体机技术等。

(1)卡盒式一体化技术。

以卡盒为载体,将检测所涉及的标本裂解、核酸提取和 PCR 检测等所需试剂均预装在卡盒内。此外,卡盒内存放检测所需的缓冲液,并能够存储反应所产生的废液,每个卡盒可以完成一份标本的检测。与常规的 PCR 方法相比,卡盒式一体化操作简便,并且将检测时间大大缩短,可以随到随检,方便了病原体的检测。目前国内外市场上常用的卡盒式一体化技术检测原理和可检测的对象如表 2-11 所示。

表 2-11 常用的卡盒式一体化技术检测原理和检测对象

检测原理	半巢式实时荧光定量核酸扩增	巢式多重PCR 技术	qPCR 和气压式微流控技术	基于切口酶扩增反应(NEAR)技术和恒温扩增技术	交叉引物恒温扩增(CPA)技术
检测时间	30～120 min	60 min	20 min	6～13 min	35～65 min
检测对象	新型冠状病毒、艰难梭菌、金黄色葡萄球菌和耐甲氧西林金黄色葡萄球菌、结核分枝杆菌 *RPOB* 基因突变、甲型/乙型流感病毒、呼吸道合胞病毒、沙眼衣原体、淋球菌、HIV-1(病毒载量)、碳青霉烯类药物耐药基因检测、乙型肝炎病毒、丙型肝炎病毒	呼吸道感染测试条(共 21 种病原体)、血流感染鉴定测试条(共 27 种病原体)、胃肠道感染测试条(共 22 种病原体)、脑膜炎/脑炎测试条(共 14 种病原体)、肺炎测试条(共 33 种病原体)	新型冠状病毒、甲型/乙型流感病毒、呼吸道合胞病毒、A 群链球菌、艰难梭菌	新型冠状病毒、甲型/乙型流感病毒、呼吸道合胞病毒(RSV)、A 群链球菌	新型冠状病毒、结核分枝杆菌、沙眼衣原体、解脲脲原体

(2)一体机式技术。

由于卡盒式的通量相对较小,随着标本量的增加和检测项目的不断增多,存在其局限性。为了降低成本和促进结果的标准化,一体机式分子检测设备应运而生。

一体机式技术汇聚了卡盒式一体化技术的便捷和快速以及常规 PCR 的批量检测等技术特色,集样本管开盖、自动加样、样本裂解、核酸提取、反应体系配置、PCR 扩增和结果判读等多模块于一体。

标本采集管原管上机后,仪器完成自动开盖和取样。核酸提取可采用磁珠提取的方法,在适配的提取耗材内,利用磁力装置吸附磁珠、移液模块移液的功能,进行混匀孵育、裂解结合、磁珠清洗,经洗脱分离后得到纯化核酸。PCR 扩增和检测部分包括开放性和非开放性两种系统。对于开放性系统,可以将其他厂家生产的检测试剂适配于该系统进行检测,系统可以设定相应的检测程序和结果判断规则。而对于非开放性系统,需要使用设备厂家提供的配套试剂进行 PCR 扩增和检测,一般扩增程序和结果判断标准已经内置。例如,国内某些产品采用恒温扩增检测的方法,基于实时荧光恒温扩增检测原理,将经移液模块和提取模块提取纯化后的核酸加入恒温反应管内,并自动完成反应管的加盖密闭。恒温反应模块控制着恒温反应体系的温度、震荡混匀的速度等,为恒温反应提供相适应的环境。恒温反应的同时,检测装置进行实时荧光检测,采集的荧光信号转换为数字信号传输到控制系统,经软件分析处理后,生成检测结果。

该技术可以进行批量快速检测,对空间和环境要求相对较低。但是,由于其自动化、智能化程度较高,所以仪器设备昂贵;相较于卡盒式一体技术,使用也不够便捷和快速。"样本进-结果出"技术与常规 PCR 技术的比较如表 2-12 所示。

表 2-12 "样本进-结果出"技术与常规 PCR 技术的比较

特点	常规 PCR	"样本进-结果出"技术	
		卡盒式一体技术	一体机技术
所需空间大小	大	小	一般
人员要求	高	较低	一般
设备费用	较高	一般	高
试剂保存要求	高	低	较高
环境要求	较高	一般	一般
检测通量	大	小	中
检测时长	较长	短	适中
便捷程度	不便捷	便捷	一般
适用场景	较为受限	广泛	一般

7) 高通量病原体筛查分子诊断技术

高通量测序,是一种可以同时对样本中数十万到数百万条 DNA 分子序列进行读取的测序技术。高通量测序技术在过去几十年中飞速发展,逐渐成为遗传性疾病和部分肿瘤诊断的金标准。但直到最近十年,高通量测序才开始应用于病原微生物的临床诊断,通过对临床样本中的 DNA 或 RNA 直接进行高通量并行测序,无偏倚地检测包括细菌、真菌、病毒、寄生虫等多种病原微生物。二代测序和三代测序均属于高通量测序。本章节将简述不同技术的原理、优缺点和临床适用场景。

（1）二代测序技术及应用。

早期的二代测序技术（NGS）是焦磷酸测序法，即利用发光法测定焦磷酸盐的合成来确定核苷酸序列。随后又发展出了连接酶测序法（SOLiD）、半导体测序法（ion torrent）、桥式扩增测序法（bridge amplification）。其中桥式扩增法是目前最主流的 NGS 技术，其基本原理是将通用的接头引物合成在测序芯片上，在接头引物与待测 DNA 结合扩增变性后，新合成的 DNA 分子与邻近的接头引物杂交形成"桥"并进行新一轮扩增。通过桥式扩增可以获得大规模的簇（cluster），为后续的边合成边测序提供足够的荧光信号。

① 鸟枪法宏基因组测序（shotgun metagenomic sequencing）：属于目前临床微生物学实验室最常用的病原宏基因组二代测序（metagenomic next-generation sequencing，mNGS）方法，通过对临床样本中直接提取的所有核酸进行高通量测序，再经过数据库比对和生物信息学分析，理论上可以在一次实验中同时检测出所有类型的病原微生物。如无特指，后续所说的 mNGS 均指鸟枪法 mNGS。根据从临床样本中提取的核酸类型是 DNA 或 RNA，mNGS分为宏基因组测序和宏转录组测序。不同方法的实验流程尽管有所差别，但总体上均包括"样本预处理→核酸提取→文库制备→上机测序→生物信息学分析→报告解读"等主要步骤[8,9]（见图 2-3）。

a. 样本预处理：针对不同类型的样本需选择不同的预处理方法，例如对于组织需要进行研磨，对于痰液或较为黏稠的呼吸道分泌物需要液化，对于血液需要离心提取血浆，对于浓度较低的样本需要离心浓缩，对于怀疑结核分枝杆菌等难以破壁的病原感染的临床样本则需要增加蛋白酶 K 裂解和破壁步骤等。所有样本预处理的最终目的都是尽可能地富集到更多病原微生物的核酸以提高后续检测灵敏度。

b. 核酸提取：根据临床需求的不同，直接提取临床样本中的 DNA、RNA，进行高通量测序。对于外周血样本，目前主流的方法是提取血浆中的 cfDNA；其他类型样本则一般提取样本的总核酸。由于多数临床标本存在大量宿主细胞和宿主游离核酸，病原微生物的核酸丰度相对较低（一般不足 5%），因此可以根据需求在核酸提取环节增加"去除人源 DNA"的步骤。核酸提取后需要对其进行定量检测，以确保核酸量满足后续实验要求。研究表明，血浆中 cfDNA 的含量与脓毒症患者疾病严重程度（SOFA 评分）正相关。

c. 文库制备：文库制备的目的是给未知序列的核酸片段两端加上已知序列信息的接头以便于测序，因此文库制备的流程一般包括核酸片段化、末端修复、标签接头连接和 PCR 文库。目前常用的文库制备方法有超声波打断建库、酶切建库及转座酶建库等，实验室可自行选择操作简单的方法以降低污染。文库制备完成后需检测文库质量，包括 Qubit 荧光染料法检测文库浓度、qPCR 法检测文库中有效连接接头的核酸浓度等。

d. 上机测序：不同的测序平台可能会产生不同类型（如单端和双端）和不同长度（如50～300 bp）的读长，为确保后续序列比对的准确性，避免因同源错配导致的序列比对错误，建议测序序列读长不少于单端 50 bp。此外，由于病原微生物的核酸在总核酸中的占比较低，为保证检测的灵敏度，mNGS 的数据量一般应该为≥2 000 万（20 M）的高质量序列。测序数据量增加可以显著提升检测灵敏度，但同时也增加测序成本，因此需要根据不同临床样本类型综合考量，最后进行生物信息学分析和报告解读。

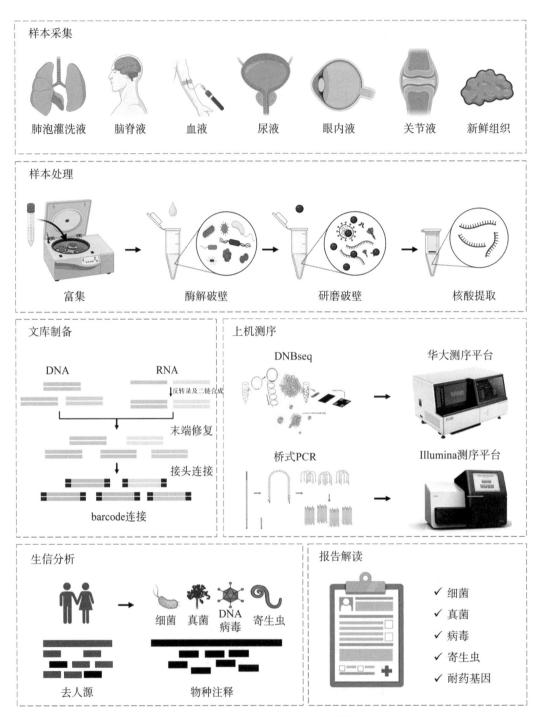

图 2-3　宏基因组测序流程图[8,9]

mNGS 对于临床感染样本中的病原微生物鉴定可以追溯到 2008 年和 2011 年，Palacios 等人和 Xu 等人分别采用宏基因组测序和宏转录组测序技术发现了沙粒病毒和新型布尼亚病毒，但是直到 2014 年 mNGS 检测结果才第一次直接用于指导一名患联合免疫缺陷综合征的 14 岁男孩钩端螺旋体感染的临床治疗。在我国，利用 mNGS 发现新发病原体的开创性工作来自复旦大学附属华山医院感染科和中国医学科学院北京协和医院神经科，2017 年和 2018 年先后报道了感染猪的病原体——猪疱疹病毒可跨物种传播、导致人发生眼内炎和中枢神经系统感染的案例。

由于 mNGS 可以对所有类型的病原体进行测序，因此近年来其在罕见重要病原体诊断的临床应用案例不断增加。迄今我国已有数十篇报道，涉及布鲁菌、产单核细胞李斯特菌、脑囊虫、人类疱疹病毒、恙虫病、阿米巴原虫、曼氏裂头蚴等诸多罕见重要病原体引起的重症感染。2019 年底，mNGS 也凭借其在新发病原体诊断方面的优势，在新冠肺炎疫情中发挥了重要作用。相较于 2003 年 SARS 冠状病毒(SARS-CoV)鉴定耗时 5 月余、2013 年 H7N9 鉴定耗时 1 月余，新型冠状病毒基因组的鉴定和分析在 5 天内完成，为后续该疾病的临床诊断、治疗和防控提供了明确方向。

随着技术的不断发展与完善，mNGS 在临床的应用逐渐得到推广，其与不同方法学之间的比较和临床应用的大样本数据文章也在涌现。这些大样本数据的研究结果均肯定了 mNGS 的临床应用价值，在重症、中枢神经系统感染、儿童感染等方面的应用，先后被写入《中国成人医院获得性肺炎与呼吸机相关性肺炎诊断和治疗指南》《宏基因组分析和诊断技术在急危重症感染应用的专家共识》《中枢神经系统感染性疾病的脑脊液宏基因组学第二代测序应用专家共识》《宏基因组二代测序技术在新生儿感染性疾病中的临床应用专家共识》等指南和专家共识。除了应用在感染性疾病诊断领域外，mNGS 的其他潜在应用还包括病原体的耐药基因检测、医院感染控制的监测以及社区传染性疾病暴发的监测等。

尽管如此，mNGS 的大规模临床应用仍然存在一些挑战：例如，受到大量宿主核酸的影响，常规临床应用 mNGS 的敏感度要低于 qPCR，更远低于 ddPCR；mNGS 通常会检测到多种病原，对于如何解读报告仍缺乏统一的科学判读标准；mNGS 的检测流程复杂，自动化程度低，质控困难，因此对于临床微生物实验室的场地、设备、人员资质等都提出了极高的要求，也导致其成本高昂，等等。因此，目前没有国家和地区[包括中国国家药品监督管理局(National Medical Products Administration，NMPA)、美国食品药品监督管理局(Food and Drug Administration，FDA)、欧洲药品管理局]正式批准 mNGS 用于临床感染性疾病的常规病原诊断。专家推荐对于急危重症、疑难、罕见感染患者或者规范性经验抗感染治疗无效的感染患者，可以在常规技术检测的同时，或其基础上，开展 mNGS。

② 靶向宏基因组测序(targeted metagenomic sequencing，tNGS)：是指在文库制备之前或之后对一组特定的微生物进行选择或富集的高通量测序，常用的方法有 PCR 扩增法和探针杂交法。

基于 PCR 扩增法的 tNGS 也称为深度扩增测序，是 PCR 技术的延伸，可以更深度覆盖感兴趣的特定基因。深度扩增测序最著名的应用是通过对细菌 16S rRNA 基因和真菌 28S rRNA 基因或核糖体 ITS 序列的测序鉴定细菌和真菌。其主要过程就是在 DNA 提取之后、文库制备之前增加一步 PCR 扩增。PCR 扩增可以显著提高总 DNA 中细菌、真菌 DNA 的丰度,进而提高其检测敏感度,但是由于不同菌种的扩增效率不同,因此扩增可能会使正常菌群或污染病原体的序列被人为放大,从而难以判断真正的病原体。除细菌、真菌外,深度扩增测序也被用于病毒的临床诊断,尤其是对于巨细胞病毒(CMV)和人类免疫缺陷病毒(human immunodeficiency virus,HIV)这两种存在多种耐药突变的病毒进行抗病毒药物耐药性的检测。

更常用的 tNGS 则是基于探针杂交富集的方法。这种方法设计了不同碱基对长度的杂交探针组成一个探针组(probe panel),加入制备好的文库中。文库中目标病原的 DNA/cDNA 片段(如存在)会与组套中的探针特异性结合,然后被磁珠富集后测序。基于探针富集法的 tNGS 主要被应用于公共卫生中对全球重要病毒的检测与跟踪,例如该方法曾被有效用于对全球性暴发的寨卡病毒的株系鉴定和追踪,也在近年应用于对新型冠状病毒大流行的监测。

相较于鸟枪法 mNGS,tNGS 的优势在于受到宿主核酸的干扰较小,对于含有大量宿主细胞的样本类型(如组织样本或痰样本)的检测灵敏度更高;由于大幅度减少了对宿主核酸的测序,tNGS 所需要的测序数据量更少(例如≥3 万条高质量序列),因此测序成本更低;此外,由于可以针对病原体耐药基因和毒力因子的序列设计探针,而鸟枪法 mNGS 对于这两者的检测更为随机,因此 tNGS 可以高效检出耐药基因和毒力因子,为临床诊治提供更多信息。tNGS 方法的主要缺点是可以检测到的病原体数量和类型有限,对于引物或探针未能覆盖到的病原体无法检测。因此,最近也有研究报道设计出特殊的捕获探针,通过调整探针长度和错配容忍度等来平衡探针的特异性和包容性,既大幅度降低宿主核酸的干扰、保留了 tNGS 的高敏感度,也广谱兼容了对新发、变异病原的检测能力,保留了 mNGS"宏"的特性。

(2)mNGS 的数据库及生物信息学。

mNGS 的数据分析流程一般由多个分析工具配套完成,目前尚无统一的标准化分析流程,可根据不同软件特点探索最优方案。分析流程可自由搭建,但需要严格控制版本,避免随意更改。另外,也有一些公开的数据分析系统可以选择。一个典型的生物信息学分析流程主要包括以下几个步骤。

a. 下机数据的标签识别与拆分:高通量测序文库通常会将多份样本混合后加入一张测序芯片,批量上机检测。测序完成后,通过识别不同样本的标签(也被称为 barcode,通常为一段人工合成的 6～10 bp 的已知序列),将其拆分成不同的样本数据。

b. 序列质控与过滤:拆分后的数据需要进行质控分析,将低质量的序列去除以便进行后续的分析。常用的质控软件为 FastQC、NGS QC Toolkit 等。按照 2021 年《宏基因组测序病原微生物检测生物信息学分析规范化管理专家共识》中的要求,高质量序列是指能达到以下指标的序列:Q30 碱基数量占比高于 80%、接头污染比例不超过 1%、有效序列长度不小于 50 bp、数据的有效比对率大于 70%。对于这些序列,可以通过 SOAPnuke、Trimmomatic、Fastp 及 Adapter Removal 等过滤软件进行去除。

c. 过滤宿主序列:质控后的测序数据需要与宿主的参考基因数据库进行比对,以去除宿主序列对后续分析的干扰。一般来说,人源的数据库应至少包括人基因组、转录组、线粒体基因、核糖体基因等序列。常用的比对工具包括 BWA(Burrows Wheeler Alignment)、Bowtie2 等。一般认为人源宿主的数据占整个数据的比例范围为 85%～99%。目前常用的数据库如表 2-13 所示。

表 2-13 目前常用分析数据库

	名称	说明	来源
人基因组数据库	GRCh38	人类基因组计划数据	https://www.ncbi.nlm.nih.gov/data-hub/genome/GCF_000001405/
	GENCODE	基因注释信息数据库	https://www.gencodegenes.org/human/
	CNPhis0000542	中国人标准基因组数据(炎黄一号)	https://db.cngb.org/search/project/CNPhis0000542/
人转录组数据库	Refseq Transcripts	人类基因组计划数据	https://www.ncbi.nlm.nih.gov/projects/genome/guide/human/index.shtml
	Transcript sequences	基因注释信息数据库	https://www.gencodegenes.org/human/
线粒体数据库	MITOMAP	人类线粒体基因组数据库	https://www.mitomap.org/MITOMAP
	HmtDB	基于突变研究的线粒体基因组资源库	https://www.hmtdb.uniba.it
核糖体数据库	SILVA	高质量核糖体RNA数据库	https://www.arb-silva.de/

d. 微生物物种确认：过滤宿主序列后的数据通过与微生物数据库进行比对,获得物种注释的结果。对于扩增子测序技术的结果,可以通过 QIIME、mOTU 等软件进行物种鉴定,相对应的数据库主要有 SILVA(https://www.arb-silva.de/)、GREENGENES(https://greengenes.lbl.gov)、RDP(http://rdp.cme.msu.edu/)。宏基因组的物种分析软件一般可以分为两大类,一类是基于序列比对的方法,一类是基于 k-mer 的 de Bruijin 组装策略(见表 2-14)。

表 2-14 常用微生物数据库

组装方案	比对工具
比对	MEGAN、MetaFlow、MetaPhlAn、PhyloSift、SURPI
k-mer	CLARK、Kraken2、LMAT、NBC

微生物数据库方面,目前还没有一个统一的 mNGS 生物信息学分析标准数据库。目前实验室多数采用整合公共数据库的方式建立自己的本地数据库。常见的公共数据库如表 2-15 所示。

表 2-15 常见公用数据库

名称	说明	来源
FDA-ARGOS(Food and Drug Administration-database for reference-grade microbial sequences)	临床级微生物数据库,主要收集高致病性、罕见、新发及意义重大的病原微生物基因组,可用于临床诊断。其中细菌占 88.3%,病毒占 11.1%,真核生物占 0.6%;81.9% 菌株为临床来源,18.1% 为与临床菌株近缘的环境来源物种(截至 2019 年)	https://www. fda. gov/medical-devices/science-and-research-medical-devices/database-reference-grade-microbial-sequences-fda-argos
BV-BRC(Bacterial and Viral Bioinformatics Resource Center)	细菌与病毒生物信息资源中心,整合了包括细菌、古细菌、病毒在内的超 185 000 种公共的微生物基因组,此外还有 10 000 多种质粒、4 800 种噬菌体以及 10 种宿主的基因组信息(截至 2022 年)	https://www. bv-brc. org/
GTDB（Genome Taxonomy Database）	基因组分类数据库,包含了 317 542 种细菌基因组序列(v207 版)	https://gtdb. ecogenomic. org/
WDCM（World Data Center for Microorganisms）	全球微生物数据中心	https://gcm. wdcm. org/
RVDB（Reference Viral DataBase）	病毒参考数据库	https://rvdb. dbi. udel. edu/
GISAID（Global Initiative on Sharing Avian Influenza Data）	全球共享禽流感数据倡议组织数据库	https://gisaid. org/
FungiDB(Fungal and Oomycete Informatics Resources)	真菌和卵菌信息资源	https://fungidb. org/fungidb/app
WormBaseParaSite	寄生虫数据库	https://parasite. wormbase. org/index. html

  e. 结果展示与报告生成:通过实验室自建的信息系统,获得存储于服务器中的物种注释信息,并打开可视化窗口分析可能的病原微生物。建议将检测到的微生物序列数归一化为每百万测序序列中匹配到该微生物基因组上的序列数(reads per million mapped reads, RPM)。在 mNGS 报告中应含总序列数、微生物序列数、物种信息、测序覆盖度、测序深度及相对丰度,并附加可能的宿主定植菌、环境菌及检测污染菌等信息。无论序列数多少,已知人类传染或感染性病原微生物信息需优先列出,致病性不明确的微生物由高到低逐一列表。无菌部位检出一种高序列数微生物应予以充分重视,但是否为真正的病原微生物需结合临床进行综合判断。

  f. 生物信息分析流程的性能确认:准确性是 mNGS 技术在临床上的应用的决定因素之一。因此,生物信息分析流程建立完成后,需要对近缘物种的相互交叉干扰率、分析流程的灵敏度、数据库的完整性和代表性等进行评估。可以通过对虚拟参考品或者已知病原的阳性样本进行重复测序、稀释后测序等方式,对测序流程进行准确率、召回率、精确率和 F1-Score 评估可得。

$$准确率 = \frac{TP + TN}{TP + TN + FP + FN}$$

$$召回率 = \frac{TP}{TP + FN}$$

$$精确率 = \frac{TP}{TP + FP}$$

$$F1\text{-}Score = 2 \times \frac{准确率 \times 召回率}{准确率 + 召回率}$$

式中,TP(true positive)代表真阳性;TN(true negative)代表真阴性;FP(false positive)代表假阳性;FN(false negative)代表假阴性。

（3）三代测序技术及应用。

① 三代测序技术的原理。三代测序是指单分子测序技术,即在 DNA 测序时,不需要经过 PCR 扩增,就能实现对每一条 DNA 分子的实时、单独测序,因此也称为从头测序技术。三代测序首次出现在 2010 年,其技术发明人是 Turner 博士和 Korlach 博士。

目前最常见的三代测序技术主要包括两种,即单分子实时测序(single molecule real-time sequencing, SMRT)以及纳米孔测序(nanopore sequencing)(见图 2-4)。SMRT 技术仍然沿用了二代测序边合成边测序的理念,以 SMRT 芯片为测序载体,SMRT 芯片由数百万个零模波导孔(zero-mode waveguides, ZMWs)组成;在 DNA 分子链两侧加上接头(adapter)后与 DNA 聚合酶结合形成环状 DNA 分子,单个 DNA 分子作为模板被固定在每个小孔的底部。当 DNA 聚合酶结合了不同荧光染料标记的 DNA 碱基时,即可通过 ZMW 观察荧光,从而实现对 DNA 分子的实时测序。Nanopore 测序技术则与以往的测序技术皆不同,其是一种基于电信号而不是光信号的测序,将特殊蛋白质(如金黄色葡萄球菌的 α-溶血素)或合成材料制备成纳米孔,孔内共价结合分子接头并被固定在磷脂双分子层内。当 DNA 碱基通过纳米孔时会使磷脂膜上的电荷发生变化,从而短暂地影响流过纳米孔的电流强度。由于每种碱基所引起的电流变化幅度是不同的,利用灵敏的电子设备检测这些变化即可鉴定通过的碱基从而实现实时测序[10,11]。

② 三代测序技术的优势、局限性和应用。相较于二代测序,三代测序具有以下几个优势：

a. 由于两种三代测序技术都是对单个 DNA 分子进行测序,因此相较于二代测序需要的起始模板量更少(<1 ng 核酸)。由于三代测序不需要进行文库制备及 PCR 扩增,可以避免建库阶段核酸扩增时碱基错配所引起的序列错误。此外,由于是对单分子进行测序,三代测序实现了 DNA 聚合酶自身的反应速度,一秒可以测 10 个碱基,测序速度是化学法测序的 2 万倍。同时,三代测序理论上可以用 RNA 逆转录酶代替 DNA 聚合酶,直接以样本中的 RNA 分子为模板进行测序,实现对 RNA 病毒的直接测序,从而极大程度上降低体外逆转录产生的系统误差。

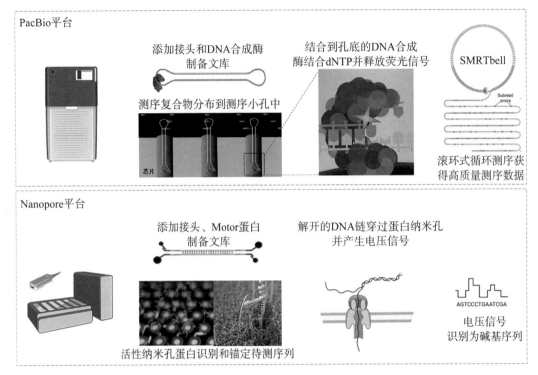

图 2-4　三代测序原理图[10,11]

b. 二代测序技术由于读长较短,因此对于病原微生物的鉴定依赖于对序列片段的拼接以及与数据库的比对。当测序的多数片段位于与同属微生物同源性较高的区域或仅通过水平转移从其他微生物获得的基因区域时,二代测序无法对结果进行准确判读。相对地,由于两种三代测序技术都是长读长测序(可长达 25 kb～4 Mb),可以直接测出完整或较为完整的基因序列,因此可以准确测出病原微生物的种(species)、亚型(subtype)、株(strain)甚至是单个碱基变异。此外,对于某些可以整合进人的基因组的病原(如 EBV),二代测序无法分辨其序列是来源于宿主还是外源感染病原,而三代测序可以解决这一问题。

c. 由于三代测序是对单分子进行实时测序,而 DNA 聚合酶复制 A、T、C、G 的速度是不一样的,因此以正常的 C 或者甲基化的 C 为模板时 DNA 聚合酶停顿的时间不同,也会实时反映出不同的荧光信号或电信号。因此,相较于二代测序,三代测序不但可以检测 DNA 序列,还可以同时检测到 DNA 上的甲基化位点。

d. 相较于二代测序需要较为复杂的检测流程、昂贵的测序仪以及序列比对分析,Nanopore 检测仪器由于高度小型化和便携特点,已被证明特别适用于没有实验室设置或互联网连接、甚至连电源都没有保证的环境。其可以在收到样品后 24 h 内生成序列,通过通用USB 端口存储在笔记本电脑中并利用内置数据库对序列进行比对。

由于三代测序具备上述优势,因此逐渐开始在临床中得到应用。例如,在 2014～2015年间影响了近 30 000 人、导致 11 000 余人死亡的埃博拉疫情中,三代测序平台被用来明确病毒的基因组序列并监测其进化速度。近年来,三代测序技术也被应用于新型冠状病毒的变异检测、溯源分析和传播监测。此外,也有部分研究报道利用三代测序检测临床感染样本中的铜绿假单胞菌等病原微生物。但是,三代测序也有其自身的局限性:首先,测序错误率较高(5%~15%)仍然是目前单分子测序技术的通病,好在这些错误是随机错误而不是聚集在序列读取的两端,因此有望通过增加测序次数来降低错误率。其次,由于单分子测序不需要扩增,因此如何在大量宿主核酸的影响下高效富集病原微生物的核酸(尤其是 RNA)以提高其敏感度仍然是三代测序的一大挑战。再者,不同的三代测序技术会存在样本制备较为复杂、测序设备(几十万美金/台)或检测卡盒(1 000 美金/样本)较为昂贵等问题,也在某种程度上限制了其常规应用。随着技术的改进和成本的降低,三代测序技术由于其无可比拟的原理优势,有望在相关领域获得更广泛的应用。

综上所述,尽管近年来,高通量测序技术在临床感染性疾病的诊断尤其是罕见病原体、新发突发病原体感染的诊治中发挥了重要作用。但目前病原高通量测序的整个流程,包括干湿实验过程中涉及的试剂、软件甚至不同的软件版本、数据库等均可能存在一定差异,在性能确认、质量控制和规范化的管理等方面,学术界仍然存在较大空白,还需要进一步的发展研究。

2.3.1.3 感染性疾病分子诊断的临床应用

目前应用于感染性疾病的分子诊断技术较多,不同检测方法有不同的应用场景和优缺点,详细内容如表 2-16 所示。

表 2-16 感染性疾病分子诊断技术比较

分子诊断技术	优点	缺点	应用场景
常规 PCR 技术	方法简便,检测通量大	建设成本高,人员操作要求高;自动化程度较低,易污染,假阳性高,检测时间长	靶向 DNA 测序、基因分型等
实时荧光 PCR	可用于定性或定量检测,特异性高、重复性好,灵敏度高,自动化程度高,成本低	检测成本高,干扰因素多,仪器昂贵	新型冠状病毒、链球菌、多瘤病毒检测
数字 PCR	绝对定量,灵敏度高,特异性高,准确度高,重现性好	成本高,易出现假阳性	微量核酸样本检测、复杂背景中的罕见突变检测、表达水平的微小差异识别以及拷贝数变异检测、基因表达研究、microRNA 研究、基因组拷贝数鉴定、罕见突变检测、病原微生物鉴定、转基因成分鉴定、单细胞基因表达、NGS 测序文库准确定量、结果验证等
多重 PCR	时间缩短,成本降低,效率提高等	引物对总数有限导致检测通量受限	病原体检测、肿瘤诊断、产前诊断、法医鉴定等

分子诊断技术	优点	缺点	应用场景
等温扩增技术	可用于定性或定量检测，不需要热循环仪，成本低，灵敏度与特异性也较常规PCR有所提高，检测时间有效缩短	对病原体的核酸序列要求较高；引物设计显著影响扩增效果	偏远地区或口岸等场景下的病原体检测，感染性疾病的快速诊断，尤其是在输入性传染病病原体的检测方面发展前景广阔
基质辅助激光解吸电离飞行时间质谱	准确性和重现性较高	受限于微生物蛋白指纹质谱谱图数据库，数据库中没有图谱的病原体无法被鉴定或者会被错误鉴定	主要用于细菌和部分真菌鉴定
荧光原位杂交	操作简单，成本较低，主要用于定性检测，特异性强，检测速度快	荧光淬灭影响结果判断，重复性较低	直接对样本进行特定病原体的检测，多用于检测疱疹病毒、EB病毒等
PCR扩增与核酸杂交相结合	可用于定性或定量检测，灵敏度高，特异性强	检测成本较高	突变位点、耐药位点检测，HPV分型等
支链DNA技术	稳定性、重复性高	灵敏度低，检测范围窄	HPV、乙肝病毒等检测
"样本进-结果出"技术	所需空间小，人员设备等要求较低，检测时间短	检测通量小	①常规PCR实验室对可疑标本进行复核；②医院发热门诊和门急诊；③基层医疗服务单位；④疾病预防控制中心；⑤出入境检验检疫
病原宏基因组二代测序		受到宿主核酸的干扰，敏感度低，报告解读缺乏统一的科学判读标准；检测流程复杂，自动化程度低，质控困难，成本高昂	感染性疾病重症患者、中枢神经系统感染患者、儿童感染患者；病原体的耐药基因检测、医院感染控制的监测、社区传染性疾病暴发的监测等
Nanopore三代测序技术	高度小型化和便携	测序错误率较高（5%～15%），敏感度低，成本高昂	没有实验室设置或互联网连接、甚至连电源都没有保证的环境

2.3.2 病原体耐药基因分子诊断技术及应用

2.3.2.1 耐药基因和耐药表型

耐药基因是指编码耐药表型的特定核酸序列,可位于病原体的染色体上,也可位于染色体外的质粒上。耐药基因决定病原体的耐药表型,不具有耐药基因的病原体可通过基因传递如接合、转化和转导等方式获得耐药基因,也可因病原体自身基因突变,转化为耐药基因,赋予病原体相应的耐药性。

耐药表型即由耐药基因编码决定的特定生物学性状,主要表现为对抗感染药物的敏感性下降或耐药。耐药性的检测包括耐药表型的检测和耐药基因的检测。对细菌而言,可通过抗菌药物体外敏感试验的结果进行推测,也可通过检测耐药基因产物,如耐药酶(碳青霉烯酶、超广谱 β-内酰胺酶等)的存在与否进行检测。

2.3.2.2 耐药基因检测技术

目前检测耐药基因的方法主要有以下几种。

1) PCR 扩增

扩增目标 DNA 序列后,使用琼脂糖凝胶电泳、特异性探针杂交技术或 DNA 测序确定扩增片段。也可直接采用荧光定量 PCR 技术快速检测特定耐药基因。

2) PCR-RFLP 分析

即限制性片段长度多态性分析。将 PCR 扩增后的 DNA 片段用特定的限制性内切酶消化,不同病原体由于基因组核苷酸组成不同,酶切后将产生不同长度的片段,再经琼脂糖凝胶电泳,根据条带分布即可反映出基因组 DNA 序列与已知耐药基因是否存在差异。

3) PCR-SSCP 分析

即单链构象多态性分析。将 PCR 扩增后的双链 DNA 变性为单链,然后进行聚丙烯酰胺凝胶电泳。因单链 DNA 电泳迁移率与其空间构象密切相关,若单链 DNA 序列改变,即便是单个碱基的变化,其空间构象也有可能发生变化,电泳迁移率也会有所不同。

4) 生物芯片技术

生物芯片是由固定于各种介质上的高密度寡核苷酸分子、基因片段或多肽分子的微阵列组成。用荧光标记的靶分子与芯片上的探针分子结合后,可通过激光共聚焦显微镜对荧光信号的强度变化进行检测,从而对杂交结果进行量化分析。

5) 基因组测序

采用基因组抽提试剂盒对临床标本或纯培养菌落抽提基因组,构建测序文库并进行全基因组测序,经数据质量分析和拼接组装,结合耐药基因数据库分析,实现对耐药基因的高通量检测。采用分子生物学进行耐药基因的检测主要针对已知的耐药基因,并不能100%检出耐药病原体,特别是对于细菌而言。目前,耐药基因检测主要用于鉴别药敏试验结果不明确或处于临界点的细菌耐药机制;仅有少数耐药基因的检测应用于临床,可在培养和药敏结果出来之前提供临床感染和用药治疗信息。同时,耐药基因检测可应用于院内感染病原菌的流行病学调查,追踪病原微生物来源,及评价新的抗感染药敏试验。

2.3.2.3 重要耐药基因汇总

按不同病原体抗菌药物种类,分别罗列了临床重要的耐药基因,如表 2-17 所示。

表 2-17 重要耐药基因汇总表

抗菌药物		耐 药 基 因
细菌	氨基糖苷类	$ant(2'')$-Ia；$aph(3')$-Ia；$aac(3)$-IIa；$aph(3'')$-Ib；$aph(6)$-Id；$aadA1$；$ant(6)$-Ia；$aac(3)$-VIII；$aph(2'')$-Ib；$aph(3'')$-Ia；$aph(3')$-$IIIa$；$aph(3')$-XV；str；$aac(3)$-$IIIb$；$aac(3)$-VIa；$aac(6')$-Ia；$aac(6')$-Ib；$aac(6')$-Ib-cr
	β-内酰胺类	$blaACT$-$1\sim16$；$blaB1\sim B14$；$blaCARB$-$1\sim50$；$blaCMY$-$1\sim156$；$blaCTX$-M-$1\sim220$；$blaDHA$-$1\sim27$；$blaIMP$-$1\sim75$；$blaKPC$-$1\sim41$；$blaNDM$-$1\sim24$；$blaOXA$-$1\sim566$；$blaVIM$-$1\sim57$；$blaSHV$-$1\sim204$；$blaTEM$-$1\sim234$；$blaGES$-$1\sim23$；$blaGOB$-$1\sim18$；$blaIND$-$1\sim15$；$blaLEN1\sim LEN26$
	粘菌素类	mcr-$1.1\sim1.27$；mcr-$2.1\sim2.2$；mcr-$3.1\sim3.25$；mcr-$4.1\sim4.6$；mcr-$5.1\sim5.2$；mcr-6.1；mcr-7.1；mcr-8；mcr-9
	磷霉素类	$fomA$；$fomB$；fos；$fosA$；$fosA2\sim A7$；$fosB$；$fosB1\sim B6$；$fosC$；$fosC2$；$fosD$；$fosE$；$fosF$；$fosG$；$fosK$；$fosL1$；$fosX$
	糖肽类	$dldHA2X$；$VanA$；$VanC1XY$；$VanC2$；$VanC2XY\sim C4XY$；$VanE$；$VanEXY$；$VanGXY$；$VanG2XY$；$VanH$；$VanHAX$；$VanHBX$；$VanHDX$；$VanHFX$；$VanHMX$；$VanHOX$；$VanLXY$；$VanNXY$；$VanX$；$vanXmurFvanKWI$；$vanXmurFvanWI$；$VanXY$
	大环内酯类	$car(A)$；cfr；cmr；$ere(A)$；$ere(B)$；$ere(D)$；$erm(30)\sim50$；$erm(A)\sim(Z)$；$lmr(A)$；$lnu(A)\sim(G)$；$lnu(P)$；$lsa(A)\sim(E)$；$mdt(A)$；$mef(A)\sim(C)$；$mph(A)\sim(N)$；$mre(A)$；$msr(A)\sim(E)$；$vat(A)\sim(H)$；$vga(A)\sim(E)$；$vgb(A)\sim(B)$
	硝基咪唑类	$nimA$；$nimB$；$nimC$；$nimD$；$nimE$；$nimF$；$nimH$；$nimI$；$nimJ$
	噁唑烷酮类	cfr；$optrA$；$cfr(B)$；$poxtA$；$poxtA$-Ef
	苯尼考类	cat；$cat(pC194)$；$cat(pC221)$；$cat(pC233)$；$catA1\sim A3$；$catB$；$catB1\sim B10$；$catP$；$catQ$；$catS$；$catT$；cfr；$cfr(B)\sim(E)$；cml；$cmrA$；cmx；$fexA$；$fexB$
	喹诺酮类	$gyrA$；$gyrB$；$parC$；$parE$；$qnrA1\sim A8$；$qnrB1\sim B91$；$qnrVC1\sim VC7$；$qnrC$；$qnrD1\sim D3$；$qnrS1\sim S13$；$qnrE1$；$qepA1\sim A4$；$aac(6')$-Ib-cr；$OqxA$；$OqxB$；$crpP$
	利福霉素类	ARR-$2\sim8$
	磺胺类	$sul1\sim4$
	四环素类	$otr(A)\sim(C)$；$tcr3$；$tet(30)\sim(59)$；$tet(A)\sim(Z)$
	甲氧苄啶类	$dfrA1\sim A36$；$dfrB1\sim B8$；$dfrD$；$dfrE$；$dfrG$；$dfrK$
	消毒剂类	$ClpL$；$formA$；$OqxA$；$OqxB$；$qacA\sim L$；$qacZ$；$sitABCD$
真菌	唑类	$CDR1$；$CDR2$；$MDR1$；$MDR2$；$Tac1$；$Mrr1$；$CgPdr1$；$UPC2$；$ERG11$；$ERG3$；$Cyp51A$；$CDR1B$；$AtrF$
	棘白菌素类	FKS
	多烯类	$ERG1$；$ERG2$；$ERG3$；$ERG4$；$ERG6$；$ERG11$

（续　表）

支原体	四环素类	*tetM*
	大环内酯类	*23S rRNA*；*L22*；*L4*
	喹诺酮类	*gyrA*；*gyrB*；*parC*；*parE*
衣原体	四环素类	*tetM*
	大环内酯类	*23S rRNA*；*L22*；*L4*；*ermB*；*ermC*
	喹诺酮类	*gyrA*；*gyrB*；*parC*；*parE*；*ygeD*
	利福霉素类	*rpoB*

2.3.3　院感防控分子诊断技术及应用

2.3.3.1　医院感染常见病原生物

医院感染是指住院患者在医院内获得的感染，包括在住院期间获得的感染和在医院内获得出院后发生的感染，是随着医院的建立而相依并存的。严重的医院感染常常使患者的原发病治疗不能达到预期的疗效，甚至会引起严重的预后不良。常见的医院感染包括泌尿道感染、呼吸道感染、外科伤口感染和血流感染等，其他医院感染有烧伤、皮肤和软组织感染等。

病原生物是指对人类有致病性的寄生物，包括病原微生物和寄生虫。病原微生物又细分为致病性微生物和条件致病性微生物：致病性微生物一般是指那些毒力较强能够引起免疫正常的人体发病的微生物，能够引起传染病的微生物都是致病微生物；条件致病性微生物是指在宿主免疫力低下和/或正常防御机制缺损、细菌易位、菌群失调等情况下，正常菌群中的某些微生物及某些腐物寄生菌可使宿主发生感染，这些微生物被称为条件致病微生物。

随着时间的推移，医院感染的常见病原菌也会随之发生变化，主要表现为：①病原体种类发生了很大的变迁，抗生素问世之前主要是革兰阳性菌为主，尤其是化脓性链球菌、金黄色葡萄球菌，青霉素等具有抗葡萄球菌活性的抗菌素使用之后，大肠埃希菌、铜绿假单胞菌等革兰阴性菌成为重要病原体；②正常菌群的致病病例明显增多，长期使用广谱抗生素导致的菌群失调，使条件致病菌成为医院感染的主体，如肺炎克雷伯菌、大肠埃希菌和铜绿假单胞菌；③耐药菌株增多，细菌变异、抗生素滥用，导致耐药菌株增加和播散，其中耐甲氧西林金黄色葡萄球菌（MRSA）已成为细菌多重耐药的典型。

引起医院感染的病原生物主要包括细菌、真菌、病毒和特殊病原体4类，其中以各类细菌最为常见，占95％以上。本章节主要介绍医院感染常见的这4类病原生物的流行病学特点。

1）细菌

医院感染常见的革兰阳性致病菌主要包括葡萄球菌属、链球菌属、肠球菌属、李斯特菌属和诺卡菌属等。产单核细胞李斯特菌（*Listeria monocytogenes*）是李斯特菌属中唯一能引起人类疾病的菌种，可导致一种罕见但严重的食源性疾病，即李斯特菌病，高发于孕妇、老年人和免疫功能低下的个体。产单核细胞李斯特菌主要以食物为传染媒介，是最致命的食源性致病菌之一,肉类、蛋类、海产品、乳制品、蔬菜等都已被证实是其感染源。产单核细胞李斯特菌中毒严重时可引起血液和脑组织感染,很多国家都已经采取措施来控制食品中的产单核细胞李斯特菌,并制定了相应的标准。未来做好对产单核细胞李斯特菌的鉴定和分型能更好地控制其流行。

医院感染常见的革兰阴性菌主要包括奈瑟菌属、嗜血杆菌属、埃希菌属、志贺菌属、沙门菌属、克雷伯菌属和假单胞菌属等。多重耐药菌感染是指患者对临床使用的三种或三种以上的抗生素存在耐药性,多见于革兰阴性菌,常见的有耐碳青霉烯类肺炎克雷伯菌(carbapenem-resistant *Klebsiella pneumoniae*,CRKP)以及多种耐药铜绿假单胞菌等。目前耐碳青霉烯类肺炎克雷伯菌已呈全球性散布,主要是由于碳青霉烯类药物的广泛使用、不合理应用,导致介导碳青霉烯酶耐药的基因通过质粒在细菌间传播及变迁[2,3]。研究表明,现我国 CRKP 主要的耐药基因型为 KPC-2(62.17%),且在全国各地区占比均为最多;主要优势序列型别为 ST11 型(76.72%),在全国 6 个地区分布,并且此克隆菌株曾引起过医院感染的暴发。已有研究表明,IS26 参与了 blaKPC 的传播和扩增;且耐碳青霉烯的高毒性肺炎克雷伯菌(CR-hvKP)更易产生表达 KPC-2 的 ST11 型克隆菌株,其具有高毒力、传播迅速的特征,携带耐药基因的质粒很可能演变成高毒质粒。发生医院感染会导致患者康复时间延长、治疗费用增加,还有可能威胁患者的生命安全,危害性较大。

医院感染常见的厌氧菌主要有脆弱类杆菌、放线菌、梭杆菌、艰难梭菌等。艰难梭菌是一种革兰阳性、产芽孢的专性厌氧菌,能够分泌大量的毒素,从而引发剧烈的肠道炎症反应,称为 CDI。目前人们认为艰难梭菌 BI/NAP1/027 型是引起 CDI 的高致病性菌株。BI/NAP1/027 流行株的特征是毒素调节基因 *TCDC* 存在两个突变,包括 18 bp 缺失和第 117 位点缺失,导致毒素 A 和 B 的产生较传统株分别增加 10 倍和 23 倍,从而对喹诺酮类高度耐药。艰难梭菌核糖体 078 型与 BI/NAP1/027 型有类似的突变,其 *TCDC* 存在 39 bp 缺失和第 184 位点突变,导致终止密码子提前产生。有证据表明,近些年来艰难梭菌核糖体 078 型感染逐年递增。此外,艰难梭菌核糖体 078 型在人类和动物之间基因序列高度一致,即该流行株可能不存在物种壁垒,从而更有利于其传播。

2) 真菌

在大量应用抗菌药物治疗和严重免疫力低下的患者体内易发生真菌感染,如白念珠菌、曲霉属、新生隐球菌。其中白念珠菌最多见,近年来耐药的克柔念珠菌、热带念珠菌和葡萄牙念珠菌有所增加。耳念珠菌(*Candida auris*)作为一类重要的感染性病原微生物,能够广泛定植于黏膜和皮肤上。自 2009 年首次报道以来,世界多地不断有新的耳念珠菌菌株检出,呈现出全球流行趋势,严重威胁人类生命健康,已引起各国重视。全基因组测序(WGS)与单核苷酸多态性(SNP)分析显示:菌株具有低度多样性,全球存在至少 4 个进化分支,提示耳念珠菌并非单源扩散,可能存在多个独立起源。

3) 病毒

能够引起医院感染的病毒种类繁多,此处仅列举肝炎病毒、肠道病毒、柯萨奇病毒、流感病毒、禽流感病毒、麻疹病毒、水痘-带状疱疹病毒、汉坦病毒、乙型脑炎病毒、登革病毒、EB病毒、巨细胞病毒、狂犬病毒、人类免疫缺陷病毒(HIV)以及新型冠状病毒(SARS-CoV-2)等病毒。

4）特殊病原体

蓝氏贾第鞭毛虫很容易在成人和儿童中传播。输血疟疾常在流行区发生。隐孢子虫虽是机会致病病原体,但可在艾滋病患者中引起腹泻。朊粒可引起脑和中枢神经系统组织感染引发神经退化性的传播性海绵体脑病;近年有医院内发生医源性(神经外科手术、角膜移植)所致克雅病的报道。还有一些其他病原体比如衣原体、螺旋体、立克次体等,均可引起医院感染。

2.3.3.2 流行病学采用的分子技术

病原微生物分型是根据微生物的生物学特性(形态学、生化反应、血清学、遗传学等)确定不同来源分离株之间关联性的过程。其主要作用是通过评估微生物分离株之间的关系,确定传染病疫情和医院感染相关传染源、传播途径和流行规律,并鉴定毒力株和评估控制措施的有效性。传统的微生物分型方法主要包括生物型、血清型、对抗菌剂或噬菌体分型,这些方法曾作为有效的实验室方法,用于病原体的确认、溯源及传播趋势的分析等。近年来随着分子技术的大力发展,PFGE、MLST、WGS 和傅里叶变换红外光谱(Fourier transform infrared spectroscopy,FTIR)技术在流行病学调查和传染病暴发检测中发挥了日益重要的作用。下面以耐碳青霉烯肠杆菌目细菌(CRE)为例,对分子流行病学技术在医院感染控制中的应用做简要介绍。

CRE 已成为威胁公共卫生安全的严重问题。在全球,70%～90% 的 CRE 感染是由耐碳青霉烯类肺炎克雷伯菌(CRKP)引起。CRKP 主要产 KPC-2 碳青霉烯酶,不仅对临床常用多种抗菌药物耐药,而且可在医疗环境中播散和流行。因此,分析 CRKP 的遗传相关性及流行病学对于其感染的控制具有重要意义。

近年来,随着高毒力 CRKP 菌株的出现,荚膜分型成为关注的焦点。荚膜是细菌最外层的结构,参与细菌与外环境的直接相互作用。流行性 CRKP 的基因组测序和分子结构解析发现,荚膜多糖(capsular polysaccharide,CPS)是肺炎克雷伯菌最重要的毒力因子之一,其由 CPS 基因座编码,是 K 和 O 相关抗原的主要决定簇,与人类感染或定植密切相关。而 *WZI* 分型是一种快速简单的细菌荚膜分型方法,可用于推断大多数肺炎克雷伯菌的 K 抗原分型。目前已知 K1、K2、K5、K20、K54、K57 等荚膜血清型肺炎克雷伯菌是主要毒力菌株。南京学者发现,产 KPC-2 肺炎克雷伯菌 ST11 菌株的 *WZI* 分型主要为 *WZI* 209,荚膜血清分型是 K47,为非高毒力菌株。中国台湾学者研究发现,87 株 CRKP 中,29 株为 ST11/K64,只有 1 株为 ST11/K47,提示了不同地区流行株存在明显不同,应根据分型结果制定相应的感染防控措施。

20 世纪 30 年代以来,细菌表型和基因型知识以及相关技术和数据分析工具一直在持续发展,但结果准确可靠又能同时兼顾成本、用户体验和检测速度的微生物分型方法仍然非常缺乏。PFGE 对大范围的菌种爆发和检测管理十分有用。MLST 对于记录特定细菌克隆的大规模传播以及多重耐药细菌的食源性传播提供了一个标准化规程和命名方法,然而其辨别力欠佳,无法区分特定的细菌谱系。WGS 提供了更多遗传变化导致的表型变化,尤其是与细菌表面关键大分子相关的基因型和表型特征,并逐渐成为实时菌株分型的通用方法。

FTIR 技术是利用细菌细胞吸收红外光后,提供反映其核酸、蛋白质、脂质和碳水化合物组成的特征指纹图谱,更好地探索细菌的遗传信息。2021 年,Hu Y 等的研究比较了 MLST、PFGE、WGS 和 FTIR 4 种方法对 CRKP 分离株的分型效果[12]。结果表明 FTIR 可将来自 9 个序列分型(STs)的 17 株肺炎克雷伯菌分为 13 个 IR 型,其中 10 个 IR 型中仅包含一株分离物,9 株 ST11 菌株聚类为 5 个不同的 IR 型。PFGE 和 WGS 聚类结果完全一致,两者都包含 14 种类型,并将 ST11 分离株分为 6 类。对比结果表明,FTIR 的鉴别力高于 MLST,两者的 SID(辛普森多样性指数)值分别为 0.963 和 0.735,与现行金标准 PFGE 和 WGS 相当。在 Hu Y 的研究中,三种技术平台(FTIR、PFGE 和 WGS)均能区分 10 种不同的序列类型。值得注意的是,FTIR 与其他三种方法的结果没有矛盾,这意味着没有来自同一 WGS、PFGE 或 MLST 型的分离株聚集到不同的 FTIR 型。FTIR、PFGE 和 WGS 可以进一步区分 ST11 这一在我国最占优势的序列类型。

2.3.4 感染性疾病宿主易感性的分子诊断技术及应用

人类疾病均直接或间接与基因存在一定关联。感染性疾病是外来病原体感染导致的疾病,但其中起作用的不仅仅是病原体,还有宿主本身的因素,即疾病是由外因和内因共同导致的。比如,病毒性传染病主要与人类白细胞抗原Ⅰ类(HLA-Ⅰ)分子有关,而细菌性传染病主要与人类白细胞抗原Ⅱ类(HLA-Ⅱ)分子有关。另外,一些慢性传染病的发生与宿主相关基因位点突变相关:如雌激素受体基因 *ERS1* 的 T29C 多态位点与乙肝病毒慢性感染相关,而趋化因子配体 10(*CXCL10*)基因多态性也通过调控 *CXCL10* 表达与乙肝病毒慢性感染相关。

目前筛选感染性疾病宿主易感基因的方法主要分为候选基因策略和全基因组扫描策略。候选基因策略主要是通过钓鱼式方法挑选候选基因,或者文献检索等方法来推测基因可能的作用,从而确定候选易感基因。鉴定易感基因的手段主要是通过连锁分析或者关联分析:连锁分析要求较高,需要该基因决定或接近于决定疾病的发生发展等,所以应用较少,主要局限于家系研究;关联分析又因为一次只能研究较少的基因,同时人们对于疾病相关基因的现有认知不足,所以也不够完善。

全基因组扫描策略能对与疾病相关的染色体区域进行范围搜索和筛选遗传标记单核苷酸多态性(SNP)。由于常见复杂疾病的易感性由一些高频率的疾病易感位点决定,可通过庞大的人类基因组单体型图计划(Hapmap 计划)挑选 SNP,获得比较完整的群体遗传信息,进而从中选取高频位点。这一策略为包含大量多态性位点的基因与疾病表型关联的研究提供了便利,也克服了人们对疾病现有认知的局限性,有助于发现新的遗传位点。

现阶段对于宿主易感性的分子诊断技术主要包括如下两种。一是基于 PCR 技术,联合检测 SNP 点突变的实验方法来进行判断,包括 PCR-RFLP、PCR-SSP、PCR-SSO(详见后文 6.3)和直接测序。二是全基因组关联分析(GWAS),其是一种通过基因芯片或者外显子测序等测序手段去寻找基因变异和表型之间关系的遗传学关联研究方法,也就是点突变检测的再进一步——在全基因组范围内检测 SNPs。对于新冠肺炎,GWAS 分析显示重症肺炎伴呼吸衰竭的发生可能与宿主的 ABO 血型基因有关,A 型血的患者重症化的风险更高[13]。

分子诊断技术的应用,有利于挖掘感染性疾病的发生发展机制,从而科学地预防疾病,并且为开辟新的基因治疗途径奠定基础。

2.4 临床感染案例分析

2.4.1 一例鹦鹉热衣原体感染引起的重症肺炎

2.4.1.1 概要

冬末春初,气温忽冷忽热,病原微生物生长活跃,导致各种呼吸道感染频发。典型肺炎起病急、发病快,症状明显,较好鉴别;而对于非典型肺炎,起病隐匿,症状不典型,传统培养较困难,很容易错过黄金治疗时间。虽然形形色色的肺炎表现千差万别,但只要从源头做起,精准诊断、早期治疗,就一定能取得较好的效果。

2.4.1.2 案例经过

现病史:男性患者,65 岁,因"咳嗽咳痰 2 周,加重伴发热 1 天"于 2021 年 12 月 11 日入院。患者 2 周前无明显诱因出现咳嗽咳痰,呈阵发性咳嗽,咳白色黏痰,伴鼻塞流涕。无发热、气促,无胸闷、胸痛,无心悸、乏力,无恶心、呕吐,无头晕、头痛。自服药物治疗(具体不详),服用 5 天,咳嗽咳痰较前减轻。就诊前 1 天患者外出散步后出现咳嗽咳痰加重,伴发热、乏力、气促,无胸痛心悸,无恶心呕吐,无头晕头痛,无腹痛腹泻。体温自测 37.8℃,未行诊治,自行来我院急诊就诊,急诊测体温 39.6℃,转入发热门诊,予完善相关检查。

辅助检查结果提示:①双侧基底节区多发缺血灶;②老年脑改变,脑白质变性;③副鼻窦炎;④左肺炎症,左侧胸腔少量积液。新型冠状病毒核酸:阴性;血常规:中性粒细胞 93%,白细胞计数(white blood cell count,WBC) 4.54×10^9/L。转入急诊抢救室查电解质、肝肾功能,提示低钾、肝功能异常,予补钾、护肝。予拜复乐联合益保世灵抗感染、血必净抗炎等对症支持治疗。现患者出现氧饱和度进行性下降、烦躁不安的状况,予无创面罩接呼吸机辅助通气可改善。为进一步监护支持治疗,拟"重症肺炎、呼吸衰竭、肝功能不全、肾功能不全、血糖增高"收入中心监护室。病程中患者食纳可,睡眠可,二便正常,体重无明显变化。

既往史:既往患者高血压病史 3 年余,长期服用降压药(具体不详),血压平素控制可;否认糖尿病、脑梗塞、冠心病、胃溃疡、慢性支气管炎等慢性疾病史。患者 10 年前因鼻息肉于外院行手术治疗(具体不详),治愈出院。否认食物、药物过敏史。

个人史:生长于原籍,否认疫区疫水接触史。

婚育史:已婚已育,育有 1 子,家人体健。

家族史:否认家族相关遗传病史。

专科查体:患者于 2021 年 12 月 11 日 13 时入院,体温为 38.4℃,脉搏为 142 次/min,呼吸为 32 次/min,血压为 125/95 mmHg。患者烦躁,呼吸急促,无法对答,查体不配合。颈软,颈静脉无怒张,双肺呼吸音粗,左肺可闻及散在湿啰音,心率 142 次/min,律齐,各瓣膜区未闻及明显病例杂音;腹部平软,无压痛和反跳痛,肝脾肋下未及;四肢活动自如,无畸形。

实验室检查:①血常规检查:WBC 5.26×10^9/L, Neu 92.9%↑,PLT 75×10^9/L↓,RBC 3.9×10^{12}/L↓,Hb 122 g/L↓,其余无异常。CRP 207.24 mg/L↑,SAA>288 mg/L,PCT 9.89 ng/mL↑,IL-6 620.9 pg/mL↑。②生化检查:TB 29.4 μmol/L↑,ALB 22 g/L↓,ALT 78 U/L, AST 217 U/L, GGT 30 U/L, UREA 156 μmol/L↑, AKP 727 μ/L↑,Ca^{2+}

2.04 mmol/L，IgG 58.1 g/L↑，IgE 824 ng/L↑，尿蛋白 2＋，尿葡萄糖 3＋。③病毒检测：甲、乙流感病毒及呼吸道合胞病毒抗原阴性，呼吸道病毒 7 项抗原检测阴性，HCV、HIV 抗体阴性，TP-CMIA、TRUST 阴性。④肿瘤标志物：CEA 7.7 ng/mL，CA125 36.3 U/mL，NSE 30.2 ng/mL，其余无异常。

影像学检查：2021 年 12 月 10 日，胸部 CT 显示：左肺炎症，左侧胸腔积液。头颅 CT 示：①双侧基底节区多发缺血灶；②老年脑改变，脑白质变性；③副鼻窦炎。腹部超声示肝脏回声增粗，胰腺显示不清，脾大，双侧肾囊肿。

2.4.1.3　进一步检查、诊治过程和治疗反应

根据患者症状和体征，肺部感染诊断明确，在病原学结果未回报之前，给予经验性抗感染治疗：派拉西林钠他唑巴坦钠（3 g，q8 h），盐酸莫西沙星氯化钠注射液（0.4 g，qd）。

2021 年 12 月 11 日 21 时，患者出现烦躁不安，心电监护提示心率为 122 次/min，氧饱和度为 88％，给予无创呼吸机辅助呼吸，右美托咪定镇静，患者好转。

2021 年 12 月 12 日，患者无创呼吸机辅助呼吸中，FiO$_2$ 85％，血氧饱和度 85％～90％，患者痰多，排不出，拟给予气管插管，用呼吸机辅助呼吸，并且送检痰、血液标本进行培养和测序检测。

2021 年 12 月 12 日 11 时，患者血氧饱和度进行性下降，血压为 75/48 mmHg，给予口插管、气管插管及呼吸机辅助呼吸，去甲肾上腺素生压，抢救成功，给予告病重。

2021 年 12 月 13 日 09 时，DIC 筛查报危急值：纤维蛋白原 8.20 g/L，予以肝素皮下注射。NGS 结果回报检出鹦鹉热衣原体（见表 2-18），予单间床旁隔离，特级护理，并更改抗生素为替加环素联合拜复乐抗感染。追问病史：血吸虫病史，曾在外院接受治疗，具体情况不详，现仍有脾脏肿大。

表 2-18　NGS 结果

样本类型	属（Genus）			种（Species）		
	名称	序列数	相对丰度％	名称	序列数	相对丰度％
痰标本	衣原体属（Chlamydia）	518	98.11％	鹦鹉热衣原体（Chlamydia psittaci）	462	**87.50％**
血标本	衣原体属（Chlamydia）	5	**26.32％**	鹦鹉热衣原体（Chlamydia psittaci）	5	**26.32％**

2021 年 12 月 15 日，患者呼之不应，呼吸机参数较高，血常规及炎性指标提示感染进行性加重，血和痰培养结果均为阴性。给予甲泼尼龙琥珀酸钠 80 mg 静推，继续抗感染、抑酸护胃、祛咳平喘、抗炎、抗凝、升压、镇静、护肝、促白、调节免疫力等治疗。

2021 年 12 月 16 日，患者目前危重，邀请呼吸科、肾内科、内分泌科联合会诊。根据患者的病程，病情进展迅速、多种抗生素联合治疗效果不好，NGS 结果提示鹦鹉热衣原体，积极予以抗鹦鹉热衣原体的治疗，但考虑患者病情较重，可能合并多重耐药病原体联合感染，故可同时给予覆盖面更广的抗生素联合治疗。

2021 年 12 月 16 日，患者尿素 48.82 mmol/L，肌酐 423 μmol/L↑，血气分析钾 5.3 mmol/L，钠 155 mmol/L↑，葡萄糖 10.6 mmol/L↑，考虑脓毒症，肾功能不全，有连续肾脏替代疗法（CRRT）指征，行血滤管置管术和 CRRT 治疗。

2021 年 12 月 18 日，患者呼吸窘迫，气道内可见大量粉红色泡沫痰，心电监护提示血氧饱和度 80%，血气分析提示Ⅰ型呼衰，积极予以上调呼吸机参数，甲强龙静推，镇静镇痛，琥珀胆碱减轻患者氧耗，最后抢救成功。患者目前重度急性呼吸窘迫综合征，氧和情况极差，需严格控制出入量，维持容量平衡，监测血气、电解质变化。

2021 年 12 月 19 日，痰培养结果回报检出鲍曼不动杆菌，根据药敏结果立即在原有抗生素基础上予以头孢哌酮/舒巴坦钠（3 g，q8 h）抗感染治疗。为明确病原体感染，再次送检痰和血液 NGS。

2021 年 12 月 20 日，邀请上海某医院重症医学科会诊，建议如下：①复查病原学，明确感染病原体；②查 CD4、CD8、IgG 全套，明确免疫状态；③查 CRP、CD8、IL-6 炎症指标，滴定激素逐渐减量；④采取肺保护性通气策略，维持深镇静；⑤目前考虑继发感染可能，根据病原学检测结果，进行目标性抗感染。执行上述医嘱，CD4、CD8、IgG 全套未见明显异常，胸片仍显示两肺炎症，左侧胸腔少许积液，较前变化不显著。21 日血液 NGS 结果回报检出鲍曼不动杆菌，痰液 NGS 结果回报检出鲍曼不动杆菌和鹦鹉热衣原体，后者序列数较前明显减少（见图 2-5）。维持"替加环素＋舒普深＋拜复乐"的抗感染方案。

结果综述

Q-mNGS™检出微生物
鲍曼不动杆菌；人疱疹病毒1型

Q-mNGS 检测结果供参考，建议结合患者症状和其它临床检测进一步确认感染情况。

结果综述

Q-mNGS™检出微生物
鲍曼不动杆菌；鹦鹉热衣原体；人疱疹病毒1型

Q-mNGS 检测结果供参考，建议结合患者症状和其它临床检测进一步确认感染情况。

属 (Genus)			种 (Species)		
名称	序列数	相对丰度%	名称	序列数	相对丰度%
衣原体属 Chlamydia	2	0.00 %	鹦鹉热衣原体 Chlamydia psittaci	2	0.00 %

图 2-5　NGS 结果

上图是血液标本，下图是痰标本。

2021年12月24日,患者胸片示两肺炎症,较前两日有所吸收,生命体征平稳,但患者脱机拔管困难,与患者家属沟通后拟行气管切开术。

2021年12月28日,邀请上海某医院抗生所会诊,建议加用多黏菌素B或E雾化吸入,执行医嘱,自28日起加用硫酸黏菌素(75万U雾化,q12h)。

2021年12月29日~2022年1月5日,经过与消化科、神经内科、呼吸科、康复医学科、营养科的共同商讨,继续行人血白蛋白纠正低蛋白血症,输血纠正贫血,进行调节肠道菌群、促白细胞生成、抑酸护胃、祛痰平喘、抗感染、护肝、调节免疫力、补钾等对症治疗,并积极予以脱机训练。

2022年1月6日,痰培养见金黄色葡萄球菌,抗生素调整为利奈唑胺(0.6g,q12h),目前抗生素使用方案是:利奈唑胺+硫酸黏菌素。

2022年1月7日~2022年1月25日,经过近一个月的抗感染和对症支持治疗,患者病情较为稳定,已拔除气管插管、导尿管、胃管,停止静脉用药,抗生素降级后目前使用左氧氟沙星片,拟转入呼吸内科普通病房进一步治疗(见图2-6)。

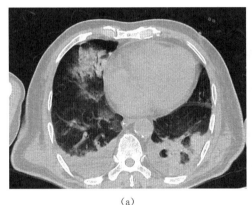 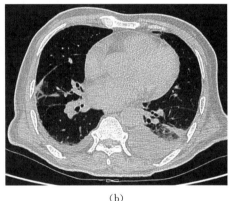

(a)   (b)

图2-6 胸部CT

(a)2021年12月20日;(b)2022年2月7日。

2022年2月11日,患者出院。

2.4.1.4 案例分析

宏基因组二代测序(mNGS)能够快速、客观地检测临床样本中的较多病原微生物(包括病毒、细菌、真菌、寄生虫),且无须特异性扩增,尤其适用于急危重症和疑难感染的诊断。本案例为一名危重患者,且常规检测手段未能明确病原体,治疗效果较差,临床医生及时使用mNGS的手段进行检测,利用其能检出所有病原体核酸的优势,明确了鹦鹉热衣原体为致病菌。及时调整抗生素后,患者症状明显好转,后续连续监测时发现使用替加环素联合拜复乐后,血标本转阴,痰标本中鹦鹉热衣原体的序列数也明显减少,可见治疗有效。

2.4.1.5 案例拓展

mNGS与传统微生物检测方法相比,不依赖于微生物培养,无须预设,直接提取临床样本中的核酸(DNA 或 RNA),采用高通量测序技术,经过数据库比对分析,一次性完成细菌、真菌、病毒和寄生虫等病原体检测。mNGS 尤其适用于急危重症和疑难感染的诊断,与传统方法相比较,具有精准、简便、快速等特点。随着测序技术和平台的完善,目前 mNGS 方法逐渐在感染性疾病早期诊断、指导抗感染治疗等方面得到了认可。

mNGS 的检测流程可以大致分为 5 个步骤:核酸提取、文库构建、上机测序、生信分析和报告解读。文库构建的目的在于给未知序列的核酸片段两端加上已知序列信息的接头以便于测序,单样本文库构建完成后需要经历 PCR 扩增,再将多个文库样本混合后进行测序。测序完成后,数据会自动进入搭建好的病原体自动分析流程,该流程包括去除人源宿主序列和低质量序列、微生物数据库比对注释等步骤。最后,解读专家根据自动化系统产生的初步结果,再结合部分临床指标、样本类型、病原体种类等因素进行综合分析解读。

mNGS 用于临床的时间并不长。第一例报道是在 2014 年,*New England Journal of Medicine* 率先报道了使用 mNGS 在脑脊液标本中检测出了钩状螺旋体病毒。国内最早的报道是在 2015 年,研究人员使用 mNGS 检测发热患者样本以辅助临床诊断。第一例针对脓毒血症使用全血标本做 mNGS 检测则是在 2016 年。2018 年,复旦大学附属中山医院在国际权威杂志报道了国内学者关于 mNGS 检测和传统微生物学培养的对比研究结果。自此以后,mNGS 在国内的临床应用迅速发展起来。

mNGS 在病原体检测上有无法替代的优势,但在临床应用中仍有许多的不足:①无法确定它所检测到的序列是来自活菌还是死菌,也不能区分定植菌和致病菌;②检测出 DNA 只能表明存在何种生物,检测出 RNA 才可以揭示这种生物的转录活性;③即使是血液标本的mNGS,也无法区分致病菌与短暂的菌血症以及白细胞内所含微生物核酸片段的差别;④mNGS 的核酸序列读长相对较短(300 bp),很难获取耐药基因全长序列等信息,也不能将耐药基因与相应的微生物物种进行关联;⑤mNGS 仅限于粗略判断病原微生物的种类和估算微生物的大致比例(以序列读取总数的百分比来量化病原体读取量);⑥阴性 mNGS 结果可能仅仅反映了样本的非微生物核酸含量高和/或微生物核酸含量低,而不是病原体的缺乏;⑦一些低含量的胞内细菌,如结核分枝杆菌、军团菌、布鲁菌和细胞壁较厚的真菌的检出率较低(需要破坏细胞壁)。总之,mNGS 目前并不能取代传统的微生物检验方法,而是应该作为这些传统方法的一种补充。

2.4.1.6 案例总结

鹦鹉热衣原体属于衣原体科,是一类比细菌小比病毒大、有细胞壁、严格胞内寄生的微生物,可在禽类及哺乳动物中引起肺炎。文献报道,鹦鹉热衣原体肺炎约占社区获得性肺炎的 1%,潜伏期为 1～2 周。临床症状常为急性发病,伴有高热、咳嗽、咳痰等呼吸道症状,也会引起腹泻等消化道症状。鹦鹉热衣原体很难通过培养的方式鉴定。与传统方法比较,mNGS 在检测新发未知病原体、罕见病原体、跨物种传播病原体、混合感染病原体、培养阴性的细菌/真菌性病原体中有着巨大的优势,如 mNGS 在新型冠状病毒的发现和鉴定中发挥了重要作用。本例患者所患的鹦鹉热属人畜共患疾病,也是通过 mNGS 检测出罕见的致病源——鹦鹉热衣原体。mNGS 现已广泛应用于重症感染、慢性感染、疑难复杂感染、免疫缺陷感染患者的诊疗中。

2.4.2 肠沙门菌肠亚种肠炎血清型引发的血流播散性感染

2.4.2.1 概要

随着社会和城市经济发展带来的生活品质不断提升,公共卫生监测大数据证实,人群的肠道疾病谱特征逐渐改变。但对于进化中的肠道微生物,免疫力低下者始终是其惦记着要下手的对象。对于初发系统性红斑狼疮(SLE)患者,在自身免疫功能紊乱的同时还存在抗感染免疫的缺陷,容易发生各种病原的侵袭性感染,严重时可引起脓毒症,临床上需多加警惕。

2.4.2.2 案例

患者,女,41岁,发热、关节痛2个月,再发2周入院。入院前因疲劳后出现口腔溃疡,发热(最高体温39℃),伴乏力、脱发,四肢关节疼痛无肿胀。当地医院查ANA(+),抗RNP/抗Sm/抗SSA抗体(+)。诊断为SLE,予以泼尼松40mg/d治疗,上述症状好转。1个月后再次出现发热。

入院查体:体温39.5℃,精神萎靡,血压下降(70/40mmHg),不伴抽搐、咳嗽咳痰、腹痛腹泻、尿频尿急、关节肿痛和皮疹等。双肺底闻及湿啰音,心脏(—),淋巴结(—)。

实验室检查:外周血白细胞$23.7×10^9$/L↑,血红蛋白90g/L↓,血小板$32×10^9$/L↓,C反应蛋白>200mg/L,降钙素原52ng/mL↑。血培养:双侧双采(4瓶)均为阳性(见图2-7),经报阳血瓶直接涂片染色和基质辅助激光解吸电离飞行质谱仪(MALDI-TOF-MS)快速鉴定为沙门菌属感染(血培养一、二级报告)。后经24h培养及血清学"O"和"H"抗原鉴定,最终结果为肠沙门氏菌肠亚种肠炎血清型感染。药敏试验结果提示:头孢曲松敏感,氨苄西林耐药,左氧氟沙星中介,复方磺胺甲恶唑敏感。

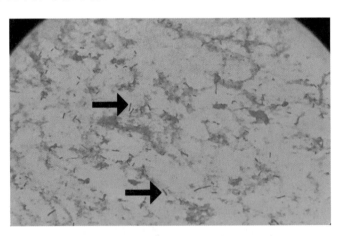

图2-7 血培养报阳瓶标本涂片染色结果

影像学检查:胸部CT显示两侧胸腔积液伴邻近肺组织受压不张,两下肺多发渗出。

初始治疗:考虑本次SLE并发感染性休克,根据病原学结果经验性予以头孢哌酮/舒巴坦钠(3.0g,q12h)抗感染,同时甲泼尼龙40mg/d治疗原发病,一般情况改善后,激素调整为泼尼松30mg/d。治疗20天复查,肺部CT提示两肺间质性改变伴渗出,与前片相比两侧胸腔积液完全吸收,两肺下叶渗出明显吸收(见图2-8)。

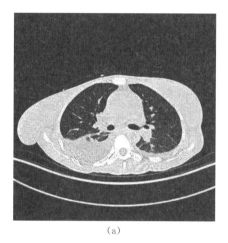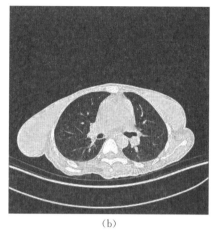

（a）   （b）

图 2-8 入院时以及入院治疗 20 天后的影像学表现

（a）入院时；（b）入院治疗 20 天后。

患者入院 3 周后出现神志淡漠、对答欠佳，查体发现四肢肌力 0～1 级，双侧病理征（＋），枕骨后波动感肿物（范围约 3 cm×4 cm）。

脑脊液检查：压力 12 cmH$_2$O；外观透明、清，潘氏试验（一）；白细胞 1×10^6/L，红细胞 8×10^6/L，糖 3.48 mmol/L，氯化物 126 mmol/L，总蛋白 609 mg/L↑。

影像学检查：头颅 CT 提示双侧额顶叶多发斑片状低密度影，枕顶骨局部骨质破坏伴周围软组织肿胀；头颅 MRI 提示脑内弥漫分布粟粒样结节影，枕部骨质破坏伴软组织增厚，考虑颅内感染性病变（见图 2-9）。

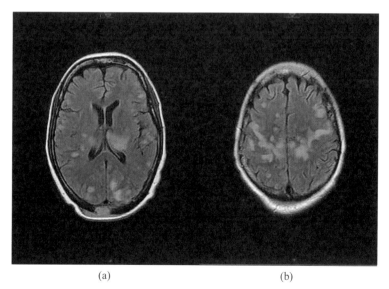

（a）   （b）

图 2-9 患者入院 3 周影像学检查结果

（a）头颅 CT；（b）头颅 MRI。

病原学检查：超声引导下行枕骨后脓肿穿刺术，原始脓液标本直接涂片染色查见革兰阴性杆菌（部分呈现不完全 L-型菌体改变），经菌体鞭毛抗原诱导培养，鉴定结果仍为肠炎沙门氏菌肠炎血清型感染（见图 2-10）。药敏试验结果同血培养。

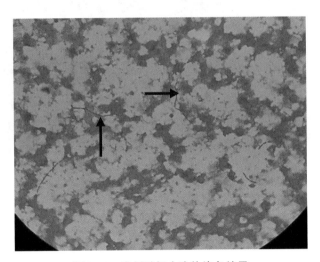

图 2-10 穿刺脓标本涂片染色结果

注：图中→所指为不完全 L-型菌体改变。

进一步治疗：增加头孢哌酮/舒巴坦钠剂量（3.0 g，q8 h），同时联合氟喹诺酮类抗感染治疗，泼尼松逐渐减量为 20 mg/d 治疗原发病。

治疗结果：经 2 周治疗后，头颅 MRI 提示颅内病灶较前减少，患者神志较前明显改善，四肢肌力恢复至 Ⅳ 级。一般情况可，予以出院并嘱头孢曲松降阶梯继续治疗，门诊随访。

2.4.2.3 案例分析

1）临床案例分析

免疫水平低下者的肠道屏障作用有限，导致近年来全球报告的沙门菌侵袭性菌型数量和罕见亚种（除亚种 Ⅰ 以外的其他亚种）、血清型都在增加，其中肠炎沙门氏菌肠炎血清型是除伤寒、非伤寒外位居肠外侵袭性沙门菌首位的血清型。结缔组织病（约 80% 合并 SLE）是非伤寒沙门菌血流感染合并肠道外感染灶的独立危险因素[1]。在 SLE 中，疾病活动性高、应用大剂量激素和免疫抑制剂以及合并狼疮性肾炎、低补体血症、贫血或缺血性骨坏死的患者更容易出现非伤寒沙门菌血流感染合并肠道外感染灶的情况[2]。本例患者在抗感染过程中病情变化，出现血流播散、颅脑多发脓肿形成，按照病原学及药敏结果给予充分抗感染 2 周后，精神症状及颅内病灶影像学明显改善，但仍需密切随访监测。

2）检验案例分析

基质辅助激光解吸电离飞行质谱（MALDI-TOF-MS）技术可作为血流感染阳性血培养标本直接鉴定的重要工具之一，将直接涂片染色镜检与其相结合能优化血培养三级报告的流程，即将原来的一级和二级报告合并直接发布鉴定结果，以便临床医师更好地选择药物进行治疗。由于方法学的局限性，目前质谱技术无法对沙门菌属细菌的具体血清型进行明确的鉴定,但直接报告临床医师沙门菌属细菌的感染、为其提供经验性治疗的病原学依据是完全可靠的。后续应根据培养出的细菌进一步做血清分型试验,最终明确具体的血清型并提供相应的药敏试验结果。

2.4.2.4 案例拓展

非伤寒沙门菌感染是伤寒、副伤寒以外的沙门菌引起的急性感染性疾病,尤其在新生儿与老年人、慢性基础疾病患者、免疫抑制人群中侵袭性感染的风险大大提高[3,4]。肠炎型是最常见的血清型之一,主要以禽类和蛋类食物为传播途径。2006～2016 年,美国累计肠道感染沙门菌型病例为 477 861 例,在前 50 种肠道感染性沙门菌型中,肠炎型的分离株数位列第一。肠炎型感染的主要表现常仅限于消化道,出现以发热、腹泻和疼痛性痉挛为特征的胃肠炎,部分病例无须治疗,可在 2 周内自愈。少数情况可在体内形成持留状态,亦有跨越肠系膜静脉屏障入血后再经消化系统跨越血脑屏障而入脑,疾病类型和转归情况与人体的基础免疫状态密切相关[5]。

然而,非伤寒沙门氏菌导致的侵袭性病例中,属中枢感染类型的死亡率最高(可达 21%～60%),亦可导致严重的神经系统后遗症,且婴幼儿发病率高于成人[6]。在出现颅内感染前,可能缺乏胃肠炎、脓毒症和病原学依据,但无法排除无症状的一过性菌血症。建议早期外科引流(脑脓肿)+抗感染治疗(至少 6 周),常选择第三代头孢(头孢噻肟、头孢曲松、头孢他啶)和(或)联合氟喹诺酮类进行治疗。中国细菌耐药监测网(CHINET)对我国 2020 年收集的不同标本来源的 453 株肠炎型沙门菌进行耐药性分析显示:氨苄西林耐药率为 85.5%;头孢曲松耐药率为 5.7%;环丙沙星耐药为 6.2%;复方磺胺甲恶唑耐药率为 7.1%。随着亚洲地区 NTS 对氟喹诺酮和三代头孢耐药性增高,有必要根据药敏试验结果制定个体化抗感染方案。

2.4.2.5 案例总结

1) 临床案例总结

肠炎沙门氏菌肠炎血清型有相当高的迁徙性,在极少数免疫低下的患者中,病原菌可以经血流播散引起各种转移性感染灶。肠外感染灶包括脑膜脑炎、心内膜炎、尿路感染、肺炎、胆囊炎以及关节炎等[7]。临床医师与检验医师在合作诊治的过程中应当予以充分的重视。

2) 检验案例总结

近年来,临床针对疑难病例建立了多学科会诊(MDT),加强检验医师与临床沟通,提升诊断报告专业质量,极大地提高了我国感染性疾病诊疗的软实力。沙门菌血清型的准确结果如提供给临床,可帮助接诊医生科学判断患者的暴露因素,如患者年龄(是否在多动期)、基础性疾病、激素使用、接触和养殖宠物、动物行业加工生产、外出旅游就餐经历等。这些暴露因素对后期制订精细化诊疗方案也具有辅助作用,如不用抗菌药物(改用微生态制剂)、少用抗菌药物(对症和基于实验室病原菌培养及耐药结果使用)、痊愈后提出健康建议、避免二次暴露。

视频2:基质辅助激光解吸电离−
飞行时间质谱仪(MALDI-TOF-
MS)的原理和操作步骤

视频3:PCR 毛细电泳片段
分析技术检测多种呼吸
道病原体

参考文献

［1］ Findlay P, Modesio M. Laboratory Exercises In Microbiology［M］.陈雪芬,译.台北:高立图书有限公司,民 95.

［2］ 中华人民共和国国家健康委员会.抗菌药物敏感性试验的技术要求:WS/T 639-2018［S］.中国.2018

［3］ 周庭银.临床微生物学诊断与图解［M］.上海:上海科学技术出版社,2007.

［4］ 尚红.中华医学百科全书-实验诊断学［M］.北京:中国协和医科大学出版社,2019.

［5］ Clinical and Laboratory Standards Institute (CLSI). Interpretive Criteria for Identification of Bacteria and Fungi by Targeted DNA Sequencing, MM18. 2nd ed. Wayne: CLSI, 2018.

［6］ Nyaruaba R, Mwaliko C, Dobnik D, et al. Digital PCR Applications in the SARS-CoV-2/COVID-19 Era: a Roadmap for Future Outbreaks［J］. Clinical Microbiology Reviews, 2022,35(3):e0016821.

［7］ 上海市医学会分子诊断专科分会,上海市医学会检验医学专科分会,上海市微生物学会临床微生物学专业委员会,上海市临床检验中心.病原体核酸即时检测质量管理要求专家共识［J］.中华检验医学杂志,2021,44:1021－1028.

［8］ Hilt E E, Ferrieri P. Next Generation and Other Sequencing Technologies in Diagnostic Microbiology and Infectious Diseases［J］. Genes (Basel),2022,13(9):1566.

［9］ Akaçin İ,Ersoy Ş, Doluca O, et al. Comparing the significance of the utilization of next generation and third generation sequencing technologies in microbial metagenomics［J］. Microbiol Res, 2022, 264:127154.

［10］ Pervez M T, Hasnain M J U, Abbas S H, et al. A Comprehensive Review of Performance of Next-Generation Sequencing Platforms［J］. Biomed Res Int, 2022,2022:3457806.

［11］ Lavezzo E, Barzon L, Toppo S, et al. Third generation sequencing technologies applied to diagnostic microbiology: benefits and challenges in applications and data analysis［J］. Expert Rev Mol Diagn, 2016,16(9):1011－1023.

［12］ Hu Y, Zhou H, Lu J, et al. Evaluation of the IR Biotyper for Klebsiella pneumoniae typing and its potentials in hospital hygiene management［J］. Microb Biotechnol, 2021,14(4):1343－1352.

［13］ Ellinghaus D, Degenhardt F, Bujanda L, et al. Genomewide Association Study of Severe Covid-19 with Respiratory Failure. N Engl J Med, 2020, 383(16):1522－1534.

本章参与编写的编者还有:李婷华、杨海慧、奚卫、田文杰、闫佩毅

3

肿瘤分子诊断技术及临床应用

进入 20 世纪以来,人类老龄化程度日益加剧、环境污染时有发生,恶性肿瘤的发病率和死亡率逐年递增,目前已成为仅次于心脑血管疾病的第二号杀手,严重威胁人类的生命健康。目前,较为主流的观点认为,肿瘤发生发展是一个多基因、多途径、多阶段相互作用的复杂过程,贯穿着一系列分子事件的发生,主要包括癌基因的激活、抑癌基因的失活等。此外,遗传因素和环境因素的相互作用、相互影响在肿瘤的发生发展过程中也起到重要作用。人类只有通过不断探索,揭示肿瘤发生发展的分子机制,采取积极的预防措施和科学的治疗手段,才能从根本上降低肿瘤的发病率和死亡率,从而改善患者生活质量和提高人类平均寿命。

近年来,随着肿瘤研究的不断深入和分子生物学技术的发展,对许多肿瘤的发病机制研究取得重大突破。例如,目前已明确幽门螺杆菌(Hp)感染与胃癌发生密切相关,人乳头瘤病毒(human papillomavirus,HPV)感染与癌前病变以及宫颈癌发生密切相关,EB 病毒(EBV,又称人类疱疹病毒第四型,human herpesvirus 4,HHV-4)感染与人类 Burkitt 淋巴瘤和鼻咽癌密切相关,长期持续感染乙型肝炎病毒(hepatitis B virus,HBV)会引起原发性肝癌。然而,在肿瘤发生发展过程中,致癌的环境因素如何引起癌基因的激活或抑癌基因的失活,以及个体遗传因素在致癌物的代谢、激活与生物大分子的结合、对细胞 DNA 损伤修复能力等方面的作用并不完全明确,需要肿瘤分子诊断技术去探索和研究,为肿瘤风险评估以及诊疗提供重要临床数据。

本章将对肿瘤分子诊断技术在肿瘤的风险评估、早期诊断、分子分型、肿瘤生物学行为预测、疗效监测、预后评估与治疗方案筛选等研究和临床方面的应用进行重点阐述。

3.1　概述

现代医学按肿瘤组织生物学行为分类,依据细胞的分化程度、组织结构、病理学形态和对身体的危害性,将肿瘤分为良性肿瘤和恶性肿瘤两大类。良性肿瘤是体内某些组织的细胞发生异常增殖、膨胀性生长,形成吹气球样逐渐膨大的瘤体。良性肿瘤一般生长缓慢,大多有包膜,呈现膨胀性生长,边界清楚,触摸肿块可有滑动,不会发生转移,可挤压周围组织,一般不侵入邻近的正常组织内,肿瘤细胞分化成熟,对机体危害较小。恶性肿瘤一般具有细胞分化和增殖异常,生长失去正常调控,浸润性和转移性等生物学特征。通常表现为生长迅速,呈现侵袭性生长,边界不清楚,与周围组织粘连,触摸肿块不能移动,容易发生转移,治疗后容易复发,患者症状明显。早期可出现发热、食欲差、体重下降等症状,晚期可出现发热、贫血、严重消瘦等症状,不及时治疗通常会导致患者死亡。

肿瘤分子诊断是利用现代分子生物学和分子遗传学方法,以肿瘤相关的基因及其产物为监测对象,从分子水平上探讨肿瘤发生和发展的机制,提供肿瘤患者体内遗传物质结构、表达水平、相关表观遗传学信息及参与抗肿瘤药物代谢相关基因的结构、表达状态等参数,从而为肿瘤的预防与诊断、疗效评估、预后判断等提供关键的信息和决策依据。针对肿瘤患者的个体化和精准化治疗研究和探索已成为肿瘤学家们关注的焦点,而完善的肿瘤分子诊断技术则是实现个体化和精准化治疗的基础和前提条件。目前,肿瘤分子诊断技术主要包括核酸分子杂交技术、聚合酶链式反应(PCR)、限制性酶切分析、单链构象多态性分析、DNA测序、生物芯片技术、Sanger测序、二代基因测序、流式细胞术、质谱技术、液体活检等。

3.1.1 肿瘤分子诊断概况

随着人类基因组学、肿瘤生物学和药物基因组学研究的不断深入和发展,分子诊断技术在肿瘤诊疗领域应用前景广泛,为高容量和高精密度分析肿瘤基因组变化提供新的手段,为肿瘤的预防、诊断、预后判断、治疗监测以及用药指导等方面提供了更详尽的临床数据,在肿瘤防治、精准医学等方面发挥着越来越重要的作用。肿瘤分子诊断技术因敏感性高、特异性强、适用范围广,有效弥补了传统诊断方法的不足,逐渐成为肿瘤研究主要的内容和手段。

肿瘤分子诊断不仅可以在合适的时间结合肿瘤患者的自身情况予以合适的治疗,还可以识别具有相同肿瘤发生部位、相同病理类型和病理分级的不同患者之间存在的差异。包括基因表达产物、基因拷贝数变异和基因突变在内的检测,可确定是否有原发肿瘤或癌变的特定基因存在,从而在诊断疾病、提示肿瘤恶性程度、开展靶向药物治疗等方面提供帮助。因此,肿瘤分子诊断技术不仅有助于肿瘤的预防与早期诊断,更在恶性肿瘤的分子分型、疗效监测、预后判断、用药指导等方面起到重要作用,目前已有多种分子诊断方案被纳入肿瘤精准化临床诊疗指南。随着研究的深入,分子诊断技术在肿瘤精准诊疗中的意义将更加突出。

3.1.1.1 肿瘤预防

肿瘤分子遗传学研究发现,部分肿瘤的发生具有遗传性倾向,即在人体正常细胞的某些基因发生导致基因功能缺失或者功能获得的突变时,基因携带者罹患某种或某些肿瘤的风险会增加。分子诊断技术通过检测某些肿瘤遗传相关的易感基因用于肿瘤高危人群的筛查,尤其是有肿瘤家族史者,使临床及时采取有效的干预措施,可大大降低肿瘤的发生或减缓肿瘤进程。

例如,*BRCA1/2* 基因突变的女性罹患卵巢癌、输卵管癌、腹膜癌和乳腺癌的风险大大增加,而预防性卵巢切除能使 *BRCA1/2* 基因携带者原发性卵巢、输卵管和腹膜癌发生的风险降低 80%,相关的死亡风险降低 77%。

视网膜母细胞瘤是婴幼儿常见的眼内恶性肿瘤,由视网膜母细胞瘤基因 1(retinoblastoma gene 1,*RB1*)两个拷贝的失活所致,应用分子诊断技术对生殖细胞 *RB1* 基因突变检测是视网膜母细胞瘤的预防与早期诊断的有效途径。

家族性腺瘤性息肉病患者常遗传一条突变的结肠腺瘤样息肉病(adenomatous polyposis coli,*APC*)基因,保留一条正常的等位基因,这种 *APC* 突变基因的杂合子状态能够促使早中期腺瘤的形成,而 *APC* 突变基因的杂合性缺失(loss of heterozygosity,LOH)则与肿瘤的形成有关。通过分子诊断技术检测 *APC* 基因突变,可筛选出家族性腺瘤性息肉病高危患者,对预防结直肠癌发生具有重要意义。

3.1.1.2　肿瘤诊断

肿瘤早期诊断是肿瘤防治"三早"原则的关键,其策略是采用分子诊断技术检测健康个体的某些肿瘤易感因素,可及早发现相应肿瘤的高危人群或第二原发癌,及时采取有效的干预措施,可大大提高治愈率,降低死亡率。例如,对于携带 *MLH1*、*PMS2*、*MSH2*、*MSH6* 等存在致病或可能致病胚系突变基因的个体,应根据相应肿瘤的家族史进行结直肠癌、子宫内膜癌以及胃癌的定期筛查;对于 HPV DNA 进行检测和分型,结合宫颈刷片结果筛选需要进一步检查的高危人群。肿瘤发生早期,来自肿瘤的核酸片段包含了肿瘤特异性的突变信息,通过液体活检手段检测外周血中这种突变,能够早于影像学和病理学对肿瘤进行诊断,而且还可以与不同肿瘤的突变谱进行对比,提示肿瘤来源。

目前,白血病的诊断已从过去以形态为主的诊断体系,正逐步向以分子诊断为核心的个体化诊断体系发展,如 95% 以上慢性髓系白血病(chronic myelogenous leukemia,CML)患者可见 *BCR-ABL* 融合基因;急性髓系白血病(acute myelogenous leukemia,AML)-M3 患者可见 *PML-RARα* 融合基因。在急性淋巴细胞白血病(acute lymphoblastic leukemia,ALL)中,白血病细胞的增殖呈单克隆性,若任意检查出一种基因重排片段就可以考虑诊断白血病;采用 PCR 方法检测 Ig/TCR 基因重排序列可以作为白血病诊断的分子标志物,有助于在分子水平上进行诊断分型,对确定白血病细胞来源及分化阶段具有重大意义。利用荧光原位杂交(FISH)技术可鉴定染色体断裂融合形成阳性融合基因的细胞;检测 t(15;17) 易位或 t(8;21)易位的 DNA 探针可分别用来诊断急性早幼粒细胞白血病和急性粒细胞白血病;恶性黑色素瘤与痣的外观相似,临床难以诊断,通过使用 FISH 和 p16-Ki67-HMB45 联合免疫组化的方法建立了黑色素细胞性肿瘤分类,从而对恶性黑色素瘤进行辅助诊断。

3.1.1.3　肿瘤分子分型

肿瘤细胞按照其组织来源分型能够反映肿瘤来源组织细胞的生物学行为和形态学特征,是肿瘤病理学分型和临床肿瘤诊疗的重要依据。世界卫生组织(World Health Organization,WHO)肿瘤分型方案是公认的肿瘤分型标准,通常按照肿瘤主要组织学类型进行恶性肿瘤的分型诊断。然而,肿瘤异质性是恶性肿瘤的重要组织结构特点之一,存在不同程度的多方向分化或不同组织学类型并存的现象。因此,按照肿瘤主要组织学类型进行分型诊断,会忽视恶性肿瘤高度异质性的组织学特征,也忽略了肿瘤次要组织性类型。同时,病理组织学诊断也易受恶性肿瘤不规则的形态学表现影响,可能会存在病理分型的不一致。

随着新的分子诊断技术的出现,对肿瘤的认知也从单一因素疾病发展到驱动基因突变形成的一组疾病,带来了从病理分型到分子分型的演变,为人们深入认识肿瘤本质以及发现具有临床意义的新类型提供了许多有价值的信息。肿瘤分子分型与传统病理分型的主要区别在于其以分子表型检测为核心,对肿瘤进行更准确的诊断、更细微的分析,进而更精准地评估肿瘤的生物学行为、化疗效果和预后,能够满足肿瘤个体化治疗中对于肿瘤诊断精细化的要求[1]。例如,在常规病理组织学方法区分淋巴组织反应性增生与淋巴瘤困难的情况下,采用分子诊断技术检测免疫球蛋白或 T 细胞受体基因的重排情况,可辅助鉴别诊断。

3.1.1.4 肿瘤疗效监测

肿瘤治疗过程中对肿瘤特异性的基因进行检测,可作为肿瘤患者病情监测的手段之一。慢性粒细胞白血病患者经药物治疗后,当 *BCR-ABL* 融合基因含量持续下降,说明治疗有效,当 *BCR-ABL* 融合基因含量上升,则提示肿瘤复发可能。AML-M3 患者可见 *PML-RARα* 融合基因,可采用荧光定量 PCR 技术检测其含量,从而对疗效进行监测。此外,结直肠癌患者外周血监测到循环肿瘤 DNA(ctDNA)存在鼠肉瘤病毒(*KRAS*)基因突变,与结直肠癌术后复发的高风险相关联。

3.1.1.5 肿瘤预后评估

由于个体差异的存在,不同的肿瘤患者预后和复发风险存在明显差异。通过分子诊断技术检测相关肿瘤分子水平的变化,可判断肿瘤患者的预后,预测复发转移的风险。肿瘤患者可通过基因检测,提示肿瘤恶性程度:如检测到 *BRAF-V600E* 位点突变、*P53* 或者 *KRAS* 等基因突变,提示肿瘤恶性程度高,多数预后较差;有研究发现,*FLT3* 基因高表达对 AML 患者完全缓解率及总生存率有明显影响,是 AML 疾病预后不良指标之一。胰腺导管腺癌(pancreatic ductal adenocarcinoma, PDAC)是一种预后较差的肿瘤,*KRAS* 基因突变与其预后密切相关。有研究采用 NGS 技术对 17 名 PDAC 患者 ctDNA 中的 *KRAS* 基因进行分析,证实 *KRAS* 突变与 PDAC 不良预后的相关性较强。应用 FISH 技术对特定染色体进行检测可以预测癌症的预后,如通过对尿路上皮癌患者长期随访,使用多色荧光原位杂交技术对患者的 9p21(p16)位点及 3、7 和 17 号染色体进行检测,能够筛选膀胱癌复发高风险人群并预估疾病发展。

循环肿瘤细胞(CTCs)是从原发灶脱落并进入外周循环血液中的存活肿瘤细胞,通过一些上皮间质转化标记将其鉴定及分离,其数量被证实与恶性肿瘤的复发风险相关。肿瘤细胞会主动释放一些游离核酸至血液循环中,这些核酸分子包含有突变的抑癌基因,并存在异常甲基化、基因重排以及微卫星不稳定性(microsatellite instability, MSI)等分子结构改变,通过分子诊断技术检测其丰度升高提示肿瘤复发风险。测序技术对 ctDNA 的分析使得对肿瘤疾病的有效动态监测成为现实,可以更好地预测患者疾病进展情况。有学者利用 NGS 技术检测肺癌患者血浆 ctDNA 突变情况,结果发现 ctDNA 变异丰度与患者的预后呈显著相关,提示动态监测肺癌患者外周血 ctDNA 含量对肺癌患者的疾病进展情况具有一定预测价值。然而,在判断预后时还应结合治疗方案、患者一般情况,并联合多种基因标志物进行综合分析。

3.1.1.6 肿瘤用药指导

目前,临床治疗恶性肿瘤主要有 3 大手段,包括手术切除、放射治疗、药物治疗。对早期或较早期实体肿瘤来说,手术切除是大多数肿瘤的主要治疗手段。对于肿瘤范围较广、已有转移而不能做根治性手术的晚期患者,只切除部分肿瘤或做些减轻症状的手术,降低肿瘤负荷,为以后的放疗、化疗奠定基础。放疗方法有很大的局限性,放疗的射线照射对癌细胞和正常细胞都会造成损伤,且放射治疗的效果仅局限在接受照射的区域内。药物治疗是一种全身治疗手段,可以作为手术治疗和放射治疗的有效补充,也是目前肿瘤治疗的重要方式之一。肿瘤药物治疗的目标是通过个体化的治疗方案提高疗效、减少毒性反应。化疗药物作用于快速分裂的细胞,一般都没有专一性,能够抑制细胞 DNA 的合成、复制及代谢关键酶的活性,同时也会杀死进行分裂以维持功能的正常组织细胞。另外,由于个体基因组的差异及肿瘤的异质性,具有相同临床病理特征的不同个体对同一化疗药物敏感程度、耐受程度或化疗方案的反应性可能不同。此外,对复发患者,经验用药的有效性仅 10%～30%。大量的临床研究表明,化疗药物的疗效主要与相关基因的表达水平相关,可应用分子诊断技术检测相关基因的表达水平和多态性,预测药物的疗效,为临床用药提供指导。例如,ERCC1 的 mRNA 表达与乳腺癌患者铂类化疗是否敏感相关。

靶向药物是一类新型抗肿瘤药物,其选择性作用于肿瘤细胞增殖、运动相关的细胞信号转导通路上的关键酶,能够高效、低毒地抑制肿瘤生长。例如,EML4-ALK 融合基因突变状态与患者接受克唑替尼治疗疗效相关。免疫治疗是通过影响机体的免疫反应而治疗肿瘤的一种方法,其中免疫检查点抑制剂是当前最为成功的肿瘤免疫治疗方式。例如,应用高维单细胞大规模流式细胞仪进行单细胞 RNA 测序,以预测抗 PD-1 免疫疗法对黑色素瘤的治疗效果:患者治疗前外周血中检测到 CD14$^+$ CD16$^-$ HLA-DRhi 单核细胞,能够预测抗 PD-1 抗体免疫治疗效果。

如上所述,精准治疗是通过基因组学、蛋白质组学等医学前沿技术,对肿瘤进行精确诊断及精细分类,从而对疾病和特定患者进行个体化治疗。肿瘤个体化治疗是根据肿瘤患者的个体遗传基因结构和功能差异,尤其是发生变异的遗传基因信息,优化诊疗措施,提高分子诊断的特异性、疗效和预后预测的准确性,确定最合适的治疗时机、治疗强度、治疗疗程,从而提高治疗效果、延长患者的生存时间、减少不必要的治疗并降低不良反应的发生概率,减少患者调整用药的次数和时间,从而减轻患者的痛苦和经济负担。完善的肿瘤分子诊断技术则是实现肿瘤个体化和精准化治疗的基础和前提条件。

3.1.2 肿瘤发病机制

人类对肿瘤发病机制的研究历史悠久,经历从宏观到微观、从现象到本质的研究过程。现代医学认为,肿瘤是机体在内外多种致瘤因素长期协同作用下,由多因素参与的多阶段发展的疾病,会经历启动、促进、进展、转移等阶段[2]。

外在因素,也称环境因素,包括化学因素、物理因素、生物因素等。环境因素可直接或经细胞生物转化后与基因组 DNA 或蛋白质相互作用,引起细胞增殖和分化异常,直接启动肿瘤的发生;环境因素也可作用于已启动或已发生基因改变的细胞,影响促进及进展阶段肿瘤的形成。个体内在因素主要包括遗传特性、年龄、免疫、内分泌和代谢以及精神、神经等因素。各种环境致癌因素可独立或相互协同作用于机体,与个体内在因素相互作用,通过不同复杂机制的叠加导致肿瘤的发生[2]。

3.1.2.1 化学因素

化学致癌物是最主要的导致肿瘤发生的环境因素,主要包括烷化剂、多环芳烃类、芳香胺类、偶氮染料和亚硝基化合物等。这些化合物有些是天然存在,有些是人工合成的,广泛分布于人类生产和生活环境中。不同人对致癌物的生物转化、DNA 损伤后的修复和细胞凋亡的控制能力存在差异,因此对化学致癌物易感性不同。

化学致癌因素有以下共同特点：①具有剂量和时间效应；②多种化学致癌物可同时或先后作用于机体，出现累积、协同或拮抗等不同效应；③化学致癌物所造成的细胞遗传性损伤可通过细胞分裂遗传到子代细胞；④大多数化学致癌物本身并不直接致癌，而是在体内经过生物转化后，形成具有亲电子基团的化合物，与核酸或具有重要活性的蛋白质共价结合，导致 DNA 损伤或蛋白质功能改变。

化学物致癌的机制主要有以下理论学说：①亲电子代谢产物学说，化学致癌物质经过生物转化后成为缺电子对的亲电子反应物，通过与细胞大分子共价结合发挥致癌作用，DNA是其作用的关键靶分子；②自由基产物学说，化学致癌物质在生物转化过程中形成大量缺乏单电子的自由基，直接攻击 DNA 导致基因突变，或作用于脂质产生过氧化产物，通过炎症介质致癌；③DNA 甲基化学说，化学致癌物可抑制甲基转移酶催化的脱氧胞嘧啶甲基化，引起DNA 甲基化修饰异常；④其他学说，如化学致癌物与致癌性病毒协同致癌、致癌物诱发RNA 损伤、激素诱发肿瘤等。

3.1.2.2 物理因素

目前已确定的物理致癌因子主要有电离辐射、紫外线辐射和一些矿物纤维，如石棉等。物理因素成为致癌相关的危险因素常常与人类的生活生产活动相关，例如，核工业和核医学等人为核素的使用、石棉的开采与大量商业化产品生产等。目前认为，职业性癌症与物理致癌因素密切相关。

电离辐射是一切能引起物质电离的辐射总称，可分为电磁辐射与粒子辐射。电磁辐射主要是 X 线和 γ 线，以电场和磁场交替振荡的方式传递能量。粒子辐射主要包括电子、质子、粒子和中子射线。电离辐射的暴露可来自天然或人为因素。天然的射线又称为本底辐射，主要来自自然界的土壤、岩石、植物以及建筑材料等，但危害不太大。人工辐射源包括医源性放射性诊断和治疗、核反应堆和加速器产生的照射、核武器爆炸落下的灰尘等。目前普遍认为，电离辐射的致癌机制可能是通过电离产生自由基，导致 DNA 断裂或结构改变，以及持续的氧化应激反应。与电离辐射相关的肿瘤主要是白血病、肺癌、骨肿瘤、甲状腺癌、乳腺癌。

紫外线（ultraviolet radiation，UVR）是电磁波谱中波长 100～400 nm 辐射的总称，分为长波紫外线 UVA（320～400 nm）、中波紫外线 UVB（280～320 nm）和短波紫外线 UVC（200～280 nm）。过大气层到达地球表面的紫外线主要是 UVA。紫外线是导致皮肤癌发生的最重要的环境因素，致病机制主要包括紫外线介导 DNA 光损伤、过氧化作用和免疫抑制等。

石棉具有良好的防护和保温特性，在 20 世纪初被大量开采使用，在石棉矿工或经常接触石棉的工人中，肺癌和恶性间皮瘤发生率显著增加。20 世纪 50 年代开始，确定了石棉与肺癌及恶性间皮瘤的病因学关系。1986 年，我国政府将暴露于石棉而导致的恶性间皮瘤和肺癌定为职业性肿瘤。矿物纤维石棉虽然含有化学成分，但因其致癌性取决于纤维的物理特性，所以将其归为物理致癌因素。石棉致癌的机制与石棉纤维中的铁离子产生氧自由基导致 DNA 损伤有关。此外，石棉纤维还可直接促进靶细胞分裂，激活炎症细胞分泌大量细胞因子。

3.1.2.3 生物因素

生物致癌因素主要是病毒，也包括一些细菌和寄生虫[3]。凡能引起人或动物肿瘤或体外能使细胞恶性转化的病毒称为致瘤病毒（oncovirus），按其核酸种类分为 DNA 致瘤病毒和 RNA 致瘤病毒。确定病毒是否具有致瘤作用需要以下证据：①病毒感染在肿瘤发生之前；②肿瘤细胞内显示病毒特异性抗原或特异性颗粒；③体外培养的瘤细胞能产生相应病毒或病毒抗原；④病毒能导致正常细胞恶性转化；⑤灭活病毒应使该肿瘤不形成或发病明显减少。

DNA 致瘤病毒通过病毒 DNA 的整合作用将遗传信息整合到宿主细胞核的基因组中，并能够作为正常细胞的一部分随细胞而增殖，由亲代垂直传递给子代。DNA 致瘤病毒分为 5 大科，分别是多瘤病毒科、乳头瘤病毒科、腺病毒科、疱疹病毒科和嗜肝病毒科。其中与人类肿瘤发生密切相关的有 HBV、EBV 和 HPV。

HBV 本身并不含转化基因，病毒 DNA 的整合也无固定模式，但早在 20 世纪 70 年代就发现肝癌发病率分布与 HBV 感染分布相一致，多项研究表明，慢性 HBV 感染是亚洲和非洲一些地区原发性肝细胞癌的重要病因。

EBV 与 Burkitt 淋巴瘤和鼻咽癌等肿瘤有关，其主要感染人类 B 淋巴细胞和口咽部上皮细胞。EBV 能使 B 淋巴细胞发生多克隆性增殖，此后再发生其他突变，发展为单克隆增殖，形成淋巴瘤。

HPV 类型较多，已知的就有 100 多种。根据是否诱发恶性肿瘤，将 HPV 分为高危险型和低危险型。高危险型 HPV 编码的 E6 和 E7 癌蛋白是使细胞转化的重要因素，这两种癌蛋白可分别与肿瘤抑制蛋白 RB 和 P53 蛋白结合，抑制其功能而导致肿瘤的发生。

RNA 致瘤病毒属于逆转录病毒科，以 RNA 和 DNA 为模板进行遗传物质的复制。RNA 致瘤病毒可根据基因组结构是否完整分为非缺陷型和缺陷型 RNA 病毒，也可根据在动物体内的致瘤潜伏期和体外转化细胞的能力分为急性或慢性 RNA 致瘤病毒，还可根据基因组结构和致瘤机制不同分为转导性逆转录病毒、顺式激活逆转录病毒和反式激活逆转录病毒。

人类嗜 T 细胞病毒是第一个被发现的、与人类癌症直接相关的逆转录病毒，是成人 T 细胞白血病/淋巴瘤发病的重要因素。另外，人疱疹病毒-8 与 Kaposi 肉瘤的发生密切相关。

某些微生物和寄生虫也与肿瘤的发生有关，如 HP 感染与胃癌和 MALT 淋巴瘤，华支睾吸虫与胆管癌，日本血吸虫与结直肠癌的发生密切相关。

3.1.2.4　癌基因与抑癌基因

1）癌基因

癌基因是可以通过其表达产物引起正常细胞恶性转化的一类基因，也称为转化基因。癌基因分为两大类：逆转录病毒的基因组里带有可导致感染病毒的宿主细胞发生癌变的基因，称为病毒癌基因；正常细胞携带，但发生某些异常时能使细胞发生恶性转化的基因称为细胞癌基因，细胞癌基因在正常情况下是以非激活状态存在，称为原癌基因。根据原癌基因产物的功能将其分为生长因子、生长因子受体、非受体蛋白激酶、RAS 基因产物和核蛋白 5 类。原癌基因转变为细胞癌基因的过程称为原癌基因的激活，常见的激活方式包括以下几种。

（1）基因突变。

基因在编码序列的特定位置上有一个或几个核苷酸发生改变，是癌基因激活的一种主要方式。基因突变主要包括点突变、移码突变和缺失突变,最终导致其编码的蛋白质功能发生改变,如 RAS 蛋白的 12 号氨基酸由甘氨酸变为缬氨酸,丧失了将 GTP 水解为 GDP 的能力,从而使下游信号通路持续激活,引起细胞失控性增殖。

（2）基因拷贝数扩增。

特定基因过度复制,拷贝数增加,导致其基因产物过量表达。例如,*MYC* 基因拷贝数增加导致蛋白表达水平增加,而 MYC 蛋白具有促进细胞增殖的作用,当其过表达时,细胞生长就会失去控制。约 30% 的儿童神经母细胞瘤组织能检测到因 *N-MYC* 基因拷贝数增加而导致的蛋白表达水平的增加。20%～30% 乳腺癌患者中可出现人表皮生长因子受体-2 (human epidermal growth factor receptor 2,*HER2*)基因的扩增。

（3）染色体易位。

基因从染色体的正常位置移到另一染色体的某个位置为染色体易位,可导致癌基因的重排与融合。染色体易位常通过两种方式影响原癌基因:一种是原癌基因与其他基因重组形成融合基因并表达融合蛋白质,如 9 号和 22 号染色体长臂易位形成的费城(Ph)染色体,可导致慢性髓系白血病(CML)的发生;另一种是原癌基因因染色体易位被置于强启动子下过度表达,如 8 号染色体上的 *C-MYC* 转位到 14 号染色体上编码免疫球蛋白重链的位点,导致 *C-MYC* 基因过度表达,驱动淋巴细胞大量恶性增殖,引发 Burkitt 淋巴瘤。

（4）插入诱变。

某些病毒本身并不含病毒癌基因,但这类病毒的基因组两端含长末端重复序列,感染细胞后,长末端重复序列可以插入原癌基因附近或内部,通过长末端重复序列中的启动子和增强子的调控使癌基因表达增强,即插入诱变。

2）抑癌基因

抑癌基因是在正常细胞中起抑制细胞增殖、促进分化作用的基因,其编码的蛋白质对肿瘤发生有抑制作用,这类基因的缺失或失活可导致细胞增殖失控,甚至促进肿瘤形成。抑癌基因失活的方式有多种,可能通过多种失活方式共同作用,以突变、杂合性丢失和启动子区甲基化异常三种方式最为多见。临床常见的抑癌基因有 *RB1*、*TP53*、*APC*、人第 10 号染色体缺失的磷酸酶及张力蛋白同源的基因(phosphatase and tensin homologue deleted from chromosome 10,*PTEN*)、*NF1* 等,其中以 *RB1* 和 *TP53* 最为重要。

（1）*RB1* 基因:定位于人染色体 13q14,是第一个被发现的抑癌基因,其异常主要表现为等位基因缺失和基因突变,纯合型丢失见于所有视网膜母细胞瘤。RB 蛋白在调节细胞周期中起重要作用,可将细胞阻滞在 G1 期,通过诱导细胞老化抑制肿瘤细胞的增殖。*RB* 基因的丢失还可见于膀胱癌、肺癌、乳腺癌、骨肉瘤等。

（2）*TP53* 基因:定位于人染色体 17q13,是迄今为止发现的最重要的抑癌基因。*TP53* 可通过突变或与癌蛋白结合等形式失活,从而失去其抑癌活性,人类肿瘤 50% 以上有 *TP53* 的突变。P53 蛋白在调节细胞凋亡、细胞周期和 DNA 损伤修复中均发挥重要作用,*TP53* 缺失或突变的细胞发生 DNA 损伤后,不能通过 P53 蛋白的介导停滞在 G1 期进行 DNA 修复,细胞继续增殖,DNA 的异常传递给子代细胞,可能导致细胞发生肿瘤性转化。

（3）*APC* 基因:定位于 5 号染色体。APC 蛋白可与 β-连环蛋白(β-catenin)连接,促进

β-catenin 降解,从而下调细胞内 β-catenin 水平而控制细胞增殖。*APC* 基因与家族性腺瘤样息肉导致的结肠癌、散发性结肠癌、肺癌等疾病有关。

(4) *PTEN* 基因:定位于染色体 10q23,失活方式主要是等位基因缺失、基因突变和甲基化。PTEN 蛋白通过拮抗酪氨酸激酶等磷酸化酶活性而抑制肿瘤的发生发展。*PTEN* 基因异常可出现在胶质母细胞瘤、前列腺癌、卵巢癌、子宫内膜癌、乳腺癌、胰腺癌、甲状腺癌和肺癌等多种肿瘤中。

(5) *NF1* 基因:定位于 17 号染色体,其编码的蛋白为 RAS-GTPase 活化蛋白(RAS-GAP),RAS-GAP 可激活 RAS 的 GTP 酶活性,促进 GTP 水解为 GDP,使 RAS 从结合 GTP 的活化状态转变为结合 GDP 的非活化状态。神经纤维肉瘤中存在的 *NF1* 基因的突变失活导致 RAS 处于结合 GTP 的持续活化状态。另外,在结直肠癌等一些散发性肿瘤中也存在 *NF1* 基因的突变失活。

3.1.2.5 细胞信号转导通路与肿瘤

信号转导是指细胞外因子通过与受体结合,引发细胞内的一系列生物化学反应以及蛋白间相互作用,直至细胞生理反应所需基因开始表达、各种生物学效应形成的过程。细胞信号转导系统由细胞外信号分子、接收信号的特定受体、细胞内信号转导分子和细胞核内转录因子构成。信号转导是生物结构间信息交流的一种最基本、最重要的方式,当信号转导通路发生障碍或异常,就会导致细胞生长、增殖、分化、代谢、凋亡等一系列生物学行为出现异常,引起各种疾病甚至肿瘤的发生。迄今研究发现多种信号转导通路在细胞的各种生物学行为中发挥重要作用,如 RAS-MAPK 通路、PI3K-AKT-mTOR 通路、JAK-STAT 通路、Notch 通路、Hedgehog 通路、Wnt 通路、Hippo-Yap 通路、TNF 受体介导的信号通路和 NF-κB 通路等。

3.1.2.6 肿瘤表观遗传学

肿瘤本质上是一种遗传信息异常的疾病,传统遗传学和表观遗传学均在肿瘤的发生和发展中扮演重要角色[4]。表观遗传指的是在细胞分裂中可以遗传的基因表达改变,但是这种改变是不随基因的 DNA 编码序列来决定的,故表观遗传是一种影响基因转录和翻译而 DNA 序列不发生改变的基因表达调控方式。表观遗传机制对于人体多种细胞的生长和分化都是重要的,如 X 染色体失活等一些正常细胞生理功能都由表观遗传所决定。随着年龄的增长或环境的影响,细胞正常的表观遗传状态可能被打破,从而导致癌基因的异常活化或抑癌基因的失活,促进肿瘤形成。表观遗传修饰主要包括 DNA 及一些与 DNA 密切相关的蛋白质的化学修饰,某些非编码的 RNA 也在表观遗传修饰中起重要作用;因此表观遗传修饰可从 DNA、组蛋白、染色质及 RNA 等多个层面上调控基因的表达。常见表观遗传修饰机制包括 DNA 甲基化、组蛋白修饰、染色体重塑和 RNA 干扰等。

DNA 甲基化是指 DNA 双螺旋在 DNA 甲基转移酶的催化下,由 S-腺苷甲硫氨酸(SAM)提供甲基基团,发生在胞嘧啶的 C-5 位、腺嘌呤的 N-6 位及鸟嘌呤的 G-7 位等位点的化学修饰过程。一般研究中所涉及的 DNA 甲基化主要是指发生在 CpG 二核苷酸中胞嘧啶上第 5 位碳原子的甲基化过程,其产物称为 5-甲基胞嘧啶(5-methylcytosine,5-mC)。

组蛋白是真核生物体细胞染色质中的碱性蛋白质,和 DNA 共同组成核小体结构。组蛋白修饰是指组蛋白在相关酶作用下发生甲基化、乙酰化、磷酸化、腺苷酸化、泛素化、ADP 核糖基化等修饰的过程。

染色质重塑主要涉及核小体的结构及其与 DNA 相对序列位置发生改变,增加了基因启动子区序列的可接近性,使反式作用因子如转录因子等能与之结合而启动转录等过程。

RNA 干扰(RNA interference, RNAi)是由双链小 RNA 分子诱发的、可致互补的靶 mRNA 降解或表达受抑的现象,也是真核生物的一种自我保护机制。常见的参与 RNAi 的小 RNA 分子有 miRNA 和 siRNA 两种。

肿瘤细胞可通过表观遗传机制形成关键信号通路异常变动,进而发展出依赖于异常信号调控的增殖。随着测序技术的发展,肿瘤全基因组的表观遗传组学研究作为各大组学研究的重要前沿,将为我们解码肿瘤发生的分子机制。

3.1.2.7 肿瘤染色体

染色体是真核细胞在有丝分裂或减数分裂时 DNA 存在的特定形式,由染色质丝螺旋缠绕,逐渐缩短变粗形成。染色体畸变可能导致不同的分子事件发生,包括基因的激活、失活、缺失、形成融合基因、转录调节异常等。这些变化可能涉及癌基因、肿瘤抑制基因、增强子、启动子以及细胞间相互作用相关的表面分子等,通过改变细胞的生长与分化使受累细胞发生恶性转化。

染色体畸变包括染色体数目和结构异常。正常人体细胞为二倍体细胞,有 23 对染色体(22 对常染色体和 1 对性染色体),而肿瘤细胞多数分为以下两种情况:①染色体数目非整倍变化,多于 46 条的称超二倍体,少于 46 条的称亚二倍体;②染色体数目成倍增加,称为高异倍性。其中,非整倍染色体数目异常是人类癌症最显著、最普遍的特征之一,约 60% 的非小细胞肺癌、60%～80% 的乳腺癌、70% 的结直肠癌和 30% 的前列腺癌是非二倍体核型。

染色体结构异常是由于染色体或染色单体经过断裂、重换或互换而产生的染色体畸变,主要包括:①缺失,即染色体的断片未与断裂端连接;②重复,断片与同源染色体连接;③倒位,断片经 180°旋转后再连接到断端上;④互换(易位),2 条非同源染色体同时发生断裂,2 个断片交换位置后与断端相接。结构异常的染色体又称为标记染色体。标记染色体具体可分为两种:一种是非特异性的,只见于少数肿瘤细胞,对大多数肿瘤来说不具有普遍性和代表性;另一种是特异性的,经常出现在某一类肿瘤,对该肿瘤具有代表性,如在 90% 的 Burkitt 淋巴瘤患者中可以见到一个长臂增长的 14 号染色体(14q+),90%～95% 的慢性髓系白血病(CML)病例都会出现 9 号和 22 号染色体长臂易位(Ph 染色体)。

早在 20 世纪初,就有科学家首次将染色体畸变与肿瘤的发生发展联系在一起,认为其是肿瘤发生的根本原因。自 1960 年在 CML 患者中发现了 Ph 染色体后,一些与肿瘤相关的染色体异常陆续被发现。对肿瘤染色体异常的研究已逐渐发展为遗传学的一个分支,即肿瘤细胞遗传学。它的任务是阐明染色体畸变与肿瘤之间的关系,同时把获得的知识用于临床,如通过染色体检查来协助肿瘤的诊断、鉴别、预后和指导治疗。

3.1.2.8 非编码 RNA 与肿瘤

长期以来,基因组上不编码蛋白质的非编码区域被认为是"垃圾区域"。随着 RNA 测序技术以及计算生物学的发展,发现这些非编码区域能够转录产生大量不具备蛋白质编码能力的非编码 RNA,包括转运 RNA、核糖体 RNA、小核仁 RNA(snoRNA)以及长非编码 RNA(long non-coding RNA,lncRNA)等多种已知功能的 RNA,还包括未知功能的 RNA。非编码 RNA 在 RNA 水平上就能行使各自的生物学功能,可通过直接或间接调控关键的癌基因、抑癌基因,参与关键致癌或抑癌信号通路,调节肿瘤细胞的周期、凋亡、增殖、代谢、自噬、干性、衰老、迁移、侵袭、药物抵抗、血管生成、肿瘤微环境中免疫细胞招募、活化等。生命科学领域在过去 20 年间对非编码 RNA 研究的突破,极大地完善和补充了中心法则。我国学者在非编码 RNA 研究领域做出了卓越的贡献,于全球范围内首次鉴定了一系列肿瘤中存在的重要非编码 RNA 分子,阐明了这些关键非编码 RNA 分子在肿瘤中的表达、作用、分子机制、临床意义。从理论上为阐明肿瘤发生发展机制及生命活动调控过程提供了许多新的视角。

3.1.3　肿瘤分子诊断标志物

恶性肿瘤的分子诊断,依赖于肿瘤标志物的实验室检测[5]。肿瘤标志物是恶性肿瘤在发生发展过程中由癌基因、抑癌基因或其他肿瘤相关基因及其产物异常表达所产生的一些抗原和生物活性物质。此外,机体对肿瘤发生的异常反应会产生一些生物活性物质和因子,因为和肿瘤的发生、发展相关,也可以用于肿瘤的辅助诊断。近年来,随着分子探针应用于肿瘤基因和抑癌基因的测定,肿瘤分子诊断的内容更广,技术更先进,已成为肿瘤辅助诊断不可缺少的重要内容或是诊断指标。

3.1.3.1　基因标志物

肿瘤是一类基因性疾病,它的发生、发展、转移及耐药与体内癌基因、抑癌基因、DNA 修复基因、肿瘤转移及耐药相关基因的突变及异常表达密切相关。临床上可以分别从基因水平及表型水平对此类肿瘤标志物进行检测和分析。

1) 癌基因

(1) *RAS* 基因。

RAS 基因编码酪氨酸激酶,表达产物为 P21 蛋白。*RAS* 基因家族由 *K-RAS*、*H-RAS* 和 *N-RAS* 组成,临床上以 *K-RAS* 基因突变多见,可见于肺癌、胃肠道肿瘤、膀胱癌、胰腺癌、卵巢癌和乳腺癌等,在上述疾病时,*RAS* 基因突变后的表达产物 P21 蛋白增加,与肿瘤浸润的深度及转移相关。最新数据显示,约 25% 的肺腺癌存在 *K-RAS* 突变。*K-RAS* 基因突变状态是生存的预测指标,携带 *K-RAS* 基因突变的患者生存期短于 *K-RAS* 野生型患者。

(2) *MYC* 基因。

MYC 基因与 DNA 合成、细胞信号转录及细胞分化相关,尤其在 G1 和 S 期表达最强。*MYC* 基因家族由 *C-MYC*、*N-MYC*、*L-MYC* 和 *R-MYC* 组成,其中以 *C-MYC* 基因最常见。*C-MYC* 作为一种癌基因,在肿瘤的增殖和分化中起着十分重要的作用。该基因突变扩增或高表达在快速生长和低分化腺癌中明显增高,可见于肝癌、胃腺癌、结直肠腺癌、乳腺癌、白血病和淋巴瘤等,且与肿瘤浸润深度和预后密切相关。

(3) *C-ERBB* 基因家族。

C-ERBB 基因家族编码一种具有酪氨酸激酶活性的跨膜糖蛋白,这类蛋白被命名为 EGFR 家族,该家族包括 HER1、HER2、HER3 和 HER4,其中以前两者最为常见。HER1/EGFR 由 *C-ERBB1* 基因编码,过表达主要见于肺癌、大肠癌、卵巢癌及头颈部肿瘤等。HER2 蛋白由 *C-ERBB2*(或称 *HER2*)基因编码,过表达主要见于乳腺癌、胃癌和卵巢癌等,以乳腺癌最多见。目前,已针对各家族成员研制出相应的表皮生长因子受体(epidermal growth factor receptor,EGFR)酪氨酸激酶抑制剂(tyrosine kinase inhibitors,TKIs),并应用于临床,取得了较好的疗效。对 *HER2* 基因表达阳性的转移性肿瘤患者可应用化疗联合分子靶向药物治疗,从而提高疗效。人附睾蛋白 4(human epididymal protein 4,HE4)在卵巢癌组织中高表达,在鉴别良性与恶性肿瘤方面,HE4 的敏感性、特异性比 CA125 更好,有助于卵巢癌的诊断、鉴别诊断及疗效监测。

2)抑癌基因

(1) *TP53* 基因。

TP53 基因是一种抑癌基因,表达产物为 TP53 蛋白。该基因通过控制细胞进入 S 期从而控制细胞分化、监视细胞基因组的完整性来阻止具有癌变倾向的基因突变的发生。其突变使这一控制作用消失,诱发肿瘤,37% 左右的胃癌患者存在 *TP53* 基因突变,常见的 *TP53* 基因突变诱发的肿瘤还有乳腺癌、结直肠癌、小细胞肺癌、淋巴瘤和白血病等。该基因突变与肿瘤病理类型、浸润深度、血管及淋巴结转移等因素相关,发生该基因突变者总生存率和无病生存率低,故可用于预后判断。研究发现,其表达产物与结直肠癌的多种生物学行为有明显相关性,该基因突变有助于判断大肠癌的恶性程度和预后。

(2) *RB1* 基因。

RB1 基因是一种抑癌基因,表达产物是一种核磷蛋白(P105-RB),该蛋白被去磷酸化时,它和转录因子如 E2F 形成复合物,在细胞 S 期阻断基因的转录。当该基因发生突变时,这种阻断作用消失,可加速细胞增殖。该基因突变可导致视网膜母细胞瘤、骨肉瘤、白血病、淋巴瘤、肺癌和乳腺癌等多种类型肿瘤。

3)DNA 修复基因

(1) *BRCA1* 和 *BRCA2* 基因。

BRCA1 和 *BRCA2* 均为 DNA 修复基因,与 DNA 损伤修复、转录调控等生命活动有关,其表达产物具有参与 DNA 修复、细胞转录调节、诱导细胞凋亡、抑制雌激素依赖型转录通路和维持基因组稳定性等功能。该基因突变携带者的乳腺癌发病风险高达 90%,具有发病早、ER、PR 阳性率低,组织分级高等特点。该基因突变也可见于卵巢癌患者,所致乳腺癌及卵巢癌的发生具有一定的遗传倾向性。

(2) 切除修复交叉互补基因 1(excision repair cross-complementing gene 1,*ERCC1*)基因。

ERCC1 为一种 DNA 修复基因,是核苷酸切除修复系统的关键基因。该基因正常表达是维持 DNA 修复酶功能的分子基础。*ERCC1* 表达降低提示核苷酸剪切修复能力降低,常导致恶性肿瘤(如肺癌)的发生。研究发现,*ERCC1* 的 mRNA 表达水平是评估非小细胞肺

癌(non-small cell lung cancer，NSCLC)生存预后的指标,高表达患者生存期显著长于低表达患者。

4) 转移相关基因

肿瘤转移过程中受到很多基因的调控,近年来发现许多与肿瘤转移相关的基因及其产物,包括 *MTA1*、*WDNM*、*MTSL* 和 *VEGF* 等。其中 *VEGF* 的研究较多,并已经广泛应用于临床。编码 *VEGF* 的基因位于染色体 6p21,其表达产物 VEGF 是一种能与肝素结合的二聚体糖基化的碱性蛋白。VEGF 是最有效的血管生成刺激物,通过和血管内皮细胞的特异性受体结合,从而促进肿瘤内微血管生成,并与肿瘤的生长及转移密切相关。

5) 耐药相关基因

(1) 多药耐药基因。

多药耐药基因(multiple drug resistance，*MDR*)编码的蛋白是 P-糖蛋白(P-glycoprotein，P-gp)。它是一种跨膜蛋白,其表达水平升高的细胞对化疗药物尤其是蒽环类、长春碱类及多柔比星等具有一定的耐药性。

(2) *MRP* 基因。

该基因编码多药耐药蛋白(multiple resistance-related protein，MRP)。MRP 是一种跨膜糖蛋白,通过直接将药物泵出细胞外或是暂时把药物转运到某些细胞器内从而降低细胞内的有效药物浓度,其表达水平增高者对长春新碱、多柔比星等药物产生耐药。

3.1.3.2 用药指导标志物

肿瘤化疗药物作用于快速分裂的细胞,一般都没有专一性,抑制肿瘤细胞 DNA 合成复制及代谢关键酶活性的同时也会杀死要进行分裂以维持正常功能的健康组织细胞。另外,由于个体基因组的差异及肿瘤的异质性,具有相同临床病理特征的不同个体对同一化疗药物的敏感程度、耐受程度或化疗方案的反应性可能不同。对复发患者,经验用药的有效性仅 $10\%\sim30\%$。大量的临床研究表明,每一种化疗药物疗效主要与某些基因及基因表达产物高度相关,如核糖核苷酸还原酶 M1(RRM1)、*ERCC1*、尿苷二磷酸葡糖醛酸转移酶 1A1(UGT1A1)等。应用分子诊断技术可检测相关基因的表达水平和多态性,预测药物的疗效,为临床用药提供指导。例如,*ERCC1* 的 mRNA 表达与患者铂类化疗是否敏感相关;*EML4-ALK* 的融合基因突变状态与患者接受克唑替尼治疗疗效相关。Krieg 等应用高维单细胞大规模流式细胞仪进行单细胞 RNA-seq,以预测抗 PD-1 免疫疗法对黑色素瘤的治疗效果。获取黑色素瘤患者外周血单核细胞,对免疫细胞亚群进行研究,发现治疗前 CD14$^+$CD16$^-$HLA$^-$DR^{hi} 单核细胞是抗 PD-1 免疫治疗效果的预测指标。

近年来,分子诊断技术用于指导恶性肿瘤患者个体化治疗受到越来越多的关注,其策略就是根据肿瘤不同的基因型选择特异性的靶向药物治疗。靶向治疗药物具有特异性较高和不良反应较小的优点,可以显著提高晚期患者的生存率。但靶向药物并不是对所有的肿瘤患者都有效,靶向药物治疗前必须先进行药物相关基因的突变检测,从而判断该药物是否可用于该患者临床治疗。有效分子靶标的检测是实现肿瘤患者个体化治疗的必要条件,这样既提高了疗效,又减少了盲目用药给对某些药物无效的患者带来的不良反应和经济负担。

例如,在乳腺癌中 *HER2* 基因表达率为 $20\%\sim30\%$,其高表达与组织分级高、淋巴结转移、分期晚、预后差呈正相关；*HER2* 基因扩增的乳腺癌患者应用曲妥珠单克隆抗体疗效较好。西妥昔单抗是一种 EGFR 抑制剂，主要用于转移性结直肠癌患者的治疗。但很多研究均显示，西妥昔单抗仅对 *KRAS* 基因野生型的结直肠癌患者有效，而对携带 *KRAS* 基因突变型的患者无效。因此需对已诊断为Ⅳ期的大肠癌转移患者进行 *KRAS* 基因突变状态检测。*BRAF* 基因则是另一种预测预后的指标，突变型的患者预后差。

一些回顾性研究表明，部分 *KRAS* 基因野生型患者应用 EGFR 单抗的治疗效果欠佳，并提示可能与 *BRAF* 基因突变有关；40%～45%的 NSCLC 患者出现 *EGFR* 基因外显子 19 缺失或外显子 21 突变，发生上述基因突变的患者应用 EGFR-TKI（吉非替尼和厄洛替尼）的疗效较好。对于晚期、复发或转移的 NSCLC 患者进行 *EGFR* 突变检测，如果基因检测发现 *EGFR* 存在 19 号外显子的非移码缺失，或 21 号外显子的 L858R 错义突变，可以考虑使用第一代 EGFR-TKI 吉非替尼、厄洛替尼和埃克替尼。达可替尼、阿法替尼是第二代 EGFR-TKI，为不可逆抑制剂，具有 EGFR 和 HER2 两个靶点，对于 *HER2* 突变导致 EGFR-TKI 耐药的情况尤为适用[6]。

一般而言，*EGFR* 基因的第一代靶向药物随着时间推移都会产生耐药，耐药的主要原因是产生了 T790M 突变，该突变概率在 60%左右，一般针对该突变位点可以使用已经上市的第三代 EGFR-TKI 药物——奥西替尼。服用奥西替尼的患者当中，20%～40%会产生两种三重突变，分别为 Del19、T790M、C797S 或 L858R、T790M、C797S，其中 C797S 继发突变是奥西替尼耐药的主要原因。如果患者检测的基因突变显示 C797S 和 T790M 在不同的染色体上，称为反式构型，可以使用一代和三代 EGFR-TKI 联合去控制病情（如厄洛替尼联合奥西替尼）；但是如果 C797S 和 T790M 在同一染色体上，也就是顺式构型，则目前临床没有任何靶向药物。

ERCC1 基因的过度表达可使停滞在 G/M 期细胞的损伤 DNA 得到迅速修复，导致其对顺铂化疗药物耐药。ERCC1 表达水平可用于预测含铂药物治疗 NSCLC 的疗效，水平高者耐药，水平低者敏感。此外，*RRM1* 基因、*RRM1* mRNA 水平也是 NSCLC 的生存预后指标，RRM1 高表达患者的生存期显著缩短。RRM1 是吉西他滨内源性耐药的主要原因之一，RRM1 蛋白表达与吉西他滨的治疗疗效呈负相关，也与患者的总生存期呈负相关。因此，肿瘤相关基因突变位点的生物标志物检测在其靶向药物治疗中具有重要指导意义。

3.1.3.3 染色体标志物

肿瘤细胞发生致瘤性变化的主要决定因素是染色体、基因的结构和功能变化，其中肿瘤抑制基因的缺失与肿瘤细胞的致瘤性关系密切。病灶染色体扩增通过介导癌基因的过度表达而促进癌症的发生，并通过增加减弱抗癌药物作用的基因的表达而促进癌症治疗耐药的形成。研究发现，3 号染色体的改变在许多恶性肿瘤中都已观察到，3 号染色体短臂等位基因的 LOH 为常见形式，研究表明位于 3 号染色体短臂的肿瘤抑制基因缺失与肿瘤细胞的致瘤性有关。位于染色体 3p21-p26 的肿瘤抑制基因与散发性肾细胞癌（renal cell carcinoma，RCC）的发生有关，位于其他染色体上的肿瘤抑制基因与该恶性肿瘤的进展有关。染色体 3p14 区域的改变亦在许多恶性肿瘤中都已观察到，等位基因出现 LOH，提示在该区域至少存在一个肿瘤抑制基因。染色体 3p25 上的 *VHL* 基因是一种肿瘤抑制基因，研究表明 3p 上的另外两个或三个区域也存在抑制 RCC 生长的肿瘤抑制基因。

1）染色体不稳定性

染色体不稳定性（chromosomal instability，CIN）是指基因组的改变，包括整个染色体的增加或缺失、结构异常（从点突变、小的基因组变化到染色体重排），由此产生的体细胞拷贝数改变的多样性，可能为肿瘤发展提供必要的变异。CIN 是多数恶性肿瘤的典型特征，导致肿瘤细胞以更高频率获得或丢失整条或部分染色体，并使得基因结构存在不稳定性，从而使细胞获得更多遗传多样性。CIN 出现在多数实体瘤以及血液性恶性肿瘤，对多种化疗药物不敏感，与恶性肿瘤较差的预后相关联，包括肺癌、乳腺癌、卵巢癌等。CIN 的出现可能是由于肿瘤细胞的异质性以及其对外在环境适应性的调节。除此之外，现有证据表明，CIN 可能与肿瘤细胞的多重耐药密切相关。

具有 CIN 特性的肿瘤细胞通常包含染色体数量和结构的改变。染色体数量改变较正常细胞在有丝分裂过程中更高概率获得或丢失整条染色体。染色体结构改变较正常细胞在有丝分裂过程中更高概率形成结构异常的染色体，即染色体片段的丢失或增加、异位、基因的扩增或丢失等。CIN 为肿瘤细胞提供了有效方法应对各种选择性压力。癌基因成瘾性是分子靶向治疗有效性的基本原理，可通过 CIN 避免。研究表明，KRAS-G12D 点突变或 HER2 表达的肿瘤细胞出现 CIN，可导致细胞对癌基因不依赖而依赖旁路信号，从而促进肿瘤复发和耐药。因此，CIN 为靶向治疗提供了一种逃逸机制，提示在 CIN 肿瘤细胞中，发生致癌因子突变丢失和拷贝数改变可能会导致其耐药性的发生。

（1）染色体数量改变。

异倍体是染色体数量改变，包括非二倍体，如四倍体等，CIN 被认为是其形成的主要原因。通常情况下，异倍体或四倍体可能来源于失败的细胞分裂和核内复制。四倍体不仅与癌症发展相关，也是一些分化细胞类型发展的一部分，如肝细胞、巨核细胞和胎盘滋养细胞。此外，四倍体也在良性老化细胞（如肝细胞和内皮细胞）和暴露于各种压力条件的细胞中发现。染色体数量改变是人类癌细胞的一个共同特征，据报道发生在超过 40% 的肺癌、头颈部癌、乳腺癌、膀胱癌、结直肠癌、食管癌和卵巢癌中。染色体数量改变会使细胞快速获得拷贝数改变和突变以应对各种压力，从而增加细胞活力。染色体数量改变和四倍体能够导致细胞的多药耐药，包括某些最常用的化疗药物，通过使细胞表现出更多的遗传多样性，而促进耐药克隆的出现。

（2）染色体结构改变。

CIN 基因组的另一特征性表现是多种形式的基因组结构异常，包括染色体异位、插入、扩增、缺失。相关联的关键结构特征是染色体断裂后活性染色体片段的形成，片段之间可以形成断裂点接合桥，进而导致基因组的大量重排。除此之外，这种断裂点接合桥与肿瘤细胞核的异质性密切相关，并且可以导致肿瘤细胞有丝分裂过程中染色体不分离现象。目前有 3 种可能机制可以解释这种现象：端粒功能紊乱、染色体脆性位点、DNA 修复通路异常。有丝分裂前的缺陷，如复制应力，可产生染色体融合导致双着丝粒染色体。双着丝粒染色体间的 DNA 桥梁会阻止细胞分裂、产生四倍体细胞，实际上倾向于 CIN。复制区域的缺陷也可能阻止染色体在有丝分裂过程中的物理分离而导致非整倍体。

考虑到 CIN 在肿瘤中的普遍性,以及对于肿瘤的预后影响,临床上对于 CIN 的开发利用是有必要的,CIN 可以成为预后预测工具,而且可能成为治疗的靶点。

发展评估 CIN 状态的临床工具可以有助于肿瘤的预后分层。然而,如上所诉,检测 CIN 的方法各有其优点和缺点。理想的检测方法可以精确地判断肿瘤标本的 CIN 状况并且可以平衡实用性以及经济成本因素。此外,考虑到 CIN 分级潜在的多样性,检测方法必须包含 CIN 分级的临界值的定义,以便于肿瘤专家区分预后的好坏。通过定义临界值去确定肿瘤的 CIN 存在巨大挑战,部分原因是 CIN 与肿瘤的预后关系有点复杂。

CIN 在肿瘤中的表达频率以及其临床意义表明,CIN 表型是一种极其重要的治疗靶点。由于高水平的 CIN 对肿瘤的生长不利,在具有 CIN 表型的肿瘤细胞中,可通过药物诱导其形成更高水平的 CIN 表型,从而导致肿瘤细胞自发死亡。针对 CIN 表型为靶点的抗肿瘤治疗现在已成为研究的新热点,一些针对 CIN 的治疗策略也被提出。CIN 肿瘤细胞中过多的中心体可以通过药物阻止其聚集,进而导致多级细胞分裂。

2)染色体碎裂

染色体碎裂是指各种意外原因导致的 DNA 双链断裂,进而导致染色体裂成许多片段,然后在 DNA 自我修复机制下,这些碎裂片段被随机重新连接在一起,导致一条甚至多条染色体重排,形成嵌合型染色体。在发生染色体碎裂的过程中,细胞中的一条染色体碎裂成数个乃至数百个片段,然后重新排列组装。肿瘤细胞内发生的染色体碎裂可能赋予肿瘤细胞显著的选择性生长优势,从而促进肿瘤进展。肿瘤细胞的染色体碎裂化可发生在一条或几条染色体上,不同类型的肿瘤其出现的位置各不相同。已发现的染色体碎裂与常见肿瘤临床相关性及其在常染色体上的位置如表 3-1 所示。

表 3-1　染色体碎裂化与肿瘤临床相关性及其在染色体上的常见位置

肿瘤类型	发生率	预后	治疗抗性	染色体碎裂化常见位置
乳腺癌	较高	不良	无	TNBC:Chr6, Chr11, Chr17 HER2(+):Chr17, Chr8 ER(+):Chr11, Chr17, Chr19
结直肠癌	较高	不良	有影响	Chr1, Chr2, Chr6
胰腺癌	较高	不良	无	Chr1, Chr6, Chr8, Chr9, Chr12, Chr17, Chr19
多发性骨髓瘤	高	不良	耐药	Chr1, Chr4, Chr5, Chr7, Chr8, ChrX
神经母细胞瘤	高	不良	有影响	Chr1, Chr2, Chr3, Chr11, Chr17
骨肉瘤	高	不良	无	Chr5, Chr12, Chr17
前列腺癌	较高	不影响	耐药	Chr8, Chr13, Chr16

注:发生率:高(75%～100%),较高(50%～75%);预后:染色体碎裂化对肿瘤预后的影响;治疗抗性:染色体碎裂化是否对肿瘤药物治疗有抵抗。

3)染色体外环状 DNA

真核生物中还有一类特殊的环状 DNA 分子,它们从正常基因组中分离或脱落下来,游离于染色体基因组之外,以特殊的方式参与生理或病理过程。由于它们是在染色体之外独立存在的 DNA 分子,因此统称为染色体外 DNA,又常常是环状的,因此称其为染色体外环状 DNA(extrachromosomal circular DNA, eccDNA)。近年来,有越来越多的研究发现 eccDNA 往往在肿瘤和衰老过程中富集,以特殊的方式参与肿瘤和衰老的发生发展进程,在疾病诊断、癌症治疗等领域具有广阔的应用前景。

目前,eccDNA 大致可被分为两类,包括狭义的 eccDNA 以及肿瘤中常见的染色体外 DNA(extrachoromosomal DNA, ecDNA)。狭义的 eccDNA 通常指比 ecDNA 小的环状 DNA,几乎存在于所有真核细胞系和组织器官中,包括正常及肿瘤细胞,长度范围为几百~上千 bp;而 ecDNA 是指在肿瘤中检测到的大型 eccDNA,通常携带完整的原癌基因,在肿瘤的发生发展、药物抵抗中发挥着重要作用。

4) 染色体外 DNA

如前所述,在染色体碎裂的过程中,有些碎片丢失了,而有些碎片则保留为染色体外 DNA(ecDNA)。ecDNA 是一种位于染色体外的环状 DNA 颗粒,具有高度开放的染色质,存在于人类肿瘤细胞中。ecDNA 缺乏着丝粒,使其不均等分离至子细胞,不仅使子细胞获得不同拷贝数量的 ecDNA,还让获得更多 ecDNA 的细胞拥有高拷贝数量的癌基因,导致肿瘤细胞基因组的异质性。

一些 ecDNA 元件形成了所谓的"双微体"。双微体是染色体外成对出现的环状 DNA 分子,大小从几百 kb 到几百 Mb 不等,其无着丝粒、无端粒、可自主复制。在双微体上往往存在癌基因,造成细胞内癌基因的拷贝数不断增加,促使肿瘤恶性进展。双微体也经常携带耐药基因。此外,双微体还能再重新整合到染色体上。

自 1965 年在神经母细胞瘤细胞系中发现 ecDNA 以来,在大规模 DNA 测序数据集中对 ecDNA 的重新评估表明,它存在于大多数癌症类型中,与其他类型的局灶性扩增相比,含有 ecDNA 的肿瘤患者的临床预后更差。同时,肿瘤通过 ecDNA 调节基因拷贝数,可使肿瘤逃避药物作用,从而使肿瘤产生耐药性,更好地适应环境的变化。迄今为止,各种类型肿瘤的发生发展都与染色体碎裂化相关,如多发性骨髓瘤、乳腺癌、胰腺癌、结直肠癌、神经细胞瘤等,其中以脑和骨肿瘤多见。除此之外,ecDNA 还与肿瘤的侵袭转移和不良预后等密切相关。

3.1.3.4　非编码 RNA 与 ctDNA

随着分子生物学技术的发展和应用,以及临床科室对于临床检验中肿瘤标志物的新需求,非编码 RNA 作为肿瘤分子标志物被渐渐地认同和重视。非编码 RNA 与其他生物分子标志物为癌症的诊断、预后、指导治疗、药物疗效和治疗监测提供了可靠的信息。本节根据非编码 RNA 在肿瘤分子标志物领域的相关研究和报道,详细阐述了非编码 RNA 作为肿瘤分子标志物的临床应用价值。

1) 长链非编码 RNA

长链非编码 RNA(lncRNA)是一种长度在 200 nt 左右的转录本,在许多分化组织或特定类型的肿瘤组织中特异性表达,不能够编码蛋白质。研究发现,一些组织特异性 lncRNA 的表达与癌症的分期、转移和生存相关,使其成为有效的癌症生物标志物。其中在癌症诊断或预后判断中具有良好潜力的 lncRNA 包括 PCA3、MALAT1、HOTAIR、H19 和 CCAT1。PCA3 是临床中一种具有较高的敏感性和特异性的肿瘤生物标志物,通过尿液样本的 PCA3 能够诊断早期前列腺癌检测;乳腺癌患者血浆中 H19 的表达水平以及胃癌患者血浆中 H19、HOTAIR 和 MALAT1 的表达水平具有较高的诊断潜力,而 H19 基因的 SNP 在癌症风险预测中具有较高的应用价值。

2) miRNA

miRNA 是一类调节基因表达的非编码 RNA,其参与了机体的发育、增殖、分化、凋亡、衰老和代谢等多种生物学过程。和 mRNA 和 lncRNA 相同,miRNA 通常是被包裹在细胞外泌体中,通过切割或翻译抑制来调节靶 mRNA 的表达。通过高通量测序可以找到在肿瘤组织中特异性表达的 miRNA,这些 miRNA 有助于诊断肿瘤的组织起源和特定肿瘤的亚型。越来越多的证据表明,miRNA 是癌症诊断和预后的生物标志物。

通过对来自 6 种最常见的人类实体瘤(肺癌、乳腺癌、胃癌、前列腺癌、结肠癌和胰腺癌)的 500 多个样本进行大规模微阵列研究发现,在分析的 228 个 miRNA 中,与匹配的正常组织相比,36 个在癌症中上调,21 个下调。此外,在 17 个来源不明的低分化肿瘤中,miRNA 可以对其中的 12 个做出正确的诊断。如表 3-2 所示,已经有大量外泌体来源的 miRNA 能够应用于肿瘤的诊断和预后评估。

表 3-2　循环细胞外泌体相关的 miRNAs 作为癌症生物标志物

miRNA 名称	miRNA 来源	相关的肿瘤	潜在的应用
miR-125b-5、miR-5684、miR-486-5p、miR-146a-5p	血清外泌体	非小细胞肺癌	诊断
miR-378、miR-382	血清外泌体	非小细胞肺癌	预后、监视
miR-1260b	血浆外泌体	非小细胞肺癌	预后
miR-1246	血清外泌体	非小细胞肺癌	诊断、预后
miR-1246、miR-96	血浆外泌体	非小细胞肺癌	诊断
miR-206、miR-24、miR-1246、miR-373	血浆外泌体	乳腺癌	诊断
miR-148a、miR-138-5p	血清外泌体	乳腺癌	预后
miR-363-5p	血浆外泌体	乳腺癌	预后
miR-423、miR-424、let7-i、miR-660	尿液外泌体	乳腺癌	诊断
miR-3662、miR-146a、miR-1290	血清外泌体	乳腺癌	诊断
miR-423-3p	血浆外泌体	前列腺癌	诊断
miR-532-5p	尿液外泌体	前列腺癌	诊断
miR-425-5p	血浆外泌体	前列腺癌	转移癌诊断
miR-16-5p、miR-451a、miR-142-3p、miR-21-5p、miR-636	尿液外泌体	前列腺癌	预后

（续　表）

miRNA 名称	miRNA 来源	相关的肿瘤	潜在的应用
miR-24-3p	唾液外泌体	口腔癌	诊断
miR-130a	血浆外泌体	口腔癌	诊断和预后
miR-126、miR-155、miR-21	血清外泌体	口腔癌	诊断和预后
LET7、miR-16、miR-23	血清外泌体	肠癌	诊断
miR-139-3p	血浆外泌体	肠癌	诊断
miR-4323、miR-4284、miR-1290、miR-1246	血清外泌体	肠癌	诊断
miR-106b-3p、miR-874	血清外泌体	肠癌	诊断和预后
LET-7G、miR-193a	血浆外泌体	肠癌	诊断和预后
miR-122	血清外泌体	肠癌	肠癌肝转移
miR-375	血浆外泌体	食管癌	预后
miR-17-5p、miR-25-3p、miR-27a、miR-27b、miR-191	血清外泌体	骨肉瘤	诊断
miR-21	血浆外泌体	淋巴瘤	诊断
miR-92a、miR-638	血浆外泌体	急性淋巴性白血病	诊断
miR-23b-3p	血浆外泌体	肝细胞癌	诊断

3）circRNA

研究已经明确，circRNA 是由内含子或外显子通过反向剪接产生的，广泛存在于真核生物中，呈现一个没有 5′末端帽和 3′多聚腺苷酸尾的共价闭合环状结构，具有丰富、保守和稳定的特性，并且具有组织特异性和发育阶段特异性特征。由于其独特的单链、闭合环状结构，circRNA 比线性 RNA 对外切酶介导的降解和 RNA 衰变等具有更高的耐受性，这使得它们在组织、血清和尿液中大量存在，并为其成为有效的肿瘤生物标志物奠定了基础。

目前，circRNA 因其异常表达以及对人类肿瘤的调控和发病机制的影响而引起了广泛的科学关注。越来越多的证据表明，circRNA 可以调控胰腺癌细胞的增殖、侵袭、凋亡、转移、血管生成等过程，表明其可能作为胰腺癌诊断和治疗的潜在新靶点。表 3-3 列举了一些 circRNA 在胰腺癌进展中的作用相关的研究。

表 3-3　circRNA 与胰腺癌

circRNA 名称	在胰腺癌中的表型	可能的功能	潜在的临床应用
circPDAC	致癌基因	促进增殖、转移	转移生物标志
circ-LDLRAD3	致癌基因	促进浸润和淋巴转移	诊断
circ0030235	致癌基因	促进增殖、转移	预测生存率
circ-IARS	致癌基因	促进转移	早期诊断

（续 表）

circRNA 名称	在胰腺癌中的表型	可能的功能	潜在的临床应用
circ-PDE8A	致癌基因	促进肝转移、淋巴浸润	预测生存率、肿瘤分期
circHIPK3	致癌基因	促进增殖、迁移，抑制细胞凋亡	预测生存率

4）循环肿瘤 DNA

体液中的循环肿瘤 DNA（ctDNA）因其具有肿瘤特异性，所以在液体活检中作为肿瘤标志物受到了广泛关注。ctDNA 主要来源于一些肿瘤相关组分，包括恶性肿瘤细胞和构成肿瘤微环境的细胞，如基质细胞、内皮细胞、淋巴细胞和其他免疫细胞。液体活检获得的 ctDNA 是肿瘤细胞遗传信息的重要且高效的载体，它能够为临床肿瘤诊断和分型提供和组织来源相似的基因序列信息，从而为临床肿瘤筛查提供更可靠的诊断依据。

3.1.3.5 甲基化等表观修饰标志物

表观遗传学修饰是指在基因 DNA 序列没有发生改变的情况下，基因功能发生了可遗传的变化，包括染色质重塑、组蛋白修饰、DNA 修饰、非编码 RNA 调控和核小体定位等。表观遗传学参与各项生理活动，包括细胞生长、增殖、衰老和凋亡等，表观遗传学的紊乱可能会导致多种疾病包括心血管疾病、代谢性疾病等。与传统遗传学相比，表观遗传畸变是可逆的。如今越来越多的证据也显示表观遗传学的异常在肿瘤的发生发展和转移过程中发挥着重要作用。

表观遗传标志物在体液中具有稳定性、可逆性以及可及性的特征。因此，表观遗传肿瘤标志物的开发具有巨大的临床应用潜力。如表 3-4 所示，近年来，许多研究也证实了表观遗传改变作为癌症生物标志物的可行性。

表 3-4 肿瘤表观遗传学生物标志物

肿瘤类型	表观遗传学生物标志物	敏感性	特异性	阳性预测值	阴性预测值	AUC(%)
前列腺癌	PCA3	82	89	75	90	87
	GSTP1，*APC*，*PARβ2* 甲基化	69.4	81.6	—	—	77
膀胱癌	*GDF15*，*TMEFF2*，*VIM* 甲基化	94	100	100	90.9	99.1
肾癌	miR-141/miR-200b	99.2	100	100	90.9	99.1
	APC，*RASSF1A*，*PARβ2* 甲基化	94	94	—	—	—
肺癌	*SHOX2* 甲基化	78	96	—	—	94
	miRNA	93.7	98	—	—	94
乳腺癌	*ITIH5*，*DKK3*，*RASSF1A* 甲基化	67	69	—	—	69.7
结直肠癌	*VIM* 甲基化	72.5	86.9	—	—	—
	SEPTIN9 甲基化	90	50	—	—	79.3

1) DNA 甲基化

DNA 甲基化是真核细胞基因组最常见的一种表观遗传修饰方式,一般发生在 CpG 二核苷酸中胞嘧啶的第五位碳原子上,由 DNA 甲基转移酶负责甲基化的建立和维持。CpG 二核苷酸在人类基因组中的分布十分不均,在正常组织中,约 80% 的 CpG 存在甲基化修饰,它们是散在分布的,而另外约 20% 非甲基化的 CpG 存在于富含 CpG 的区域(CpG 岛)。基因启动子区的 CpG 岛是调节基因转录的关键区域,参与调节基因表达的过程,大多数情况下,启动子区 CpG 岛甲基化水平的升高能够引起染色质结构的改变、阻止转录因子的结合,从而与甲基化结合相关蛋白结合招募转录抑制因子,抑制下游基因的表达。1983 年,Feinberg 和 Vogelstein 首次证明,相比于正常细胞,癌细胞中 CpG 二核苷酸的甲基化缺失。越来越多的研究证明,基因组全面低甲基化和基因特异性高甲基化是大多数癌症的特征,其中抑癌基因 DNA 启动子区高甲基化是肿瘤细胞甲基化异常的最主要形式。目前,在大多数肿瘤类型中已经确定的发生超甲基化的肿瘤抑制基因有 *P53*、*RASSF1A*、*P14ARF*、*CDKN2A*、*P16*、*P21*、*TIMP3*、*ECRG4*、*HIC1* 等。

DNA 甲基化的改变不仅在癌症的发展过程中被观察到,在癌前阶段比如慢性炎症、持续性病毒感染等亦能被观察到。并且异常的 DNA 甲基化与肿瘤的侵袭性和患者的不良预后显著相关。如表 3-5 所示,特定基因 DNA 启动子的异常甲基化可以作为肿瘤的生物学标志物,通过对其进行检测可以实现肿瘤诊断及临床监测。

表 3-5 基因高甲基化作为肿瘤生物标志物

肿瘤	样本类型	总样本量	高甲基化的基因	敏感度	特异性
前列腺癌	Meta 分析	~3 500	*GSTP1*	82%	95%
前列腺癌	前列腺增生性炎症性萎缩组织	27	*GSTP1*	69%	—
结直肠癌	血浆	243	*APC*,*MGMT*,*RASSF2*,*WIF1*	87%	92%
结直肠癌	血浆	50	*SEPT9*	90%	88%
成胶质细胞瘤	血清	37	*MGMT*	95%	60%
非小细胞肺癌	血清	22	*MGMT*,*CDKN2A*,*GSTP1*	73%	—
头颈部肿瘤	唾液	30	*MGMT*,*CDKN2A*,*DAPK1* *HOXA9* *NID2*	65% 75% 87%	— 53% 21%
乳腺癌	血清	604	*ITIH5*,*DKK3* *ITIH5*,*DKK3*,*RASSAF1*	41% 67%	93%~100% 69%~82%

DNA 甲基化的检测技术包括高效液相色谱、高效毛细管电泳法、甲基化敏感限制性内切酶-PCR 法、重亚硫酸盐测序法、甲基化特异性 PCR(methylation-specific PCR,MS-PCR)、焦磷酸测序及高通量测序等。

2）组蛋白修饰

染色体的基本结构单位"核小体"由约 147 bp 的 DNA 缠绕组蛋白八聚体构成，其中组蛋白八聚体是由组蛋白 H2A、组蛋白 H2B、组蛋白 H3、组蛋白 H4 各两个组成。除了上述核心组蛋白，还有组蛋白 H1（连接蛋白）负责连接两个相邻核小体的 DNA 分子。核心组蛋白游离在外的 N-末端的氨基酸在相关酶的作用下可以发生多种类型的翻译后修饰，包括组蛋白甲基化、乙酰化、磷酸化、泛素化、类泛素化、ADP-核糖化等。组蛋白的修饰可通过影响组蛋白与 DNA 的亲和性或其他转录因子与结构基因启动子的亲和性来影响基因的转录活性，从而调控基因的表达。

3）染色质重塑

染色质重塑是以染色质构型改变为基础的表观遗传学机制，指由染色质重塑复合物介导的染色质结构的动态变化。染色质重塑复合物是依赖 ATP 水解产生的能量来执行重塑功能的，其核心亚基是它的 ATPase 催化亚基，水解 ATP 释放的能量能够破坏 DNA-组蛋白之间的结合，让紧密缠绕在组蛋白八聚体上的 DNA 松弛或剥离，从而能够与转录因子等效应蛋白结合，进而影响 DNA 的修复、复制、转录等过程。早在 1994 年，Cote 等在酵母细胞中发现了首个染色质重塑复合物 SWI/SNF，其能够参与调控转化酶 SUC2 和核酸内切酶 HO 的基因表达。目前已知的染色质重塑因子有近 1 300 个，统称为 SNF2 家族蛋白。重塑复合物亚家族根据其 ATPase 催化亚基的结构特征大致可以归为 4 类：SWI/SNF、ISWI、CHD 和 INO80/SWR1。如表 3-6 所示，染色质重塑复合物中亚基的突变出现在各种癌症中，这些突变可能通过影响基因的稳定性参与肿瘤的发生。

表 3-6　各种癌症中染色质重塑复合物的突变

肿瘤	突变频率	突变物
肾透明细胞癌	41%	人源 SWI/SNF BAF 复合物的 PBRM 单元
卵巢透明细胞癌	75%	ARIDIA（BAF25a），ARIDIB（BAF250b），SMARCA4（BRG1），人源 SWI/SNF BAF 复合物的 BCL11A 亚单元
结直肠癌	55%	人源 SWI/SNF 复合物的多种亚单元
胰腺癌	10%	主要为人源 SWI/SNF 复合物的 BRG1 和 ARID1A 单元
黑色素瘤	39%	人源 SWI/SNF 复合物的多种亚单元
滑膜肉瘤	95%	人源 SWI/SNF BAF 复合物的 SS18 亚单元与 SSX 蛋白的融合基因
恶性横纹肌样肿瘤	~100%	BAF47（hSNF5）
肝癌	33%	主要为人源 SWI/SNF 复合物的 ARID1A、ARID1B、ARID2 亚单元
肺癌	35%	人源 SWI/SNF 复合物的所有亚单元
乳腺癌	11%	人源 SWI/SNF 复合物的所有亚单元
胰腺神经内分泌肿瘤，胶质母细胞瘤	45%	ATRX，DAAX，组蛋白变体 H3.3
前列腺癌	~20%	Chd1
子宫内膜癌	17%	Chd4

肿瘤细胞可通过表观遗传机制实现关键信号通路异常变动,进而发展出依赖于异常信号调控的增殖。随着测序技术的发展,肿瘤全基因组的表观遗传组学研究作为各大组学研究的重要前沿,将为我们解码肿瘤发生的分子机制。

3.1.3.6 液体活检标志物

液体活检也称为液相活检,是针对非固体生物组织进行取样和分析的一项技术。由于非侵入性检查理念和分子病理的进展及高敏感性检测技术的诞生,病理学分析材料正从依赖活检和切除标本,向利用脱落细胞学和针吸细胞学,尤其是血液、尿液、脑脊液等体液的分子检测转变,即液体活检。相较于组织活检,液体活检的优势在于可用于肿瘤早期检测,可以非介入性、重复性地获得肿瘤样本,其副作用小、操作简便、成本较低、检测速度快,在减小了肿瘤异质性对诊断造成的偏差的同时,也能及时地反映肿瘤发展的动态变化(见图 3-1)。其临床适应证极为广泛,如常见的肺癌、乳腺癌、前列腺癌、结直肠癌、食管癌、胃癌、肝癌、胰腺癌等肿瘤均可用液体活检进行诊断与监测。

液体活检在多个领域均有重要应用价值。在产前诊断中,从母体血液中提取无细胞胎儿 DNA(cffDNA)可用于胎儿先天性疾病的筛查;在心脏疾病的诊断中,循环内皮细胞可以反映部分血管功能障碍和损伤;而在癌症研究中,CTCs 和 ctDNA 是目前肿瘤液体活检的主要对象。液体活检在肿瘤早期筛查、指导药物设计、研究肿瘤耐药机制、辅助肿瘤的分期分级、判断预后并帮助调整治疗方案等方面发挥着重要作用(见图 3-1)。

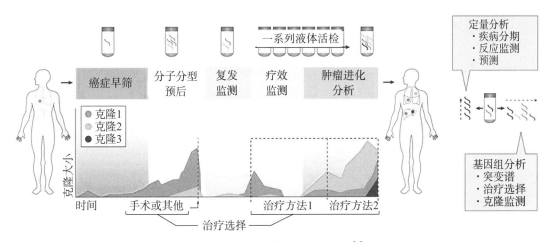

图 3-1 液体活检临床应用价值[5]

目前,液体活检主要包括 CTCs,ctDNA 以及外泌体等。CTCs 是肿瘤发生远处转移的关键环节,也是肿瘤液体活检的主要材料之一,在肿瘤患者的预后判断、疗效预测、疗效评价以及复发转移和耐药机制的研究中都具有重要的临床意义;ctDNA 通常由肿瘤细胞主动分泌或在肿瘤细胞凋亡或坏死过程中释放入循环系统中的 DNA 片段,长度在 132~145 bp,半衰期较短(一般<2 h)。ctDNA 会携带来源于肿瘤细胞相关的遗传学特征,如基因突变、甲基化、扩增或重排等,可作为肿瘤筛查、伴随诊断、治疗疗效评估及预后风险分层的重要指标。

细胞外囊泡(extracellular vesicle, EV)是细胞分泌的脂质双分子层膜包绕形成的囊状结构,一般直径介于 30～5 000 nm 之间,几乎所有种类的细胞都可向其所生存的微环境中分泌产生 EV,这些 EV 根据大小不同可分为外泌体、微泡、凋亡小体。外泌体(exosome)是来源于内吞途径的纳米级 EV。目前认为外泌体是由各种细胞分泌的、直径大小在 40～100 nm 之间多形性囊泡样小体结构,是细胞间信号传递的"膜信使",而且外泌体包裹的分子物质可避免被体液中的酶降解。随着有关研究的进一步开展,关于外泌体的载体药、诊断、预后监测、免疫疗法等方向的研究和应用越来越多(见表 3-7)。

表 3-7　外泌体内容物作为肿瘤的潜在诊断标志物

肿瘤类型	外泌体来源	潜在标志物	标志物种类
食道癌	血清	miR-21	miRNA
鳞状细胞癌	血清	miR-1246	miRNA
肺癌	血浆	miR-let-7f、miR-30e-3p、miR-223、miR-301	miRNA
乳腺癌	血清	miR-200a、miR-200c、miR-205	miRNA
肝癌	血清	miR-21	miRNA
前列腺癌	血浆/血清	miR-107、miR-141、miR-375、miR-574-3p	miRNA
前列腺癌	尿液/血清	miR-141	miRNA
宫颈癌	阴道灌洗液	miR-21、miR-146a	miRNA
胰胆管癌	唾液	miR-4644、miR-1264	miRNA
胰腺癌	血清	mutated *KRAS*	DNA
胃癌	血清	HOTTIP	lncRNA
宫颈癌	阴道灌洗液	HOTAIR、MALAT1、MEG3	lncRNA
乳腺癌	血浆	HER2	蛋白
肺癌	血浆	NY-ESO1	蛋白
前列腺癌	血清	GGT1	蛋白

液体活检正在迅速开展,其潜在应用领域包括肿瘤早期体外诊断与筛查、临床疗效的快速评价、个体化治疗、肿瘤患者术后复发转移检测、新肿瘤药物的开发以及肿瘤转移的研究等。液体活检相比于现有的血清肿瘤标志物的灵敏度和特异性都有很大的提升,每提升 1%,都能多挽救很多患者和家庭,因此具有很大的临床价值。目前,关于液体活检在癌症早期筛查方面的应用,可谓机遇与挑战并存。一方面,液体活检的诊断灵敏度有限,尚缺乏健康对照者基因信息的大数据,这对于诊断方法的特异性评价是至关重要的;另一方面,研究人员通过基因和蛋白标记物检测联合、体细胞突变和非整倍体检测联合、不同取样部位检测联合等理念革新设计出多种检测方法,已使胰腺癌、卵巢癌、子宫内膜癌、肝癌等多个癌种的检测灵敏度大大提高。

3.2 肿瘤的常规诊断技术

肿瘤诊断是一个多学科的综合分析过程,其中常规诊断技术主要包括实验检查、超声检查、影像学检查等。常见的实验诊断指标有肝癌的甲胎蛋白(AFP)、前列腺癌的前列腺特异性抗原(PSA);X线胸片上见到肿块阴影提示肺癌;正电子发射计算机断层显像(PET)检查确定恶性淋巴瘤的肿瘤累及部位和范围等。本节主要阐述实验检查在肿瘤诊断中的应用。

3.2.1 细胞形态学检查

通过观察细胞的显微结构,识别细胞种类与分化程度,是肿瘤诊断的重要技术手段,其中脱落细胞、骨髓涂片、细胞化学染色等检查与组织病理学检查一样,是肿瘤诊断的一项重要标准。以血液细胞形态学检验为例,常规经过染色后在显微镜下人工分类;现代血液分析仪可以通过流式细胞、化学染色等技术对细胞进行分类,并识别异常的细胞。下面就临床常用的细胞形态学检验项目进行介绍。

1) 脱落细胞学检查

脱落细胞学检验是对人体病变部位,特别是管腔器官表面的脱落细胞或对肿瘤及病变器官通过细针吸取获得的细胞,经染色后用显微镜观察细胞形态,从而对疾病做出诊断的检验技术。临床上最常见的阴道涂片可通过巴氏染色法诊断女性生殖系统肿瘤;其他脱落细胞检查还见于痰液诊断肺癌,浆膜腔积液鉴别转移性肿瘤,食管镜样本诊断食管癌,尿液诊断泌尿系统肿瘤,淋巴结穿刺样本诊断淋巴瘤,乳腺穿刺样本诊断乳腺癌,胰腺穿刺样本诊断胰腺癌等。

2) 骨髓检查

骨髓是人体重要造血器官,各种血液疾病会导致血细胞量和质的改变。骨髓检查可用于造血系统疾病的诊断,包括白血病、各种贫血、血小板增加或减少性疾病的诊断。通过骨髓检查还可以确定某些恶性肿瘤是否有骨髓转移。

临床上常用的检查方法分为骨髓穿刺和骨髓活检。骨髓化验报告单中,包含了红细胞系、粒细胞系、淋巴细胞系、单核细胞系、浆细胞系等各类细胞在各个不同成熟阶段所占百分比,其他细胞如巨核细胞、网状细胞、吞噬细胞、内皮细胞、脂肪细胞等的数量,还有经过计算的粒系和红系细胞比值,各类细胞的形态的描述,以及是否有病原体感染和表示骨髓增生情况的说明。

3) 染色体检查

染色体核型分析通过检测细胞分裂中期染色体的长度、着丝点位置、长短臂比例、随体有无等特征,借助显带技术对染色体进行分析、比较、排序和编号,根据染色体结构和数目变异进行诊断,可为细胞遗传分类、物种亲缘关系以及染色体数目和结构变异提供重要依据。

4) 血细胞检查

血细胞形态学检验是血液系统疾病诊断、疗效观察的重要手段。血细胞由原始细胞逐渐发育为成熟细胞,是一个循序渐进的成熟过程。根据细胞体积、细胞质、核形、核染色质、核仁的变化规律,分为原始、幼稚、成熟细胞以及肿瘤细胞。细胞的识别常辅以细胞化学染色手段,如过氧化物酶染色、非特异性酯酶染色、特异性酯酶染色等,通过固定、显示、复染等步骤,常用于辅助判断急性白血病的细胞类型、辅助血液系统疾病的鉴别诊断、观察疾病疗效与预后等。

3.2.2 血清学标志物

血清肿瘤标志物是由肿瘤细胞表达分泌入血液或由机体对肿瘤发生免疫反应而产生进入血液的物质。常用的血清标志物包括胚胎抗原、蛋白质类、糖类、酶类、激素类、多胺及癌基因产物等。基于免疫学技术的发展,临床上蛋白类血清肿瘤标志物是主要的检测靶标。

目前,临床上检测这些蛋白类血清标志物的技术方法主要有:酶免疫技术、发光免疫技术、免疫荧光技术等。酶免疫技术是将抗原抗体特异性反应和酶的高效催化作用相结合的免疫学技术,其中固相酶免疫测定,即酶联免疫吸附试验,主要用于液体标本中的微量物质,具有高度的特异性和敏感性,试剂稳定,无放射性危害。发光免疫技术,是用发光物质标记抗原或抗体,常见的发光体系有生物发光、电化学发光和化学发光,尤以后两者最为常见,该技术结合了发光检测的高灵敏度和免疫分析的高特异性,目前已广泛应用于蛋白质类、激素类等检测。免疫荧光技术利用荧光素标记的抗体,使与流式细胞、涂片或组织切片标本中的抗原发生特异性结合,继而通过激发光激发荧光素产生荧光,借助流式细胞仪或荧光显微镜检测。该技术既有免疫学的特异性和敏感性,又有显微镜精确性和直观性的优点,缺点是荧光容易消失,且有非特异性荧光的干扰等。

3.2.3 病理组化检查

组织化学检测是在组织水平对组织内存在的各种物质进行定性、定量分析的方法。与细胞化学一样,可利用特异的显色反应及酶标抗体、荧光抗体等进行检测,从而确定组织细胞中特定蛋白等成分的表达丰度,鉴别细胞的种类与分化程度,广泛用于肿瘤细胞的鉴别与分型。

1) 苏木精-伊红染色法染色

苏木精-伊红染色法(hematoxylin-eosin staining, HE)是病理切片技术里最常用的染色方法。苏木精染液为碱性,主要使细胞核内的染色质与胞质内的核酸显紫蓝色;伊红为酸性染料,主要使细胞质和细胞外基质中的成分显红色。因此,各种组织或细胞成分及病变的一般形态结构特点均可显示出来。

2) 免疫组织化学染色

免疫组织化学(immunohistochemistry, IHC),简称免疫组化,是指带显色剂标记的特异性抗体在组织细胞原位通过抗原抗体反应和组织化学的呈色反应,对相应抗原进行定位、定性或定量测定的一项技术。其在临床病理诊断中广泛应用,主要包括确定细胞类型和形态、辨认细胞产物的来源、确定细胞的分化程度、追踪神经纤维束及其投射区等。可用于鉴定病变性质,发现微小病灶,探讨肿瘤起源或分化表型,确定肿瘤分期,指导治疗和预后等。

3) 荧光原位杂交

荧光原位杂交(FISH)是以荧光标记的 DNA 探针与待测样本中的核酸序列按照碱基互补配对的原则进行杂交,经洗涤后直接在荧光显微镜下观察的原位杂交方法。它可以实现多色荧光原位杂交(mFISH),从而对不同靶 DNA 同时进行定位和分析,分辨复杂的染色体易位和微小缺失,区分间期细胞多倍体和超二倍体等。临床上主要用于染色体异位形成的融合基因检测,如 *BCR-ABL* 易位探针、t(15;17)易位探针和 t(18;21)易位探针等。乳腺癌

细胞中 *HER2/neu* 基因的扩增常提示着患者预后较差,25%~30%的乳腺癌患者有 *HER2* 基因的扩增和/或过度表达。应用 *HER2* 基因的 DNA 探针检测其扩增表达水平,有利于对乳腺癌进行临床诊断及疗效监测。

3.3 肿瘤数据库及生物信息学分析

3.3.1 肿瘤数据库

随着高通量检测技术的迅速发展,与肿瘤相关的组学数据迅速累积,这些数据对于研究肿瘤的发生发展机制与临床应用具有重要意义。对数据的挖掘与分析能够确定许多与疾病有关的基因,为临床诊断、治疗、疗效监测和预后评估提供新的思路。

1) 癌症基因组图谱

癌症基因组图谱(The Cancer Genome Atlas,TCGA)是由美国国立癌症研究所(NCI)和国家人类基因组研究所于 2006 年创立的关注与癌症发生发展相关的分子突变图谱。TCGA 汇集了来自不同学科和多个机构的研究成果,是一个具有里程碑意义的癌症基因组学计划,已经分析了 20 000 多名癌症患者样本,与 33 种癌症类型的正常样本配对比较,产生了超过 2.5PB 的基因组、表观基因组、转录组和蛋白质组学数据。这些数据提高了我们诊断、治疗和预防癌症的能力,研究人员都可以公开使用该数据库。

2) 国际癌症基因组联盟

国际癌症基因组联盟(International Cancer Genome Consortium,ICGC)是人类基因组计划的一部分,其目标是识别癌症个体中的所有遗传缺陷与驱动因子。该项目绘制了 50 种最重要癌症类型的遗传缺陷图谱,包括基因组、转录组和表观遗传的全部信息,将来自 25 000 个癌症样本的所有信息提供给世界各地的癌症研究人员。该数据库有助于发现与癌症患者个体缺陷相匹配的靶向药物以及个性化的癌症治疗。

3) 癌症体细胞突变目录

癌症体细胞突变目录(Catalogue of Somatic Mutations in Cancer,COSMIC)是世界上最大最全面的有关肿瘤体细胞突变对人类癌症影响的数据库。数据库主页面分为项目、数据管理、工具、帮助、搜索框等几大块,操作简洁清晰,通过搜索基因、癌症类型、突变等键入使用数据库,提供多种肿瘤细胞基因组中的拷贝数变化、甲基化、基因融合、SNP 及基因表达等信息。

4) 癌症基因组学门户平台

癌症基因组学门户平台(The cBio Cancer Genomics Portal,cBioPortal)由纪念斯隆-凯特琳癌症中心资助,是一个癌症基因组数据可视化分析平台,可用于多个癌症基因组学数据集的交互式探索。该数据库整合了 TCGA 和 ICGC 等肿瘤基因组研究的数据,可提供拷贝数变异、基因突变、共表达基因以及临床预后的生存曲线等信息;还可生成互作网络,在发现肿瘤相关突变、分析基因生物学功能以及药物选择等方面具有重要作用。cBioPortal 能直接使用并生成图表,是肿瘤基因组学数据库中可以实现一库多结果的利器。

5) 圣克鲁兹加利福尼亚大学癌症基因组学浏览器

圣克鲁兹加利福尼亚大学癌症基因组学浏览器(UCSC Cancer Genomics Browser)是一

个可以对癌症基因组和临床数据进行整合、可视化、交互分析的网络平台。可实现基因组的浏览、不同样本以及数据库癌症类型之间的比较,分析基因组变异与表型之间的相关性,得到相关基因注释信息,包括已知基因、预测基因、表达序列标签、mRNA、CpG 岛、剪接体、染色体带型、小鼠同源性等。

6)canEvolve 门户网站

canEvolve 门户网站旨在满足研究人员最常见的分析需求,作为一种可靠的工具解析来自多种数据库中的肿瘤全基因组图谱数据。canEvolve 存储了基因、microRNA、蛋白质表达谱、多种癌症类型的拷贝数变化以及蛋白质相互作用信息。其初步分析包括差异基因、miRNA 表达、SNP 微阵列测量得到的基因拷贝数变化;综合分析包括具有拷贝数变化和miRNA 图谱的基因表达谱,以及基因集富集分析结果;网络分析包括基因共表达、推断基因调控网络和蛋白质相互作用信息,生成可视化结果。canEvolve 同时提供了基因表达与临床结果之间的相关性与生存分析。多种数据类型的存在、肿瘤发生调控因子的综合分析,以及查询基因列表/通路的能力,是 canEvolve 的显著特点,促进了肿瘤基因组数据集的整合和荟萃分析的发展。

7)癌症基因组解剖计划

癌症基因组解剖计划(Cancer Genome Anatomy Project,CGAP)由美国国家癌症研究所建立,提供了人类和小鼠的基因组数据,包括转录本序列、基因表达模式、单核苷酸多态性、克隆文库和细胞遗传学信息。还提供了使用 CGAP 数据集查询和分析的方法,用于注释肿瘤发生发展期间所表达的基因目录,鉴定这些基因的多态性,以及肿瘤相关染色体畸变的分子特征等。

8)癌症基因组学中心

癌症基因组学中心(Cancer Genomics Hub,CGHub)是美国国家癌症研究所测序计划的在线储存库,其数据来源包括癌症基因组图谱(TCGA)、癌细胞系百科全书(CCLE)、促进有效治疗的治疗应用研究项目(TARGET)。其包含 25 种不同类型的癌症数据,支持批量搜索和下载,在数据隐私、优化访问和传输效率上有一定的优势。表 3-8 为肿瘤数据库链接网址。

表 3-8 肿瘤数据库链接

肿瘤数据库	网页链接
TCGA	gdc. cancer. gov
ICGC	dcc. icgc. org
COSMIC	cancer. sanger. ac. uk/cosmic
cBioPortal	www. cbioportal. org
UCSC Cancer Genomics Browser	xena. ucsc. edu/welcome-to-ucsc-xena
canEvolve	www. canevolve. org
CGAP	cgap. nci. nih. gov
CGHub	cghub. ucsc. edu

3.3.2 肿瘤生物信息学分析

高通量测序可以对一个物种的转录组和基因组进行细致全貌的分析,又称为深度测序。高通量测序数据的分析涉及多个方面,包括数据预处理、质量控制、序列比对、变异检测和功能注释等。以下是一些常用的高通量测序数据分析工具。

1) 原始数据质控

Fastp 软件是用于 Fastq 文件质量控制和预处理的软件,具体流程如图 3-2 所示,尽可能地排除测序时导致的误差,保证下游分析输入数据干净可靠。Fastp 是为多线程并行处理而设计的。从 Fastq 文件中读取的内容将以 N(1 000)的大小打包。每个包将被池中的一个线程消耗,每个线程都有一个单独的环境来存储它处理的读取的统计值。在处理完所有操作后,这些值将被合并,报告器将生成 HTML 和 JSON 格式的报告。Fastp 报告预过滤和后过滤数据的统计值,以便于比较过滤完成后数据质量的变化。其支持 SE(single-end)和 PE(paired-end)数据。

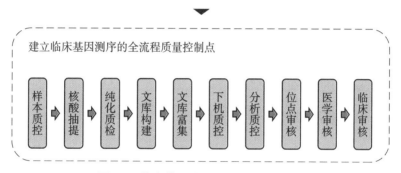

图 3-2　临床基因测序流程图质量控制点

2) 基因组文件

在 UCSC 数据库下载索引软件 IGV 或 SAMtools。UCSC 是生物领域常用的数据库之一,由 University of California Santa Cruz(UCSC)创建和维护,主要包含了人类、小鼠、果蝇等多种常见的动物基因组信息。UCSC 数据库也包括了一系列的分析工具,帮助用户浏览基因信息、查看已有基因组注释信息和下载基因组序列等。IGV 是一个高性能的可视化工具,基于 Java 搭建,可以交互式地查看综合的基因组相关数据,友好地支持多种数据类型,包括芯片、二代测序和基因组注释数据等。其设有相关的简易分析工具,如对基因组数据建立索引、基因组排序、基因组比对和寻找基序(motif)等。SAMtools 是基于 Linux 系统的软件,是一款对测序文件具有强大编辑功能的软件。其包含建立基因组索引、基因组排序、合并、格式转化等功能,还有其他个性化功能,是基因组文件编辑最常使用的软件。

3) 基因组比对

BWA(Burrows-Wheeler-Alignment Tool),是一款将序列比对到参考基因组上的软件,能够将差异度较小的序列比对到一个较大的参考基因组上。其具有三种不同的算法:①BWA-backtrack:用来比对 Illumina 的序列,读取长度最长能到 100 bp;②BWA-SW:用于比对长序列,支持的长度为 70 bp~1 Mbp,同时支持剪接性比对(split alignments);③BWA-

MEM：推荐使用，支持较长的读取长度和剪接性比对，该算法更新，也更快、更准确，且对于70~100 bp 的 Illumina 数据来说，效果也更好些。对于三种算法，首先需要使用索引命令构建参考基因组（步骤 2 中下载的文件）的索引用于后续的比对。所以，使用 BWA 的整个比对过程主要分为两步：第一步建索引，第二步使用 BWA-MEM 进行比对。

4）外显子区域覆盖度

The Genome Analysis Toolkit(GATK)，是 Broad Institute 开发的用于二代测序数据分析的一款软件，是基因分析的工具集。其目前的版本已将 Picard 工具集也纳入其中。Picard 是一套命令行组成的工具包，用于处理 NGS 数据的相关文件，可用于统计基因组比对结果、评估测序质量和标记特殊序列等。

5）基因变异检测和过滤

可采用 GATK 软件。

6）突变注释

ANNOVAR，是一款开源软件，用于对变异位点进行基因功能等相关注释，主要分为基于基因的注释，基于区域的注释和基于筛选的注释。基因注释指的是位点所在基因的相关注释，包括位点所在的位置所属基因和基因功能的注释；区域注释主要指位点是否位于重复区域，非编码的注释内容和关联分析是否提及该区域的注释；筛选注释主要指位点在人群中的频率以及有害性预测等注释信息。

3.4 分子诊断在肿瘤诊疗中的应用

分子医学是从分子层面来了解、诊断、治疗、预防疾病的科学。由于人类通过分子层面来对疾病进行精准诊断和精准治疗的需求，极大地促进了分子诊断技术领域的发展和变革。随着人类基因组学的发展和蛋白组学、代谢物组学等的兴起，分子诊断技术已经从单纯的DNA/RNA 拷贝数、突变等变化的检测，拓展到核酸片段、蛋白与多肽、抗原与抗体、受体与配体等生物大分子的检测，并广泛应用于疾病的筛查、诊断、治疗指导与监测、预后与预防等生命科学的各个领域。

新兴的分子诊断技术以其靶点检测的灵敏度高、准确性强、简便、快速、可定量等优势，为肿瘤的精准诊疗奠定了坚实的基础。肿瘤分子诊断技术突破了依赖于临床基本信息和肿瘤的病理类型、组织学分级、TMN 分期等的传统肿瘤诊疗策略的局限，从染色体、DNA、RNA 和蛋白质四个层面，根据不同肿瘤种类或同一个体的不同种肿瘤，甚至同一个体上的肿瘤在不同时期的不同分子特征制定新型的肿瘤个体化诊疗策略，使得精准医疗成为可能。新的肿瘤分子标志物不断涌现，例如 DNA 甲基化、microRNA、lncRNA、循环肿瘤核酸、外泌体、CTCs 及微小残留灶的标志分子等，而基于这些新型标志物的分子诊断技术的发展逐渐使肿瘤的临床诊疗由治"已病"向治"未病"转变。

随着临床对肿瘤精准诊疗需求的不断提高，分子诊断技术逐渐成为临床实验室开展的常规技术，但其在肿瘤诊疗中的应用也面临着许多挑战。首先，虽然诸多分子诊断技术蓬勃发展，如 NGS、dPCR、微流控芯片技术等，但不同技术各有其优点和局限性，并且新兴的技术多数需要昂贵的仪器，复杂的操作流程亟须规范化；其次，基于肿瘤高度异质性的个体化诊断的报告解读尚缺乏统一的标准;再次,肿瘤基因组学、蛋白质组学、转录组学与表观遗传学所提供的庞大丰富信息还未能完全挖掘,需进一步解读与整合,使之更好地运用于临床;最后,新的有效治疗和监测的靶点及其检测技术仍有待挖掘。因此,无创、操作简单、准确可靠和价格合理仍是未来分子诊断技术的发展方向和临床普及运用的关键。

当前,肿瘤分子检测技术在肿瘤诊疗中主要运用在以下几个方面:肿瘤遗传与干预(健康人群、高危人群的患癌风险评估)、肿瘤筛查(疑似癌症患者辅助诊断、高危人群早期筛查)、预后判断及监测肿瘤复发和转移(确诊癌症患者的治疗预后、复发监控)和肿瘤治疗指导(靶向用药、放化疗方案的制定、耐药监测等)。分子诊断技术发展迅猛,新技术新方法不断涌现,其在肿瘤诊疗中的应用已不仅是具有"辅助诊断"价值,而是具有指导临床医疗决策选择的意义。本节将就分子诊断技术在肿瘤发生前、中、后的临床干预、筛查、诊断、治疗等方面的运用进行阐述。

3.4.1 肿瘤遗传与干预

随着肿瘤学与遗传学研究的不断深入与分子诊断技术的飞速发展,遗传物质的变化或遗传信息表达异常已被明确证实是肿瘤发生发展的重要因素,相应的分子检测技术在健康人群或遗传/家族性高危人群的肿瘤易感基因筛查和肿瘤遗传风险评估中发挥越来越重要的作用。将分子诊断技术所呈现的肿瘤相关分子信息与患者家族史、临床表现等内容相结合,是临床做出合理的风险评估、提出相应的健康管理建议从而降低肿瘤发生概率的基础。

目前,已发现多种肿瘤与遗传/家族性聚集相关,除了乳腺癌、卵巢癌、子宫内膜癌、胰腺癌、结直肠癌等最为常见的遗传倾向肿瘤已有明确的易感基因外,黑色素瘤、甲状腺癌、血液肿瘤、神经系统肿瘤、肝癌、胃肠间质瘤等也存在遗传易感基因。特定肿瘤的高风险/家族性肿瘤遗传相关基因可在美国国立综合癌症网络(National Comprehensive Cancer Network,NCCN)上查找(https://www.nccn.org/guidelines/category_2)。遗传易感基因常见的异常形式包括缺失、易位、点突变、框移、插入、融合和扩增等。除基因异常外,表观遗传学的改变与肿瘤的遗传和发生亦存在紧密的关联。DNA 甲基化、组蛋白修饰、染色体重塑、非编码DNA 或 RNA 异常均可诱导肿瘤的发生,且这些表观修饰信息也可遗传到下一代,具有成为肿瘤遗传相关的分子生物标志物的潜能。例如 *P15*、*P16*、*APC*、*P53* 等基因 CpG 岛的甲基化异常,常见于肝癌、白血病、胃癌、膀胱癌、结直肠癌等多种恶性肿瘤,是肿瘤遗传筛查的重要分子标志物。

根据《NCCN 临床实践指南:遗传/家族高风险评估—乳腺癌,卵巢癌和胰腺癌》,一种肿瘤可对应多种易感基因,一种易感基因也可能对应多种肿瘤。易感基因突变常常以特定的临床综合征为表现,如 *STK11/LKB1* 基因突变与 Peutz-Jeghers 综合征相关,*PRSS1*、*SPINK1*、*CFTR* 基因突变与遗传性胰腺炎相关,*CDKN2A* 基因突变与家族性恶性黑色素瘤综合征(familial atypical multiple mole melanoma,FAMMM)相关,微卫星不稳定性(MSI)与 Lynch 综合征相关,*BRCA2*、*BRCA1*、*PLAB2* 基因突变则与遗传性乳腺癌和卵巢癌综合征相关,*APC* 基因突变与家族性腺瘤性息肉病相关。具有上述综合征的患者、癌症家族史的个体或者已确诊的肿瘤患者最好在进行易感基因测试前先进行肿瘤遗传咨询,有针对性地选择合适的分子检测技术进行相应的肿瘤基因筛查,以便获取更好的肿瘤风险评估。当肿瘤遗传基因检测结果出来时,应注意分子诊断技术检测结果的判读仍存在一定的不确定性。例如,与遗传性肿瘤相关的基因可分为致病性变异及可能致病性变异,结合疾病遗传的可能性、遗传模式判断肿瘤遗传的风险和概率。当确认易感基因突变时,医生可向患者推荐肿瘤干预手段,如加强监控、通过药物控制或手术规避风险、改变生活习惯等。乳腺癌、卵巢癌、胰腺癌、结直肠癌等是发病率相对较高的遗传性肿瘤,现以这几种最为常见的高遗传风险的肿瘤为代表(见表 3-9),介绍分子诊断技术在肿瘤遗传风险评估中的应用。

表 3-9 常见的高风险/家族性肿瘤的遗传易感基因

基因	肿瘤代表	危险度	检测方法
BRCA1/BRCA2	乳腺癌 卵巢肿瘤 胰腺癌	>60% 39%～58%、13%～29% <5%、5%～10%	Sanger/捕获测序、NGS
PALB2	乳腺癌 卵巢肿瘤 胰腺癌	41%～60% 3%～5% 5%～10%	SNP、NGS
CDH1	乳腺癌	41%～60%	焦磷酸测序法/NGS
CHEK2	乳腺癌	15%～40%	NGS
NF1	乳腺癌	15%～40%	NGS
PTEN	乳腺癌	40%～60%	PCR/FISH/NGS
CDKN2A	胰腺癌	>15%	NGS
MSH2/MLH1	卵巢肿瘤	>10%	PCR、IHC
MSH6	结直肠癌	≤13%	IHC/PCR/NGS/凝胶电泳
PMS2	结直肠癌	≤3%	IHC/PCR/NGS/凝胶电泳
EPCAM	结直肠癌	≤10%	IHC/PCR/NGS/凝胶电泳
STK11	乳腺癌 胰腺癌	40%～60% >15%	PCR/FISH/NGS
TP53	乳腺癌 胰腺癌	>60% >15%	PCR/FISH/NGS

1) 乳腺癌

乳腺癌是最早被发现具有家族聚集现象的肿瘤,目前已发现多个乳腺癌的高风险遗传易感基因,包括 BRCA1/2、P53、STK11、PTEN、CDH1 等。其中 BRCA1 和 BRCA2 基因是发现最早、研究最多的乳腺癌遗传易感基因,突变率高,以无突变热点、多形式、多位点的突变形式存在,其中 88% 的突变为小的缺失或框移、插入或无义突变。

BRCA1/2 突变的分子检测方法多样,包括多重 PCR、Sanger 测序、捕获测序、NGS 等。多重 PCR 只能针对已知的突变位点进行定性或定量分析,而对于未知突变位点则无法检测;Sanger 测序法的单次实验只能针对个别位点进行检测,通量较低;捕获测序法虽然能够

一次实验覆盖整个 *BRCA1/2* 的编码区,但是成本较高,操作复杂,并且实验时间相对较长;NGS 因其通量高、准确性高、可对未知突变进行检测的优势,被多个肿瘤诊疗指南推荐为 *BRCA1/2* 的检测方法,同时也是 *TP53*、*STK11*、*PTEN*、*CDH1* 等易感基因分析最常用的检测方法。

当证实患者为 *BRCA* 突变的携带者时,应采取一些干预措施,如定期进行乳房钼靶筛查和磁共振成像检查,通过他莫昔芬进行预防性治疗,预防性的卵巢和乳房切除等,以达到防止肿瘤发生或实现早期诊疗的目的。*BRCA1/2* 突变除与乳腺癌的发生密切相关外,与卵巢癌、输卵管癌、胰腺癌等多种实体瘤的发生也有紧密关联。

2) 结直肠癌

Lynch 综合征和家族性腺瘤性息肉病是结直肠癌的癌前临床表现特征之一。结直肠癌的主要筛查分子标志物为 MSI 和 4 个错配修复蛋白(mismatch repair,MMR)相应的基因 *MLH1*、*PMS2*、*MSH2* 和 *MSH6*。MSI 多由 MMR 蛋白表达缺失导致的功能缺陷所致,因此可以通过检测 MMR 蛋白缺失来反映 MSI 状态。

临床上可选用不同的分子诊断技术针对易感基因进行检测;因不同的分子诊断技术方法各有其优缺点,多种方法联合检测能提高风险评估结果的灵敏性和准确性。例如,PCR 法可检测所有的 MMR 基因,但可能漏检低水平的 MSI;免疫组化(IHC)方法可鉴定出被 PCR 法漏检的低水平 MSI,但其可能漏检 MSH2 相关蛋白,且 IHC 分析也不能检出非截断、也非错义改变的基因缺陷。因此,联合 PCR 与 IHC 方法检测 MSI,可以提高检测结果的准确性和敏感性。此外,使用多个单核苷酸标记物的多重 PCR 法亦可以提高 MSI 检测灵敏度。对存在 MSI 和错配修复蛋白变异的个体及其直系亲属进行经常性的直肠镜检测和粪便隐血检测,有助于结直肠癌的早发现,从而对其进行积极有效的早期干预。

3) 胰腺癌

胰腺癌患者中大约 10% 有遗传倾向。Peutz-Jeghers 综合征(Peutz-Jeghers Syndrome,PJS),又称多发性消化道息肉综合征,以皮肤黏膜色素沉着和胃肠多发性息肉为特征。PJS 综合征和 Lynch 综合征同为胰腺癌癌前临床特征。胰腺癌的主要易感基因包括 *LKB1*、*STK11*、*ATM*、*BRCA2*、*CDKN2A*、*MSH2*、*MSH6*、*EPCAM*、*PALB2*、*TP53*、*BRCA1* 等,这些易感基因的改变将激活相应的信号通路,增加了胰腺癌的罹患风险。易感基因的检测方法同前,包括 PCR、IHC、NGS 等。易感基因阳性、PJS 综合征和 Lynch 综合征均是胰腺癌的高风险因素。胰腺癌发病率高的家庭成员可以对这些基因的突变进行筛查和临床随访,以便早期发现异常。

3.4.2 肿瘤筛查

癌症早期诊断是提高癌症患者生存率与康复率的关键所在,而肿瘤筛查是早期发现癌症和癌前病变的重要途径。临床常用的传统肿瘤筛查主要集中在检测技术成熟的肿瘤标志物检测,如 AFP、CEA、PSA 等肿瘤生长代谢相关的分子,但这些标志物在许多肿瘤早期的变化常常并不灵敏,其浓度多未见明显升高,在肿瘤筛查与诊断中的敏感性与特异性并不理想。随着分子生物学技术的不断发展,越来越多的肿瘤生物标志分子被发现,除了传统的癌基因、抑癌基因及其产物外,转录组、蛋白质组和表观遗传学等领域的新型标志物也不断出现(如表 3-10、表 3-11 所示)。这些新兴的分子标志物的检测不再局限于肿瘤组织或脱落细胞,还可以采用体循环细胞、体液等多种类型的标本。同时,这些标志物检测所用的分子诊断技术的灵敏度优于传统检测方法,尤其是在肿瘤早期即有较好的检出能力,因而倍受关注。

当前,分子诊断技术在肿瘤筛查中的运用越来越广泛,可为患肿瘤高风险人群的早期筛查及肿瘤疑似患者的辅助诊断提供有力的分子证据,使得肿瘤早期精准筛查与诊断变为可能。现按照肿瘤组织中染色体、基因或蛋白异常和游离核酸变化等分类,介绍分子诊断技术在肿瘤筛查中的应用。

表 3-10 常见的肿瘤筛查核酸标志物

	基因	细胞功能	具有代表性的肿瘤类型	检测方法
癌基因	RAS	增殖、细胞生长	N-RAS：AML,成神经细胞瘤；K-RAS：胰腺癌、结直肠癌、肺癌	PCR、FISH、测序
	C-MYC	转录调控	B、T 细胞淋巴瘤、SCLC、视网膜母细胞瘤	PCR、FISH
	EGFR	细胞生长、增殖和分化	多种肿瘤	PCR、ARMS-PCR、FISH、测序
抑癌基因	RB	细胞循环调节	视网膜母细胞瘤、骨肉瘤、SCLC	PCR、FISH、ICH
	P53	转录调控,凋亡	乳腺癌、结直肠癌、肺癌、肝癌、肾癌、膀胱癌、肉瘤	PCR、FISH、测序、ICH
	WT1	转录调控	肾母细胞瘤	PCR、测序、ICH
	HER2(C-ERBB2)	酪氨酸激酶受体	乳腺癌、卵巢癌、胃肠道肿瘤	PCR、FISH、测序、ICH
	NF1	增殖和细胞生长、	多发性神经纤维瘤病、结直肠癌	PCR、测序、ICH
		阴性调控	黑色素瘤、成神经细胞瘤	PCR、测序、ICH
	DCC	lgG 超家族的膜蛋白	结直肠癌	MLAP、测序、ICH
	P21(WAF/CIP)	细胞周期进程	乳腺癌、胰腺癌	PCR、测序、ICH
	BCL2	凋亡	白血病、淋巴瘤	PCR、测序、ICH
	BCR-ABL	信号转导蛋白	CML、RCC、GIST	PCR、测序、ICH
	P16	细胞周期进程	多肿瘤如肺癌、乳腺癌、骨癌、皮肤癌、肾癌、胰腺癌等	PCR、测序、ICH
	APC	细胞间的相互作用	结直肠癌	PCR、测序、ICH
	BRCA1/2	转录调控、DNA修复	乳腺癌	PCR、测序、ICH
	PTEN	脂质激酶	恶性胶质瘤、子宫内膜癌、前列腺癌	PCR、测序、ICH

表 3-11 常见的肿瘤筛查标志物(非核酸类型)

	肿瘤标志物	癌症类型
蛋白类	β2-微球蛋白	多发性骨髓瘤、B 细胞淋巴瘤、慢性淋巴细胞白血病、华氏巨球蛋白血症
	C 肽	胰岛素瘤
	铁蛋白	肝癌、肺癌、乳腺癌、白血病
	HER2	乳腺癌
	免疫球蛋白	多发性骨髓瘤、淋巴瘤
	黑色素瘤相关抗原	黑色素瘤
	胰腺癌相关抗原	胰腺癌、胃癌
	妊娠特异性蛋白 1	滋养细胞瘤、生殖细胞瘤
	促胃泌素释放肽	小细胞肺癌
	凝血酶原前体蛋白	肝细胞癌
	可溶性间皮素相关肽	间皮瘤、卵巢癌
	肿瘤相关胰蛋白酶抑制剂	肺癌、胃肠道癌、卵巢癌
	HE4	卵巢癌、子宫内膜癌(与 CA125 水平联合计算恶性指数风险)
	OVA1	卵巢癌
	S100	泛癌种如胃癌、乳腺癌、肺癌等(S100β 与黑色素瘤复发有关)
受体类	PR	乳腺癌
	EGFR	多种肿瘤
酶类	PSA	前列腺癌
	ALP	原发或继发性肝癌、白血病、肉瘤、淋巴瘤
	PALP	卵巢癌、肺癌、滋养细胞癌、消化道癌、精原细胞瘤和霍奇金淋巴瘤
	LD	多种肿瘤如消化道、乳腺癌、急性白血病等
	NSE	小细胞肺癌、嗜铬细胞瘤等与神经内分泌相关的肿瘤
	uPA	乳腺癌(转移的评估标志)
	组织蛋白酶	多种肿瘤
	PIVKA-II	肝癌
粘蛋白类	CA125	卵巢癌、子宫内膜癌
	CA15-3	乳腺癌、卵巢癌

	肿瘤标志物	癌症类型
	CA549	乳腺癌、卵巢癌
	CA27.29	乳腺癌
	MCA	乳腺癌、卵巢癌
	DU-PAN-2	胰腺癌、卵巢癌、胃癌、肺癌
血细胞分化抗原类	CA19-9	胰腺癌、胃肠道癌、肝癌
	CA19-5	胃肠道癌、胰腺癌、卵巢癌
	CA50	胰腺癌、胃肠道癌、结肠癌
	CA72-4	卵巢癌、乳腺癌、胃肠道癌、结肠癌
	CA242	胃肠道癌、胰腺癌
胚胎抗原类	AFP	肝细胞癌、生殖细胞肿瘤（非精原细胞型）
	胚胎抗原	结肠癌
	胎儿癌性铁蛋白	肝癌
	CEA	结直肠癌、胃癌、胰腺癌、肺癌、乳腺癌
	胰腺癌胚抗原	胰腺癌
	鳞状细胞抗原	宫颈癌、肺癌、皮肤癌、头颈部癌（鳞状）
	Tennessee 抗原	结肠癌、胃癌、膀胱癌
	组织多肽抗原	乳腺癌、结直肠癌、卵巢癌、膀胱癌
激素类	ACTH	小细胞肺癌
	抗利尿激素	小细胞肺癌、肾上腺皮质肿瘤、胰腺肿瘤、十二指肠肿瘤
	铃蟾肽	小细胞肺癌
	降钙素	甲状腺髓样癌
	胃泌素	胰高血糖素瘤
	生长激素	垂体腺瘤、肾癌、肺癌
	绒毛膜促性腺激素	胚胎癌、绒癌、睾丸癌（非精原细胞瘤）
	人胎盘催乳素	滋养细胞癌、生殖腺癌、肺癌、乳腺癌
	运载蛋白	小细胞肺癌
	甲状旁腺素	肝癌、肾癌、乳腺癌、肺癌
	催乳素	垂体腺瘤、肾癌、肺癌
	血管活性肠肽	胰腺癌、支气管癌、肾上腺嗜铬细胞瘤、神经母细胞瘤

1) 肿瘤相关染色体异常分析

几乎所有肿瘤细胞都存在染色体异常,主要有非整倍体或染色体结构异常。染色体非整倍体是由一个或多个染色体丢失或增加所致,包括低二倍体、超二倍体、四倍体、八倍体等形式,染色体数目异常意味着基因表达和细胞功能调节出现严重紊乱,见于大多数实体瘤;染色体结构异常在白血病中最为多见,此外还可见于小细胞肺癌、卵巢乳头状腺癌、畸胎瘤等。例如临床上约有95％的CML白血病病例都是费城染色体阳性;约有90％的Burkitt淋巴瘤为14q＋染色体。荧光原位杂交技术、荧光定量PCR技术、多重连接探针扩增技术、微阵列比较基因组杂交技术等是临床白血病筛查与诊断的常见检测方法。

2) 肿瘤相关基因与蛋白异常检测

在正常细胞恶性演化过程中,常常累积了一系列的基因异常,这些异常的基因包括原癌基因、抑癌基因、周期调节基因、凋亡基因、基因损伤修复相关分子等,是极具潜能的肿瘤筛查与诊断的生物标志分子。常见的异常标志分子有原癌基因 *MYC*、*RAS*、*SRC*,抑癌基因 *RB*、*P53*、*WT1*、*HER2*、*NF1*、*APC*、*PTEN*,细胞周期相关的蛋白 CDK1、CDK2、CDK4、CKD1、P16,细胞凋亡相关蛋白如 BCL2、PD-L1、PD-1 等。这些异常基因和蛋白常用的检测方法有 PCR、FISH、Sanger、NGS 等,可检测基因点突变、易位、扩增、单核苷酸多态性、基因不稳定性,以及 DNA 甲基化模式改变、蛋白修饰等表观遗传变化等。例如,多个候选抑癌基因的甲基化是肿瘤细胞的特异标志,广泛启动子 CpG 岛的甲基化是结直肠癌的独特表观遗传表型,可用甲基化特异性 PCR、Sanger 等方法检测。这些异常的基因及表观遗传分子将是极具前景的肿瘤早期筛查与诊断的分子标志物。

3) 肿瘤相关游离核酸检测

游离核酸是一种存在于体液中的处于细胞外游离状态的核酸,作为肿瘤生物学标志物一直备受关注,包括 DNA、RNA(如 lncRNA、miRNA)等。当肿瘤发生时,这些分子除了浓度的升高或降低外,还包含肿瘤异常基因信息,如微卫星不稳定性、基因倒位、缺失和核酸甲基化改变等。肿瘤患者血液中的游离核酸不仅水平远高于正常人,而且还具有组织特异性和肿瘤特征性,与肿瘤的发生与进展密切相关。肿瘤相关游离核酸的检测需先分离出游离核酸后,再运用甲基化 PCR 法、qPCR、支链 DNA 检测技术等对其进行分析。

循环核酸检测是无创检测技术,可实时多次采样,在临床肿瘤诊断、判断病情与预后评估中发挥越来越重要的作用。国内外多种肿瘤临床诊疗指南的分子检测部分已包含游离核酸的检测,将外周血 CTCs、ctDNA 等视为除肿瘤组织以外的备选标本。例如,《中华医学会肺癌临床诊疗指南(2021 版)》将外周血 ctDNA 作为分子病理学检测的 2 类推荐标本,当肿瘤组织不能及时获取,可用 NGS 等方法检测 ctDNA 标本中全部必检基因和扩增基因。血浆 *SEPTIN9* 基因甲基化检测即为外周血 ctDNA 在肿瘤筛查中的实例,已被 FDA 批准用于结直肠癌高危人群筛查,检测方法为 qPCR 法。

除此之外,多靶点粪便 FIT-DNA 检测也是肠癌及癌前病变的重要筛查手段,它联合粪便中血红蛋白检测、肠镜(血红蛋白阳性时)和 PCR 法(检测粪便脱落细胞中与肠癌及癌前病变发生有密切关系的 4 个靶点:*KRAS* 突变、*BMP3* 甲基化、*NDRG4* 甲基化和 *ACTB* 的 31 个位点),通过风险评估算法获得最终的评价结果。2021 年,多靶点粪便 FIT-DNA 检测被纳入中国首部结直肠癌防治指南和《中国临床肿瘤学会(CSCO)结直肠癌诊疗指南》。因此,分子诊断技术检测游离核酸逐渐成为临床上精准诊疗的强有力的工具。

3.4.3 鉴别诊断与预后判断

鉴别诊断与预后判断是肿瘤治疗的重要部分。充分了解肿瘤类型、病程与生物学特征,有助于确定肿瘤分型、分期,鉴别肿瘤的良恶性,评估癌症复发的风险,并提供预测疗效的信息。随着肿瘤分子生物学的发展和分子检测技术创新的不断出现并日臻完善,肿瘤的诊断与鉴别由传统形态学概念深入分子或基因水平,其中以癌基因、抑癌基因及信号调控分子为代表的肿瘤分子诊断已经成为肿瘤诊断与鉴别不可或缺的组成部分。它可识别具有相同肿瘤发生部位、相同病理类型及病理分级的不同患者之间存在的分子差异,从而进行肿瘤的诊断与鉴别、病毒相关性肿瘤的诱因判别、肿瘤侵袭与转移的生物行为预测、肿瘤预后判断与微小残留灶的复发监测等。在肿瘤组织特异性的基因表达谱、转录组学和蛋白质组学的基础上,分子诊断技术因其特异性强、适用范围广等优点,在精准诊断中运用日益广泛。

1) 病毒相关性肿瘤的诱因鉴别

病毒相关性肿瘤约占人类所有肿瘤病例的 12%。如表 3-12 所示,涉及肿瘤类型有宫颈癌、口咽鳞状细胞癌、生殖器和头颈部肿瘤、皮肤鳞癌、肝细胞癌、Burkitt 淋巴瘤、鼻咽癌、移植术后淋巴组织增生性疾病、霍奇金淋巴瘤、T 细胞和鼻咽部 NK 细胞淋巴瘤、上皮恶性肿瘤和平滑肌肿瘤、卡波西肉瘤、白血病等。判别肿瘤诱发原因是否为病毒在肿瘤诊断与分型中具有重要的意义,并决定了部分肿瘤的分型及分期,甚至影响后续治疗方案的制定与疾病预后的判断。在最新的国内外肿瘤诊治指南中,至少有 7 种病毒与人类肿瘤的发生相关密切(见表 3-12),这些病毒可以分为 DNA 病毒和 RNA 病毒两类:DNA 病毒包括 HPV、HBV、EBV、HHV-8 和梅克尔细胞多瘤病毒(MCPyV);RNA 病毒包括 HCV 和 HTLV-1。这些病毒的致癌机制大概分为 3 种:①病毒编码致癌基因或蛋白,扰乱宿主细胞的信号通路;②病毒引起宿主 DNA 损伤、基因组不稳定等;③病毒引起慢性炎症导致组织纤维化或氧化应激等。

表 3-12 常见的肿瘤相关病毒

病毒种类	检测方法	病毒相关肿瘤	致病因子
HPV	PCR、ISH、FISH	宫颈癌、口腔癌、生殖系肿瘤及头颈部肿瘤	E5、E6、E7
HPV	ISH、FISH	皮肤鳞癌	E2、E6、E7
EBV	PCR、IHC、FISH	鼻咽癌、淋巴瘤、胃癌	EBNA1、EBNA3、LMP1、LMP2、EBER 等
KSHV	FISH、PCR	内皮细胞癌等	LANA、Kaposin、vCyclin、Vgfcr、KI
HBV、HCV	PCR、RT-PCR	肝细胞癌	HBx、HBsAg
HTLV-1	RT-PCR	白血病、淋巴瘤	NS3/4、NS5
MCPyV	PCR	梅克尔细胞腺癌	LT、sT、57kT

肿瘤相关病毒检测的最常用的分子诊断技术有 PCR、FISH、IHC 等。分子诊断技术不仅可以直接检测病毒本身的核酸,还可以对病毒产生的 RNA 或蛋白进行检测。例如,实时荧光定量 PCR(qPCR)可用于评价血清、血浆及肿瘤组织中的肿瘤相关病毒 DNA 或 RNA 的载量;FISH/IHC 方法可检测组织或脱落细胞中的 DNA、RNA 或蛋白。因不同检测方法各有其优缺点,临床上可联合使用多种方法进行检测,以提高病毒检测的敏感性与特异性。例如,口咽癌的诊断可用 FISH 检测癌组织中 HPV 的 DNA 水平,而用 IHC 检测 HPV 表达的 P16 蛋白,联合使用这两种方法可提高口咽癌诊断/鉴别的敏感性和特异性。

2) 肿瘤的分子分型与鉴别诊断

肿瘤多具有不同临床病理特征和生物学行为,形态上具有难于分类的多样性,因而其分型及鉴别诊断常常具有挑战性。传统的诊断方法无法对所有肿瘤进行分型确认,如多原发和不明原发灶肿瘤、黑色素瘤、部分非小细胞癌、中枢神经系统肿瘤、部分卵巢癌等。随着分子检测技术的进步,肿瘤分子表型逐渐被挖掘出来。临床可以根据分子诊断技术检测新兴的分子标志物,进而对肿瘤进行分子分型与鉴别,为后续选择的治疗方案提供相应的分子依据,其中乳腺癌的分子分型就是个典型例子。

根据雌激素受体(estrogen receptor,ER)、孕激素受体(progesterone receptor,PR)、HER2 和 Ki-67 可将乳腺癌分为 Luminal 型、HER2 阳性型及三阴性乳腺癌,不同分型的乳腺癌需要采用不同的治疗方案。《中国肿瘤整合诊治指南(CACA)(2022)》指出,对于多原发和不明原发灶肿瘤,可通过运用 qPCR 或基因微阵列技术,通过分析肿瘤组织中的基因表达谱,并与数据库中不同肿瘤类型的基因表达谱进行比较,判断肿瘤组织的起源,从而做出相应的分型诊断与治疗方案。例如,黑色素瘤在不同器官组织上分布较散,诱发因素多样或不明,形态异质性较高,其疗效与预后也存在较大的差异。因此,CACA 指南建议所有黑色素瘤患者治疗前都需做基因检测,如运用分子诊断技术(IHC、PCR、FISH、NGS 等方法)检测 *BRAF*、*CKIT*、*NRAS* 等位点,根据基因检测结果进行分子分型、预后评估及制定治疗方案。

除了鉴定与分型外,分子诊断技术还可以用于鉴别肿瘤的良恶性。例如,当穿刺细胞病理不能确定甲状腺结节的良恶性时,可借助分子检测技术提高甲状腺癌诊断的准确率。运用 IHC、PCR、FISH、NGS 等方法检测 *BRAF* 突变、*RAS* 突变、*RET/PTC* 重排、*PAX8/PPAPγ* 基因重排等,当检测结果发现基因突变阳性,提示恶性肿瘤的可能性大。

3) 肿瘤侵袭与转移生物行为的预判与监测

肿瘤的侵袭与转移是影响患者预后最直接的危险因素。肿瘤分子病理学的深入与新兴的分子检测技术的发展揭示了肿瘤侵袭与转移的生物学行为与特定的分子标志物相关。借助多种分子检测技术对相关分子标志物进行检测,对肿瘤的特性进行分析,为后续肿瘤治疗方案的制定提供了依据。传统的肿瘤侵袭与转移检测的金标准是组织活检,它是一种侵入性的检测手段,对于年龄较大、病情较重的患者适用性差,并且依赖于明显的肿瘤病灶或转移灶的存在。近年来,肿瘤细胞或游离核酸等生物学标志物因其标本获取的无创或微创、可实时监测等优点,受到研究者们的热切关注。这些生物标志物存在于血液或其他体液样本中,如尿液、腹水、胸腔积液等,运用分子诊断技术检测肿瘤相关的分子标志物的改变,逐渐在肿瘤预后和监测中发挥重要的作用。因此,我们将分别从转移相关基因、激素或生长因子受体与上皮间质转化相关分子、游离核酸分子标志物等方面介绍分子诊断技术在肿瘤侵袭与转移生物行为的预判与监测中的运用。

(1) 转移相关基因。

转移相关基因(metastasis-associated genes,MTA)是一类重要的、与肿瘤转移能力相关的基因,在乳腺癌、卵巢癌、宫颈癌、肺癌、胃肠癌、肝癌、胰腺癌、鼻咽癌等中均有表达,且与肿瘤的侵袭性、转移和预后密切相关。MTA 蛋白主要包括 MTA1、MTA2、MTA3 及一些类似分子 MTAs 等。此外 NM23 基因也与肿瘤转移侵袭有关,常见于胃癌、骨肉瘤、膀胱癌、乳腺癌与结直肠癌。相应的分子诊断技术可以检测这些基因在复制、转录、翻译等不同时期的变化情况。如利用 DNA 测序的方法来鉴定有无突变存在,利用 qPCR 方法检测基因的扩增情况,利用 FISH 技术检测基因的存在及其所在染色体的位置,利用 IHC 方法检测不同亚类蛋白在肿瘤组织中存在与否及其丰度。

(2) 生长因子激素受体与上皮间质转化相关分子。

研究发现,癌细胞生长因子或激素受体、上皮间质转化相关分子的表达情况与其侵袭与转移能力密切相关。相关激素受体有 HER2、ER、HR、AR,与乳腺癌、生殖系统肿瘤和黑色素瘤等转移与侵袭相关。这些受体可采用 IHC、FISH、基因芯片、NGS 或者多基因检测组合等分子诊断技术进行检测。例如,21 基因复发评分是几种市售的基于基因测定预测复发与转移的多基因检测组合之一,已被纳入《美国国立综合癌症网络(NCCN)乳腺癌临床实践指南(2022 版)》中。根据 21 基因检测结果,ER+/PR- 的肿瘤更容易形成骨转移,其复发评分也较高。

(3) 游离核酸生物学标志物。

游离核酸生物学标志物如 ctDNA、microRNA、lncRNA,以及携带核酸信息的外泌体和 CTCs 也可作为肿瘤转移标志物。游离核酸携带了肿瘤的核酸信息,能实时反映肿瘤的基因变化状况,其可以用于对肿瘤的转移进行非侵入性实时监测,可更加敏感地发现疾病的变化,更加科学、迅速地评价某一治疗方案的效果,在肿瘤治疗、耐药监测、肿瘤复发监测等方面的临床应用逐渐崭露头角。游离核酸检测技术具有无创、操作方便、耗时短、重复性高、可实时监测等优点,越来越受医疗业界关注。上述新兴生物标志物常用的检测方法有 qPCR、ddPCR、NGS、流式细胞术等。例如,由于 CTCs 定量结果与肿瘤转移具有极强相关性,中华医学会在 2021 年发布《循环肿瘤细胞临床运用与实验室检测专家共识》,用于乳腺癌、结直肠癌、前列腺癌、肝癌等多种肿瘤转移的监测。同时,CTCs 还可作为转移性乳腺癌、结肠癌、前列腺癌等肿瘤的疗效预测标志物,以及肿瘤分型、总生存率和无进展生存期的独立预测因子。因此,这些新兴标志物检测是目前极具发展潜力的肿瘤无创诊断和实时疗效监测的手段。

4) 预后判断

分子生物标志物对肿瘤预后判断的作用可分为两种:一种是治疗前根据临床疾病表征及肿瘤相关分子标志对肿瘤的进展进行预判,即治疗前的肿瘤危险度分层;另一种是对特定治疗后的临床转归进行预判,将患者进行分层,如预后良好、预后差、肿瘤复发等。合理可靠的治疗前预后判断是治疗策略选择的主要依据之一,可避免因无法评估肿瘤的危险度而导致过度治疗或因治疗不足导致肿瘤复发。运用分子检测技术分析预后相关的分子标志物的浓度或状态有助于预后判断,特别是治疗前的预后危险度的分层。现将分子诊断技术在肿瘤预后判断中的应用介绍如下。

(1)病毒相关的肿瘤预后与病毒的拷贝数有一定的关系,如 HBV 相关的肝细胞癌患者术后预后普遍较差,且当病毒载量高于 10^4 拷贝/mL 时与不良结局相关,如果能在术后监测 HBV 病毒拷贝数,辅助抗病毒治疗,则可改善预后。

(2)肿瘤驱动基因突变与其突变频次在一定程度上反映了肿瘤的大小与良恶情况。目前,已纳入肿瘤诊治指南中的预测性分子生物标志物很多,包括 *ALK* 重排、*BRAF* V600E 点突变、*EGFR* 突变、*KRAS* 突变、间质-上皮转化因子外显 14(*METex14*)跳跃突变、神经营养酪氨酸受体激酶 1/2/3(*NTRK1/2/3*)基因融合、ROS 原癌基因 1(*ROS1*)基因重排和 *PD-L1* 等。这些预后标志物的常用检测方法有 FISH、PCR、NGS 等。另外,驱动基因的突变频次也是肿瘤预后的重要指标,如 MSI 突变频率与肿瘤的预后密切相关,高度微卫星不稳定(MSI-H)逐渐降低或 MMR 蛋白表达缺失是预后良好的标志物。再次,染色体倍数和驱动基因异常也是肿瘤预后的重要指标,特别是血液肿瘤。临床主要运用 FISH、NGS 等技术对成人急性 B 淋巴细胞白血病患者的染色体倍数和驱动基因进行检测。在染色体倍数异常中,检测到 4、10、17 号染色体三体提示预后最好,高超二倍体次之,而低二倍体预后最差。而驱动基因 *BCR-ABLI*、*JAK-STAT*、*ABL* 同源激酶重排阳性、21 号染色体内部扩增等则是预后不良的标志。目前,驱动基因常用检测技术主要包括染色体核型分析、FISH、NGS、基因表达谱和微阵列比较基因组杂交等。

(3)体循环中的外泌体因携带了肿瘤相关基因与蛋白信息,并与肿瘤预后与复发监测相关,成为新兴的分子标志物之一。例如,尿液外泌体因其浓度和携带的基因突变信息与前列腺癌或膀胱癌的分级与分期有关,是近年来无创肿瘤标志物的研究热点之一,具有成为泌尿系肿瘤预后分子标志物的潜能。

5)肿瘤复发监测

癌症中微小残留病灶(minimal residual disease,MRD)是指癌症治疗达到完全缓解后,用常规的形态学检测方法已无法检测到的微小肿瘤病灶,此时体内仅存在少量癌细胞。MRD 是肿瘤复发的直接原因,是优化肿瘤诊治策略的关键因素。分子诊断技术能够通过 MRD 的分子标志物有效监测血液系统肿瘤治疗后残余肿瘤细胞的负荷。例如,*BCR-ABL* 融合基因是 B 系急性淋巴细胞白血病骨髓移植后 MRD 监测最有价值的标志物,其检测方法有巢式 PCR、实时荧光定量 PCR(qPCR)、STR、NGS 等。qPCR 可对 *BCR-ABL* 融合基因定量检测,敏感性高。巢式 PCR 具有单次针对多个已知突变位点进行检测、可进行突变比例评估、操作较简便等优点。因此,qPCR 和巢式 PCR 是临床上 *BCR-ABL* 融合基因检测的常用方法。

但是,大多数的实体瘤目前尚缺乏明确的 MRD 分子标志物。随着基因测序技术的发展,以 ctDNA 检测为代表的液体活检在肿瘤精准医疗中的临床应用价值日益凸显。CTCs、ctDNA 检测等已经成为监测术后 MRD、指导个体化辅助治疗最具潜力的手段,常用的检测方法有微滴式数字 PCR(ddPCR)、基因/蛋白芯片技术和 NGS。其中,ddPCR 和基因/蛋白芯片技术的优势在于检测灵敏度较高,能实现低至 0.01% 的突变检测灵敏度,但仅能检测有限的已知位点;而 NGS 的检测通量高,可检测未知突变,但在灵敏度上可能不及 ddPCR。

近年来,越来越多的新兴技术致力于提升分子标志物检测的准确性、测序深度,增加单点检测的敏感性和同步追踪的变异位点的数目,检测内容纳入全基因组变异位点及拷贝数变化的分析,旨在增加 MRD 的检出率。以乳腺癌为例,多种多基因筛查组合已被 FDA 批准运用于临床,其检测结果可预测远处复发、局部复发或预判生存期,如 21 基因 panel (Oncotype Dx)、70 基因 panel(Mamma Print)、12 基因 panel(Endo Predict)等,各平台检测侧重点略有不同。其中,21 基因 panel 检测方法对淋巴结阴性、HR 阳性、HER2 阴性的患者的复发评估最有效。因 21 基因复发评分是最有效的多基因检测方法之一,已被纳入《美国国立综合癌症网络(NCCN)乳腺癌临床实践指南(2022 版)》。

目前,临床上已有多个平台采用多基因法检测 MRD,如 MRDetect(WGS:SNV+CNV)、MRD-CRC(733 + 127 基因 panel)、Signatera(WES + 16 SNV assay)、PCM (WES+200 SNV assay)、Safe-Seqs(15 基因 panel)、Guardant Reveal(突变 + 甲基化 panel)、CAPP-Seq(癌种定制化 panel)等,这些平台逐渐成为临床 MRD 监测的有力工具。

3.4.4 伴随诊断

伴随诊断(companion diagnostic, CD)是基于科学有效地进行药物和诊断试验共同开发的理念,致力于精准化肿瘤治疗过程而逐渐形成的试验。它是一种在用药前、后对患者进行药物靶点测试以确定患者对药物的反应(疗效、风险等),从而指导用药方案实施的一种检测技术。作为精准医学的基石,伴随诊断在临床治疗中发挥着重要作用。

目前获得 FDA 及 NMPA 批准的伴随诊断产品(companion diagnostic devices, CDx)以基因检测为主,技术核心就是检测靶点基因状态。靶点基因状态可分为两类:一是肿瘤驱动基因扩增增多,常见于癌基因、激素或生长因子相关受体、细胞周期调节蛋白等,靶点异常活跃导致肿瘤发生与增殖,当基因检测结果与 CDx 指定基因状态相符时,才能应用靶点抑制剂进行抗肿瘤治疗;二是肿瘤驱动基因异常,可分为突变后药物敏感型与药物不敏感型。突变后药物敏感型可见于抑癌基因或凋亡基因突变后失活、修复损伤功能缺失原癌基因突变后活性增强,导致细胞生长增殖失控。而药物不敏感型可见于突变后靶点抑制剂结合位点漂移,以及靶点的下游分子异常,使得靶向药物无法针对靶点所对应的信号通路抑制肿瘤的生长与增殖。

CDx 的分子诊断技术不断发展,从早期以 IHC 为主,逐步发展到目前包含 FISH、qPCR、NGS 等新技术。分子诊断技术可以为 CDx 提供明确的分子依据,从而辨别出最有可能受特定药物损害(发生严重不良反应)的患者;还可监测靶向治疗效果并调整治疗方案(如药物使用的时长、剂量、终止时间等),最终达到提高药物有效性和安全性的目的。CDx 是目前基因检测技术在肿瘤领域较为成熟的应用。大多数已进入临床运用或准备进入临床运用阶段的 CDx 相关药物可在 FDA 药品数据库(https://www.accessdata.fda.gov/scripts/cder/daf/)查询其相关信息。国家卫健委发布的文件《新型抗肿瘤药物临床应用指导原则(2021 年版)》规定:对于明确作用靶点的药物,须遵循靶点检测后方可使用的原则,不得在未做相关检查的情况下盲目用药。检测所用的仪器设备、诊断试剂和检测方法应当经过 NMPA 批准,特别是新的伴随诊断产品[6]。现就几种常见靶基因的 CDx 药物及其分子诊断技术进行简单介绍。

1) HER2 相关的 CDx

HER2 是 EGFR 家族的一员,作为酪氨酸激酶受体在调节细胞增殖、分化、生存等生物行为过程中发挥重要作用。HER2 在部分乳腺肿瘤、卵巢癌、胃癌、食管癌、肺癌、胆管癌、膀胱癌、结直肠癌等多种肿瘤中过表达,是最早的 CDx 相关药物靶点。*HER2* 基因异常扩增是影响肿瘤,特别是乳腺癌生长与转移的最重要的因素之一。因此,HER2 过度表达或基因异常扩增是使用 HER2 抑制剂的必要条件。目前 NCCN 推荐采用 FISH 方法检测肿瘤组织中 *HER2* 的水平。此外,肿瘤组织中 HER2 蛋白的检测方法还有 IHC,而血清中 HER2 蛋白的水平则可用酶联免疫分析(EIA)、酶联免疫吸附试验、化学发光免疫分析法等方法检测。HER2 阳性的乳腺癌发生全身转移时,部分患者 HER2 会转为阴性,对靶向药物产生抵抗。为了提高 HER2 靶向治疗的有效性,需要于治疗前后的多时段、全身多部位进行 HER2 水平检测。

曲妥珠单抗是 FDA 正式批准的第一个运用于临床的 CDx 药物,其是一种重组人源化单克隆抗体,可选择性结合 HER2。帕妥珠单抗和阿多曲妥珠单抗依酯是曲妥珠单抗的同类药物,区别在于与 HER2 结合的位点不同。曲妥珠单抗可用于治疗 HER2 过表达的乳腺癌、转移性胃癌或贲门部腺癌,其伴随诊断的检测方法主要采用 FISH 法;随着药物应用范围的逐渐扩大,IHC 及显色原位杂交(chromogenic in situ hybridization, CISH)检测方法也逐渐得到临床的认可。

2) EGFR 相关的 CDx

EGFR 也被称为 ERBB1 或 HER1,配体为表皮生长因子,是细胞增殖和信号传导的酪氨酸激酶受体,在调节细胞生长、增殖、分化及抑制细胞凋亡中发挥重要作用。*EGFR* 突变或过表达会引发肿瘤,见于肺癌、肾癌、前列腺癌、胰腺癌、乳腺癌等多种恶性肿瘤,且常常导致肿瘤的预后较差、化疗较不敏感。*EGFR* 扩增、过表达或部分突变是使用其单克隆抗体或抑制剂的适应证,但 *EGFR* T790M 突变以及 *EGFR* 下游分子突变,如 *KRAS*、*MET* 扩增、*PIK3CA* 突变,是药物抗性的标志。目前 EGFR 常用的分子诊断技术有 qPCR、扩增阻滞突变系统-PCR(amplification refractory mutation system,ARMS-PCR)、FISH、IHC、NGS 等。

EGFR 相应的 CDx 药物有两类。一类是 EGFR 的单克隆抗体西妥昔单抗和帕尼单抗,可竞争性地抑制其与天然配体的结合。西妥昔单抗主要用于治疗 EGFR 表达阳性的结直肠癌患者,也可用于治疗头颈部的鳞状细胞肿瘤。其 CDx 检测方法有 IHC(*EGFR* 过表达)和 qPCR(*KRAS* 无突变)。EGFR 的另一类靶向药物是 EGFR-TKI,如第一代的吉非替尼、厄洛替尼,第二代的阿法替尼、达克替尼和第三代的阿美替尼。吉非替尼是首个应用于临床上的 EGFR-TKI,通过阻止 EGFR 胞内信号通路的传导从而抑制肿瘤增殖与转移,其治疗 EGFR 阳性的非小细胞肺癌有良好的效果,是成人患者的一线治疗药物。利用组织标本进行 *EGFR* 突变检测是首选策略,涵盖 *EGFR* 的 18、19、20、21 外显子。最常见的 *EGFR* 突变为外显子 19 缺失突变和外显子 21 点突变,均为 EGFR-TKI 的敏感性突变;18 外显子 G719X、20 外显子 S768I 点突变亦均为敏感性突变,且 20 外显子的 T790M 突变与第一、二代 EGFR-TKI 获得性耐药有关。EGFR 突变检测方法包括 ARMS、ddPCR、一代测序和 NGS 方法,具体方法参照抑制剂所对应的检测试剂盒。新开发的拉帕替尼是双靶点 TKI,可同时作用于 HER2 和 EGFR 两个位点,主要用于 HER2 阳性的晚期乳腺癌,特别是曲妥珠单抗治疗效果不佳的患者,其 CDx 检测方法也是 qPCR。

3) 间变性淋巴瘤激酶相关的 CDx

间变性淋巴瘤激酶(anaplastic lymphoma kinase,ALK),是一个强力致癌的驱动基因,因其在间变性大细胞淋巴瘤中被发现而得名。非小细胞肺腺癌、神经母细胞瘤、淋巴瘤中可见其重排。ALK 融合基因/蛋白检测方法包括 IHC、FISH、qPCR 和 NGS 方法。其中 Ventana-D5F3IHC、qPCR 和 NGS 方法获得国家药品监督管理局(NMPA)注册证,用于肿瘤组织中 ALK 融合基因的检测。

ALK 酪氨酸激酶抑制剂(ALK-TKI)包括第一代的克唑替尼、塞瑞替尼、阿来替尼、布加替尼,第二代的恩沙替尼和第三代的劳拉替尼等。这些 TKI 适用于 ALK 融合基因阳性的晚期非小细胞肺癌患者。ALK-TKI 使用过程常发生耐药,常见的耐药机制有 ALK 通路突变(如 G1202R 突变和 V1180L 突变)、旁路激活(c-MET/HGF、c-KIT、IGFR、EGFR/HER3 等)和其他耐药突变。针对不同 ALK-TKIs 的耐药突变,临床上对应的治疗策略不同。例如劳拉替尼能克服 G1202R 耐药,塞瑞替尼、布加替尼、劳拉替尼对 V1180L 突变有效。根据《中国非小细胞肺癌 ALK 检测临床实践专家共识(2019 版)》,ALK 的检测标本优先使用肿瘤组织标本,次之为细胞学标本,如不能获得组织或细胞学标本的晚期肺癌患者,可尝试血液/脑脊液检测。ALK 的检测方法优选 Ventana-D5F3 IHC 进行筛查。当标本量有限、需和其他基因(如 EGFR、KRAS、ROS1 等)一起检测时,可以联合 FISH 和 qPCR,或进行 qPCR、NGS 多基因检测,以节约样本及检测时间。而当怀疑检测标本有质量问题时,由于 FISH 是基因易位的经典检测方法,结果直观稳定,因此优选 FISH 检测。

4) BRAF 相关的 CDx

BRAF 基因是原癌基因,编码丝氨酸/苏氨酸蛋白激酶,参与调控细胞分裂、分化和分泌。BRAF 基因突变会持续激活下游 MEK-ERK 信号通路,对肿瘤的生长增殖和侵袭转移起重要作用。BRAF 突变可见于黑色素瘤、非霍奇金淋巴瘤、大肠癌、甲状腺癌、肺腺癌和多毛细胞白血病。其最常见突变形式为 BRAF V600E 突变,此外还包括 BRAF V600D/K/R 突变,二者同属于 I 类突变,对 BRAF 和 MEK 抑制剂敏感。BRAF 突变常用的检测方法有 NGS 和 PCR 等。

BRAF 基因突变靶向药物有维罗非尼、维莫非尼、曲美替尼、考比替尼、达拉非尼等,适用于 BRAF V600E 突变的不可切除或转移性黑色素瘤晚期、转移性甲状腺未分化癌、V600E 突变的转移性 NSCLC。BRAF 突变的检测标本主要采用肿瘤组织标本;外周血标本如 CTCs 和 cfDNA 的 BRAF 突变检测目前临床上仍处于探索阶段。BRAF 突变的常用检测技术有 IHC、PCR、FISH 和基因测序等,不同肿瘤类型的标本和变异需要选择不同的检测方法。

5) BCR-ABL 相关的 CDx

BCR-ABL 融合基因是抗凋亡基因之一,具有高度酪氨酸激酶活性,可促进细胞过度增殖而导致细胞调控发生紊乱,具有致癌作用。该融合基因最常见于慢性髓系白血病(CML)和部分急性淋巴细胞白血病(ALL),其编码的 P210 蛋白质增强了酪氨酸激酶的活性,从而抑制细胞凋亡。*BCR-ABL* 融合基因常用的分子诊断技术为 qPCR、巢式 PCR、FISH、IHC、NGS 等。

BCR-ABL 的第一代抑制剂为伊马替尼,此外还有达沙替尼、普纳替尼、尼洛替尼等药物。伊马替尼等已成为 CML 的一线治疗药物及费城染色体阳性的 ALL 治疗的重要组成部分,且疗效较佳。伊马替尼对 BCR-ABL 酪氨酸激酶的抑制作用最为突出,同时也能抑制其他酪氨酸激酶如磷酸化 ABL、PDGFRB、c-KIT 及 ARG。基于此,伊马替尼适应证还包括系统性肥大细胞增多症、胃肠道间质肿瘤、黑色素瘤和骨髓纤维化等。不同适应证的 CDx 的检测技术不同,系统性肥大细胞增多症的 CDx 的检测技术为 PCR 法,检测 D816V 位点表达情况;骨髓异常增生的 CDx 的检测方法是 FISH 法,检测 PDGFR 的表达;而间质瘤则通过 IHC 法,检测 c-KIT 的表达。在治疗过程中,伊马替尼也存在获得性耐药问题,目前研究者们正在根据其耐药的分子机制开发相应抑制剂。

6) PD-1/PD-L1 相关的 CDx

程序性细胞死亡蛋白 1(programmed cell death protein 1, PD-1),是一种重要的免疫抑制分子,是目前免疫抑制检查点最重要的分子标志物之一,与肿瘤免疫逃逸有关。其作为 T 细胞表面受体蛋白,通过与其配体 PD-L1 或 PD-L2 结合发挥作用,负向调节 T 细胞活化。PD-L1 广泛分布于各类组织,PD-L2 主要见于抗原呈递细胞。目前已经发现 PD-L1 在卵巢癌、黑色素瘤、肾癌、NSCLC 等多种肿瘤组织中均有表达,在血液系统肿瘤中亦存在表达,且其表达与淋巴瘤的侵袭性相关。在肿瘤微环境中,PD-1/PD-L1 的表达上调是肿瘤逃逸机体免疫应答的一个重要机制。因此,通过组织染色对肿瘤微环境中的 PD-L1 表达进行检测可为以 PD-1/PD-L1 信号为靶点的阻断疗法提供重要参考信息。PD-1/PD-L1 常用的检测技术主要为 IHC。

临床实践证明 PD-1/PD-L1 抑制剂在多种肿瘤治疗中有效,现已用于包括肺癌、食管癌、胃癌、尿路上皮癌、肝癌、结直肠癌、乳腺癌、经典型霍奇金淋巴瘤及恶性黑色素细胞瘤等。如表 3-16 所示,至今已有多种 PD-1/PD-L1 免疫检查点的抑制剂被 FDA 或 NMPA 批准用于治疗癌症,包括纳武利尤单抗、帕博利珠单抗、阿维单抗及度伐利尤单抗等。PD-L1 检测的标本类型优先选择石蜡包埋肿瘤组织,如无法获得组织标本时,可在细胞学包埋蜡块中进行。无论在原发灶或转移灶,PD-1/PD-L1 检测均具有指导临床治疗的价值。由于治疗后的肿瘤组织更能反映现状,治疗前后在可获取肿瘤组织的情况下,均推荐对肿瘤组织进行 PD-1/PD-L1 检测。PD-1/PD-L1 的 CDx 主要的检测平台有两个,为 Dako 检测平台和 Ventana 检测平台。如表 3-13 所示,临床可根据药物获批的适应证选择相应的 CDx 检测平台。

表 3-13　PD-1/PD-L1 相关的 CDx

药物	靶点	检测平台	适用癌种
纳武利尤单抗	PD-1	Dako Link AutoStainer 48	黑色素瘤、头颈癌、食管癌、胃癌、肝癌、肺癌
帕博利珠单抗	PD-1	Dako Link AutoStainer 48	黑色素瘤、乳腺癌、鼻咽癌、宫颈癌、头颈癌、食管癌、胃癌、肝癌、肺癌等
阿维单抗	PD-L1	Dako Link AutoStainer 48	皮肤癌、尿路上皮癌、肾癌
阿替利珠单抗	PD-L1	Ventana Benchmark Ultra	乳腺癌、膀胱癌、肝细胞癌、肺癌
度伐利尤单抗	PD-L1	Ventana Benchmark Ultra	肺癌、膀胱癌

7) c-MET 相关的 CDx

c-MET,又称为酪氨酸激酶 MET,是一种细胞表面的跨膜受体蛋白,与其配体肝细胞生长因子结合后发生酪氨酸磷酸化,激活下游通路,发挥促细胞增殖、生长、迁移及血管新生等功能。c-MET 基因异常与多种癌症发生有关,如外显子 14 跳跃突变与扩增,以转移性 NSCLC 患者最为常见。c-MET 基因异常的分子诊断技术有 IHC 检测 c-MET 蛋白表达情况、FISH 检测 c-MET 基因扩增情况、qPCR 检测外显子 14 跳跃突变以及扩增水平、NGS 针对多基因 CDx 组合直接测序等方法。

最新获批的 c-MET 的抑制剂有卡帕替尼和特泊替尼。特泊替尼是种高选择性口服 c-MET 抑制剂,用于治疗在铂类化疗后进展的具有 c-MET 基因外显子 14 跳跃突变的转移性 NSCLC。除 c-MET 外显子 14 外,Tepotinib 可强效、高选择性地抑制 c-MET 基因异常引起的致癌信号,包括 c-MET 扩增或 MET 蛋白过表达,具有改善携带这些特定 c-MET 变异的侵袭性肿瘤患者的治疗预后的潜力。目前,任何单一的方法都无法保证全面检测出所有 c-MET 变异,多种方法结合更加有利于综合判断并精准筛选适宜的患者。

8) IDH1/2 相关性 CDx

异柠檬酸脱氢酶(isocitric dehydrogenase,IDH)是细胞能量代谢过程中的一个限速酶,分为 IDH1、IDH2 和 IDH3 三种。IDH1/2 突变可导致 DNA 和组蛋白的异常高甲基化,引起表观遗传异常修饰的改变,影响相关基因的转录表达,进而导致肿瘤的发生。IDH1/2 突变见于急性髓系白血病、神经胶质瘤、软骨肉瘤和胆管癌等多种肿瘤,其中肝内胆管癌病例中近 1/5 患者携带 IDH1 突变。

IDH 抑制剂能够通过作用于肿瘤细胞中的 IDH 突变位点,诱导组蛋白去甲基化,达到抑制肿瘤进展的效果。FDA 最新批准艾伏尼布用于接受过治疗、有 IDH1 突变的局部晚期或转移性胆管癌成年患者。IDH1/2 抑制剂 HMPL-306 片则适用于伴有易感基因 IDH1/2 突变的血液肿瘤和实体肿瘤患者。艾伏尼布与恩西地平伴随诊断的检测标本均为血液或骨髓,检测方法均为 qPCR,检测的内容分别为 IDH1 突变(R132C、R132H、R132G、R132S、R132L)和 IDH2 突变(R140Q、R140L、R140G、R140W、R172K、R172M、R172G、R172S、R172W)。

9) FGFR 相关性 CDx

成纤维生长因子受体(fibroblast growth factor receptor,FGFR)属于酪氨酸受体激酶(TKIs)家族成员之一,当 *FGFR* 发生突变或者过表达时,会引起FGFR下游信号通路的过度激活,并进一步诱发正常细胞癌变。*FGFR* 常见变异形式包括基因扩增/过表达、激活突变、基因融合等,此外还有重排、激酶结构域重复及自分泌激活等。FGFR的过表达可见于肺癌、脑癌、头颈癌、前列腺癌等多种实体瘤,而其基因融合常发生在骨髓增生综合征、T细胞淋巴瘤、膀胱癌和肝内胆管癌等。FGFR检测方法主要有IHC、qPCR、FISH、NGS及RNA-seq等。

厄达替尼是FGFR抑制剂,用于治疗携带有 *FGFR3* 或 *FGFR2* 突变的、经铂类化疗后疾病进展的局部晚期或转移性膀胱癌成人患者,是首款获批针对转移性膀胱癌的靶向药物。其CDx的检测方法为qPCR。而佩米替尼片是国内首款获批上市的只针对 *FGFR2* 融合/重排的抑制剂,适应证为局部晚期或转移性胆管癌患者。FDA还批准了FoundationOne-CDx作为 *FGFR2* 融合/重排患者选择该药的伴随检测方法。表 3-14 为目前上述常见 CDx 药物及其相应分子诊断的方法。

表 3-14 常见 CDx 药物及其相应分子诊断方法

靶基因	肿瘤	靶向药	检测方法
HER2	转移性胃癌或贲门部腺癌	曲妥珠单抗	FISH、IHC、CISH
	乳腺癌	曲妥珠单抗	FISH、IHC、CISH
	乳腺癌	阿多曲妥珠单抗依酯	IHC
	乳腺癌	帕妥珠单抗	IHC
EGFR	乳腺癌	阿法普尾	qPCR
	非小细胞肺癌	厄洛普尼	qPCR
	非小细胞肺癌	吉非普尼	qPCR
	非小细胞肺癌	奥斯普尼	qPCR
	结直肠癌	西妥昔单抗	IHC、qPCR
	结直肠癌	帕尼单抗	IHC
ALK	非小细胞肺癌	克唑普尼	IHC、FISH
KRAS	结直肠癌	西妥昔单抗	qPCR
	结直肠癌	帕尼单抗	qPCR
PD-L1	非小细胞肺癌	派姆单抗	IHC
	非小细胞肺癌	阿特珠单抗	IHC
	膀胱上皮癌	阿特珠单抗	IHC
	非小细胞肺癌	纳武单抗	IHC
	黑色素瘤	纳武单抗	IHC

靶基因	肿瘤	靶向药	检测方法
KIT（D816V）	系统性肥大细胞增多症	伊马替尼	PCR
PDGFRB	骨髓增生异常综合征	伊马替尼	FISH
c-KIT	胃肠道间质瘤	伊马替尼	IHC
BRAF、*MEK1/2*	黑色素瘤	维罗非尼	qPCR
	黑色素瘤	达拉非尼	qPCR
	黑色素瘤	曲美普尼	qPCR
c-MET	非小细胞肺癌	卡马替尼、特泊替尼	IHC、FISH、PCR、NGS
IDH1/2	急性髓系白血病	恩西地平、艾伏尼布	PCR
FGFR	尿路上皮癌、胆管癌	厄达替尼、佩米替尼	qPCR

3.4.5 个体化用药指导

随着分子诊断技术与肿瘤生物学的迅猛发展，基于基因组生物标志物的精准诊疗成为肿瘤治疗的重要方向。基于肿瘤高度异质性特点的生物标志物的发现及基因组学、转录组学、代谢组学、蛋白组学、微生物组学的迅猛发展，迅速推动了从传统的基于"疾病表型"的诊疗监测模式逐渐转向基于"疾病分子分型"的精准治疗模式，"精准治疗""分类而治"日趋成为未来发展的方向。近年来，NGS等分子诊断技术绘制的全面的肿瘤基因组图谱，包括基因表达、突变和表观遗传图谱，可为临床治疗策略的选择与制定提供准确的分子信息，将有助于为癌症患者寻找合适的个体化治疗策略。分子诊断技术可提供的信息包括靶向药物相应抗肿瘤靶点的表达情况、是否突变，有无可用于内分泌治疗的受体表达，不同化疗药物相应的敏感/抵抗基因和蛋白表达情况，放疗敏感基因的表达情况等。分子诊断技术还可以监测肿瘤治疗过程中的耐药状态，如肿瘤多耐药基因的表达情况、肿瘤细胞药物压力下的靶点基因突变，或是靶向免疫检查点后其他检查点代偿性的高表达等。因此，基于分子诊断技术获取的肿瘤分子生物学特性，制定相应的"个体化治疗"方案，是精准治疗的未来方向。

当前，分子诊断技术已是肿瘤治疗过程中不可或缺的一部分，分子生物学检测已被纳入国内外最新的多种肿瘤诊疗指南中。如《美国国立综合癌症网络（NCCN）非小细胞肺癌临床实践指南（2022版）》中指出：标本常规组织学诊断后尽量保留足够组织进行分子生物学检测，根据分型指导治疗（1类推荐证据）；原发肿瘤或转移组织均适用于靶向驱动基因检测（1类推荐证据），当组织有限和（或）不足以进行分子生物学检测时，可利用血浆游离DNA检测。

虽然分子诊断技术在肿瘤治疗中的运用取得了飞跃性的进步，但是，目前其临床应用仍存在一些困难。首先，临床有部分患者肿瘤组织难于获得，特别是部分肿瘤早期及肿瘤晚期不适于手术的患者。CTCs与游离核酸（cfDNA、RNA、外泌体等）是很有潜力的替代标本，这些标本的检测具有取材方便、可重复性等优点。其次，在肿瘤治疗过程中，肿瘤分子表型可能发生变化。如能在诊疗过程中的不同时间点进行多部位多样本检测，则可以为临床提供更为全面、准确的分子信息。最后，任何一种药物的作用模式大多是多个基因共同参与，通过对多种基因的检测建立的疗效预测模型较单一基因的预测模式更加合理。因此,在保证检测手段的高灵敏性、高特异性、可重复性的基础上,实现对肿瘤多层次分型,指导个体化治疗,在治疗前预测药物反应与预后,监测肿瘤在治疗过程中的演进,是未来肿瘤治疗的发展方向。本节将就分子诊断技术在肿瘤治疗全过程(包括生物、化学及放射治疗等治疗方案的选择、疗效评估和耐药监测)中的运用。

3.4.5.1 靶向治疗的药物选择

肿瘤靶向治疗,是指针对肿瘤细胞上已经明确的靶点(该靶点可以是蛋白分子,也可以为驱动基因)进行干扰以达到抗肿瘤作用的治疗方式。其治疗的分子机制可分为以下几个方面:①封闭对肿瘤生存关键的受体配体相互作用;②抑制肿瘤生长增殖相关的受体表达;③抑制肿瘤细胞的 DNA 修复能力,以增强放化疗的敏感性;④免疫调节,恢复抗肿瘤免疫功能。运用分子诊断技术对肿瘤特异的驱动基因进行检测,根据检测结果选择相应的靶向药物是肿瘤个体化治疗最直接的最有价值的体现。在这里我们将讲述分子诊断技术在肿瘤靶向治疗中的具体运用。

1) 驱动基因检测

明确肿瘤的关键驱动基因及其靶向药物的敏感状态,临床可根据分子诊断技术的检测结果,选择相应的拮抗剂,从而达到抗肿瘤的效果。乳腺癌激素受体和 HER2 的检测分别是激素和生长因子受体检测的代表性实例,可运用 IHC、FISH 及 PCR 等技术明确其在乳腺肿瘤细胞上的表达情况。ER 和(或)PR 阳性的乳腺癌患者应接受内分泌治疗,运用他莫昔芬等阻断激素与其受体结合,从而达到抗肿瘤的作用。而 HER2 则是内分泌治疗抗性的标志物。HER2 阳性患者可选择其相应的靶点抑制剂进行治疗,如曲妥珠单抗。有些靶向药物除了驱动基因本身,还需要运用分子诊断技术确认其下游的关键信号分子状态。目前临床上常见的新型抗肿瘤药物大多是根据驱动基因进行设计的,有其相应的适应证以及靶点基因检测要求,具体的要求可参考 3.4.4 的相关内容。

根据驱动基因指导治疗方案的选择是精准医疗的核心部分,除了可用于类型明确的肿瘤外,还可用于原发灶不明的肿瘤治疗。原发灶不明的肿瘤治疗前基因检测常用的方法为 NGS,检测内容包括肿瘤组织起源基因及常见驱动基因。根据检测结果可选择相应的靶向药物,如帕博利珠单抗(属于 PD-1 单抗)用于确定 MSI-H、dMMR 的不可切除或转移性的实体肿瘤,拉罗替尼用于治疗携带 *NTRK* 基因融合的局部晚期或转移性实体肿瘤等。

2) 放化疗增敏相关靶点检测

检测 DNA 损伤修复关键分子的表达情况,为放化疗增敏剂的使用提供分子依据。放化疗增敏剂是一类 DNA 损伤修复过程中的小分子抑制剂,可特异性抑制肿瘤细胞放化疗后代偿性增强 DNA 修复的能力。聚腺苷二磷酸-核糖聚合酶(polyadenosine diphosphate ribose polymerase,PARP)抑制剂如奥拉帕利、尼拉帕利等,是这类分子的典型代表。PARP 是 DNA 损伤修复最常见通路(碱基切除修复通路)上的一个修复蛋白,因此其抑制剂常常用于放化疗的联合治疗。《上皮性卵巢癌 PARP 抑制剂相关生物标志物检测的中国专家共识(2020 版)》指出,PARP 抑制剂相关生物标志物主要有 *BRCA1/2* 基因突变、同源重组缺陷(homologous recombination deficiency,*HRD*)基因突变、*BRCA1/RAD51C* 启动子甲基化等,这些基因常用的检测方法为 NGS。O^6-苄基鸟嘌呤则是直接修复通路上关键靶点的 O^6-烷基鸟嘌呤-DNA 甲基转移酶(MGMT)的抑制剂,*MGMT* 在胶质瘤中常处于高甲基化模式。使用 O^6-苄基鸟嘌呤前,需运用 DNA 甲基化检测技术如焦磷酸测序法、甲基化敏感性高分辨率熔解曲线(high resolution melting,HRM)分析法、甲基化特异性 PCR 法(MS-PCR)等对 MGMT 的甲基化模式进行检测,以确认靶向治疗的有效性。

3)免疫检查点检测

分子诊断技术可检测免疫检查点的状态,有利于临床进行免疫调节,恢复抗肿瘤免疫功能。PD-L1/PD-1 是目前研究及应用最广泛的免疫检查点分子:PD-L1 可与 $CD8^+$ T 细胞表面的 PD-1 结合,诱导 T 细胞衰竭;在 PD-L1 存在的情况下,T 细胞活性受到抑制。多种 PD-1 或 PD-L1 抑制剂的开发便是通过拮抗 PD-1/PD-L1 通路来解除肿瘤免疫抑制。国内外多家公司已上市多种 PD-L1 或 PD-1 抑制剂,如阿替利珠单抗、帕博利珠单抗、信迪利单抗等。目前,临床可以运用分子诊断技术对肿瘤组织上 PD-L1/PD-1 的表达情况进行检测,已有多种 PD-L1/PD-1 的 CDx 试剂盒面市,可以在多种检测平台上分析。PD-L1/PD-1 免疫治疗现已纳入多种肿瘤的治疗指南中,如阿替利珠单抗加白蛋白结合型紫杉醇作为肿瘤浸润免疫细胞中 PD-L1 表达≥1%的晚期三阴性乳腺癌患者的首选治疗方法。

3.4.5.2 化疗药物选择

精准化疗需要基于患者分子特征筛选出最安全有效的治疗策略。肿瘤细胞的异质性与其对药物的敏感性密切相关,因此肿瘤细胞呈现的特异性生物标志对于抗肿瘤药物的疗效和不良反应的预测、患者临床预后具有重要意义。检测肿瘤相关基因的表达水平和多态性可预测化疗药物疗效、不良反应和患者预后,有助于实现肿瘤的精准化疗。目前已发现多个肿瘤相关基因在预测化疗药物的疗效、不良反应和临床预后中具有一定的临床价值。常用化疗药物疗效相关预测分子可根据化疗药物的种类分为以下 5 种。

1)铂类药物敏感性分子标志物

ERCC1 和 *BRCA1* 是铂类药物化疗比较有力的预测分子,*MLH1*、*NEIL1*、*GPX3*、*PLK2* 基因突变或甲基化,以及与这些基因相关的 miRNA 水平也影响铂类药物的疗效,其机制与它们参与的多条 DNA 修复途径有关。常用的分子检测技术有 NGS、焦磷酸测序法、HRM、MSP。

2)氟尿嘧啶类药物敏感性分子标志物

胸苷酸合酶(thymidylate synthase,TS)的状态是 5-氟尿嘧啶(5-FU)化疗反应的预测指标。TS 联合乳清酸磷酸核糖基转移酶检测可以明显提高疗效预测的准确性。此外,MSI 的状态、转录因子 AP-2ε 等的甲基化状态及 miRNA 水平与 5-FU 的疗效也密切相关,这些指标具有潜在用药指导价值。对于不同临床分期的结直肠癌患者而言,化疗敏感性分子标志物对于选择辅助化疗的方案非常重要:临床研究表明,对于 II 期结肠癌患者,仅使用氟尿嘧啶类药物辅助化疗,MSI 会降低其疗效,甚至产生不利影响,而且如果患者存在 MMR 基因缺陷,使用 5-FU 辅助化疗是有害的;而对于 III 期结直肠癌患者,他们化疗敏感性的分子标志物与 II 期患者有所不同。氟尿嘧啶类药物敏感性分子标志物的常用检测方法有 IHC、PCR、HRM、MSP 等。

3）紫杉类药物敏感性标志物

Ⅲ类 β-微管蛋白(Tubulin-βIII，TUBB3)水平与紫杉烷疗效显著负相关。BRCA1 可作为紫杉烷和长春碱类药物疗效的标志，*BRCA1* mRNA 高表达的肿瘤患者接受多西紫杉醇为基础的化疗更易获得疗效。miRNA 也可以通过调节 *BRCA1* 或 *TUBB3* 表达，从而影响紫杉烷疗敏感性。此外，基因甲基化状态与紫杉烷疗效也密切相关，细胞生长与增殖相关的调节基因 *TGFBI*、*CHFR*、*PLK2* 的甲基化能显著下调目标基因的 mRNA 水平，进而导致肿瘤细胞对紫杉烷类药物的耐药。常用的检测方法有 IHC、PCR、NGS 等。

4）吉西他滨治疗敏感的生物标志物

人平衡型核苷转运蛋白 1(human equilibrative nucleoside transporter 1，hENT1)是影响核苷类似物如吉西他滨等化疗药物治疗效果的关键分子。hENT1 是一种核苷转运蛋白，负责将核苷转运至细胞内，其高表达与肿瘤不良预后相关，hENT1 的表达水平对无病生存时间和总生存时间的影响大于胰腺癌血清肿瘤标志物 CA19-9。

5）伊立替康治疗的生物标志物

APTX 和 BRCA1 蛋白的表达水平与伊立替康的敏感性呈负相关，其基因的甲基化状态也与伊立替康敏感性有关。癌基因 *WRN* 和 *SULF2* 甲基化显著增强肿瘤细胞对伊立替康治疗的敏感性，而 *DEXI* 甲基化与伊立替康耐药相关。伊立替康化疗敏感性相关的标志物常用的检测方法有 IHC、PCR、HRM 和 MSP。

6）严重不良反应标志物

化疗不良反应的个体差异较大，有些甚至危及生命。如果在用药前先进行相应代谢途径靶分子筛查，则可以最大程度上避免其不良反应。例如，嘌呤类抗癌药物如 6-硫基嘌呤、6-硫基鸟嘌呤及免疫抑制药物硫唑嘌呤均需代谢生成硫基鸟嘌呤磷酸盐(TGNs)，方能发挥其细胞毒性作用。硫嘌呤 S-甲基转移酶(thiopurine S-methyltransferase，TPMT)是嘌呤类药物代谢过程中的关键酶，携带 TPMT 多态性且具有遗传性 TPMT 功能缺陷的患者，若服用 6-硫基嘌呤会有严重的血液中毒危险。FDA 已将 *TPMT* 基因型测试列为接受 6-硫基嘌呤治疗之前的常规性检测，以减少其不良反应的发生。*TPMT* 多态性常用的检测方法有等位基因特异性的 PCR 扩增方法、ARMS-PCR 法、Sanger 测序法、NGS 等。

3.4.5.3 放疗方案的调整

放射治疗是肿瘤治疗的主要手段之一，但长期以来受两大问题困扰，一是不能杀死所有肿瘤细胞，二是损伤正常细胞，常伴随严重的不良反应。精准诊断、精确预测指导下的个体化治疗及减少毒性作用是当前肿瘤放射治疗亟待解决的关键问题。基于新型分子标志物指导的联合新型功能影像、分子靶向治疗等技术的放疗生物/免疫精准化治疗是未来发展的方向。分子诊断技术可对放疗抵抗基因或放疗严重毒性作用相关基因进行检测，为临床选择适宜的个体化放疗或联合靶向药物治疗方案提供预测性信息。这些放疗敏感或抵抗相关的靶点包括信号通路上的分子如 EGFR、RAS-RAF、PI3K-AKT-mTOR，DNA 修复途径相关分子以及表观遗传学靶点如组蛋白去乙酰化酶(HDAC)等。使用这些位点的抑制剂如西妥昔单抗、帕尼单抗、厄罗替尼、替吡法尼、依维莫司、奥拉帕尼等可以通过调控细胞周期、细胞凋亡、DNA 修复损伤等机制增强放射后的治疗效果。例如，替吡法尼获得了美国 FDA 授予的突破性疗法认定,可联合放疗用于治疗携带 RAS 基因突变的头颈部鳞状细胞癌患者。黑素皮质素受体-1 受体(melanocortin-1 receptor,MC1R)基因是与放疗严重毒性作用相关的基因,它的单核苷酸多态性特别是 R160W 变异与放疗严重不良反应紧密相关。应用分子诊断技术对肿瘤患者的 MC1R 基因多态性进行分析,可提示临床避免使用放疗或降低放疗剂量,有助于降低放疗不良反应。

3.4.5.4 耐药监测

肿瘤细胞对抗癌药物的逐渐耐药是抗肿瘤治疗失败的主要原因。肿瘤细胞对药物产生耐受性通常有两种途径:一种是在治疗过程中发生位点突变或选择性耐药的肿瘤细胞克隆增多,通过抑制细胞凋亡和减少 DNA 损伤使肿瘤细胞存活;另一种是肿瘤细胞传递药物的功能(包括增加药物外排、降低药物摄取、脱毒作用等)增强。及时准确监控肿瘤耐药情况是有效治疗的重要组成部分,而分子诊断技术是肿瘤耐药监测中的极有利的检测工具。它可以明确肿瘤自身的多耐药基因的表达情况,监测肿瘤治疗过程中的基因耐药突变,还可以检测靶点抑制后其他位点代偿性变化从而导致治疗抗性的情况。

1) 监测肿瘤靶向治疗过程的获得性耐药情况

几乎所有的靶向药物不可避免地都会发生耐药现象。肿瘤细胞通过阻碍靶向药物的结合或增强靶点下游分子活性,从而限制药物的靶向抑制作用,导致耐药的产生。肿瘤细胞还会通过亚克隆选择导致治疗抗性;其治疗抗性的原因可能是:肿瘤细胞具有特有的异质性,即原发灶或转移灶的瘤体间或同一瘤体内的不同肿瘤细胞具有不同突变和表现的亚克隆。在不同的选择压力下,对治疗不敏感的细胞亚群可以选择性地克隆增殖,最终导致治疗抵抗的发生。因此,根据不同的耐药机制,我们可选用 IHC、FISH、Sanger、NGS 等方法检测相应的基因变化或肿瘤分子表型的变化情况,进而监测肿瘤靶向治疗过程中的耐药情况。

ctDNA 早在 2016 年已被 NCCN 批准用于部分肿瘤药物的疗效评估和耐药监测,并被推荐为指导 NSCLC 患者靶向药物选择的标志物之一,尤其对于无法进行组织活检的患者是重要的替代选择。ctDNA 可用 qPCR、dPCR 或 NGS 等多种分子诊断技术进行检测,目前国内外批准的 ctDNA 基因突变检测试剂多采用 qPCR 法,如 FDA 批准的血浆 EGFR 基因突变、PIK3CA 基因突变、SEPTIN9 基因甲基化、SHOX2 和 PTGER4 基因甲基化等的检测试剂。NGS 方法也可运用于部分血液样本中的 ctDNA 检测,如 Foundation One Liquid CDx。ctDNA 浓度变化可能也是治疗抵抗的很好的监测指标,研究发现其浓度的变化可早于影像学对疾病进展的发现。

2) 检测肿瘤耐药基因的异常

肿瘤的多个基因与肿瘤细胞传递药物的功能有关,这些基因的表达上调将通过增加药物外排、降低药物摄取、脱毒作用等导致肿瘤的耐药。多药耐药(MDR)基因是肿瘤耐药基因之一,它对应的蛋白为跨膜糖蛋白,与细胞膜的通透性、细胞内药物浓度,以及细胞耐药程度有关。此类跨膜糖蛋白在正常胆管、肾、小肠、肾上腺及造血干细胞等均有表达,负责激素运输及排泌毒物,包括 MDR1、MRP、MVP 等。

MDR1 与多种化疗药物相关,包括蒽环类长春碱、表鬼臼毒素、紫杉醇和其他天然产物。MVP 可通过两种途径引起肿瘤耐药:一是封锁核孔,使药物不能进入细胞核;二是使进入细胞内的药物转运至胞质中的运输囊泡,呈房室分布,最终经胞吐排出。MRP 可通过促进谷胱甘肽结合药物从细胞内的排出而致多药耐药,相关药物有紫杉醇、米托蒽醌等蒽环类、长春碱和表鬼臼毒素等。肺耐药蛋白基因也是耐药基因的一种,其编码的蛋白位于胞浆,呈粗颗粒状或囊泡状;该蛋白介导的耐药非常广泛,如对铂类、烷化剂等耐药。这些耐药基因的检测主要是利用 qPCR 方法检测基因的扩增情况,利用外周血中的耐药基因含量变化动态监测体内的耐药程度,还可利用 IHC 的方法检测相关蛋白在肿瘤组织中的存在与否。由于不同耐药基因反映不同类型药物的情况,因此临床联合同药时,常常需要多种耐药相关基因协同检查,动态监测机体耐药情况,从而选择合适的肿瘤化疗药物,以提高肿瘤疗效。

3) 监测免疫调节分子代偿性表达情况

免疫靶向治疗过程(如 PD-1 抗体治疗过程)经常伴随着其他抑制型免疫检查点分子的代偿性表达上调,尤其是 TIM3 分子的高表达,进而逆转抗 PD-1 治疗对免疫微环境的激活作用,这些抑制型免疫检查点分子在抗 PD-1 治疗过程中的高表达可能是造成抗 PD-1 治疗无效的重要因素之一。这些免疫检查点分子的常用检测技术有 IHC、FISH 等。目前,已经开展多种靶向抑制型或激活型免疫检查点分子的抗体或小分子药物的临床研究,尤其是不同免疫检查点靶向性药物的联合应用,已经成为肿瘤免疫检查点疗法的重要方向之一。

随着生物分子检测技术的日臻完善,肿瘤治疗已经走进了"精准医疗"的时代。在精准诊断与预后判定的同时,基于驱动基因的靶向治疗在多种癌症中大放异彩,对应的分子诊断技术得到了飞速的发展。但分子诊断技术在肿瘤个体化治疗中的应用仍存在一定的困难。首先,由于分子诊断技术存在各自的优缺点,在检测药物敏感性相关的靶点时,常常需要联合不同方法进行检测,以提高检测的灵敏性和特异性;但新兴的技术多数费用较高,限制了它们在肿瘤诊疗中的广泛运用。其次,肿瘤治疗决策相关的分子诊断最主要的检测标本为肿瘤组织,存在取材难、有创、不均一性等困难,临床上急需取材容易、操作简单方便、具有无创和实时监测功能的新型标志物。cfDNA、ctDNA、CTCs、lncRNA、microRNA 和外泌体等因具有以上优势而备受关注,但目前仅有少数进入临床实际运用中,大多还处于临床实践探索阶段,未能在临床上广泛开展。这些新项目还需方法学的临床评估(包括精密性、灵敏性、特异性、临界值以及检测标准化或一致性等),才能实现真正的临床转化。再次,肿瘤治疗过程中耐药频发,基因覆盖广泛的 NGS 可能是耐药分析以及挖掘潜在耐药机制的有力方法。患者在治疗过程中可能需要进行多次基因分析,以便及时有效地调节治疗方案。

3.5　肿瘤分子诊断案例分析

3.5.1　肿瘤分子诊断案例——慢性髓系白血病诊断

3.5.1.1　概要

慢性髓系白血病(chronic myelogenous leukemia,CML)是一种以髓系增生为主的造血干细胞恶性疾病。CML 在全球的年发病率为$(1\sim2)/10$ 万,占成人白血病总数的 $15\%\sim20\%$。*BCR-ABL* 融合基因是导致 CML 发病的重要因素,其特征性染色体异常为 22 号染色体上的 *BCR* 基因与 9 号染色体上的 *ABL* 基因融合成新的基因。*BCR-ABL* 融合基因可编码具有异常增高的酪氨酸激酶活性的蛋白,通过 Ras-Raf-MAPK、STAT-Bcl-xL、P13K-AKT 和 NF-κB 等多条信号转导通路参与调控白血病细胞的恶性增殖。出现白细胞增多或伴脾大,外周血中可见髓系不成熟细胞等典型临床表现,合并费城染色体(Philadelphia chromosome,Ph)和/或 *BCR-ABL* 融合基因阳性即可确定诊断。本文报道 1 个案例,其外周血细胞涂片、骨髓细胞涂片及活检细胞形态高度怀疑 CML;Ph 染色体阳性,但经典 *BCR-ABL* 基因型(p210、p190 和 p230)阴性。通过分型测序筛查,最终确定为罕见型 *BCR-ABL*(e14a3)基因型。

3.5.1.2 案例经过

1)基本情况

患者,男,55 岁,2021 年 9 月因反复咽痛、咽干、咳嗽、进食后腹胀就诊。查体:无明显肝、脾、淋巴结肿大,无腹腔积液、下肢水肿;皮肤、黏膜无瘀点、瘀斑,无乙型肝炎、丙型肝炎、酒精性肝炎病史。血常规示:白细胞计数(WBC)162.2×10^9/L↑,红细胞计数 2.81×10^{12}/L↓,血红蛋白 82 g/L↓,血小板计数 193×10^9/L,中性粒细胞 49%,淋巴细胞 8%↓,单核细胞 10%↑,嗜碱性粒细胞 4%↑。CT 提示脾肿大。为进一步诊断,收入我院血液科。

2)入院后实验室检查

(1)骨髓细胞涂片。

如图 3-3 所示,骨髓增生明显活跃。粒系占比 91.5%:中性粒细胞增生明显活跃,粒红比 18.3,未见原始粒细胞,早幼粒细胞 1.5%,嗜酸性粒细胞 12%,嗜碱性粒细胞 6%,部分中性粒细胞形态改变,核染色质疏松,可见巨带形核细胞;红系占比 5%,比例降低;巨核细胞系增生活跃,全片产板巨 32%,可见单圆核细胞。碱性磷酸酶染色 NAP 积分 0 分。

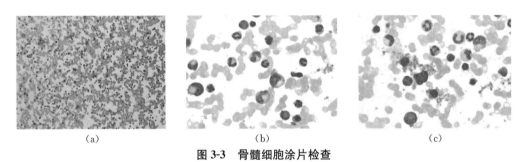

(a)   (b)   (c)

图 3-3 骨髓细胞涂片检查

(a)低倍镜下观察骨髓细胞涂片;(b)高倍镜下观察骨髓细胞涂片见粒系形态改变;(c)高倍镜下观察骨髓细胞涂片见巨系增生活跃。

(2)外周血细胞涂片分类。

如图 3-4 所示,未见原始粒细胞,幼稚粒细胞 5%,嗜碱性粒细胞 11%,嗜酸性粒细胞 3%,幼稚红细胞与 WBC 比例为 1∶100,碱性磷酸酶染色 NAP 积分 7 分。

(3)骨髓活组织检查。

如图 3-5 所示,粒系增生活跃,以偏成熟阶段细胞为主,偏幼稚细胞散在少数。免疫组织化学示:CD34 小血管(+),圆核细胞散在少数(+);E-CAD 少数(+);CD61 巨核细胞(+),可见单圆核。

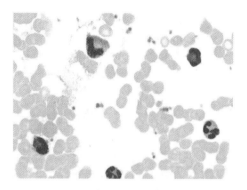

图 3-4 外周血细胞涂片检查

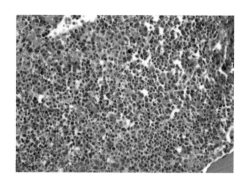

图 3-5 骨髓细胞涂片检查

（4）染色体核型。

如图 3-6 所示,染色体核型为:46,XY,t(9;22)(q34;q11.2)[14]/46,idem,t(7;12)(q22;q24.1)[4]/46,XY。结果解释:染色体检查 20 个细胞,14 个细胞均存在 9、22 号染色体易位,4 个细胞在此基础上还存在 7、12 号染色体易位,2 个细胞正常。9、22 染色体易位是 CML 的特征性染色体异常。本结果提示,样本中存在与 CML 相关的获得性克隆性染色体异常 t(9;22)(q34;q11.2),即存在 Ph 染色体。

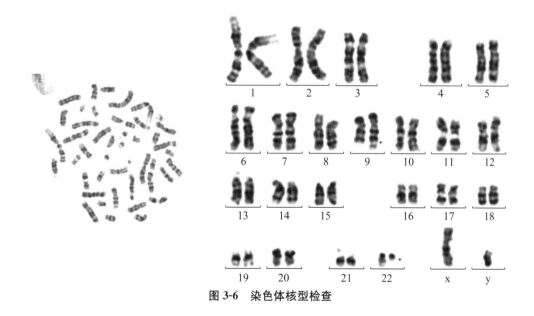

图 3-6 染色体核型检查

（5）分子生物学检测结果。

qPCR 检测显示 *JAK2*、*CALR*、*MPL* 基因阴性,*BCR-ABL*（p210、p190、p230）定量结果均为 0。*BCR-ABL*（含罕见型）初诊分型测序筛查结果为 *BCR-ABL*（e14a3）阳性,即 *BCR* 基因的第 14 号外显子下游接了 *ABL1* 的 3 号外显子,形成一个框内的融合基因,并保留了 *ABL1* 的激酶功能结构域。

(6) 诊断及治疗。

综合以上检查结果,临床明确诊断为 CML,入院后予以羟基脲降白细胞、血小板、补液及碱化、水化改善循环,补充造血原料。测序结果提示存在 BCR-ABL(e14a3),确诊后,经甲磺酸伊马替尼 0.4 g/d 治疗,患者用药 4 个月后,病情稳定。

3.5.1.3 案例分析

CML 是造血干细胞的恶性克隆增生性疾病,是迄今发现的第一种与染色体异常直接关联的人类恶性肿瘤。95%以上的 CML 患者具有特异性的 Ph 染色体,该染色体是由于 9 号及 22 号染色体的长臂各有一段发生断裂和互相易位 t(9;22)(q34;q11)所致,其后果是定位于 22 号染色体的 BCR 基因的 N 端和定位于 9 号染色体 ABL 基因的 C 端联结在一起形成了 BCR-ABL 融合基因。BCR-ABL 融合基因能够编码和表达酪氨酸蛋白激酶,从而通过作用于一系列复杂的细胞信号传导途径,导致细胞的恶性增生、凋亡减少和骨髓基质细胞黏附性下降[1]。靶向 BCR-ABL 的伊马替尼等 TKIs 的应用给 CML 治疗带来革命性变化,绝大部分患者的生存期已与常人相同,并可能实现功能性治愈。因此 BCR-ABL 检测是 CML 患者诊断及长期治疗过程中疗效监测的基本手段,检测规范化是其发挥临床指导作用的前提,也是 CML 患者获得最佳疗效的保证。

CML 确诊主要依据血液或骨髓细胞形态学、细胞遗传学和分子生物学。其中细胞遗传学诊断通过染色体核形分析技术确认是否存在 Ph 染色体,分子生物学技术确认是否存在 BCR-ABL 融合基因,分子生物学检测方法比细胞遗传学方法更为灵敏[7]。对于绝大多数 CML 患者,Ph 染色体及 BCR-ABL 融合基因检测结果一致。因此,本案例患者骨髓细胞形态及活检高度怀疑 CML,但细胞遗传学染色体核形分析检测到 Ph 染色体而分子检测常见型 BCR-ABL 阴性时,首先考虑是否存在其他类型的 BCR-ABL。

BCR-ABL 融合基因根据 BCR 的断裂位点不同,可形成 BCR-ABL p210(e13a2 或 e14a2)、p190(典型的 e1a2)、p230(e19a2)及其他少见类型。在本病例中,患者 PCR 检测常规 BCR-ABL 融合基因(p190、p210、p230)为阴性,进一步进行测序进行全面的 BCR-ABL 类型筛查帮助诊断。结果提示,患者存在罕见型 BCR-ABL(e14a3)融合基因。

常规 PCR 检测方便,灵敏度高,但由于常规 BCR-ABL 融合基因 PCR 引物组合的局限,可能造成假阴性。FISH 检测采用探针直接靶向基因断裂点两端,BCR 探针覆盖区域长 1.2×10^6 bp,ABL 探针覆盖区域长 7×10^5 bp,故 BCR 和 ABL 基因的不同断裂位点均能覆盖到,阳性检测率比 PCR 法更高。二代测序可直接判断目标片段序列,检测未知少见融合基因类型[3]。本例患者通过分型测序确诊为 BCR-ABL(e14a3)少见类型融合基因 CML,按照诊疗指南,采用 BCR-ABL 靶向的 TKI 甲磺伊马替尼治疗 4 个月后,BCR-ABL(e14a3)转为阴性,病情稳定。

3.5.1.4 案例拓展

1) 费城染色体

费城染色体又称为 Ph 染色体,因其首先在费城被发现而被命名,是 9 号和 22 号染色体相互易位 t(9;22)(q34;q11)形成了一个衍生的 22 号染色体。在这类易位中,22 号染色体上的断裂位置会有所变化,常见的断裂位置有 3 个,导致产生 3 种不同的蛋白质并决定了

3 种不同的疾病状态,分别有不同的预后。Ph 染色体约见于 95％左右的 CML 患者,被认为是 CML 的重要诊断标志。Ph 染色体也可以见于其他恶性血液病,如 15％～30％的成人 ALL,2％～5％的儿童 ALL,1％～2％的 AML 以及其他一些疾病。因此,当 Ph 染色体阳性患者要确诊为 CML 时,仍需结合临床,防止误诊。大约 92％的 Ph 阳性 CML 患者具有典型的 t(9;22)易位,其余患者可有 3 条或更多染色体异常,但其中必定包括 9 号和 22 号在内。绝大多数初诊的 Ph 阳性 CML 患者骨髓中 Ph 阳性细胞占比为 100％。干扰素治疗可使 CML 患者的 Ph 阳性细胞比例有所下降,但疗效不明显。近年来出现了针对 t(9;22)的靶向药物,使 CML 患者的治疗有了革命性的突破,虽然无法彻底根除 Ph 阳性克隆,但患者的长期生存率和生存质量都有了显著提高。

2) BCR-ABL 融合基因的定性与定量分析

在 BCR-ABL 融合基因中,BCR 基因是其组成部分,与 Ph 染色体的形成有关。酪氨酸激酶抑制剂(TKIs)能够有效地作用于 BCR-ABL 癌基因产物,治疗 t(9;22)染色体易位的 CML 患者。BCR-ABL 融合基因检测方法包括逆转录后直接测序法、Southern 印迹分析、荧光原位杂交(FISH)、常规染色体检测、逆转录后普通 PCR 以及以 PCR 技术为基础的 qPCR 等。逆转录后直接测序法是检测 BCR-ABL 融合基因最直接的方法,但是成本高、检测时间长,常规应用于临床受到一定限制,主要用于复杂疾病诊断;逆转录后普通 PCR 敏感性较低;Southern 印迹需要使用放射性同位素;常规染色体检测是最基础的临床辅助诊断 CML 的方法,而 FISH 在 Ph 阳性染色体隐匿核型、变异核型、基因序列缺失的检测中有一定优势,但是这两种方法都不易检测到 CML 患者治疗后残留的 Ph 阳性细胞;qPCR 检测敏感,适用于对 CML 患者治疗后微小残留病的分子监测。

3.5.1.5 案例总结

CML 患者 BCR-ABL 融合基因的检出,对于患者的预后评估和治疗方案的选择都非常重要,而目前的 BCR-ABL 检测主要是针对 p210、p190、p230,罕见的融合变异可能被遗漏。对于骨髓细胞形态学、染色体检查均符合 CML 的特点,但是典型的 BCR-ABL 融合基因检测阴性的情况,进行非典型 BCR-ABL 的融合基因筛查,有助于 CML 确诊、合理评估患者的预后及疾病进展,及时调整治疗方案。本案例的实验诊断过程提示在临床 BCR-ABL 基因筛检实践过程中,多维度、多技术联合应用能提高少见型 BCR-ABL 融合基因的检出率。

3.5.2 HER2 阳性乳腺癌的诊疗

3.5.2.1 概要

据统计,乳腺癌已成为全球发病率最高的肿瘤。目前研究结果表明,乳腺癌具有高度的异质性,不同分子亚型乳腺癌的治疗手段和预后均存在差异。约 20％～30％的乳腺癌患者存在 HER2 基因的扩增和蛋白过表达[7]。HER2 是一种跨膜蛋白,由原癌基因 ERBB2 编码,其阳性表达是乳腺癌预后不良的指标,而抗 HER2 靶向治疗是 HER2 阳性乳腺癌的标准治疗手段。本案例为 HER2 阳性的乳腺癌患者,术后 10 年发生多发性转移,通过二次骨组织活检明确其骨转移灶仍为 HER2 阳性,且 HER2 基因扩增,据此施以抗 HER2 靶向治疗,为患者带来较长无病生存期。

3.5.2.2 案例经过

1) 基本情况

患者,女性,70岁,因"左侧乳腺癌术后10年,腰痛2月"入院。患者2010年初发现左侧乳房一黄豆大小肿块,无压痛,边界清,无乳头溢液,无橘皮样改变,无腋窝淋巴结肿大,当时未引起重视,未行诊治。2011年5月肿块增大至2cm大小,偶有隐痛,边界清,无乳头溢液,无橘皮样改变,无腋窝淋巴结肿大,于我院就诊查乳腺钼靶提示左乳腺肿块,BI-RADS 4级。5月25日,行B超引导下左乳腺肿块穿刺,病理结果为浸润性导管癌。2011年6月3日,行"左侧乳腺癌改良根治术",术后病理:左乳浸润性导管癌Ⅱ级,大小2.5 cm×1.5 cm×1 cm,腋窝淋巴结2/18见肿瘤转移,即腋窝淋巴结出现2个转移性肿瘤病灶;雌激素受体(ER)(+++)、孕激素受体(PR)(+)、HER2(++)、Ki67(5%+),FISH检测提示 HER2 扩增。术后给予AC-TH辅助化疗6次,后曲妥珠单抗辅助抗HER2治疗1年,并给予术后辅助放疗。2011年11月起,予依西美坦辅助内分泌治疗5年,定期复查未见明显复发、转移表现。

2021年5月,患者无明显诱因下出现背部疼痛,于外院查CA15-3,数值为452 U/mL;查胸椎CT发现多发胸椎骨质破坏,提示骨转移可能;5月24日行骨穿刺,病理示转移性腺癌,ER(−)、PR(−)、HER2(−)。2021年6月2日,患者活动后出现背部疼痛加重,予口服止痛药物无明显好转,无四肢肌力下降,为进一步诊治收入院。患者发病以来纳差,精神可,夜眠可,体重减轻4 kg,大小便正常。

既往史:有高血压史,血压最高180/100 mmHg,否认糖尿病、冠心病史。否认乙肝、结核等传染病史。

个人史:生于原籍,久居原籍,否认疫水接触史,否认吸烟、酗酒史。

婚姻史:适龄结婚,绝经15年,配偶体健;育有1子1女,子女体健。

家族史:其母有乳腺癌病史,具体不详。

2) 入院后检查

查体:神清,平板车入病房,左侧胸壁见陈旧性手术疤痕,未及明显肿块。两肺呼吸音清,未及干湿啰音。心率:98次/min,律齐,未及杂音。腹软,无压痛、反跳痛,肝脾肋下未及,未及明显肿块,移动性浊音阴性,肠鸣音正常。胸椎叩痛阳性,四肢肌力Ⅴ级,Frankel分级E级,脊柱稳定性评分(spinal instability neoplastic score, SINS)为12分,疼痛数字评分(numerical rating scale, NRS)为8分。

入院后于2021年6月3日查PET/CT发现骨、肺多发转移,胸7椎体病理性骨折(见图3-7)。

于2021年6月10日行胸7椎体成形术(见图3-8),同时再次取骨组织活检,应用乙二胺四乙酸二钠(ethylene diamine tetraacetic acid, EDTA)脱钙法处理骨组织,术后病理示:转移性低分化腺癌,考虑乳腺来源。肿瘤细胞ER(+)、PR(+)、HER2(++),FISH检测提示 HER2 扩增。因其母有乳腺癌病史,活检骨组织送检NGS进行 BRCA 基因突变检测,结果显示 BRCA1/2 无突变。

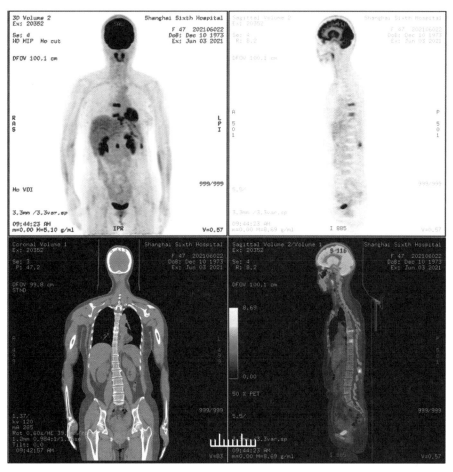

图 3-7 PET-CT 检查

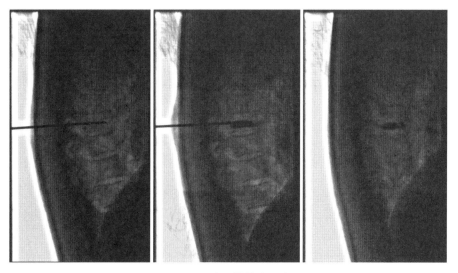

图 3-8 胸 7 椎体成形术

3) 诊断及治疗

患者诊断为:①左乳腺癌术后 pT2N1M0 ⅡA 期,骨、肺转移 rTxNxM1 Ⅳ期(T 肿瘤大小,N 淋巴结状态,M 远处转移,x 任何),HER2 阳性(HR 阳性)型;②胸 7 椎体病理性骨折椎体成形术后。

椎体成形术后患者疼痛明显好转,术后 3 天 NRS 评分下降至 3 分。2021 年 6 月 23 日起给予曲妥珠单抗+帕妥珠单抗+紫杉醇方案化疗,予地舒单抗抗骨吸收治疗。化疗 4 周期后复查肺病灶部分缓解,后继予原方案治疗至 8 周期,疗效评估为部分缓解。2022 年 1 月,给予曲妥珠单抗、帕妥珠单抗和卡培他滨维持治疗,目前疾病稳定。

3.5.2.3 案例分析

1) 临床案例分析

传统的 TNM 分期对乳腺癌的诊断和治疗起着重要的作用,但临床上发现组织学类型和病理分期相同的乳腺癌患者,在临床表现、治疗反应和预后方面存在明显的差异。1999 年,美国国立癌症研究所首次提出了分子分型的概念,即通过综合的分子分析技术使肿瘤的分类基础由形态学转向以分子特征为基础的肿瘤分类系统。2000 年,Perou 提出了乳腺癌的 4 种分子亚型,随后广泛应用于临床。2013 年,第 13 届 St. Gallen 国际乳腺癌会议重新定义了乳腺癌分子分型标准,也是目前临床上广泛使用的分子分型标准。目前国内外乳腺癌诊疗指南也沿用了此分类标准,临床上通常根据 ER、PR、HER2 及 Ki67 表达水平,将乳腺癌划分为 4 类:Luminal A 型、Luminal B 型、HER2 过表达型和三阴性(见表 3-15)。

表 3-15 《中国临床肿瘤学会(CSCO)乳腺癌诊疗指南(2022 版)》中的乳腺癌分子分型

	指　　标			
	HER2	ER	PR	Ki-67
HER2 阳性(HR 阴性)	+	−	−	+/−
HER2 阳性(HR 阳性)	+	+	任何	+/−
三阴性	−	−	−	+/−
Luminal A 型	−	+	高表达	低表达
Luminal B 型(HER2 阴性)	−	+	低表达或−	高表达

HER2 阳性乳腺癌约占所有乳腺癌患者的 20%～25%。基于其临床特征和生物学行为的特殊性,治疗方式也不同于其他类型的乳腺癌。《美国国立综合癌症网络(NCCN)指南》指出,HER2 是乳腺癌重要的预后指标。HER2 阳性乳腺癌的预后差、复发转移率高,但抗 HER2 治疗可明显改善患者预后。因此,HER2 表达或 *HER2* 基因扩增的检测在该类型乳腺癌的治疗方案选择中发挥至关重要的作用。

该患者 2011 年乳腺癌术后的病理分期为 pT2N1M0 ⅡA 期,ER(+++)、PR(+)、HER2(++),FISH 检测结果提示 *HER2* 扩增,Ki67(5%+),分子分型为 HER2 阳性(HR 阳性)型。患者肿瘤分级 Ⅱ级,肿瘤直径＞2 cm,腋窝淋巴结阳性,有术后辅助治疗指征,给予术后辅助化疗联合辅助抗 HER2 治疗 1 年。患者腋窝淋巴结 2 枚见肿瘤转移,给予术后辅助放疗。患者为绝经后女性,激素受体阳性,在辅助化疗结束后给予辅助内分泌治疗5 年。

乳腺癌的两个复发高峰是术后 1～3 年和术后 7～8 年,易出现肝、肺、骨转移。该患者乳腺癌术后 10 年后出现转移,但第一次骨组织活检的结果显示为 ER(－)、PR(－)、HER2(－),与初诊的病理结果不一致。分析其疾病进程、病理检测手段、接诊医院等综合因素,为明确是否为乳腺癌转移以及了解激素受体是否出现变化,进行了二次骨组织活检。该患者骨组织活检后提示分子分型仍为 HER2 阳性型,遂予晚期一线双靶抗 HER2 联合化疗,取得部分缓解,长期带瘤生存。

2) 检验案例分析

乳腺癌患者的病理标本均应采用 IHC 法检测 ER、PR、HER2 的表达情况,对于 HER2(＋＋)的患者应进一步应用 FISH 法检测是否存在 *HER2* 基因扩增,通过这些检测可以确认治疗获益的患者群体以及预测预后。ER、PR 的规范化病理报告需要报告阳性细胞的IHC 染色强度和百分比。ER 及 PR 阳性的定义为:≥1% 的阳性染色肿瘤细胞。ER 或 PR阳性患者可给予内分泌治疗。HER2 阳性的定义为:经免疫组织化学检测,超过 10% 的细胞出现完整胞膜强着色(＋＋＋)或原位杂交检测到 *HER2* 基因扩增(单拷贝 *HER2* 基因＞6或 *HER2/CEP17* 比值＞2.0)。

该患者于乳腺癌手术后 10 年(2021 年 5 月)出现背部疼痛等临床症状后,于外院进行骨活检,其病理结果提示为 ER(－)、PR(－)、HER2(－),与原发病灶的激素受体阳性表达的结果不一致。分析其原因,可能与所采用的病理组织的脱钙方法有关。目前,大多数医院采用传统的强酸脱钙法,该方法虽然脱钙速度快,但对组织细胞的核物质及蛋白质破坏明显,容易导致假阴性的发生,从而影响病理诊断结果的准确性。EDTA 是一种脱钙螯合剂,对组织破坏小,且能保存组织中的核物质和抗原物质的活性。但 EDTA 脱钙液脱钙作用缓慢,一般要 4～6 周,延长了病理诊断的周期。本案例于二次骨活检时将改良的 EDTA 脱钙方法应用于骨穿刺小标本,大大缩短了脱钙时间,将处理周期缩短为 3～5 天,可以快速诊断并提高诊断结果的准确性。本案例经二次骨活检的病理检测结果显示,肿瘤细胞为 ER(＋)、PR(＋)、HER2(＋＋),FISH 检测结果提示 *HER2* 扩增,这些结果为后续治疗方案的选择提供了准确的实验室信息。

3.5.2.4　案例拓展

1) HER2 家族

HER2 是一种原癌基因,位于 17q21。该基因编码一种相对分子质量为 185 kDa 的跨膜糖蛋白 HER2,其结构与 EGFR 有较高的同源性。HER2 蛋白由胞外的配体结合区、单链跨膜区及胞内的蛋白酪氨酸激酶区三部分组成。目前尚未发现能与 HER2 蛋白直接结合的配体,其主要通过与家族中其他成员包括 EGFR(HER1/ERBB1)、HER3(ERBB3)、HER4(ERBB4)形成异二聚体而与各自的配体结合(见图 3-9)。HER2 蛋白为异二聚体首选,且活性常强于其他异二聚体。当与配体结合后,主要通过引起受体二聚化及胞质内酪氨酸激酶区的自身磷酸化,激活酪氨酸激酶的活性。

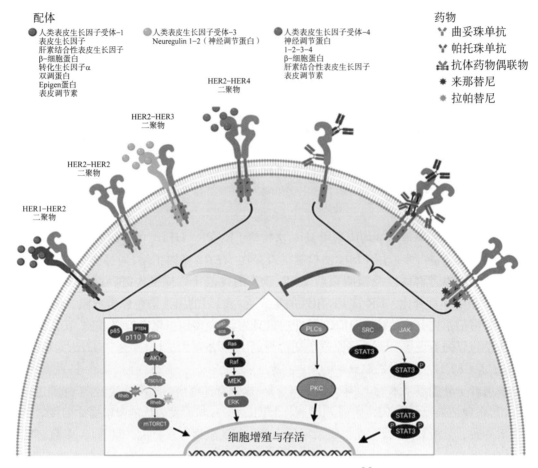

图 3-9 *HER2* 基因及相关药物示意图[8]

2）HER2 的检测

《乳腺癌 HER2 检测指南（2019 版）》推荐采用 IHC 方法检测 HER2 蛋白的表达水平，应用原位杂交法检测 *HER2* 基因扩增水平[9]。乳腺癌标本一般可优先借助 IHC 方法检测组织中 HER2 的表达情况，并根据染色情况分为 4 级，如图 3-10 所示。IHC 染色（＋＋＋）判断为 HER2 阳性，IHC（－）和（＋）则判断为 HER2 阴性。IHC（＋＋）者需进一步应用原位杂交的方法进行 *HER2* 基因扩增状态检测，也可以选取不同的组织块重新检测。

原位杂交包括 FISH 和亮视野原位杂交。FISH 技术是通过荧光标记的 DNA 探针与细胞核内的 DNA 靶序列杂交。亮视野原位杂交方法主要为在荧光显微镜下观察并分析细胞核内杂交于 DNA 靶序列的探针信号，以获得细胞核内染色体（或染色体片段）上基因状态的信息。常用的亮视野原位杂交方法为显色原位杂交（CISH）和银增强原位杂交（silver-enhanced in situ hybridization，SISH）。目前进行 *HER2* 基因状态的检测可采用仅含有 *HER2* 基因的单探针，但多为同时含有 *HER2* 基因和该基因所在的第 17 号染色体着丝粒（CEP17）序列的双探针，通过计算 *HER2* 基因探针与 *CEP17* 探针杂交信号之比来判断 *HER2* 基因是否有扩增，如图 3-11 所示。其判读标准如下。

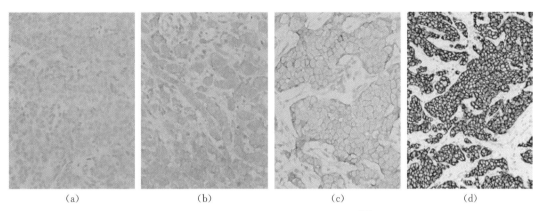

图 3-10　乳腺癌 HER2 免疫组化分级[9]

(a)~(d)分别示(－)，(＋)，(＋＋)，(＋＋＋)。

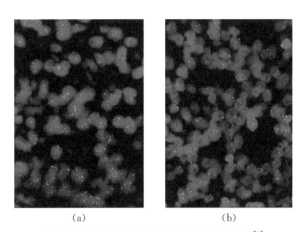

图 3-11　*HER2/CEP17* 双探针 FISH 结果[9]

(a)阳性；(b)阴性。红色为 *HER2* 荧光信号，绿色为 *CEP17* 荧光信号。

(1) *HER2* 与 *CEP17* 信号的比值(*HER2/CEP17* 比值)≥2.0，且平均 *HER2* 拷贝数与总细胞数的比值(*HER2* 拷贝数/细胞)≥4.0：此种情况判为 HER2 阳性。若 *HER2/CEP17* 比值＞20 或众多 *HER2* 信号连接成簇时，可直接判断为 HER2 阳性。

(2) *HER2/CEP17* 比值≥2.0，平均 *HER2* 拷贝数/细胞＜4.0：建议对此种情况增加计数细胞，如果结果维持不变，则判为 HER2 阴性。

(3) *HER2/CEP17* 比值＜2.0，平均 *HER2* 拷贝数/细胞≥6.0：建议对此种情况增加计数细胞，如果结果维持不变，则判为 HER2 阳性。

(4) *HER2/CEP17* 比值＜2.0，平均 *HER2* 拷贝数/细胞≥4.0 且＜6.0：此种情况建议重新计数至少 20 个细胞核中的信号，如果结果维持不变，此类患者 HER2 状态的判断需结合 IHC 结果，若 IHC 结果为(＋＋＋)，HER2 状态判为阳性；若 IHC 结果为(－)、(＋)或(＋＋)，HER2 状态均判为阴性。

(5) *HER2/CEP17* 比值＜2.0，平均 *HER2* 拷贝数/细胞＜4.0：此种情况判为 HER2 阴性。

3) 抗 HER2 靶向治疗

目前针对 HER2 阳性乳腺癌的靶向药物主要分为两类：一类是以单抗为基础的药物，包括曲妥珠单抗、帕妥珠单抗等以及抗体-药物耦联物（antibody-drug conjugate，ADC），如 T-DM1，这一类药物的结合位点是 HER2 受体的胞外区段；另一类是小分子酪氨酸激酶抑制剂（TKI），分为可逆的（拉帕替尼、图卡替尼）和不可逆（来那替尼、吡咯替尼）的 TKI，作用位点是 HER2 受体胞内的酪氨酸激酶区域（见图 3-9）。

曲妥珠单抗是一种在细胞外能直接对抗 HER2 蛋白的人鼠嵌合型单克隆抗体，对 HER2 高表达的乳腺癌的治疗作用主要通过两条途径：①曲妥珠单抗与 HER2 受体有很好的亲和力，并能有效产生抗体依赖性细胞介导的细胞毒作用（antibody-dependent cell-mediated cytotoxicity，ADCC）和细胞介导的细胞毒作用；②曲妥珠单抗能特异性结合 HER2 蛋白，抑制 HER2 酪氨酸激酶信号传导系统，从而通过影响 D 型细胞周期蛋白（cyclin D）的活性，抑制肿瘤细胞从 G1 期向 S 期以及 S 期向 G2 期的转化，进而抑制肿瘤细胞的增殖活性。曲妥珠单抗用于治疗乳腺癌的适应证是乳腺癌细胞中有 *HER2* 的扩增或 HER2 蛋白的过度表达。

帕妥珠单抗是另一种单克隆抗体类药物，其作用机制为与 HER2 胞外结构域Ⅱ区结合，抑制 HER2 异二聚化，进而阻断受体介导的信号转导途径。因结构域Ⅱ区位于Ⅳ区的对侧，因此帕妥珠单抗在作用机制上与曲妥珠单抗形成互补，两者联合应用可增强对 HER2 下游信号传导的阻断作用。

ADC 是由靶向作用的单克隆抗体和具有细胞毒性作用的化学药物耦联而形成的新型抗肿瘤靶向药物。其作用机制为通过抗体部分与肿瘤抗原结合形成 ADC-抗原复合物，经过受体介导的细胞内吞作用进入胞内，释放活性细胞毒素，杀伤肿瘤细胞。

4) 低表达 HER2 的检测及治疗

HER2 表达阴性的乳腺癌患者中，有 45%～55% 实际为 HER2 低表达，即 IHC(＋)或(＋＋)且 FISH(－)。与 HER2 阳性患者相比，一般认为这类患者对传统抗 HER2 治疗不敏感，因此较少使用 HER2 靶向治疗[10]；而相较于 HER2 阴性患者，HER2 低表达则提示相对不良的预后[11]。目前 ADC 类药物对 HER2 低表达的转移性及不可手术的局部晚期乳腺癌患者均显示出生存获益，这对乳腺癌 HER2 低表达的精准检测提出更高的要求。

qPCR 检测 HER2 低表达可以更准确地评估乳腺癌样本中 HER2 mRNA 的表达水平，被认为是 IHC 和原位杂交的潜在补充或替代方法。qPCR 的主要优点是可以提供更加标准化、客观化和自动化的评估，以及在小样本的检测中更具优势。qPCR 检测可以更好地体现 HER2 表达的连续性，并且与 IHC 和 FISH 检测的阳性结果高度一致，一致性可达 80%～100%[12]。但 qPCR 方法是否更适合 HER2 低表达的检测，目前还缺乏循证医学依据。

3.5.2.5 案例总结

本案例为 HER2 阳性乳腺癌的案例，患者在乳腺癌手术 10 年后出现了多发性肺、骨转移，遂进行骨活检，明确其为乳腺癌骨转移。因病理检测结果显示转移灶为 HER2 阳性，给予抗 HER2 靶向治疗后疾病得到控制。目前，对于 HER2 阳性乳腺癌患者，抗 HER2 靶向治疗是其晚期治疗过程中不可或缺的辅助治疗方案。因此，正确检测和评定乳腺癌的

HER2 蛋白表达和基因扩增状态对乳腺癌患者的临床治疗及预后判断至关重要。

3.5.3 结直肠癌的早诊早筛——*SEPTIN9* 基因甲基化检测

3.5.3.1 概要

我国结直肠癌发病人数居全部肿瘤第二位,每年新发结直肠癌患者 56 万人,死亡 29 万人。2020 年 10 月"中国中晚期结直肠癌患者诊疗现状调查"项目的中期结果显示,83％的结直肠癌患者初次确诊时已经处于中晚期,其中 44％已经发生肝、肺等转移;临床上结直肠癌的早诊早治迫在眉睫,肿瘤的早发现早治疗可以显著提高肠癌患者的 5 年生存率。基因甲基化在肿瘤早期即可检测,是较为理想的癌症早诊早筛手段。*SEPTIN9* 基因是重要的抑癌基因,其甲基化可导致抑癌功能丧失,与结直肠癌密切相关。本案例在常规消化道肿瘤标志物阴性的情况下,通过 *SEPTIN9* 基因甲基化检测,结合病史提示结直肠癌可能,提高了肠镜检查及治疗的依从性,使患者从早诊早治中获益。

3.5.3.2 案例经过

1) 基本情况

患者高某某,男性,49 岁,因"大便带血次数增多"来院就诊。查血,肿瘤标志物检测结果示:糖类抗原 19-9(CA19-9)、糖类抗原 125(CA125)、糖类抗原 72-4(CA72-4)、糖类抗原 50(CA50)、糖类抗原 242(CA242)、甲胎蛋白(AFP)、癌胚抗原(CEA)、铁蛋白均无异常(见表 3-16)。

表 3-16 肿瘤标志物检测结果

项目名称	结果	参考范围
糖类抗原 19-9	15.70	0.00～27.00 U/mL
糖类抗原 125	5.49	0.00～35.00 U/mL
糖类抗原 72-4	<1.50	0.00～6.90 U/mL
糖类抗原 50	6.92	0.00～25.00 IU/mL
糖类抗原 242	13.84	0.00～20.00 U/mL
甲胎蛋白	3.26	0.00～10.00 ng/mL
癌胚抗原	4.12	0.00～5.20 ng/mL
铁蛋白	370.00	30～400 ng/mL

患者对肠镜检查犹豫不决,先行外周血 *SEPTIN9* 基因甲基化检测。

2) *SEPTIN9* 基因甲基化检测

SEPTIN9 基因甲基化可通过 qPCR 方法检测受检者外周血游离 DNA 中的 *SEPTIN9* 基因甲基化水平,从而辅助诊断受检者患结直肠癌的可能性。经过全血采集、核酸提取、亚硫酸盐转化、PCR 检测、结果判读等过程,判定该患者 *SEPTIN9* 基因甲基化检测结果阳性(见图 3-12),需要进一步进行肠镜检查。

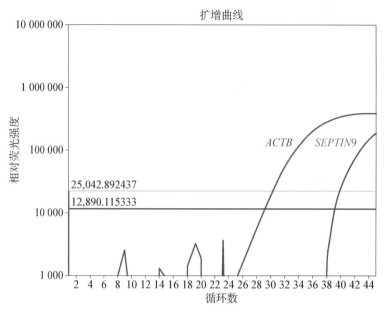

图 3-12 *SEPTIN9* 基因甲基化检测结果

3）其他诊断及治疗

肠镜结果显示：距肛 30 cm 可见菜花样隆起；活检病理示：腺癌。

遂入院行乙状结肠肿瘤根治术手术。术后病理示：中分化腺癌，3.5 cm×3 cm×0.6 cm，浸润至浆膜下层，切缘阴性，无淋巴结转移。

3.5.3.3 案例分析

1）临床分析

结直肠癌是临床最常见的消化道恶性肿瘤，近期美国预防工作组的研究发现，结直肠癌的早期筛查与诊断能够显著提高治愈率、降低病死率进一步扩大了健康人群定期筛查结直肠癌的范围。传统的结直肠癌早期筛查和诊断方法为粪便隐血检查与肠镜检查。粪便隐血检查易受食物、药物等因素影响，结果稳定性差；而肠镜检查较为复杂，患者接受度低，存在肠道不良反应风险。

外周血 *SEPTIN9* 基因甲基化检测是目前无创、准确、方便的结直肠癌检测方法。特定基因的甲基化水平具有一定的组织特异性，*SEPTIN9* 基因甲基化与结直肠癌恶性转化密切相关，因此针对 *SEPTIN9* 基因甲基化的检测已于 2014 年被中华医学会消化内镜学分会写入《中国早期结直肠癌筛查及内镜诊治指南》[13]。基因甲基化是基因最初始水平的调控，甲基化的改变往往早于肿瘤细胞的形成，因此 *SEPTIN9* 基因甲基化检测也在 2021 年被中华医学会检验医学分会分子诊断学组推荐为早期结直肠癌和癌前病变实验检测方法。

本案例在 *SEPTIN9* 基因甲基化阳性结果的提示下，最终通过肠镜及病理活检诊断为结直肠癌。术后病理显示切缘阴性，无淋巴结转移，该患者的肿瘤分期处于早期。因此，

SEPTIN9 基因甲基化检测对早期结直肠癌的辅助诊断具有重要价值。

2）检验分析

由于肠镜依从性低，人们更愿意接受血液检测等筛查手段。肿瘤标志物 CEA 和 CA19-9 是《中国临床肿瘤学会（CSCO）结直肠癌诊疗指南》推荐的肿瘤标志物，但传统的肿瘤标志物灵敏度与特异性有限。本案例中，患者肿瘤标志物 CEA、CA19-9 等检测结果均无异常。如果患者不配合肠镜，仅以肿瘤标志物检测结果为判断依据，容易造成漏诊。*SEPTIN9* 基因甲基化作为新型分子标志物，为临床提供了辅助诊断的新选择。

SEPTIN9 基因甲基化检测的关键原理在于通过亚硫酸盐转化将非甲基化的胞嘧啶转化为尿嘧啶，在 PCR 过程中变为胸腺嘧啶，而甲基化的胞嘧啶不变，因此可通过特异探针的 PCR 检测而区分。*SEPTIN9* 基因甲基化结果阴或阳性判断的关键在于 cut-off 值的确定。应严格按照试剂要求设置基线和阈值线，从而得到正确的 Ct 值。本案例采用的 *SEPTIN9* 基因甲基化检测试剂盒的 cut-off 值为 41.0 时，检测灵敏度和特异性最优，分别为 76.63% 和 95.93%；此外，仍有部分假阴性与假阳性结果，需要结合临床进一步分析。在本案例中，该患者 *SEPTIN9* 基因甲基化结果阳性，为后续诊断和治疗提供了准确的实验室信息。

3.5.3.4 案例拓展

1）*SEPTIN9* 基因甲基化

DNA 甲基化是研究较多的表观遗传学改变，主要发生在胞嘧啶 5 号碳原子位点。在基因启动子区域的 CpG 甲基化差异控制着基因的表达。肿瘤发生的早期阶段，就会出现肿瘤抑制基因的高度甲基化，导致基因沉默，从而促进肿瘤的发展。目前临床较为常用的 ctDNA 甲基化检测主要包括 *SEPTIN9* 和 *SDC2* 等靶标，可用于包括结直肠癌、肝癌等在内的多种实体肿瘤的早期诊断与预后评估。

SEPTIN9 基因是 *SEPTIN* 基因家族的一个成员，位于染色体 17q25.3 上，编码保守的 GTPase 结构域，参与胞质分裂、膜泡运输、膜融合、胞外分泌、细胞凋亡等生物学过程。*SEPTIN9* 基因作为重要的抑癌基因，其甲基化可导致抑癌功能丧失，与结直肠癌的发生发展密切相关。

2）甲基化基因检测

（1）检测原理。

基因甲基化检测主要包括以下两个步骤（见图 3-13）。步骤 1，使用血浆处理试剂盒提取血浆中的游离 DNA，然后用亚硫酸盐转化未发生甲基化的胞嘧啶，通过脱氨基反应产生尿嘧啶磺酸盐，发生甲基化的胞嘧啶则不会被亚硫酸盐转化；步骤 2，将亚硫酸盐转化的 DNA（bisDNA）做双重 PCR 扩增，PCR 反应中的阻断剂和探针能区分甲基化和非甲基化序列，甲基化序列优先得到扩增，与甲基化基因序列特异性结合的荧光素探针可以在 PCR 反应中专一地检测出甲基化序列。

（2）质量控制。

内标对照 *ACTB* 基因（表达 β-actin 蛋白）用于监测核酸提取和检测过程中是否存在异常，评估是否因检测的 DNA 量不足导致假阴性结果。同时，试剂盒提供了阳性和阴性对照，

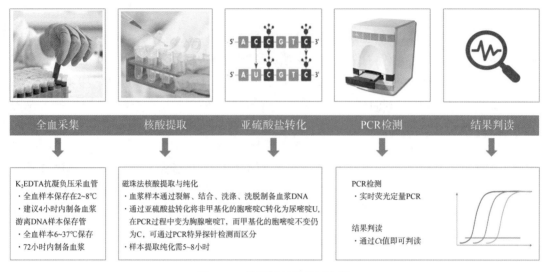

图 3-13　基因甲基化检测步骤

每一次检测中都需要同时检测阴、阳性质控品。

（3）性能指标。

本案例使用的 *SEPTIN9* 基因甲基化检测试剂，其判断标准的 cut-off 值是根据前期临床试验，采用 ROC 曲线法及约登指数，确定最合适的医学决定水平。*ACTB* 基因的 *Ct* 平均值为 28.44，样本间变异 SD 为 1.21 个 *Ct*，*ACTB* 基因的 *Ct* 值参考范围为≤32.1。*SEPTIN9* 基因甲基化的 cut-off 值为 41.0 时，该试剂盒的检测灵敏度和特异性最优，灵敏度为 76.63%（CI 95%：71.34%～81.37%），特异性 95.93%（CI 95%：93.00%～97.86%）。

抗干扰能力：当未甲基化 DNA 浓度低于 100 ng/mL、胆红素浓度低于 0.20 mg/mL、血红蛋白浓度低于 10 mg/mL、甘油三酯浓度低于 12 mg/mL、蛋白（血清白蛋白）浓度低于 40 mg/mL、红细胞占容低于 0.4% v/v、K_2EDTA 浓度低于 20 mg/mL、胆固醇浓度低于 5 mg/mL、尿酸浓度低于 0.235 mg/mL 和葡萄糖浓度低于 10 mg/mL 时，对检测结果无影响。

3.5.3.5　案例总结

结直肠癌的早期筛查是降低我国结直肠癌发病率及死亡率的关键，*SEPTIN9* 基因甲基化检测对结直肠癌具有较高的灵敏度和特异度，可作为结直肠癌早期诊断和术后监测的标志物。*SEPTIN9* 甲基化检测阳性有助于提高受检者肠镜依从性，并且不受年龄、性别及肿瘤发生部位的影响。本案例在常规消化道肿瘤标志物阴性的情况下，通过 *SEPTIN9* 基因甲基化检测，结合病史提示结直肠癌可能，从而使患者接受肠镜检查，进一步进行手术治疗，最终病理确证为结直肠癌，早期肿瘤无转移。通过 *SEPTIN9* 基因甲基化检测，患者从结直肠癌的早诊早治中获益。

视频 4:突变阻滞扩增系统
(ARMS 法)检测血浆 *EGFR*
基因 T790M 突变的
原理和操作步骤

视频 5:二代测序法
(NGS)检测血液中
游离 DNA 肿瘤
基因突变

视频 6:结直肠癌患
者的早诊早筛——
SEPTIN9 基因甲
基化检测

参考文献

［1］徐瑞华,陈国强. 肿瘤学概论［M］. 5 版. 北京:人民卫生出版社,2020.

［2］赫捷. 肿瘤学［M］. 2 版. 北京:人民卫生出版社,2018.

［3］Sepich-Poore G D, Zitvogel L, Straussman R, et al. The microbiome and human cancer ［J］. Science, 2021,371(6536):eabc4552.

［4］Ebrahimi V, Soleimanian A, Ebrahimi T, et al. Epigenetic modifications in gastric cancer: Focus on DNA methylation ［J］. Gene, 2020,742:144577.

［5］Jonathan C M W, Charles M, Javier G C, et al. Liquid biopsies come of age: towards implementation of circulating tumour DNA ［J］. Nat Rev Cancer, 2017,17(4):223 - 238.

［6］刘家伟,孔维华,董子询,等. 2021 年《新型抗肿瘤药物临床应用指导原则》解读与思考［J］. 临床药物治疗杂志,2022,20(3):1 - 5.

［7］Waks A G, Winer E P. Breast cancer treatment: A Review ［J］. JAMA, 2019,321(3):288 - 300.

［8］Marchiò C, Annaratone L, Marques A, et al. Evolving concepts in HER2 evaluation in breast cancer: Heterogeneity, HER2-low carcinomas and beyond ［J］. Semin Cancer Biol, 2021,72:123 - 135.

［9］《乳腺癌 HER2 检测指南(2019 版)》编写组. 乳腺癌 HER2 检测指南(2019 版)［J］. 中华病理学杂志, 2019,48(3):169 - 175.

［10］Rosso C, Voutsadakis I A. Characteristics, Clinical Differences and Outcomes of Breast Cancer Patients with Negative or Low HER2 Expression ［J］. Clin Breast Cancer, 2022,22(4):391 - 397.

［11］Subbiah I M, Gonzalez-Angulo A M. Advances and future directions in the targeting of HER2-positive breast cancer: implications for the future ［J］. Curr Treat Options Oncol, 2014,15(1):41 - 54.

［12］Swain S M, Shastry M, Hamilton E. Targeting HER2-positive breast cancer: advances and future directions ［J］. Nat Rev Drug Discov, 2023,22(2):101 - 126.

［13］中华医学会消化内镜学分会,中国抗癌协会肿瘤内镜学专业委员会. 中国早期结直肠癌筛查及内镜诊治指南(2014,北京)［J］. 中华医学杂志,2015,95(28):2235 - 2252.

本章参与编写的编者还有:商安全、姚懿雯、权文强

4

遗传病与产前分子诊断技术及临床应用

随着高通量测序、基因芯片等分子生物学技术的飞速发展，以及医学遗传学、遗传咨询等学科的确立，特别是社会对罕见病患者的关注与支持，临床对遗传性疾病的精准诊断需求逐渐提高。个体化分子诊断能够快速、准确地诊断遗传病，而对因治疗可有效提高治疗效果。此外，专业的遗传咨询，可做到对遗传病的提早预防和产前诊断等。本章节主要介绍了遗传性疾病的概况，相关的分子诊断技术，数据分析与报告解读，临床应用及案例等，希望能帮助指导临床医务人员在遗传病、产前、生殖等方向开展分子诊断，给遗传病患者与家庭带来福音，促进我国人口质量的提升。

4.1 遗传性疾病概况

了解遗传性疾病的基础知识，是认识遗传病、解析遗传病机制的第一步。本节将介绍基因、染色体的结构等基础概念，以及其在遗传性疾病发生中的作用，从而使后续章节中各类遗传性疾病的机制更易理解。

4.1.1 染色体变异与疾病

染色体变异(chromosome aberrations)指染色体的数目和(或)结构发生改变[1]。染色体变异通常涉及基因组的较大区域，因此可经染色体染色在光学显微镜下直接被观察到。同时，由于染色体变异往往涉及较多基因功能的改变或破坏，其致病表型通常累及多个器官、系统，从而表现为疾病综合征。

染色体疾病可分为以下两大类：染色体数目变异和染色体结构变异。

4.1.1.1 染色体数目变异

1) 整倍体变异

整倍体变异(euploidy variation)指以染色体组为单位的染色体倍数性增加或减少，这种变异产生的个体称为整倍体(euploidy)。整倍体的类型有二倍体(diploid)、一倍体(monoploid)、单倍体(haploid)和多倍体(polyploid)之分。正常情况下，有些生物具有 1 个染色体组即可生存，称为一倍体生物。有些生物具有 3 个或 3 个以上的染色体组，称为多倍体生物。而人类具有 2 个相同的染色体组，染色体数目为 2n，属于二倍体生物。

对于二倍体生物而言，其单倍体(1n)就是一倍体。人类单倍体无法进行胚胎发育，多倍体(3n, 4n)变异也往往是致命的。其中，三倍体(3n)是最常见的人类整倍体变异，大约 2% 的人类受精卵为三倍体(69, XNN)。这种异常通常是由精母细胞减数分裂过程错误导致的双雄受精，或卵母细胞减数分裂错误导致的双雌受精引起的。绝大多数的三倍体胎儿在孕

10～20周自然流产,只有极少数能存活到足月,且受累的胎儿体型小,同时携带多器官畸形,能存活的三倍体个体也通常为2n/3n的嵌合体。四倍体(4n)则由染色体核内复制产生。

2) 非整倍体变异

染色体非整倍体变异(aneuploidy variation)指正常的染色体组中,增加或减少了一条或几条个别染色体,或染色体臂发生变异,是临床上最常见的染色体变异类型。其中比二倍体染色体组增加一条或几条染色体被称为超二倍体(hyperdiploid),比二倍体染色体组缺失一条或几条染色体被称为亚二倍体(hypodiploid)。

超二倍体将导致染色体总数目大于46条,其中增加的染色体被称为三体/多体,以三体型(trisomy,2n+1)最为多见。除17号染色体外,人类其余常染色体均有三体型报道。多余的染色体将对胚胎发育中的有丝分裂过程造成严重干扰,因此绝大部分三体型将导致胚胎自然流产,能存活的三体仅包括21-三体、18-三体、13-三体三种。但携带这些核型的个体多数伴随智力障碍、发育异常等严重缺陷,对个体、家庭以及社会都造成了严重的压力。因此,高危怀孕人群的基因筛查对于优生优育尤为重要。

亚二倍体将导致染色体总数目小于46条,缺失一条染色体的被称为单体(monosomic,2n-1),缺失两条的被称为双单体(double monosomic,2n-1-1)。缺失一对同源染色体的个体被称为缺体,也称为零体(nullisomic,2n-2),人类缺体型未见存活报道。临床亚二倍体缺失发生率较高的为21号、22号和X染色体。

此外,有的细胞中不止一条染色体的数目发生了变异,增加的染色体数目与减少的染色体数目相等,使得染色体总数仍为46条不变。这种总数正常,但实则变异的状态,称为假二倍体(pseudodiploid)。一些个体内还可能同时存在两种或两种以上核型的细胞,被称为嵌合体(chimera或mosaic)。嵌合体包括同源嵌合体和异源嵌合体两种,同源嵌合体是嵌合成分来自同一受精卵,大部分由染色体畸变和基因突变(自发或诱发)产生;而异源嵌合体是嵌合成分来自不同的受精卵所产生的嵌合体。嵌合体的致病性与染色体变异细胞所占比例和变异类型有关。

4.1.1.2　染色体结构变异

染色体结构变异起始于物理、化学、生物等因素作用导致或自发的染色体断裂。断端如在原来的位置上重新接合,即染色体恢复正常,不引起遗传效应;断端或断裂片段如移动位置与其他片段相接或者丢失,则可引起多种染色体结构的变异,包括未造成遗传物质缺失或重复的平衡改变,或遗传物质有缺失或重复的不平衡改变。

1) 染色体内重排

倒位(inversion,inv):一条染色体发生两次断裂,两断点中间的片段旋转180°,又重新连接,包括臂内倒位(paracentric inversion)和臂间倒位(pericentric inversion)。由于无遗传物质的丢失,只是造成染色体上基因顺序的重排,对该个体的表型一般无较大影响。但其配子在同源染色体配对时会形成倒位环,如发生交换,将形成有缺失或重复的配子。染色体臂间倒位是常见的染色体异常之一,在人群中发生的概率约1%～2%,其中最常见的是9号染色体的臂间倒位。

缺失(deletion，del)：染色体断裂后，产生的无着丝粒片段不再与断端相接，造成染色体片段缺失或删除，包括末端缺失和中间缺失。末端缺失指缺失的区段位于染色体某臂的外端。中间缺失，指缺失的区段位于染色体某臂的中间。

重复(duplication，dup)：染色体增加了与自己相同的某些区段，从而产生了多个拷贝，包括串联重复(tandem duplication)和倒位重复(reverse duplication)。串联重复又称顺接重复，指重复区段的基因序列与原染色体上基因的序列相同而重复。倒位重复，指重复区段内的基因顺序发生了180°颠倒，与原有序列相反的重复。重复的片段主要来自同源染色体之间的断裂后错误重接，或染色单体之间的不等交换等。重复对个体的影响相对于缺失来说显得较为缓和，但大段的重复也会影响个体的表型。

环状染色体(ring chromosome，r)：一条染色体的长、短臂同时各发生一次断裂，含有着丝粒的两断端彼此重新连接。

等臂染色体(isochromosome，i)：在细胞分裂时，着丝粒产生错误的横裂，形成两条各具有长短臂的衍生染色体。每条衍生染色体的两个臂在形态、遗传结构上完全相同，称为等臂染色体。

2) 染色体间重排

易位(translocation，t)：两条非同源染色体分别发生一次断裂，相互交换片段后重接，使一个染色体的一部分被转移到另一个染色体上即染色体易位。有两种主要的易位类型：①相互易位(reciprocal translocation)，指两个非同源染色体互相交换染色体片段。相互易位由于只改变易位片段在染色体上的位置，不发生遗传物质的丢失，对个体发育一般无严重影响，故也称为平衡易位。具有染色体平衡易位的个体被称为平衡易位携带者。②罗伯逊易位(robertsonian translocation，rob)，又称着丝粒融合(centric fusion)，指发生于两对近端着丝粒染色体的一种易位形式。染色体在着丝粒或其附近部位发生断裂后，二者的长臂在着丝粒处接合在一起，形成一条由长臂构成的衍生染色体，几乎包含两条染色体的大部分甚至全部基因。而另两个小的短臂则构成一个很小的染色体，仅含极少量的基因，往往在减数分裂过程中极易丢失，造成染色体数目的变异。这种变异尽管对携带者的表型影响较小，但会导致其配子形成的异常。临床研究发现大多数相互易位发生在父系染色体上，而大多数罗伯逊易位发生在卵子发生过程中的母系染色体上。

插入(insertion，ins)：两条染色体发生三处断裂，其中一条染色体的断裂片段插入另一条染色体的断点中，被插入的染色体可以是同源染色体，也可以是非同源染色体。如发生于同源染色体之间，则导致一条染色体中发生重复，另一条染色体中发生缺失。此外，插入可以是正位的，也可以是旋转180°后反向的。当插入片段与原来方向相同时，即断片的近侧端仍靠近着丝粒者称正位插入(dir，ins)，反之为倒位插入(inv，ins)。

双着丝粒染色体(dicentric chromosome，dic)：两条染色体分别发生一次断裂后，两个具有着丝粒的染色体的两臂断端相连接，即可形成一条双着丝粒染色体。这种变化将导致细胞内染色体的数目减少一条，并产生缺失。

复杂染色体重排(complex chromosome rearrangement，CCR)：是指涉及两条染色体以上、三个或更多染色体断裂点的结构重排。根据重排的类型及复杂程度可分三方重排、双重相互易位和特殊类型 CCR。其携带者的不良妊娠风险高,需进行及时的遗传咨询和生育指导。

3) 非编码 DNA 区域结构变异

在非编码 DNA 区域,也存在着一些染色体的微小变异,主要影响染色体片段的大小、带纹等。这些区域包括异染色质、随体柄和随体。异染色质是碱性染料染色时着色较深的组分,多定位于着丝粒区、端粒、次缢痕等,由相对简单、高度重复的 DNA 序列构成。随体是位于染色体末端的圆形或圆柱形染色体片段,主要存在于 13、14、15、21 和 22 号染色体。这些结构变异通常归为正常健康人群中存在的一些恒定的染色体微小变异,即染色体多态性。

4.1.1.3　常见染色体变异的疾病

1) 常染色体数目变异疾病

(1) 唐氏综合征(Down syndrome,21-三体综合征,T21)。

唐氏综合征也称为 21-三体综合征,是人类最常见的染色体变异综合征。该疾病最早在 1866 年由英国医生 John Langdon Down 发现并描述,因此而命名。60% 的唐氏综合征患儿在宫内早期即流产。该疾病在发达国家的发病率约为 1/1 000,而在发展中国家的发病率约为 1/650。随着母亲怀孕年龄的增加,妊娠唐氏综合征患儿的风险也随之上升,35 岁风险为 1/350,40 岁风险为 1/100,到 50 岁时,风险可高达 1/10。

唐氏综合征患者通常具有相似的特殊面部特征和生理疾病体征。面容表现为宽扁脸,眼距宽,眼裂较小并向上倾斜;虹膜有斑点;鼻根低平,舌头相对较大且有皱纹,常伸出口外;掌心具有较深的折痕;大脚趾间距较为分开;外耳小而低等。同时,患者普遍身材矮胖,肌肉张力低,有严重智力障碍,还可能伴有先天性心脏病、脐疝、癫痫、白血病和早发型老年痴呆(30 岁前)等疾病。

唐氏综合征尽管被称为 21-三体综合征,但实际上这只是唐氏综合征的一种亚型,也被称为标准型,其核型如图 4-1 所示。标准型约占全部病例的 95%,患者核型为 47, XX(或 XY),+21,即体细胞染色体为 47 条,包含一个额外的 21 号染色体。该型产生的原因主要是生殖细胞分裂时,21 号染色体分离出现异常。约 4% 的病例为易位型,这些患者的染色体总数正常,为 46 条,其中包含一对正常的 21 号染色体,但同时又携带一条 21 号染色体与其他常染色体易位产生的异常染色体,因而增加了 21 号染色体的拷贝数,最常见的是 21 号染色体的全长或部分易位连接到 14 号染色体上。此外,与表型强烈关联的 21 号染色体长臂区域发生串联重复也会导致唐氏综合征。约 1% 的病例为嵌合型,这些患者体内同时携带 21-三体的异常细胞和正常细胞,其临床表型比常规唐氏综合征患者轻,具体严重程度与异常细胞百分比有关。

关于唐氏综合征的细胞遗传学和分子生物学的既往研究很多,其症状与染色体区域定位间的关联已较为明确,主要集中于 21 号染色体长臂末端位置,特别是 21q22 带上约 400 kb 的区段。对于该区段内详细的基因定位,也有研究者进行了总结(见图 4-2)。

唐氏综合征患者通常身体羸弱,在婴幼儿时期就常反复患呼吸道感染,伴有先天性心脏病者常因此早年夭折。患者还具有更高的风险罹患白血病、骨髓增生异常、糖尿病和自身免

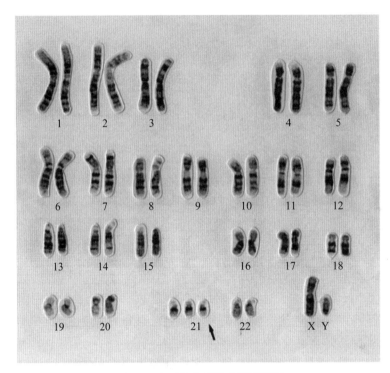

图 4-1 唐氏综合征标准型核型图

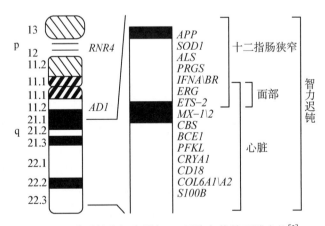

图 4-2 唐氏综合征表型与 21 号染色体的区域定位[2]

疫疾病,其一般寿命也仅在 20 岁左右。绝大多数唐氏综合征患儿的染色体变异是新发变异,即其父母核型正常,仅在生殖细胞(特别是卵细胞)中发生错误。母亲的生育年龄与发病风险显著相关,发病风险随着年龄的增加而提高,而已生育一胎唐氏综合征患儿的父母,再次生育仍为唐氏综合征患儿的风险仅比同龄父母高 1.5%。

(2) 18-三体综合征(T18，Edwards syndrome，爱德华综合征)。

18-三体综合征是发病率仅次于唐氏综合征的染色体变异综合征。18-三体对胚胎存活和胎儿预后影响较为严重,约95%胎儿在妊娠期即发生流产,新生儿中该综合征发病率约为1/8 000~1/6 000,男女患病比例为1∶3。母亲高龄妊娠同样是18-三体综合征发病的高危因素。

18-三体综合征的临床特征包括产前发育缺陷、特定颅面特征和其他轻微异常、严重畸形以及明显的精神运动和认知发育迟缓。患儿在孕期胎动少,见单脐动脉,羊水多,胎盘小,出生时多较同胎龄胎儿体型更小;典型的颅面特征包括长头畸形、短睑裂、小颌畸形、耳朵的外部异常和颈后部的多余皮肤;其他特征性临床表现包括特殊握拳状、摇椅样足、小指甲、拇指发育不全、胸骨短、马蹄足;多数还伴有先天性心脏病、肠息肉、腹股沟疝或脐疝、肾畸形、隐睾等症状。存活个体中仅个别存活至儿童期,90%患儿寿命不足1年,30%患儿寿命不足1个月。核型分类中,80%为标准型[47,XX(或 XY),+18],10%为嵌合型[46,XX(或XY)/47,XX(或 XY),+18],10%为易位型,易位主要发生在18号染色体与D组染色体之间。

(3) 13-三体综合征(T13，Patausyndrome，帕陶氏综合征)。

13-三体综合征在新生儿中发病率为1∶(4 000~10 000),女性明显多于男性,发病率同样随孕母年龄增高而增加。主要特征为严重智力低下、特殊面容、手足及生殖器畸形,并可伴有严重的致死性畸形。常见临床表现包括隐睾、异常耳郭、先天性心脏缺陷、多指畸形、小眼症和小颌畸形等。

99%以上的13-三体综合征胎儿在妊娠早中期即流产,存活个体中的50%于1个月内死亡,70%于6个月内死亡,90%于1岁内死亡。核型分类中,80%为标准型,18%为易位型;嵌合型发生率较低,且正常细胞占大比例的嵌合体患者寿命较长。

目前对于常染色体数目异常尚无有效的治疗方法,只能通过特定的器官支持来提高患者的生存率。因此,在这一高危人群中进行妊娠筛查,发现胎儿染色体数目异常后及时终止妊娠,可以避免患儿出生给家庭带来的负担。

2) 常染色体结构变异疾病

5p 缺失综合征(cri du chat syndrome, CdCS)是一种由于第5号染色体短臂部分缺失所致的染色体结构异常的遗传性疾病,又称猫叫综合征。小儿猫叫综合征在新生儿中发病率为1∶(15 000~50 000),约占小儿染色体病的1.3%。患者男女比例约为5∶6,女性略多于男性。

猫叫综合征最主要的临床表现是患儿在婴幼儿时期出现微弱、哀鸣、像猫叫样的哭声,呼气时较明显。其他症状包括颅面部发育不良、传导性听力丧失、视力障碍、注意缺陷多动障碍等,约50%患儿患有先天性心脏病。患者核型可检测到第5号染色体短臂缺失,其中80%~90%患者为染色体片段的单纯的末端缺失,约10%为易位型缺失引起,核型为46,XX(或 XY),5p-,也有部分是嵌合型。5p 缺失综合征多数是由于父母生殖细胞中新发生的染色体结构畸变引起,约10%~15%是平衡易位携带者产生的异常配子所引起,且大多数来自父源。与5号染色体相关的遗传异常表型如图4-3所示。

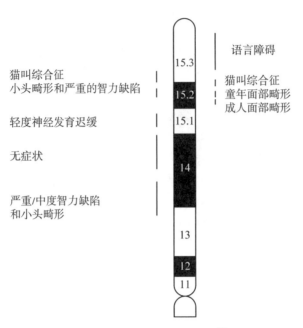

图4-3 5号染色体表型图谱[3]

3）性染色体数目变异疾病

（1）克氏综合征（Klinefelter syndrome，KS）。

克氏综合征是男性不育的主要原因之一，又名曲细精管发育不全。该病在新生男婴中的发病率在1/600左右。患者通常在儿童期无异常，主要临床体征为身材高大、睾丸小、青春期后期男性乳房发育、臀部女性化、体毛稀疏、雄激素缺乏、血清睾酮低、促性腺激素升高，最后伴随着曲细精管的透明化和纤维化，出现无精症、少精症。多数患者同时还存在语言发育迟缓、阅读障碍及轻度智力障碍。

克氏综合征的典型核型存在于80%～90%的病例中，通常定义为性染色体非整倍体导致的47，XXY核型，而更高级别的非整倍体（例如48，XXXY或48，XXYY）、结构异常的X染色体（例如47，iXq，Y）或嵌合体（例如47，XXY/46，XY）约占病例的10%～20%。克氏综合征的患病率在不育男性群体中为3%～4%，在无精症患者中可达10%～12%。

该症主要治疗手段为雄激素替代治疗，即在青春期开始时给予雄激素补充治疗，促进患儿第二性征以及心理、行为的发育，可降低罹患骨质疏松、自身免疫性疾病和乳腺癌的风险，但该疗法对成人患者效果有限。在生育方面，患者可通过显微取精手术生育后代，这是目前的首选建议。

（2）特纳综合征（Turner syndrome）。

该综合征由Turner在1938年首先描述，通常由于全部或部分体细胞中一条X染色体完全或部分缺失或结构发生改变所致。Turner综合征的发生率为10.7/10万（新生儿）或22.2/10万（女婴），病死率占胚胎死亡率的6.5%。患者临床表现为身材矮小，身高一般低于 150 cm;生殖器与第二性征不发育,女性外阴发育幼稚,有阴道但子宫小或缺失;躯体的异常特征包括多痣、眼睑下垂、耳大位低、腭弓高、后发际低、颈短而宽、有颈蹼、胸廓桶状或盾形、乳头间距大、乳房及乳头均不发育、肘外翻、第 4 或 5 掌骨或跖骨短、掌纹通贯手、下肢淋巴水肿、肾发育畸形、主动脉弓狭窄等。Turner 患者骨密度显著低于正常同龄妇女,有先天性心脏缺陷的风险(例如,主动脉缩窄、二尖瓣主动脉瓣)并且可能存在进行性主动脉根部扩张或夹层。其智力发育程度不一,而寿命与正常人相同。

Turner 综合征的诊断可以通过核型分析(即 30 个外周淋巴细胞的染色体分析)来确认,超过一半的患者在所有研究的细胞中都存在缺失的 X 染色体(45,X)或单体 X 和正常细胞的嵌合核型(45,X/46,XX)。虽然 45,X 是 Turner 综合征患者最常见的核型,但其他性染色体的异常,如 Xq 等臂染色体、X 环状染色体、Xp 缺失或 Y 染色体异常也可能导致该病。几乎所有患有 Turner 综合征的女性都是不孕的。儿童早期身材矮小患者通常可接受生长激素治疗,青春期开始补充雌激素以促进青春期发育和预防骨质疏松症。

4) 性染色体结构变异疾病

(1) Y 染色体微缺失。

人类 Y 染色体含有负责睾丸发育以及成年期精子生成的基因,Y 染色体的长臂(Yq)含有许多扩增子和回文序列,易在精子发生过程中自我重组从而产生缺失。Y 染色体男性特定区域内的缺失,称为 Y 染色体微缺失(Y chromosome microdeletion,YCM),存在于严重少精症和无精症男性中分别多达 5% 和 10%。这些微缺失根据缺失片段所处的不同位置可分为 AZFa(最近端)、AZFb(中间)和 AZFc(远端)。世界男性不育人群中 YCM 的患病率显示出巨大的差异性,根据地区和种族的不同,发病率从不到 2% 到超过 24% 不等。AZFc 是最常见的 YCM,患者通过人工辅助生殖技术能获得较高的生育机会。相反,在 AZFa、AZFb 或包含这些片段的区域的任何组合中发现缺失的患者,则通过辅助生殖技术受孕的可能性低。

在临床上,临床医生可通过筛查 Yq 微缺失确定男性不育的原因,并建立适当的患者管理策略。由于这些缺失百分百会通过生殖传递给男性后代,而不会影响到女性后代,检测 Yq 缺失有助于防止微缺失的传递。

(2) 46,XX 性反转男性(46,XX reversal male)综合征。

46,XX 性反转男性综合征又称为 De La Chapelle 综合征,其发病率约为 1 : (20 000～25 000)。根据染色体核型分析及 SRY 基因检测结果,临床上可将 46,XX 男性患者分为 SRY 阳性及 SRY 阴性两类。人类性发育包括两个阶段:第一阶段为性腺形成的初级性别决定阶段;第二阶段为体细胞在性腺调控下分化发育成生殖器官及第二性征的性别分化形成阶段。其中初级性别决定阶段可能由 SRY 基因主导。SRY 基因阳性的患者外生殖器发育多较正常,常在成年后因不育、睾丸发育差等问题检查染色体而发现;SRY 基因阴性的患者常由于外生殖器异常而在出生不久被发现。部分患者甚至可能出现性别难辨,其男性化体征常不明显,成年患者可出现乳房发育等女性化体征。

导致该综合征的常见原因包括 Yp/Xp 末端易位,以及 X 染色体短臂上的抑制睾丸发育不良的片段缺失或失活。如果胎儿外生殖器为男性,核型为 46,XX,可以通过 SRY 探针

FISH 分析或 *SRY* 基因 DNA 检测进行产前诊断。该病无特殊疗法,针对第二性征发育不良,可以考虑在青春期前补充雄激素。

(3) 46,XY 性反转女性(46,XY reversal female)综合征。

XY 性反转女性综合征发病率约 1∶100 000。其特征为外观为女性,第二性征发育不良,无阴毛、腋毛、乳房发育,外阴为幼稚型,可有阴蒂肥大,体内有索状性腺,有 20%~30% 可能发生性腺肿瘤,有发育不全的子宫和输卵管,原发性闭经等。除了生殖系统外,患者通常没有其他异常,智力和身高均正常。性染色体重排畸变的患者可能会出现 Turner 综合征的临床症状。综合以上临床表现,以及染色体核型分析、B 超检查子宫及其发育情况,结合 *SRY* 基因检测可做出诊断。病理检查为带状性腺,无生殖细胞。当核型为 46,XY,超声检查为女性外生殖器时,可通过 *SRY* 基因检测进行产前诊断。

4.1.2 基因组结构变异与疾病

4.1.2.1 基因组结构变异类型

基因组结构变异(structure variations,SVs)通常指基因组上大范围长度的序列变化和位置关系变化[4]。主要包括长度在 50 bp 以上的长片段的插入或缺失、倒位、易位和重复。其中重复还包括串联重复(tandem duplication),散在重复(interspersed duplication),短串联重复(short tandem repeat,STR)和长末端重复(long terminal repeat,LTR)等。

2004 年,Lafrate 和 Sebat 两位科学家首次在各自的研究中描述了人类基因组拷贝数变异(copy number variation,CNV)的存在[5]。广义的 CNV 包括基因组中 1 kb 到 3 Mb 长度的 DNA 片段的缺失、插入、倒位、易位和重复等多种结构变异,而狭义的 CNV 通常仅指 DNA 片段拷贝数的变化,即基因组发生重排而导致的长度为 1 kb 以上的基因组大片段的拷贝数增加或者减少,主要表现为亚显微水平的缺失和重复。据估计,CNV 至少占基因组的 12%,是人类疾病的重要致病因素之一。类似于 SNP,人群中等位基因频率>1% 的 CNV 定义为基因组拷贝数多态性,90% 以上的 CNV 属于这一类型。

4.1.2.2 基因组变异的疾病

1) 小胖威利综合征(Prader-Willi syndrome,PWS)

小胖威利综合征,也称为肌张力减退-智力减退-性腺功能减退与肥胖综合征。通常慢性起病,早期临床表现十分复杂,不易被发现。主要临床症状有吸吮无力、喂养困难、生长迟缓或停滞、肌张力低下、青春期发育延迟、性腺发育不全、特殊面容等多种表现,后期可导致患儿发生以内分泌代谢障碍为主的全身多系统损伤(见图 4-4)。预后较差。该病症 1965 年由 Prader 等首次报道,至今已报道的病例有数百例。在活产儿中发病率约为 1∶(10 000~25 000),无明显种族差异。

目前已知的病因与染色体 15q11-q13 区域的缺失、母源单亲二倍体、平衡易位以及该区域内相关基因突变相关。65%~75% 以上的患者存在父源性 15q11-q13 缺失;5% 的患者为 15 号染色体长臂重组;25% 的患者为 15 号染色体母系双倍体,缺少父系 15 号染色体,为遗传印迹原理的单亲二体征。*SNRPN*、*MAGEL2* 等位于缺失区间的基因与本病的主要表型相关。

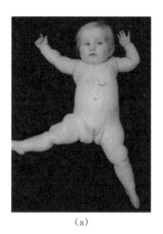 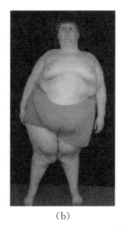 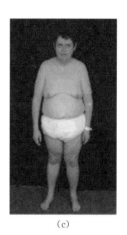

（a） （b） （c）

图 4-4 小胖威利综合征患者[6]

2）快乐木偶综合征（Angelman syndrome，AS）

快乐木偶综合征又称天使人综合征、安格曼综合征，是一种非进展性脑病和神经发育障碍性疾病。其特征性表现为智力低下、快乐行为、严重语言障碍、共济失调、睡眠障碍及癫痫发作等，发病率约为 1∶（10 000～40 000）。本病无法治愈，但症状可随年龄增长而减轻。

AS 是由母系表达和父系印记的 *UBE3A* 基因破坏引起的，*UBE3A* 编码 E3 泛素连接酶。导致 AS 的 4 种分子机制包括：母体染色体 15q11-q13 的从头缺失（70%～80%）；染色体 15q11-q13 内母系遗传的 *UBE3A* 基因内突变（10%～20%）；染色体 15q11-q13 的父系单亲二倍体（uniparental disomy，UPD）（3%～5%）；染色体 15q11-q13 内的印记缺陷，这些缺陷会改变母系遗传的 *UBE3A*（3%～5%）。常见的 15q11-q13 和 *UBE3A* 遗传异常如图 4-5

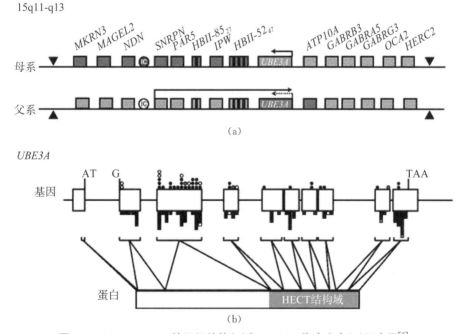

图 4-5 Chr15q11-q13 的组织结构(a)和 *UBE3A* 临床突变(b)示意图[7]

所示。值得注意的是,在相同染色体区域的重复是与自闭症谱系障碍相关的少数具有特征的持续性遗传异常之一,占所有自闭症谱系障碍病例中的1%~2%。

目前该疾病尚无有效治疗方案,运动功能和语言功能康复训练在一定程度上有助于改善预后。总的预后与特异性的基因异常机制有关,目前认为 *UBE3A* 基因突变所致的病变程度最轻,而 15 号染色体较大区域的缺失所致的病变程度最重。应用药物控制癫痫发作和改善睡眠可提升生活技能,提高生活质量。

3) 22q11.2 微缺失综合征

22q11.2 微缺失综合征是指人类 22 号染色体长臂 11.21—11.23 区的杂合性缺失(该区域在人类染色体中发生微缺失频率最高)。其发病率为 1:4 000,男女发病率无明显差异,大部分为新生性变异,少见家族遗传性。22q11.2 微缺失综合征的临床表现复杂多样,大约75% 的 22q11.2 微缺失患者有明显的先天性心脏病,有将近 20% 的患者有法洛氏四联症,室间隔缺损和主动脉弓离断是患者人数第二位的缺陷,还有些表现为房间隔缺损,右位主动脉弓或肺动脉瓣狭窄,锁骨下静脉、血管环或大动脉移位,三尖瓣闭锁等。此外,常见表现还包括面容异常、泌尿生殖系统及免疫系统异常、血小板减少症;少数病患还可能出现体格和智力发育迟缓、精神异常、骨骼畸形等表现。

当胎儿超声检查发现结构异常时,或者在无创产前筛查后胎儿被认为具有高风险时,会考虑在普通人群中筛查 22q11.2 缺失。使用诸如单核苷酸多态性微阵列等新方法进行产前研究,可以诊断具有或不具有产前可识别特征的 22q11.2 微缺失综合征胎儿。胎儿超声检查可以揭示一些与 22q11.2 微缺失综合征相关的表现,包括腭裂、肾脏异常、羊水过多、多指、膈疝、畸形足、气管食管瘘和神经管缺陷等。早期诊断可能有助于预防因低钙血症引起的新生儿惊厥。

4.1.3 单基因变异与疾病

4.1.3.1 单基因变异类型

单基因变异主要是指发生在分子水平上的 DNA 碱基对组成与序列的变化。变异可以发生于编码序列,也可发生在启动子、内含子和剪接位点等非编码序列。常见变异类型包括点突变、插入突变、缺失突变和动态突变(见图 4-6)。

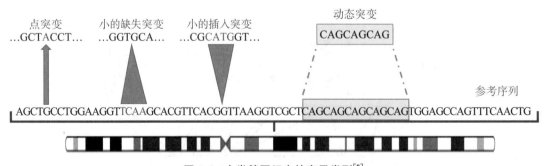

图 4-6 人类基因组中的变异类型[8]

1) 点突变

点突变又称为单碱基替换,指由单个碱基改变发生的突变,包括转换(transition)和颠换(transversion)两种形式。转换是指一种嘌呤核苷酸置换为另一种嘌呤核苷酸,或嘧啶核苷酸被另一种嘧啶核苷酸所置换(如 A→G,C→T);颠换是指嘌呤与嘧啶核苷酸之间的互换(如 A→C,C→G 等)。碱基替换所造成的遗传效应取决于基因中发生碱基替换的位置和性质,在基因编码区、内含子区或基因调控区域发生的替换其遗传效应各不相同。

按照点突变对基因功能的影响划分,点突变主要包括同义突变(synonymous mutation)、错义突变(missense mutation)、无义突变(nonsense mutation)、终止密码子突变(stopgain mutation)和剪接位点突变(splice site mutation)。

同义突变:这类突变尽管有一对碱基序列发生了改变,但并不改变所编码的单氨基酸,往往不影响蛋白质功能。

错义突变:一个 DNA 碱基对的改变,导致由基因编码的蛋白质中某一个氨基酸被另一个氨基酸所取代。错义突变的结果通常能使多肽链丧失原有功能,许多蛋白质的异常就是由错义突变引起的。

无义突变:一个 DNA 碱基对的改变,导致原编码氨基酸的密码子变为终止密码子(UAG、UAA 和 UGA),这类 DNA 序列改变将让细胞翻译肽链提前终止,导致蛋白质截短,影响蛋白功能或完全破坏蛋白功能。

终止密码子突变:单碱基的改变使得原本的终止密码子突变为编码氨基酸的密码子,这类突变会导致肽链合成延长直到下一个终止密码子。

剪接位点突变:碱基替换如果发生在外显子和内含子接头处或其旁侧保守序列上,改变了内含子外显子接头序列(GT-AG 保守序列),将会影响到初级 RNA 剪接,使得产生的成熟 mRNA 中含有内含子或缺失外显子(外显子跳跃)。剪接位点突变包括突变造成剪接位点消失、突变产生新的剪接位点或者激活潜在剪接位点。

需要注意的是,当点突变发生于特殊区域时,引起的功能效应也会不同。例如,当启动子区发生点突变时,启动子的启动转录功能将受到影响,造成转录上调或者下调。

2) 插入/缺失突变

插入/缺失突变是指基因组某个位置中一定长度核酸片段的插入或者缺失,根据插入或缺失造成的效应可以分为移码突变和密码子插入或缺失突变。

移码突变:当基因编码区插入或缺失的碱基数目不是 3 的倍数时,改变了基因阅读框,编码氨基酸的密码子发生错位,导致所编码的蛋白质结构功能发生改变,造成蛋白质功能受损。

密码子插入或缺失突变:当编码区插入或缺失的碱基数为 3 的倍数时,这类突变会改变肽链的长度,也称为整码突变,其分子遗传学效应主要由插入或缺失的位置及氨基酸种类决定。

3) 动态突变

动态突变是以 DNA 中的重复序列拷贝数发生不稳定的持续扩增为特征的一类突变。重复序列主要为三核苷酸,如 CAG、CGG、GCG 等,也存在五核苷酸重复、六核苷酸重复、十二核苷酸重复等。正常的重复序列世代间变化不超过一定的范围,从而保持遗传的稳定。倘若拷贝数随着世代的传递而不断扩增,当重复序列扩增超过一定的阈值时,出现疾病表型,这类突变被称为动态突变。

动态突变发生的位置,可以是编码区,也可以是内含子、5′端以及 3′端非翻译区域(UTR)等非编码区。位于编码区的动态突变可导致致病基因编码蛋白的表达异常,而位于非编码区的动态突变会阻断或阻碍基因转录,导致基因功能缺失。这类动态突变常见于神经肌肉系统遗传性疾病,例如亨廷顿舞蹈病和脊髓小脑共济失调症。

4.1.3.2 单基因遗传病

由单个致病基因发生致病性突变引起的遗传病称为单基因遗传病。单基因遗传病的世代传递遵循孟德尔定律,故又称孟德尔遗传病。根据致病基因所位于的染色体,以及基因的"显性"或"隐性"性质,将单基因遗传方式分为 5 种:①常染色体显性(autosomal dominant,AD);②常染色体隐性(autosomal recessive, AR);③X 连锁显性(X-linked dominant,XLD);④X 连锁隐性(X-linked recessive,XLR);⑤Y 连锁遗传(Y-linked inheritance,YL)。

1) 常染色体显性遗传病

常染色体显性遗传病的致病基因位于 1～22 号常染色体上,两个等位基因中如有一个产生突变,这个突变基因的异常效应就能显示发病。常染色体显性遗传病的发病不受孩子性别的影响,男女发病机会均等;若双亲无病,子女一般不发病,患者双亲往往有一方为患者;患者常为杂合型,其子女患病概率为 50%,通常可见连续几代的遗传。有时由于内外环境的影响,杂合子个体携带的显性致病基因并不表达,即不完全外显。常染色体显性遗传的疾病包括:多指(趾)、并指(趾)、珠蛋白生成障碍性贫血、多发性家族性结肠息肉、多囊肾、软骨发育不良、成骨不全、视网膜母细胞瘤等[9]。

2) 常染色体隐性遗传病

常染色体隐性遗传病致病基因同样位于 1～22 号常染色体上,当致病基因发生复合杂合或纯合突变时个体才能发病,隐性遗传病患者大多为两个杂合携带者所生的后代。常染色体隐性遗传病的发病也不受孩子性别的影响,当双亲为无病携带者,子女患病概率为25%。常见的此类疾病有先天性肾上腺皮质增生症、白化病、黏多糖病、先天性耳聋、苯丙酮尿症、半乳糖血症等等。

3) X 连锁显性遗传病

X 连锁显性遗传病的致病基因位于 X 染色体上,致病基因为显性,女性携带杂合变异或男性半合子即可导致疾病发生。母亲的致病基因可以遗传给儿子和女儿,男女发病概率相等;而父亲的致病基因只遗传给女儿。因此 X 连锁显性遗传病中女性患者较多,大约是男性的一倍。常见的 X 连锁显性遗传病有抗维生素 D 佝偻病、家族型遗传性肾炎等[10]。

4) X 连锁隐性遗传病

X 连锁隐性遗传病的致病基因位于 X 染色体上,致病基因为隐性,女性携带纯合或者复合杂合变异、男性半合子即可导致疾病发生。这类疾病的女性携带者与健康男性结合后,男孩有 1/2 的概率患病,女孩不患病,但女孩有 1/2 的概率为致病基因携带者。而正常女性和携带疾病的男性结合,男女均不患病,而女孩均为致病基因的携带者。因此,临床上 X 连锁隐性遗传病的患者多为男性,女性则是致病基因携带者。常见的此类疾病有血友病、色盲、进行性肌营养不良等等[4]。

5) Y 连锁遗传病

Y 连锁遗传病的致病基因位于 Y 染色体上,因此女性不会患病,患者仅限于男性。由于人类 Y 染色上的功能基因较少,因而此类疾病发病率较低,种类也较少,已知的有外耳道多毛症。与 Y 连锁遗传相关的 Y 染色体功能基因还包括 *H-Y* 抗原基因、Y 染色体性别决定区(*SRY*)基因及无精子因子(azoospermia factor, AZF)编码基因等。

4.1.4　线粒体遗传病

4.1.4.1　线粒体基因组及遗传特点

线粒体是普遍存在于真核细胞中的一种细胞器,线粒体 DNA(mitochondrial DNA,mtDNA)是独立于细胞核染色体外的基因组,具有独立的自我复制、转录及编码功能。人类 mtDNA 全长为 16 569 bp,为双链闭合环状 DNA 分子,基因组内各基因之间少有间隔,排列极为紧凑,部分区域还出现重叠[5,11]。mtDNA 的编码区包含 37 个基因,包括 13 个编码氧化磷酸化酶复合体亚基的基因、22 个编码转运 RNA(tRNA)的基因和 2 个编码核糖体 RNA(rRNA)的基因[12]。13 个氧化磷酸化酶复合体亚基编码基因所编码的蛋白质已被确定,包括细胞色素氧化酶(cytochrome oxidase,COX)Ⅰ、Ⅱ、Ⅲ亚基;三磷酸腺苷(ATP)合成酶复合体 F0 部分的亚基(A6 和 A8);还原型烟酰胺腺嘌呤二核苷酸(nicotinamide adenine dinucleotide hydrogen,NADH)脱氢酶复合体的亚基(ND1、ND2、ND3、ND4、ND4L、ND5 和 ND6)以及细胞色素 B(cytochrome B,CytB)的亚基。线粒体无启动子和内含子,缺少终止密码子,仅以 U 或 UA 结尾[13]。

mtDNA 的遗传不符合孟德尔遗传定律,又称核外遗传。其特征包括半自主性、母系遗传、高突变率、异质性、阈值效应和遗传瓶颈效应。了解线粒体遗传规律有助于我们更好地认识线粒体疾病的病因学与发病机制。

1) 半自主性

线粒体有自身的遗传物质,能够独立进行复制、转录和翻译。但维持线粒体结构和功能的大分子复合物以及氧化磷酸化酶的蛋白质亚单位则需要核 DNA(nuclear DNA,nDNA)编码,在细胞质中合成后,经特定的转运方式进入线粒体。因此,线粒体是一种半自主细胞器,受线粒体基因组和核基因组两套遗传系统的共同控制[5]。

2) 母系遗传

由于精子中的线粒体主要集中在尾部,几乎不能进入卵子,因此,人类受精卵中的线粒体几乎全部来自母亲的卵母细胞。子代的 mtDNA 都是由母系遗传而来,母亲能将带有突变的 mtDNA 遗传给所有子代,但只有女儿能继续将该突变体遗传给下一代,这种遗传方式就被称为母系遗传。当线粒体基因组出现致病或可能致病变异时,则该疾病在家系中会呈现典型的母系遗传规律[14]。

3) 高突变率

mtDNA 的进化速率非常高,是 nDNA 进化速率的 10～20 倍[15],其突变频率高主要有以下几个原因:①mtDNA 结构特殊,不与组蛋白结合,没有组蛋白的保护作用,缺乏多种 DNA 损伤修复系统;②mtDNA 拥有独特的复制方式——D 环复制,这种复制方式容易受到活性氧自由基的攻击[16];③mtDNA 复制频率较高,且复制时不对称,亲代 H 链长时间处于单链状态,易发生点突变;④参与 mtDNA 复制合成的 DNA 聚合酶 γ 较参与 nDNA 合成的 DNA 聚合酶 α、β 识别能力低,易发生复制错误[4,5]。

4)异质性

每个细胞中有数百到数千拷贝的 mtDNA,由于线粒体能够自主进行复制,使得不同的细胞、组织或器官中 mtDNA 类型和比例各不相同。当一个组织或细胞中所有的线粒体含有相同的基因组,即都是野生型或都是突变型时,则称之为纯质性或同质性。反之,当一个组织或细胞中既含有野生型线粒体基因组,又含有突变型线粒体基因组时,则称为异质性[17]。在细胞分裂过程中,异质性细胞中突变型和野生型 mtDNA 比例会发生漂变,向同质性的方向发展:分裂旺盛的细胞往往有排斥突变 mtDNA 的趋势,长期分裂后细胞成为只有野生型 mtDNA 的同质性细胞;突变型 mtDNA 具有复制优势,在分裂不旺盛的细胞中逐渐积累,形成只有突变型 mtDNA 的同质性细胞。正是 mtDNA 的异质性造成了线粒体遗传病存在组织特异性表型和表型多样性[18]。

5)阈值效应

细胞内野生型和突变型 mtDNA 的相对比例,决定了个体是否出现线粒体病及其临床表型。当突变型 mtDNA 的数量达到一定程度时,会引起组织器官的功能异常,该现象被称为 mtDNA 的阈值效应。致病阈值与受累细胞或组织对能量的需求相关,高需能的组织,如脑、骨骼肌、心脏、肾脏、肝脏等,往往致病阈值更低;而低需能的组织,如肺、皮肤、韧带等,往往致病阈值更高[5]。

6)遗传瓶颈效应

细胞在有丝分裂时,在连续分裂过程中,异质性细胞中突变型 mtDNA 和野生型 mtDNA 的比例会发生漂变,向同质性的方向发展。细胞在减数分裂时,异质性 mtDNA 突变型的比例在世代交替时也会发生显著变化。mtDNA 拷贝数在母体向子代传递过程中会出现大幅度削减,卵母细胞经历减数分裂发育成熟时,绝大多数线粒体会丧失,这种卵细胞形成期 mtDNA 数量锐减现象被称为遗传瓶颈效应。

4.1.4.2　线粒体基因变异与疾病

线粒体功能缺陷与多种人类疾病相关,mtDNA 的变异类型不同,引发的线粒体疾病也会有所差异[19]。mtDNA 错义突变发生于 mRNA 相关的基因上,主要与脑脊髓性及神经性疾病相关,如 Leber 遗传性视神经病变(Leber hereditary optic neuropathy,LHON)和神经肌病。蛋白质生物合成基因变异分为 tRNA 和 rRNA 基因突变,这类突变所致疾病较错义突变表现出更具系统性的临床特征,并与线粒体肌病相关,典型疾病包括线粒体脑肌病伴高乳酸血症和卒中样发作(mitochondrial encephalomyopathy with lactic acidosis and stroke like episodes,MELAS)、肌阵挛性癫痫伴破碎红纤维(myoclonus epilepsy associated with ragged-red fibers,MERRF)、母系遗传的肌病和心肌病等。缺失变异主要引起大多数眼肌病,如卡恩斯-塞尔综合征(Kearns-Sayre syndrome,KSS),这类肌病多为散发而无家族史[4]。

线粒体疾病患者的临床表现存在很大的差异性,许多个体并不完全符合某一种特定疾病类别。症状严重程度取决于多种因素,如胚胎发育早期线粒体突变基因组的复制分离程度、突变的线粒体基因在某一特定组织中存在的数量以及临床上出现异常之前组织中突变 mtDNA 达到的阈值水平等。下面我们介绍两种常见线粒体遗传病。

1)氨基糖苷类药物性耳聋

氨基糖苷类药物性耳聋(aminoglycoside-induced hearing loss,AIHL)是指由于使用氨基糖苷类抗生素(aminoglycoside antibiotics,AmAn)而导致的耳聋。AmAn 因其广谱高效的抗菌作用以及低廉的价格,在临床上被广泛用于控制革兰阴性和阳性菌感染,但此类抗生素可导致不可逆转的听力损失,疾病临床特征主要表现为双耳对称性高频听力损害。对常规剂量 AmAn 易感的耳聋可能具有母系遗传倾向,这些易感个体具有线粒体 *12S rRNA* 基因 m.1555A>G 或 m.1494C>T 点突变。携带该突变的个体本人及其母系亲属均为 AIHL 高危人群[20,21]。

2)Leber 遗传性视神经病变

Leber 遗传性视神经病变(LHON)是指任何疾病引起视网膜节细胞(retinal ganglion cell,RGC)及其轴突发生退行性病变,表现为视神经纤维的变性和消失,传导功能障碍,出现视野改变、视力减退乃至丧失。线粒体功能障碍在 RGC 损伤和视神经萎缩中起重要作用。目前已经报道了 10 个 LHON 相关的原发突变,均位于编码线粒体呼吸链复合体 I 亚基的基因上,其中 3 个原发位点 *ND4* m.11778G>A、*ND1* m.3460G>A 和 *ND6* m.14484T>C 突变占 95% 以上[4]。这些突变导致进化上高度或中度保守的氨基酸发生改变,使所编码的蛋白质空间结构和功能稳定性发生改变,从而造成线粒体功能障碍和 ATP 代谢障碍,最终造成视网膜神经节细胞退行性病变,导致视力损伤。

4.2 遗传病及产前分子诊断技术

4.2.1 细胞遗传学检验技术

4.2.1.1 染色体核型分析技术

染色体核型分析是以细胞分裂中期的染色体为观察对象,在显微镜下根据染色体的不同形态特征,依据国际人类细胞遗传命名系统(International System for Human Cytogenetic Nomenclature,ISCN)对染色体进行排序和编号[22],最终得到染色体核型图谱的过程。

任何组织的分裂期的有核细胞均可用于染色体分析,最常用的是外周血 T 淋巴细胞:将淋巴细胞从外周血分离出来进行培养,在培养液中加入少量植物血凝素,刺激细胞分裂,培养 68~72 h 左右加秋水仙素,阻止纺锤体形成,使细胞分裂终止在中期,此时的染色体高度浓缩可见,用低渗液处理细胞,使染色体膨胀分散,最后固定在载玻片上。

运用一种或多种显带技术,使得染色体某个区域和附近的片段比较起来,显得深染或浅染,这个明显和周围有区别的区域命名为"带";不同的染色体有各自特定的带型,据此可以区分不同的染色体。一般染色体显带技术有 G 显带、Q 显带和 R 显带等[23],目前常规采用 G 显带技术进行核型分析,也可根据临床需求增加辅助显带技术如 C 显带、N 显带等。通过染色体核型分析,可以发现染色体数目畸变和结构畸变,从而对染色体疾病做出诊断。

根据检测目的不同,常用标本类型包括:①外周血:成人、儿童均可使用外周血标本,用于常规核型分析;②绒毛、羊水、脐血:对于不同孕周的需求,穿刺取得绒毛、羊水、脐血等标本,用于胎儿非整倍体的产前诊断;③骨髓标本:对于血液病患者,尤其是造血系统肿瘤患者,抽取骨髓标本,短期培养观察肿瘤细胞的核型,用于分型诊断与预后分层等。

4.2.1.2 荧光原位杂交技术

荧光原位杂交(FISH)是近年来在细胞遗传学、分子生物学等相关基础上发展的一种新技术,其基本原理是将荧光素标记的核酸探针与样本中的靶核酸序列按碱基互补原则进行杂交,经洗涤后在荧光显微镜下检测,从而对靶目标中的待测核酸进行定性、定位或定量的分析。

FISH 在基因定性、定量表达等方面的检测具有一定优势:①方法快速、简单,无须培养,检测效率高;②不仅可以对分裂期细胞进行分析,也能对非分裂期细胞和终末期细胞进行分析;③具有较高的敏感度和特异性,能检测染色体微小缺失和重排;④可以用于已知基因或序列的染色体定位,还可以用于未克隆基因或遗传标记及染色体畸变的分析。但是,其也存在一定的局限性,如检测范围有限,一次杂交只能检测一个或几个染色体异常,不能对整个基因组的染色体数目和结构异常同时进行检测等。

4.2.1.3 染色体微阵列芯片

染色体微阵列分析(chromosomal microarray analysis,CMA)又称为"分子核型分析",可对全基因组进行检测。其原理是将大量已知序列的寡核苷酸探针分子固定于玻璃片上,随后与不同荧光标记的 DNA 片段进行杂交或继续扩增延伸,后续通过对荧光信号进行扫描,获得每个探针分子的杂交信号强度,进而分析 DNA 片段拷贝数变异(CNV)和单核苷酸变异(SNV)。

基于设计原理的不同,CMA 技术可分为两大类:一种是基于微阵列的比较基因组杂交(array comparative genomic hybridization,aCGH)技术,其基本原理是将待测样本 DNA 与正常对照样本 DNA 分别标记、进行竞争性杂交后获得定量的拷贝数检测结果;另一种是单核苷酸多态性微阵列(single nucleotide polymorphism array,SNP-array)技术,其基本原理是将探针连接在微拷贝数变异珠上,然后将携带探针的微珠随机黏附在芯片上,待测样本DNA 和探针进行杂交及单碱基延伸,通过对荧光信号扫描,分析待测样本拷贝数变异及基因型,该技术在分析患者的基因组时不需要正常对照样本。aCGH 技术能够准确检出CNV,而 SNP-array 除了能检出 CNV 外,还能够检测出大多数的单亲二倍体(UPD)和一定比例的嵌合体。近年来,两大技术不断改进,同时涵盖 CNV 和 SNP 的芯片具备双重优势,在检测的敏感性、特异性和可靠性等方面有了较大的改善[24]。

4.2.1.4 全基因组光学图谱

全基因组光学图谱(optical genome mapping,OGM)是近几年发展起来的下一代细胞遗传学分析技术,基本原理与染色体核型分析类似,即对完整 DNA 分子标记信号后进行直接的可视化分析[25]。但不同的是，染色体核型分子中标记条带约 500 个，分辨率约为 5 Mb；而 OGM 技术在全基因组范围内的标记位点约 500 000 个，分辨率约为 500 bp，在检测基因组结构变异方面具有较大的优势。

目前，OGM 技术平台以 Bio-nano 系统为主。该系统首先对样本进行超长 DNA 分子抽提，可获取 Mb 级别的相对高分子质量 DNA；随后利用可特异性识别 CTTAAG 位点的荧光转移酶在全基因组范围内进行绿色荧光标记；利用蓝色染料对 DNA 分子骨架染色；利用纳米微流控芯片，结合电泳，使标记好的 DNA 分子线性化展开；再通过高分辨率荧光显微镜对 DNA 进行成像；根据 DNA 分子上 CTTAAG 的位置信息，对成像的分子进行基因组图谱组装；最后利用软件，通过比较组装后的图谱与参考基因组，从而获取样本中结构变异的信息。

近年来，已有不少研究关注了 OGM 技术在遗传病结构变异检测中的应用价值。相比于传统的结构变异检测技术如核型分析、FISH 等，OGM 技术有着高分辨率、高覆盖度等优势，并且可一次性检测包括单体、三体、环形染色体、CNV、倒位、平衡易位等全基因组范围内的结构和数目异常。但 OGM 技术也有其局限性，例如，由于缺乏着丝粒位置的参考序列，不能检测罗伯逊易位等。

4.2.2　分子遗传学检验技术

4.2.2.1　PCR 技术相关的基因检测技术

1) 实时荧光定量 PCR

实时荧光定量 PCR(qPCR)技术是基因组时代一项用于检测 DNA 或 mRNA 的常用技术(具体原理参见 1.2.2.3)，是临床检测和基础研究中不可缺少的重要方法。该技术不仅实现了对 DNA 模板的定量，而且具有灵敏度高、特异性和可靠性更强、能实现多重反应、自动化程度高、无污染性、实时性和准确性等特点，目前已广泛应用于分子生物学检测和医学研究等领域[26-28]。qPCR 技术可应用于对多种单基因病的筛查与诊断，如血友病、镰刀状贫血病、纤维囊性病以及舞蹈病症等等。

2) 跨越断裂点的 PCR

跨越断裂点的 PCR，也称为裂口 PCR(gap-PCR)，是诊断缺失型 α-地中海贫血的主要方法[29]。其原理是采用缺失序列两侧翼序列互补的引物，在未发生缺失时，引物间距远，扩增片段长，在特定的反应条件下，不能形成扩增产物；反之，当发生缺失时，形成特定长度的产物，故可通过扩增产物有无直接确定是否存在缺失[30]。

Gap-PCR 方法可简便快速地检测我国常见的 3 种缺失型 α-地贫突变，即——^{SEA}(19.3 kb 缺失)、$-\alpha^{3.7}$(3.7 kb 缺失)和 $-\alpha^{4.2}$(4.2 kb 缺失)[31]。——^{SEA}、$-\alpha^{3.7}$ 和 $-\alpha^{4.2}$ 基因组合可能产生有严重临床后果的 HbH 病，为了实现优生优育，需在重点人群中进行筛查。Gap-PCR 分子筛查法具有简便、快速、准确的特点，可用于临床一线 α-地贫的筛查[32]。

3) PCR-反向斑点杂交

反向斑点杂交(reverse dot blot, RDB)是将特异性探针固定于固相支持物上，随后与待测的 DNA 样本进行斑点杂交，这样一次杂交就可判断某一基因座位的大部分或全部等位基因。PCR-RDB 是将多个特异探针分别固定到硝酸纤维素膜或尼龙膜上，再将 PCR 特异扩增产物(在 PCR 引物 5′端可预先加生物素标记,使扩增产物带有标记)与之杂交,这样待测样本就会与具有同源序列的探针结合,经洗涤去除未结合样本,再经相应的显色反应就能显出杂交信号。这种以膜上固定探针取代固定靶 DNA 的方式,一次杂交反应可检测多种靶序列,具有快速简便、敏感度高、特异性强、成本低、效率高的特点[30]。

此技术较为成熟,常用于基因分型、病原体检测、遗传病诊断等,如 HCV 分型[33]、多种腹泻致病菌诊断[34]、非缺失型 α-地中海贫血及点突变型 β-地中海贫血诊断等[35]。但该技术建立在被检基因序列具有差异性的基础上,检测范围受 PCR 扩增条件及基质容量的限制。在 RDB 检测过程中,斑点信号可能会存在不均一现象,且受到各种实验因素、实验条件的影响。因此,RDB 实验的稳定性和重复性有待提升[30]。

4) 多重连接依赖性探针扩增技术

多重连接依赖性探针扩增(MLPA)是一种高通量、针对待测靶核酸中靶序列进行定性和定量检测的技术[36]。MLPA 利用简单的杂合、连接、PCR 扩增及电泳步骤,可在一次反应中同时检测样本中 40 多个不同的核苷酸序列的拷贝数变化。该技术于 2002 年由荷兰的 Schouten 等人首先报道,因其在基因检测和基因诊断方面具有较高特异性和可靠性,从而获得了快速发展[30]。

MLPA 基本原理是将特殊合成的探针与靶序列 DNA 杂交,通过杂交探针的连接、PCR 扩增得到 PCR 产物,再经毛细管电泳分离,收集数据,用分析软件如 gene marker ® 对数据进行分析,最后得出结论[37]。只有当靶序列和特异性探针完全互补时连接反应才能顺利完成,从而进行随后的 PCR 扩增并收集到相应探针的扩增峰。如果检测的靶序列发生点突变、缺失或扩增突变,那么相应探针的扩增峰便会缺失、降低或增加,因此根据扩增峰发生的改变可以判断靶序列是否有拷贝数异常或点突变存在[30]。

常用的 MLPA 方法有甲基化特异的 MLPA(methylation-specific MLPA,MS-MLPA)、逆转录酶 MLPA(reverse transcriptase MLPA,RT-MLPA)、MLPA-微阵列技术(array-MLPA)等。

MLPA 技术可应用于检测人类基因或基因片段的缺失或重复、甲基化异常等,临床常用于脊肌萎缩症、Prader-Willi 综合征等遗传性疾病的分子检测[30,36]。

5) 长度片段多态分析

长度片段多态性是个体遗传特征在群体中的反映。对个体遗传标记的表型或基因型分型的技术方法,分为限制性片段长度多态性(RFLP)和扩增片段长度多态性(amplification fragment length polymorphism,AFLP)[10]。

RFLP 是采用特定的限制性内切酶对 PCR 产物进行处理,对酶切后的片段长度进行多态性分析,用以判断酶切位点是否存在点突变的一种方法。一般用于突变恰好位于某一限制性内切酶的识别序列中,可在突变点的两侧设计引物,经过扩增后,所得的 PCR 产物中便含有相应的突变序列。用相应的内切酶对 PCR 产物进行水解,检测 PCR 产物能否被酶水解而产生与正常序列长度不同的片段:电泳检测时,存在相应 DNA 限制性内切酶识别序列者原 DNA 片段变成短片段;不存在相应 DNA 限制性内切酶识别序列者原 DNA 片段长度不发生变化[30]。RFLP 可用于药物基因分型、HLA 分型、HIV 分型等低通量临床基因分型的检测。

AFLP 以对限制性酶切片段进行 PCR 扩增为基础。DNA 用限制性内切酶切割后,特异的人工接头被连接到 DNA 片段的末端,作为 PCR 扩增反应的模板。用带有选择性碱基的特异引物对模板进行选择性扩增,用于 PCR 扩增的引物的不同决定了哪些片段能够被扩增。最后将获得的扩增产物进行琼脂糖凝胶电泳或聚丙烯酰胺凝胶电泳,再经 EB 染色或银染后,清晰呈现片段长度的多态性[38]。AFLP 检测可用于对动态突变致病的疾病进行辅助诊断,例如可对脆性 X 染色体综合征做出准确的基因诊断和产前诊断。

4.2.2.2　测序相关的基因检测技术

随着人类基因组计划(human genome project,HGP)的完成和测序技术的不断发展,测序技术在医学领域的应用越来越广泛。以下将对常见的基因测序技术进行简要介绍。

1) Sanger 测序

一代测序技术包括双脱氧链终止法、化学降解法及在这些方法的基础上发展起来的各种测序技术。1975 年,剑桥大学的 Sanger 等人发明了测定 DNA 序列的"加减法",并于 2 年后通过引入 $2'$,$3'$ 双脱氧核苷三磷酸(ddNTP),将该方法发展成为"双脱氧链终止法"。该方法又称双脱氧末端终止法、Sanger 法、酶法,是一种以 DNA 聚合酶合成反应为基础的测序技术,也是一代测序技术的代表(原理详见 1.2.3.3)。

作为测序技术的"金标准",该法具有简便、精准、可靠、读长长等优势:现有的自动化测序仪每个反应可一次读取约 $0.8\sim1$ kb 的序列,长读长的优势使其适合基因组的从头测序和从头组装。Sanger 测序法的不足之处在于其通量低,测序成本高,灵敏度较低,无法发现低频突变,因而不适合没有明确候选基因的疾病,且不能检测出大片段缺失或拷贝数变异等基因突变类型。因此,对于具有上述特征的遗传性疾病,Sanger 测序法尚不能协助临床做出基因学诊断。目前 Sanger 测序法在临床上主要用于仅需检测少数位点的药物代谢类基因检测、叶酸代谢基因检测、具有热点突变的遗传病检测等[4]。

2) 二代测序

二代测序(next generation sequencing,NGS)技术,又称高通量测序、深度测序或大规模平行测序[39],是相对于一代测序——Sanger 测序法而言的。NGS 是 2005 年左右兴起并迅速发展的一项技术,相比于 Sanger 测序法,其特点是测序高度平行化,即成千上万个测序反应可以在一个平台同时进行,且反应体系非常小,在很短的时间内可获得大量的碱基信息,费用也大大降低。NGS 是对传统测序的一次革命性变革;其仅用了短短 10 余年就成功从科学研究转化为临床应用,在无创产前检测、罕见病基因检测等方面发挥出巨大的应用价值[4,40]。

(1) 检测原理简介。

二代测序技术的主要特点是边合成边测序,即通过捕捉新合成的末端标记信号来确定 DNA 的序列。此类技术无须进行 DNA 模板克隆,而是对 DNA 分子进行接头处理,连接上通用引物,使大量 DNA 样本同时在大规模矩阵结构的微阵列上进行并行 PCR,运用显微设备连续读取各 DNA 样本在 PCR 延伸反应中的实时光学信号变化,再辅以高性能计算机对由此产生的大规模测序数据进行拼接和分析,以此达到边合成边测序的目的。一方面,由于微阵列技术的应用,二代测序技术成功实现大规模并行化处理高密度信息,一次能对几百万条 DNA 分子进行序列分析,单次运行产生数百 Gb 到数 T 的序列数据,覆盖率为人类基因组的几十倍,使测序通量极大提高;另一方面,无须电泳分离的微型化的设备显著降低了反应试剂及样本的消耗量。此外,接头的运用使二代测序技术不再局限于基因组测序,还可开展全基因组表达谱分析、SNP 测定、染色质免疫沉淀分析、小 RNA 研究、DNA 甲基化分析等,因此该技术又被称为深度测序技术[4,40-42]。

二代测序技术基本遵循以下工作流程:①样本处理及构建文库:获取纯化核酸,使其片段化后,在双链片段两端连上接头序列;②固定:将变性的 DNA 单链模板固定于微阵列平面或微球表面;③并行 PCR:对大量 DNA 单链模板进行单分子扩增,在平面或微球表面形成 DNA 簇阵列,或扩增微球;④并行测序:通过连接酶或聚合酶进行一系列循环反应;⑤实时数据采集:采用高灵敏度检测系统对每个循环中产生的光学图像或电信号进行实时采集;⑥数据分析与序列拼接:通过高性能计算机对产生的阵列图像进行分析,获得 DNA 片段的序列,采用一定算法将获得的片段拼接成更长的序列[41]。

(2)二代测序技术的应用。

目前临床常用的二代测序技术包括目标区域测序、全外显子组测序、全基因组测序和低深度全基因组测序技术。

目标区域测序(target region sequencing,TRS):也被称为靶向测序,指的是对目标区域进行序列富集后再测序的一种技术方法。与传统的第一代测序相比,二代测序技术虽然极大地提高了测序的速度,降低了测序的成本,但是由于整体检测费用高、时间长、数据运算和存储复杂等限制,大量样本的全基因组测序仍存在一定困难。因此,各种富集靶基因组序列的技术策略应运而生,通过评估靶区域的大小、检测样本数量、费用、耗时、所需解决的生物学问题等因素,可设计出最优富集策略。TRS 可利用较少的数据量得到较高的灵敏度和准确度,实现变异位点的快速筛选,可用于致病基因明确且新致病基因更新较少的遗传性疾病的检测。相较全基因组测序和全外显子组测序,TRS 能够聚焦所关注的区域,去除冗余数据的干扰,同时最大限度地利用测序读长,降低测序成本且深化测序深度。其局限性在于仅能检测到靶区域的信息,因此不适用于临床表型不典型疾病的检测以及新致病基因的发掘[4,41-43]。

全外显子组测序(whole exome sequencing,WES):是指利用目标序列捕获技术将基因组的全部外显子区域的序列捕获后进行高通量测序的技术。外显子区域包含整个基因组的蛋白编码信息,同时涵盖了大部分与个体表型相关的功能变异。与全基因组测序相比,WES 仅需检测人类基因组 1% 的序列;在相同成本下,WES 技术可对个体的蛋白编码信息进行更深入的研究。由于 WES 的覆盖度更深,因而数据准确性也更高;其更加简便、经济、高效,可用于寻找单基因病、复杂疾病及癌症等的致病基因和易感基因。

全基因组测序(whole genome sequencing,WGS):是对个体全部的基因组序列进行测序[44],除了外显子组区域外,还可以检测到内含子、启动子、基因间区、非翻译区、调控元件等区域的序列信息。因此,它为疾病和表型的关联研究提供了更多的线索。临床应用中可以通过 WGS 图谱了解患者的整体遗传信息,为预防、诊断、治疗和用药提供指导性建议,实现真正意义上的精准医疗。而且随着测序成本的下降,分析方法和存储技术的发展,个人基因组时代已经到来,其在遗传病诊断、药物基因组学、精准医疗等领域的应用将越来越广泛[40,42-44]。

低深度全基因组测序技术:又称拷贝数变异测序(copy number variation sequencing,CNV-seq),采用 NGS 技术对样本 DNA 进行低深度全基因组测序,将测序结果与人类参考基因组碱基序列进行比对,通过生物学分析以发现受检样本存在的 CNVs。CNV-seq 与染色体核型分析相比,能检测出 100 kb 以上片段的微缺失、微重复,包括大多数已知的致病性拷贝数变异(pathogenic copy number variations,pCNVs),具有分辨率高、快速准确、技术成本较低、高通量的特点。其可在产前对胎儿的微缺失、微重复进行检测,为产前诊断带来了新的手段。

3) 三代测序

三代测序技术又被称为单分子实时 DNA 测序技术,不需要进行 PCR 扩增。该方法摒弃了二代测序技术中的 DNA 簇扩增步骤,不依赖于 DNA 模板与固体表面的结合,而是基于纳米孔的单分子读取技术,直接对单分子 DNA 进行测序。

(1) 检测原理简介。

PacBio RS Ⅱ 测序技术:也被称为单分子实时 DNA 测序技术(SMRT),利用零模波导孔(ZMW)原理,以 SMRT 芯片为测序载体,边合成边进行单分子测序。ZMW 是一个直径只有几十纳米的小孔,具有独特的光学特性,只有在靠近 ZMW 底部 30 nm 的区域内,激发光才能进入并激发 dNTP 上的荧光基团发出荧光信号,这样就减少了测序的噪声,提高了测序准确度。在一个单分子实时反应孔(SMRT Cell)中有 15 000 个纳米级 ZMW,每个 ZMW 都能够包含一个 DNA 聚合酶及一条 DNA 样品链进行单分子测序,并实时检测插入碱基的荧光信号。用于检测标记的荧光基团与 dNTP 结合的位置不在碱基上,而是在 5′ 三磷酸基团的第 3 个磷酸基上,这样与测序模板互补的 dNTP 结合到测序引物上发生缩合反应后,荧光基团就随着焦磷酸一起被切掉,省去了边合成边测序方法中去除碱基上荧光基团的步骤。当一个 dNTP 被加到 DNA 合成链的同时,它也进入了 ZMW 的荧光信号检测区,并在激发光的激发下发出荧光,光学系统记录所发出的荧光信号,将其转化为核苷酸种类[4]。

Oxford 纳米孔电流测序技术:与以往的测序技术皆不同,它是基于电信号而不是光信号的测序技术[45]。该技术的关键之一在于一种特殊的纳米孔,孔内共价结合有分子接头。当 DNA 碱基通过纳米孔时,使电荷发生变化,从而短暂地影响流过纳米孔的电流强度(每种碱基所引起的电流变化幅度是不同的),灵敏的电子设备检测到这些变化从而鉴定所通过的碱基[4]。

Helico BioScience 单分子测序技术:是基于边合成边测序的思想,将待测序列随机打断成小分子片段,并用末端转移酶在 3′ 末端加上多聚腺苷酸[poly(A)],以及在 poly(A)的末端进行荧光标记和阻断。把这些小片段与带有 poly(T)的平板杂交成像来获得已经杂交的模板所处的位置,建立边合成边测序的位点,加入聚合酶和被 Cy3 荧光标记的 dNTP 进行 DNA 合成。每次只加入一种 dNTP,然后将未参与合成的 dNTP 和 DNA 聚合酶洗脱,直接对 Cy3 成像,观测模板位点上是否有荧光信号,然后化学裂解核苷酸上的染料并加入下一种 dNTP 和聚合酶的混合物,进行下一轮反应[4]。

(2) 三代测序技术的应用。

基于单分子测序的原理,三代测序在测序读长、PCR 扩增偏好性和 GC 偏好性方面都有着独特优势,可有效解决短序列数据的拼接难题,且能轻松跨越 GC 含量异常(过高或过低)及高度序列重复的区域,实现序列覆盖的完整性和均一性。因此,在基因组草图的优化或基因组完成图绘制、转录本测序、微生物多样性检测、细胞器基因组测序、稀有变异鉴定中都发挥着重要作用。但由于其价格相对昂贵,且测序错误率偏高,因此限制了其在遗传病分子诊断领域的临床应用。

同时,三代测序利用测序过程聚合酶反应的动力学变化,首次实现对碱基修饰进行直接测序。当碱基有额外修饰时,DNA 聚合酶的合成速度会减慢,对应的信号会被检测出来。例如 PacBio RS Ⅱ 中每种碱基修饰事件都会使聚合酶的“停顿模式”产生微小差异,最终反映到荧光脉冲信号的间隔上。除了甲基化修饰,还可以检测 5-羟甲基尿嘧啶(5-hydroxymethyluridine,5-hmU)、1-甲基腺嘌呤(1-methyladenine,1-mA)、6-甲基腺嘌呤(6-methyladenine,6-mA)、8-氧代腺苷酸(8-oxoguanine,8-oxoA)等碱基修饰,甚至可以鉴别传统亚硫酸氢盐测序法无法区分的甲基化修饰和羟甲基化修饰[4]。

4.2.3 基因组数据的分析与解读

4.2.3.1 生物信息学及常用数据库

生物信息学(bioinformatics)在分子诊断中发挥着重要作用,已成为研究疾病遗传原因的重要工具。以染色体微阵列分析和高通量测序分析为代表的基因组检测和分析技术,使得原来单一基因层面的检测,革命性地发展为基因组层面全方位检测的基因组解析(genomic profiling)。

1) 生物信息学基本数据分析处理流程

(1) 测序数据质量控制/过滤:从原始测序数据的质量控制开始,以确定测序过程是否符合定义的质量要求。验证不同的指标,例如测序读数的数量、长度分布及其质量等。

(2) 序列比对:将质控后的测序数据与人类参考基因组进行比对。在此过程中,每个测序读段都放置在参考基因组上最合适的位置。最合适的位置取决于所使用的算法和参数等。

(3) 变异检测:比对后检测样本与参考序列存在差异的变异列表,通常用 VCF(variant call format)文件格式保存。

(4) 变异注释与过滤:认识和理解变异需要标注更多与样本分析相关的信息,包括公共数据库中存在的变异等。可将临床相关信息批量注释到检测到的变异上,后续解读相关的过滤步骤可通过专业工具实现。

2) 数据分析与变异解读常用的参考数据库

(1) 疾病表型与相关基因数据库:通过查询这些数据库(见表 4-1),有助于查询罕见遗传性疾病的表型、遗传方式、基因与疾病的相关性等。

表 4-1　疾病表型与相关基因数据库列表

数据库及网址	概述
Human Phenotype Ontology（HPO）（http://human-phenotype-ontology. github. io/）	人类表型术语数据库，包含 13 000 多项名词和 156 000 余项关于遗传性疾病的注释
Online Mendelian Inheritance in Man（OMIM）（http://omim. org/）	人类基因与遗传疾病的目录，通过表型或者基因来搜索相关信息，涵盖丰富详细的人类基因遗传信息，并收录典型的疾病遗传相关性样本研究信息
GeneReviews（www. genereviews. org）	主要聚焦于单基因遗传病，提供关于诊断、管理和遗传咨询的疾病特异性信息，包含描述特定遗传疾病的标准化同行评议文章和涉及单个基因和表型信息的章节
Orphanet（http://www. orpha. net/consor/cgi-bin/index. php）	权威和丰富的罕见病知识库，提供全面综合的罕见病和治疗所需药物等信息，旨在改善罕见疾病患者的诊断和治疗，目前已收录 5 千多种罕见病，涉及 3 千多个基因
ClinGen（https://www. clinicalgenome. org/）	利用现有研究成果对基因组区域、基因和变异进行评审、筛选、审核，建立基因、变异与疾病的临床相关性知识库

　　（2）人群基因组数据库：通过搜索公共的人群基因组数据库（见表 4-2），利用已发表文献中相同种族的对照数据可进行基因变异频率分析。通过分析变异基因在对照人群中的携带频率，有助于评估该变异的潜在致病性。

表 4-2　人群基因组数据库列表

人群数据库及网站	概述
genome Aggregation Database（gnomAD）（http://gnomad. broadinstitute. org/）	包含 125 748 全外显子组和 15 708 全基因组的测序数据，来源于各种疾病研究项目及大型人群测序项目，为目前最大的人群数据库
Single Nucleotide Polymorphism Database（dbSNP）（http://www. ncbi. nlm. nih. gov/snp）	由多种来源获得的短片段遗传变异（通常≤50 bp）信息组成，库中可能包含致病性突变，可能缺乏溯源性研究细节
dbVar（http://www. ncbi. nlm. nih. gov/dbvar）	由多种来源获得的基因结构变异（通常＞50 bp）信息组成

　　（3）疾病基因变异数据库：疾病数据库的查询有助于分析检测到的变异位点是否被报道过及评估其致病性。疾病基因变异数据库存储了基因、变异、疾病等信息，在对基因变异进行解读时需要查阅相关的数据库，以下为常用数据库的列表（见表 4-3）。

表 4-3　疾病基因变异数据库

疾病数据库	概述
ClinVar (http://www.ncbi.nlm.nih.gov/clinvar)	对变异与表型及临床表型之间的关联进行确定的数据库
Human Gene Mutation Database (HGMD) (http://www.hgmd.org)	库中的变异注释有发表文献,近期更新内容需付费查询
Leiden Open Variation Database (LOVD) (http://www.lovd.nl)	免费的开放源代码数据库,旨在收集和显示 DNA 序列中的变异并包括是否为致病性的信息,目前包含 162 000 个患者中超过 515 500 个变异的信息
DECIPHER (http://decipher.sanger.ac.uk)	使用 Ensemble 基因组浏览器,将基因芯片数据和临床表型进行关联,便于临床医生和研究人员使用的细胞分子遗传学数据库
Database Genomic Variants (DGV) (http://dgv.tcag.ca/dgv/app/home)	提供人类基因组结构变异的概况信息,涉及大于 50 bp 的 DNA 片段的基因组改变,记录了一系列基因变异与表型相关的信息

3）常用的生物信息学分析工具

（1）错义变异与剪接位点变异预测工具（见表 4-4,表 4-5）：这些软件分析结果只是预测,在序列变异解读的实际应用中需要慎重使用,不建议仅使用这些预测结果作为唯一证据来进行临床判断。

表 4-4　错义变异预测工具

错义变异预测	依据
SIFT (http://sift.jcvi.org)	进化保守性
PolyPhen-2 (http://genetics.bwh.harvard.edu/pph2)	蛋白结构、功能和进化的保守性
MutationTaster (http://www.mutationtaster.org)	蛋白结构、功能和进化的保守性
CADD (http://cadd.gs.washington.edu)	整合来自不同功能注释的信息,将这些信息合并到单一分数,判断变异致病性
REVEL	基于工具评分

表 4-5　剪接位点变异预测工具

剪接位点变异预测	依据
GeneSplicer (http://www.cbcb.umd.edu/software/GeneSplicer/gene_spl.shtml)	Markov 模型
Human Splicing Finder (http://www.umd.be/HSF/)	位置依赖的逻辑
MaxEntScan (http://genes.mit.edu/burgelab/maxent/Xmaxentscan_scoreseq.html)	最大熵原则

（2）基因变异注释工具（见表 4-6）：自动化解读有助于变异分析人员快速进行初步评分，在此基础上再根据美国医学遗传学与基因组学学会（The American College of Medical Genetics and Genomics，ACMG）发布的《ACMG 遗传分类标准与指南》中的证据类别进行人工审校和补充，能在一定程度上提高变异解读效率，减少判读过程的时间及人力投入。

表 4-6　变异注释工具

变异注释	概述
InterVar （http：//wintervar. wglab. org/）	对 ACMG 28 条判读标准中的 18 条进行自动化评分，其余 10 条需要后续证据输入或者参数调整，即自动判读完成后需人工审校和调整
Reference Variant Store（RVS） （https：//rvs. u. hpc. mssm. edu/queries/）	使用多种注释方法保存超过 520 000 000 万个遗传变异的信息，提供包括表型和疾病、人群频率及预测分数等在内的注释
VarCards （http：//varcards. biols. ac. cn/）	通过该数据库，用户可以方便地搜索、浏览和注释编码区变异

4.2.3.2　基因组拷贝数变异的结果解读

1）CNV 的分类

CNV 是指由于基因组发生重排导致的显微或亚显微水平的基因组片段的缺失、重复等。2019 年，ACMG 和临床基因组资源中心（Clinical Genome Resource，ClinGen）联合发布了《CNV 解读和报告的技术标准》，依据评分系统将 CNV 的致病情况细分为 5 类，即致病、可能致病、临床意义不明确、可能良性和良性。

2）判断 CNV 的致病性

分析的流程主要是从 CNV 区域内包含的基因组内容、是否包含蛋白编码基因或调控元件、是否包含剂量敏感基因或区域、蛋白编码基因的数量等角度，检索已发表的文献，并通过公共数据库和/或内部实验室数据库分析是否新发 CNV、有无家系共分离证据、有无病例-对照研究数据，以及分析 CNV 的遗传模式或亲本来源等，对每一个环节进行证据评分，最后根据汇总得分进行 CNV 的分类。

4.2.3.3　单基因变异的结果解读

1）明确基因与疾病的关系

人类基因组有 2 万多个基因，有些基因与疾病关系较明确，属于"因果关系"，一般见于单基因病；有些可能是易感基因，属于"相关联关系"，常见于寡基因病或多基因病；更多的基因与疾病关系尚不明确，需要进一步医学研究。ClinGen 组织专家制定了系统开展基因校勘的标准流程，其内容主要是从公共数据库（包括普通人群的变异数据库、患者基因组变异数据库等）和信息库（包括发表的病例、文章等）中收集遗传学及功能研究两大方面的证据（参见 https://www. clinicalgenome. org/）。

2）单基因变异等级分类

实际上，早在 2015 年，ACMG 就和美国分子病理学协会（the Association for Molecular

Pathology，AMP)共同制定了《序列变异解读指南》[46]，将变异的临床意义分为 5 级：致病(pathogenic)，可能致病(likely pathogenic，LP)，临床意义不明变异(variant of undetermined significance，VUS)，可能良性(likely benign)和良性(benign)。该指南提供了两套标准：一套用于对致病或可能致病的证据进行分类，另一套用于对良性或可能良性的证据进行分类。这些变异的证据包括人群数据库频率、基因变异的类型、基因的功能学研究、以往病例报道、家系成员分离度、计算机功能预测等。致病变异证据可分为非常强(very strong，PVS1)，强(strong，PS1~4)，中等(moderate，PM1~6)或辅助证据(supporting，PP1~5)。良性变异证据可分为独立(stand-alone，BA1)，强(strong，BS1~4)或辅助证据(BP1~6)。根据评分规则把标准组合起来，进而从 5 级系统中选择一个分类。

3) 结合临床表型解读基因报告

结合受检者的临床表型、系谱图、影像学等信息，评估检测结果是否能够解释受检者的表型，并进一步对结果进行确认。若检测结果无法解释受检者的表型，则需要分析可能的原因，以及可能采用的解决方法，如补充其他检测、确认临床表型描述的准确性等。必要时可组织疑难病例讨论会，确定下一步诊疗方案。以下为三类检测结果的解读要点。

(1) 阳性结果：阳性结果的判断标准及解释；结合家族史、病史、检测结果，根据具体情况，解释结果的临床意义；再发风险的评估；告知是否需要对家系其他成员进行检测；疾病治疗进展或疾病预防及生育指导；若需要，推荐临床专科医师或专家。

(2) 阴性结果：阴性结果的含义(不能完全排除遗传学病因)、检测范围和局限性、残余风险、后续检测方案推荐及意义等。

(3) 临床意义未明结果：结果的含义(不能确定致病原因)、后续家系验证的意义及局限性、残余风险、功能研究分析等科研方案的可能性等。

4.3 分子诊断技术在遗传病诊疗中的应用

4.3.1 染色体疾病的分子诊断

4.3.1.1 染色体病临床诊断的适应证及样本处理

1) 染色体病临床诊断的适应证

大部分染色体异常可造成胚胎流产或死产，少数可存活至出生，但也往往预后较差，无法治愈。目前，染色体病主要通过遗传咨询和产前诊断予以预防，其检查的临床适应证包括：①有明显的智力发育不全；②生长迟缓或伴有其他先天畸形者；③夫妇之一有染色体异常，如平衡易位、嵌合体等；④家庭中已有染色体异常或先天畸形的个体；⑤多发性流产妇女及其丈夫；⑥原发性闭经和其他女性不孕症，无精子症和其他男性不育症；⑦两性内外生殖器畸形者；⑧疑为先天愚型的患儿及其父母；⑨原因不明的智力低下伴有大耳、大睾丸和多动症者；⑩35 岁以上的高龄孕妇等。

2) 染色体病检测样本的处理

(1) 羊水的收集与处理。

羊水一般在孕 16~22 周通过羊膜腔穿刺进行采集，最初抽取的 1~2 mL 羊水可能会有母体的污染，通常丢弃，随后抽取的羊水放置于无菌处理过的离心管内，并要求于 24 h 内送至诊断实验室进行处理，以保证细胞培养效果。针对血性羊水样本，通常需加入肝素钠进行处理。

（2）绒毛的收集与处理。

绒毛的收集和处理步骤与羊水基本相同，一般于孕 10～13 周，根据胎盘位置经宫颈或腹腔穿刺取样，但进行处理时需注意以下两点：①现场即时处理。绒毛细胞的培养包括滋养层细胞的直接获取和常规的长期培养。直接获取无须细胞培养，仅需经过酶处理即可当天收获。长期培养需 7～10 天，才可收获足够的中期细胞。通常要求诊断实验室的工作人员在绒毛样本的收集现场即时鉴定绒毛标本质量。如不能在绒毛抽取的同时对样本进行检验，需放置于无菌密封试管内，迅速送至诊断实验室，由实验室人员于无菌实验室在显微镜下对绒毛进行挑选。通常要求纯净的绒毛量不少于 10 mg。②胎儿绒毛净化。清除样本中来源于母体的蜕膜、血凝块等其他杂质。

（3）外周血的收集与处理。

采用经消毒处理并加入抗凝剂的试管来收集外周血，常用抗凝剂有 EDTA、肝素和枸橼酸盐等。EDTA 抗凝血抽提的 DNA 适用于各种 PCR 技术相关的检测方法，肝素抗凝血适用于细胞培养及染色体核型分析。抽血量通常为 5～10 mL，采集后的样本摇匀以避免凝固。若需细胞培养，一般要求在抽血后 24 h 内种植处理。

（4）脐带血的收集和处理。

脐带血的收集和处理与外周血基本相同，一般于孕 18 周后在 B 超引导下抽取，通常抽取 2～4 mL，直接注入 5 mL 无菌肝素抗凝管中，于室温下保存和运送。

（5）其他组织样本的收集和处理。

用于染色体病诊断的其他组织样本主要包括流产组织、胚胎组织、死胎组织等，这类样本在采集过程中通常无菌处理不彻底，需采用含抗生素的营养液清洗 3 次，并去除组织中的脂肪、坏死部分及血块。

4.3.1.2　常见染色体疾病的实验室检测

1）染色体数目异常

临床上最常见的常染色体数目异常发生在 13、18 和 21 号染色体，分别可造成 13-、18-、21-三体综合征；常见的性染色体数目异常包括克氏综合征（又称先天性睾丸发育不全综合征）、Turner 综合征（又称先天性卵巢发育不全综合征）等。

传统的胎儿染色体筛查主要检测母体血清中的甲胎蛋白（AFP）、人类绒毛膜促性腺激素（human choionic gonadotophin，HCG）等血清标志物，并结合超声进行胎儿颈项透明层（nuchal translucency，NT）检查；对于结果提示高风险的孕妇进一步通过有创技术进行胎儿染色体核型验证。这一传统方法不仅漏检率高，且假阳性率高。目前，基于二代测序的胎儿染色体无创产前筛查（non-invasive prenatal screening，NIPS）技术已广泛用于染色体数目异常包括 13-、18-、21-三体综合征等胎儿染色体病的筛查。该技术在高风险人群筛查中已被证实灵敏度、特异性、阴性预测值及阳性预测值均优于传统的筛查方法，可有效减少不必要的侵袭性检查。但是，NIPS 只是筛查而非诊断方法，当结果提示高风险时，仍需进行有创检查。对于染色体数目异常的患者，使用常规的核型分析即可明确诊断，也可采用 FISH、

CMA、MLPA 或 CNV-seq 技术进行验证。

2）染色体结构异常

临床常见的染色体结构变异疾病包括 5p-综合征（又称猫叫综合征）等。对于染色体结构异常的患者而言，可能需多种诊断技术方可明确诊断。目前可选择的常用检测技术有多种，包括核型分析、FISH、CMA 及 CNV-seq，在临床应用中需要从检测范围、局限性、检测周期等方面考虑，以做出最适合的选择。另外，染色体平衡重排的携带者可无明显症状，但在生殖细胞减数分裂过程中易形成染色体缺失或重复的配子，导致流产、胚胎停育、死产、生育染色体异常的后代等。因此，染色体平衡易位携带者需进行产前诊断。

3）典型案例

病例 1：患者，女，42 岁，孕 17$^+$ 周，G1P0，因高龄孕妇风险大先行 NIPS 筛查，结果提示胎儿 18 号染色体三体型高风险。B 超提示胎儿多发畸形：室间隔缺损、单脐动脉、手指屈曲、姿势固定。母亲孕期未接触有毒、有害物质。夫妻非近亲结婚，无遗传病家族史。抽取羊水进行产前诊断，核型分析的结果为 47，XX，＋18，胎儿诊断为 18-三体综合征。遗传咨询建议终止妊娠，并告知再次妊娠时需进行产前诊断。

病例 2：患者，男，10 岁，因发育迟缓、智力低下、特殊面容等症状就诊。父母生育年龄均为 30 岁，无家族史，母亲具有反复流产史。染色体核型分析结果显示患儿核型为 46，XY，－14，＋t(14q21q)，故诊断为易位型 21-三体综合征。进一步对父母进行染色体检测发现，母亲染色体无明显异常；父亲为染色体平衡易位携带者，核型为 45，XY，－14，－21，＋t(14q21q)。遗传咨询建议，若夫妻再次生育应进行产前诊断，该胎儿出生后结婚生育也必须进行产前诊断。

4.3.2 基因组病的分子诊断

4.3.2.1 出生缺陷疾病基因组拷贝数变异的检验

致病性 CNV 可导致一类重要的遗传病，称为基因组病，又称染色体微缺失/微重复综合征，多为散发病例。由于突变的片段大小和位点不同，其相关综合征的临床表型复杂多样，主要包括发育落后、面容异常、多发畸形、智力低下等。由于基因剂量效应，与微重复相比，临床上微缺失较为常见，导致的临床表现也更为明显。

随着 CNV 检测技术的发展与应用，大量的研究已证实 CNV 与遗传性疾病的相关性[40]。据统计，5%～17% 的先天畸形与 CNV 相关；通过 CNV 检测约 10%～20% 的智力障碍患者可明确病因，5%～15% 的孤独症谱系患者可得到确诊。尽管致病性 CNV 多为新发变异，但通过 CNV 找到患儿的病因，有助于患儿父母再次生育时，通过合理的产前诊断阻止患有相同遗传病的后代出生。

1）CNV 检测的适用范围与检测策略

（1）儿科领域：CNV 检测已被作为不明原因发育滞后/智力低下、孤独症伴（或不伴）多发畸形患儿的主要检测方法之一。

（2）胎儿医学领域：CNV 检测已被作为针对超声发现结构异常的胎儿进行产前诊断的一线遗传学检测方法。目前，CNV 的检测技术可针对产前诊断的所有样本类型，包括外周血、绒毛、羊水及脐血样本等，不同技术及检测适用人群如下。

　　针对以下情况，建议首选 SNP-array 检测：①无法排除胎儿存在 UPD；②胎儿宫内生长受限；③可能与 UPD 相关的超声软指标，如胎儿长骨小于同孕周第 5 百分位；④孕妇 NIPS 结果提示 6、7、11、14、15 及 20 号染色体异常。

　　针对以下情形，CMA 或 CNV-seq 均可：①超声检测提示胎儿存在一处或多处结构异常；②NT≥第 99 百分位（NT≥3.5 mm）；③CNV 相关性较高的超声软指标，如右锁骨下动脉迷走；④当 NIPS 提示除 6、7、11、14、15、20 号染色体以外的其他染色体异常；⑤当胎儿染色体核型分析存在染色体新发平衡性改变；⑥胎儿染色体核型分析无法明确诊断（如检测出标记染色体、衍生染色体等）时；⑦夫妻一方为染色体微缺失/微重复综合征患者，或既往有染色体微缺失/微重复综合征妊娠史或生育史；⑧夫妻一方为染色体平衡重排携带者时，在充分知情同意情况下，可同时行胎儿染色体核型分析和 CNV 检测；⑨既往有不明原因的不良孕产史。

　　针对以下情形，可选择对胎儿进行 CNV 检测或染色体核型检测：①孕妇高龄或常见胎儿染色体非整倍体筛查结果提示高风险；②第 95 百分位≤NT＜第 99 百分位（3.0 mm≤NT＜3.5 mm）；③与染色体非整倍体相关性较高的超声软指标，如 NT 增厚、鼻骨缺如或发育不良；④夫妻一方为染色体非整倍体（含嵌合型）患者，或具有常见染色体非整倍体妊娠或生育史；⑤因其他原因需要进行介入性产前诊断的孕妇（如夫妻双方为同型地中海贫血），在充分知情同意情况下，可同时行胎儿染色体核型分析或 CNV 检测。

　　2）典型案例

　　患儿，男，出生 20 天，因"先天性心脏病"就诊。患儿系 G2P1，足月顺产，出生体重 3.0 kg，体长 49 cm。患儿母亲妊娠期体格检查时发现胎儿心律不齐。孕期唐氏综合征筛查、心脏彩超均无异常。出生后 13 天频发面部抽动及手足搐搦，生化检测显示血清钙浓度水平降低，心脏彩超示房间隔缺损。体格检查显示，耳位低、下颌短小、双外眦上斜、眼距宽。考虑患儿有遗传病的可能，故行 CMA 检测，结果提示 chr22q11.21（19124024-21411092）的片段缺失一个拷贝，缺失片段长度大于或等于 2 287.1 kb。该缺失位于 22q11.2 微缺失综合征关键区域，为致病性 CNV，提示患儿可能为 22q11 微缺失综合征。

4.3.2.2　产前无创筛查基因组疾病

　　常用的 NIPS 主要针对 13-、18-、21-三体综合征，未覆盖其他常见的严重遗传病。据统计，孕妇群体中胎儿携带 pCNV 的比例可达 1.6%～1.7%，远高于 13-、18-、21-三体综合征的发生率。近年来，不少科研工作者尝试将 NIPS 技术的筛查范围扩大至其他染色体非整倍体疾病和常见的基因组病，即扩展形式的无创产前筛查（NIPS-plus）。

　　1）适用范围

　　NIPS 筛查胎儿 pCNV 目标疾病的纳入标准主要参考疾病的严重程度、疾病在活产儿中的发病率、pCNV 的外显率以及前期大数据已证实通过 NIPS 可有效检出的 pCNV。目前，NIPS 筛查的疾病谱包括 13-、18-、21-三体综合征、克氏综合征、Turner 综合征以及 10 种基因组病[22q11.2 微缺失综合征、Prader-Willi/Angelman 综合征（PWS/AS）、Smith-Magenis 综合征、Wolf-Hirschhorn 综合征、9p 缺失综合征、18p 缺失综合征、18q 缺失综合征和 Jacobsen 综合征]。随着数据的积累，当其他 pCNV 的检测效能符合临床应用要求时，可以对检测疾病谱进行更新。

NIPS 适用人群为无禁忌证的孕中期妇女的筛查。但需要强调的是,在胎儿超声结构异常、怀疑染色体疾病或基因组病的情况下,应直接进行 CMA 或 CNV-seq 等有创遗传学检测。

2) 典型案例

患者,女,25 岁,孕 18^{+3} 周,因 B 超提示 NT 增厚就诊。早期血清学筛查结果显示 18-三体、21-三体综合征低风险,孕 13 周常规 B 超显示 NT 增厚,厚度值为 5.1 mm。告知孕妇 NIPS、NIPS-plus 和有创产前诊断技术的优缺点后,孕妇要求行 NIPS-plus。结果显示,胎儿 15q11.2-q13.1 缺失 3.6 Mb。该片段位于 PWS/AS 关键区域,提示胎儿为该综合征高风险。PWS 和 AS 均为严重致愚性遗传病,建议孕妇进一步进行有创产前诊断。

4.3.2.3 生殖胚胎植入前遗传学筛查

植入前遗传学检测(preimplantation genetic testing, PGT)是指在胚胎植入前阶段对卵细胞(极体)进行遗传学检测,将常规的产检提早至胚胎植入子宫之前,一方面避免遗传缺陷的患儿出生,改善妊娠结局,另一方面避免孕妇反复流产。近年来,随着单细胞全基因组扩增(whole genome amplification, WGA)技术的发展,以 CMA 和二代测序为代表的技术已成为 PGT 领域的主流方法。

1) 适用范围

植入前遗传学筛查(preimplantation genetic screening, PGS)的概念于 20 世纪 90 年代中期提出,筛查对象主要为无明显染色体异常但产生非整倍体配子机会增加的夫妇,筛查项目为在胚胎移植前进行非整倍体筛查,以选择染色体数目正常的胚胎移植。2018 年,中华医学会发布的《胚胎植入前遗传学诊断/筛查技术专家共识》中提出了 PGS 的适应证,主要包括:女方高龄(38 岁及以上);不明原因反复自然流产(2 次及以上);不明原因反复种植失败(移植 3 次及以上,移植高评分卵裂期胚胎数 4~6 个或高评分囊胚数 3 个及以上,均失败)。

2) 检测策略

WGA 是一种对微量细胞的整个基因组 DNA 进行非选择性随机扩增的技术,在相对没有序列倾向性的前提下增加 DNA 拷贝数,使其达到进行遗传学检测的起始量要求,从而实现微量细胞甚至单细胞的遗传学分析。WGA 扩增后的产物需结合其他检测技术进一步分析遗传变异;针对 CNV,可采用 FISH、aCGH、SNP-array、二代测序等技术。FISH 技术在 PGT 的应用中问题过多,现使用较少。CMA 是目前 PGT 中 CNV 检测最常用的技术。目前已有研究发现多次退火环状循环扩增(multiple annealing and looping-based amplification cycles, MALBAC)技术结合低覆盖度全基因组测序在胚胎非整倍体和 CNV 的检测中也表现出令人满意的结果,有望成为胚胎 CNV 检测的主流方法。

4.3.3 单基因病的分子诊断

4.3.3.1 单基因病携带者筛查

单基因病是导致出生缺陷的重要原因之一,开展严重遗传病的携带者筛查可有效降低发病率。目前的单基因病携带者筛查主要关注隐性遗传病,包括常染色体和性染色体隐性遗传病。孕前隐性遗传病携带者筛查将有助于受检者了解自己的携带状态,通过遗传咨询,选择合适的生殖策略。

1）针对性携带者筛查

传统的单基因病携带者筛查主要针对特定地域或特定种族中发病率较高的疾病，例如，中国南部省份的地中海贫血的筛查；德系犹太人中泰-萨克斯病的筛查。这种每次只选择一种或少数几种隐性遗传病进行携带者筛查的方法称为针对性携带者筛查。随着遗传学检测技术的发展，针对多种遗传病热点变异的针对性扩展筛查也逐渐发展起来。目前，较全面的筛查项目可同时筛查 5～10 种遗传病，包括囊性纤维化、戈谢病、泰-萨克斯病、糖原贮积症Ⅰa 型、黏脂贮积症Ⅳ型等。

（1）检测策略。

主要的技术路线可分两种：①根据表型的筛查方法，例如，通过外周血常规及血红蛋白电泳等方法即可筛查人群中地中海贫血的携带者。该方法较为廉价快速。②直接检测基因型的筛查方法，即根据表型、检查结果或具体疾病选择合适的基因检测方法如 MLPA、二代测序等。该方法与根据表型的筛查方法相比，检测结果更为准确。

（2）典型案例。

在过去的几十年中，这种基于受检者原籍或种族的遗传病筛查方案取得了较好的临床效果，有效降低了患儿的出生率。例如，在特定种族人群中相对常见的泰-萨克斯病。在美籍德系犹太人中，泰-萨克斯病携带者的比例约为 1/30，在自然状态下患者个体约占该群体的 1/3 500。1970～2000 年间，通过 β-氨基己糖苷酶检测和基因检测综合方法对全世界 140 多万人进行了筛查，共发现 1 400 多对夫妇为泰-萨克斯病携带者。对 3 000 多例孕妇进行的产前检查有效防止了 600 多名泰-萨克斯病患儿的出生，使犹太人中泰-萨克斯病发病率下降了 90％以上。

2）扩展性携带者筛查

随着历史发展和社会变革，由于社会人口流动、种族间婚配等，传统的针对性遗传病筛查已经不能满足实践需要。近年来，测序技术的快速发展与应用推广为遗传病携带者筛查提供了新的思路。新的方法不再局限于特定地域和种族，可对数百种已知的常见且严重的遗传病进行一次性筛查，这种方法称为扩展性携带者筛查。

（1）检测策略。

扩展性携带者筛查产品中的主要方法为基于二代测序技术的目标序列捕获分析，也有部分产品使用微阵列芯片的方法；还有一些在捕获测序的基础上优化数据分析流程，或补充 MLPA 等方法，以覆盖更多类型的突变。关于扩展性携带者筛查基因包设计中疾病种类及变异位点的纳入标准，美国妇产科医师学会（American College of Obstetricians and Gynecologists，ACOG）提出以下建议：①携带者在人群中频率≥1％；②表型明确；③严重影响生活质量，造成认知和躯体伤害，需医疗或手术干预；④在生命早期发作；⑤可进行产前诊断和干预从而改善围生期结局，可制定个性化分娩管理措施，改善新生儿和婴儿结局，或可指导父母对患儿进行特殊护理；⑥不含成人发病的疾病。

目前，扩展性筛查的临床应用策略主要包括普通备孕人群的筛查、具有生育风险（如家族史）人群的筛查以及针对不孕不育人群的筛查。国际上扩展性筛查的临床应用研究多集中于普通备孕人群和不孕不育人群，但国内这方面研究较少。并且业内认为传统的基于种族和地域的遗传病筛查项目仍应保留,根据具体情况进行选择。

（2）典型案例。

2010年美国Counsyl公司首次推出了基于多重折返探针法的扩展性隐性遗传病筛查方案,覆盖105种不同的遗传病。2013年,该公司发表了使用该方法对2.3万余名不同种族受检者进行遗传学筛查的结果,结果表明,24%的受检者至少携带其中一种遗传病的致病变异,5.2%的受检者可能携带两种以上疾病的致病变异。但是,Counsyl公司的筛查仅针对美国人群的热点变异,可能不符合中国人群的遗传病变异分布特点。目前,基于中国人群的扩展性携带者筛查的临床应用实例较少。

3）高发病携带者筛查

常见的高发隐性遗传病包括镰状细胞病、地中海贫血、进行性脊肌萎缩症、脆性X综合征、囊性纤维化等。以进行性脊肌萎缩症为例,对于所有准备受孕或已受孕的受检者,无论筛查策略和种族地域,都应建议行进行性脊肌萎缩症的携带者筛查。筛查方法包括MLPA、实时荧光定量PCR(qPCR)、变性高效液相色谱等,基本原理为根据检测到 *SMN1* 基因7号外显子的拷贝数判断受检者是否为携带者。

4.3.3.2 单基因病的产前诊断

单基因病产前诊断原则包括致病基因明确,遗传方式明确,父母双方均已诊断且诊断结果须以家系为单位进行比对。目前,可开展的单基因病产前检测技术较多,涉及较多病种,但单基因病的无创产前筛查(NIPS)技术尚处于研究阶段,仍以有创产前诊断为主。

1）单基因病的无创产前筛查

（1）检测策略。

随着对游离胎儿DNA(cffDNA)检测方法的不断探索,越来越多技术被应用于单基因病的无创产前筛查,其中数字PCR和高通量测序技术成为该领域的两大主流技术。一些分析方法如相对突变剂量(relative mutation dosage,RMD)分析和相对单倍型剂量(relative haplotype dosage,RHDO)分析也被证实在单基因病NIPS中具有可行性。

数字PCR又称第三代PCR,检测原理基于TaqMan实时荧光定量PCR技术,通过制备仅包含单个模板分子的微反应并统计目标位点的阳性微反应个数,从而实现目标序列的高精度绝对定量。检测方案包括两种:①基于父源致病基因的NIPS,可成功检测的遗传病包括软骨发育不全、亨廷顿病、β-地中海贫血、强直性肌营养不良等。②基于母源致病基因的NIPS,结合RMD法可实现X连锁血友病、β-地中海贫血及镰状细胞贫血的筛查。

基于高通量测序的单基因病NIPS的主要分析策略有两种:直接检测致病突变策略和致病单倍型分析策略。后者首先通过分析双亲的SNP得到致病突变与遗传标记的连锁关系及致病单倍型,随后利用母亲血浆cfDNA中的父源SNP信息获得胎儿遗传自父亲的染色体组型,最后通过RHDO法获得胎儿遗传自母亲的染色体组型,从而推断胎儿是否遗传致病突变。该方案理论上可实现对任何致病基因明确的单基因病的筛查,目前已实现β-地中海贫血、杜氏肌营养不良、进行性脊肌萎缩症等遗传病的NIPS。

（2）典型案例。

近年来,基于父源致病基因的NIPS技术在欧美国家已投入临床应用,其他各类单基因病 NIPS 的应用效果也相继报道。例如,基于数字 PCR 和高通量测序双平台开展的软骨发育不全的父源突变 NIPS 的灵敏度和特异性均可达 100%;基于环化单分子扩增和重测序技术(circulating single-molecule amplification and resequencing technology,cSMART)开展的常染色体隐性非综合征型耳聋 NIPS 的灵敏度和特异性分别可达 100% 和 96.5%。

2)单基因病的有创产前诊断

单基因病的有创产前诊断包括针对单个碱基变异的检测及针对其他变异类型如甲基化、动态变异的检测,需根据表型特征、检测目的、变异类型等,选择合适的分子诊断技术。

(1)检测策略。

二代测序技术已广泛应用于遗传病检测,根据检测范围的不同分为 panel 测序、医学外显子组测序、WES 和 WGS。针对异质性较高的遗传病或没有明确诊断的情况,建议选择二代测序。

Sanger 测序是检测单个核苷酸变异和小的插入缺失变异的传统方法。对于临床上病因诊断明确的遗传病,根据基因大小、常见热点变异等,可选择 Sanger 测序对初步确定的可能基因进行验证(如对临床诊断或家族史提示囊性纤维化的患者直接检测 CFTR 基因)。同时,Sanger 测序也适用于对二代测序鉴定到的变异以及家族成员已知变异的验证。

MLPA 方法适用于检测基因外显子缺失或重复导致的单基因病(如进行性脊肌萎缩症、杜氏肌营养不良等),也可用于对表观遗传异常导致的疾病进行甲基化检测(如 Prader-Willi/Angelman 综合征等)。

针对动态变异导致的疾病(如脊髓小脑共济失调、脆性 X 综合征等)可选择三重复引物 PCR(triplet-primed PCR,TP-PCR)技术。

(2)典型案例。

患儿,男,4 月龄,因多发畸形就诊。患儿系 G2P1,足月剖宫产,出生体重 4 100 g。母孕 4~5 月龄产前 B 超检查示胃泡偏小,余未见异常。患儿父母表型正常,为非近亲结婚,母第 1 次妊娠胚胎停育。患儿眼科检查示左眼先天性小眼球且无视力,右眼视力差;听力筛查示双耳未通过;遗传性耳聋基因芯片检查结果未见异常;电子鼻咽、喉镜检查示喉软骨发育不良;头颅 MRI 平扫示脑发育不全;超声心动图结果提示室间隔缺损、主动脉功能性二叶瓣等异常。经高通量测序及 Sanger 测序位点验证,明确患儿 CHD7 基因的第 36 外显子存在 c. 7957C>T(p. Arg2653*)无义突变(PVS1),而父母该位点均为野生型(PS2)。该变异未在 gnomAD 等对照人群数据库中收录(PM2_Supporting),已被多篇文献报道可导致 CHARGE 综合征(PS4_Moderate),按照 ACMG 分类标准,可归类为致病性变异。结合患儿的临床表型特点,可以诊断为 CHARGE 综合征。

4.3.3.3 单基因病的胚胎植入前检测

单基因病是胚胎植入前遗传学诊断(preimplantation genetic diagnosis,PGD)最早关注以期解决的问题,也是该领域的研究热点。

1)适用范围

最新的 PGD/PGS 技术指南中已明确将单基因遗传病纳入 PGD 的适应证。对于子代遗传病风险高,遗传方式为常染色体显性或隐性遗传、X 连锁显性或隐性遗传、Y 连锁遗传等,且家族中的致病基因突变诊断明确或致病基因连锁标记明确的夫妇,应进行单基因病PGD。但是,家系中基因诊断或基因定位不明的遗传病,不应采用PGD手段。

2) 检测策略

目前单基因病PGD的技术包括常规的基于PCR的技术如巢式PCR、多重PCR等,其中多重PCR出现最早也最为常用;以及近几年发展起来的全基因组扩增(WGA)技术,其扩增产物可通过多种方法如Sanger测序、qPCR、NGS等进行突变位点的鉴定,其中,WGA结合NGS在单基因病PGD领域的应用越来越广泛。

但是,单基因病PGD也面临诸多问题,如因等位基因脱扣(allele drop-out,ADO)、扩增失败、优势扩增等导致的误诊或诊断不明。因此,建议PGD在检测胚胎基因突变位点的同时进行遗传多态位点连锁分析。用于连锁分析的遗传多态位点可以是短串联重复序列(STR)或者单核苷酸多态位点(SNP)。近年来的研究证明,SNP分析比STR位点分析更为有效,分析方法推荐SNP-array。对于性连锁遗传病,建议加入性别指示位点的检测。此外,在进行遗传多态位点连锁分析时,需注意突变位点附近的基因组重组。

4.3.4 线粒体遗传病检验

4.3.4.1 线粒体病临床表现特点

线粒体基因突变导致的疾病临床表型复杂,累及人体多个组织器官,通常能量耗损大的组织器官易受影响,以神经、肌肉及眼部受累最为突出。

神经系统可出现癫痫、痴呆、短期失忆、共济失调、感觉神经性耳聋、周围神经病、语言困难、发育迟滞、小脑畸形、卒中样发作等症状。肌肉疾病包括肌阵挛、肌无力、肌萎缩、肌张力低下、肌肉疲劳、运动不耐受等。眼部可见进行性眼外肌麻痹(progressive external ophthalmoplegia,PEO)、白内障、视网膜色素变性、复视、上睑下垂等。心血管系统可表现为心肌病、心律失常、心搏骤停、心电传导阻滞等。呼吸系统可见反复发作性肺炎、肺通气功能障碍、窒息等。消化系统可有应激性肠炎、慢性腹泻、肝功能低下、呕吐、便秘等症状。内分泌系统的异常包括甲状腺或甲状旁腺疾病、糖尿病、卵巢功能失常、胰腺炎等。泌尿系统可见肾小管功能障碍、肾病等。

4.3.4.2 常见线粒体病的实验室检测

实验室检查主要包括与葡萄糖和胰岛素代谢、糖尿病等相关的生化检测和基因检测。生化检测主要检测血液中乳酸、丙氨酸的浓度等。

基因检测包括针对mtDNA变异的检测和针对核基因变异导致的线粒体病的检测。mtDNA的检测技术包括Sanger测序和Southern印迹等方法,检测的变异类型包括点突变、缺失或重复。由于mtDNA序列具有高度多态性的特点,以及核基因组中存在大量的mtDNA的同源序列,基于PCR的检测方法易出现假阴性或假阳性的结果。采用长距离PCR结合高通量测序可提高mtDNA变异检测的灵敏度和准确度。对于核基因变异导致的线粒体病的检测建议采用高通量测序技术。

4.3.4.3 线粒体病检验诊断策略

线粒体疾病临床表型复杂多样,因此仅根据临床症状难以诊断。大致诊断策略可概括为:①家系分析,判断患儿的疾病是否为母系遗传;②临床表型分析,对受累的系统进行详细的检测；③血液、尿液及脑脊液中氨基酸、肉碱和有机酸的定量分析；④结合临床表型进行肌电图、脑部 MRI、心电图、眼底等检查；⑤mtDNA 基因和线粒体病相关的核基因变异检测；⑥肌肉活检如线粒体呼吸链功能分析、各复合物酶活力的分析、免疫组化等。

在基因检测方面，建议先从热点突变位点着手筛查线粒体基因组，例如，在进行线粒体糖尿病筛查时，可优先考虑验证 m. 3243A＞G 的位点，该位点占线粒体糖尿病的 85％。对于临床表型符合却未检出热点变异的患者，或部分有确诊需求的患者，采用长距离 PCR 或二代测序并结合 Sanger 测序技术对线粒体全基因组进行测序；对于 Sanger 测序筛查出携带已知变异位点的患者，进一步采用二代测序、数字 PCR 等技术进行分析，检测突变的异质性百分率，最终形成完整的基因诊断报告；对于筛查出未知突变的患者，可通过细胞学功能研究分析突变的致病性，以明确或排除线粒体病的诊断。

4.4 遗传病及产前分子诊断临床案例

4.4.1 *TOP3A* 基因突变导致的进行性眼外肌麻痹伴线粒体 DNA 缺失

4.4.1.1 概要

TOP3A 基因位于人类细胞核内(17p11.2)，编码拓扑异构酶Ⅲα，该酶在促进霍利迪连接体解离、同源染色体分离和复制中起重要作用，同时也是人类线粒体 DNA(mtDNA)复制和修复的重要酶。该基因突变可导致与 mtDNA 分离受损有关的一系列线粒体疾病[47]。而线粒体脑肌病就是一组由于线粒体功能缺陷引起的多系统疾病，以中枢神经和肌肉系统病变为主，多表现为肌力低下、易疲劳、小脑失调、耳聋、痴呆、代偿性高乳酸血症等。其临床分型多样，其中进行性眼外肌麻痹(PEO)是线粒体脑肌病较为常见的类型，主要表现为进行性的睑下垂和眼球运动障碍，部分可伴有肢体肌无力、视网膜色素变性、耳聋、糖尿病、心脏传导障碍和内分泌异常等，任何年龄均可发病，但儿童或青少年，即 30 岁以前起病多见，多为散发，亦有家族性报道。

本文报道 1 例最初以"听力异常，生长发育落后"就诊的男性患儿，初诊时仅发现 *ACTG1* 基因变异，该变异可引起耳聋或者多器官多系统异常的 Baraitser-Winter 综合征(Baraitser-Winter syndrome，BWS)2 型。但 BWS 综合征的典型临床表现为颅面畸形和智力障碍，且该基因呈常染色体显性遗传，患儿的 *ACTG1* 变异来源于正常表型的母亲，结合临床表型和遗传模式，临床医生认为由 *ACTG1* 基因致病的可能较低。后来患儿又出现了"心脏增大，心功能不全，心肌酶高"的症状，且体格检查示"双眼睑轻度下垂"，医生建议综合所有表型对全外显子数据进行重新分析，结果发现该患儿存在 *TOP3A* 基因的复合杂合变异(NM_004618.5：c. 1643G＞A(p. Arg548Gln)和 NM_004618.5：c. 2021＋2dup)，该基因变异可引起进行性眼外肌麻痹伴 mtDNA 缺失。随后进行的 mtDNA 荧光半定量 PCR 实验证实该患儿血液中 mtDNA 拷贝数比正常人明显降低一半，结合临床表型和功能试验，提示该患儿为 *TOP3A* 基因复合杂合变异致病。由于在整个病程中，患儿的眼部肌肉症状并不明显(如眼睑下垂)，也非首发症状，故如果仅从基因-表型的关联上判断，极容易漏诊 *TOP3A* 基因的变异。另外，该基因的两个突变位点在未进行功能验证的情况下均为临床意义不明变异(VUS)，也是容易漏检的原因。

4.4.1.2 案例经过

患儿,男,10岁,因"自幼偏矮,124 cm(父173 cm,母150 cm),双耳听力障碍戴助听器"于2020年8月至我院门诊就诊。当地医院诊断生长激素缺乏,予注射生长激素。我院行基因检查示 *ACTG1* 基因变异(c. 377C>T,p. Thr126Ile杂合,母亲携带,为VUS)。

2022年2月,患儿因"乏力,心脏增大,心功能不全"入我院心内科住院治疗。详细询问病史发现,患儿2年余前平地行走易感乏力、疲劳,食纳欠佳,未重视,9岁时突发声音嘶哑,在当地医院间断治疗1月,无好转,半年前至当地医院行喉镜检查示左声带完全麻痹;胸部CT示心脏体积增大,心超检查示全心扩大,心功能减退,BNP 5 370.0 pg/mL,CKMB 30.2 ng/mL,CK 1 113.7 U/L,肌红蛋白254.9 ng/mL,在当地医院住院治疗10天,予米力农强心、地高辛缓解心室率、卡托普利心肌重构、磷酸肌酸营养心肌等治疗,出院后口服地高辛、氯化钾、卡托普利。一年半前发现其听力明显下降,至上海某医院安装助听器,1年余前家属自觉其生长发育落后,且双眼无神。

1)2022年2月在我院住院期间的常规检查

(1)体格检查:生长发育落后,身形消瘦(身高133 cm,体重23.5 kg),四肢肌张力正常(4级)。智力正常。

(2)专科检查(五官):双眼睑稍下垂,双耳可见助听器,余貌无异常。

(3)心电图:窦性心律P轴左偏,左室高电压,右房大,P-R间期延长,Q波异常,T波变化,QRS时限略增宽,心室内传导阻滞可能。

(4)心脏超声:左房、左室增大,左心收缩功能减低(33.83%),右室舒张功能欠佳(EF40.83%),肺动脉高压中度(见图4-7)。

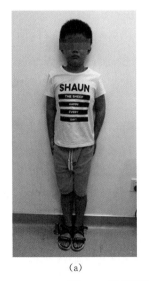 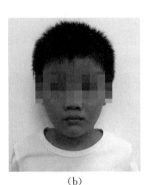 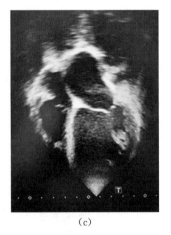

(a)   (b)   (c)

图4-7　进行性眼外肌麻痹伴线粒体DNA缺失患儿的主要临床表型

(a)患者发育落后、消瘦,无外观畸形;(b)患者无特殊面容,轻度眼睑下垂;(c)患儿心超发现心室扩大,但心室壁未见变薄,可能存在心肌肥厚。

（5）心脏 MRI（平扫＋增强）：心肌信号正常，延迟强化见左心室心肌广泛异常强化，扩张型心肌病随访。

（6）脑电图：正常。

（7）实验室检查：BNP 3 572 pg/mL，CKMB 21.9 ng/mL，CK 465 U/L，LDH 388 U/L，AST 55 U/L，cTNI 0.037 μg/L。

于我院心内科住院治疗 10 d，予"地高辛、呋塞米、螺内酯、美托洛尔"等对症支持治疗，复查心脏彩超提示左心收缩功能较前好转，肺动脉高压消失，心肌酶下降，运动功能好转后带药出院。

2）全外显子组测序数据重分析及功能验证

（1）全外显子组测序（WES）发现 *TOP3A* 基因复合杂合突变。

使用 Agilent 公司的"SureSelect XT Human All Exon V6"试剂盒进行测序文库构建，使用 Illumina 公司的 NovaSeq 6000 系统进行上机测序；测序原始数据经 SoftGenetics 公司的 NextGENe ® 软件比对、转换后，上传至 LifeMap 公司的 TGex™ 在线软件进行变异的过滤、注释和分析。在去除 gnomAD 等对照数据库中等位基因频率大于 1% 的常见变异以及多种软件（如 PolyPhen-2、MutationTaster 和 MaxEntScan）预测的良性变异后，以听力、心血管系统及肌肉系统异常为筛选指标进一步分析候选变异。分析结果提示，患者 *TOP3A* 基因存在错义突变（c.1643G＞A，p.Arg548Gln）和剪接位点突变（c.2021＋2dupT），Sanger 测序证实突变分别遗传自父亲和母亲（见图 4-8）。

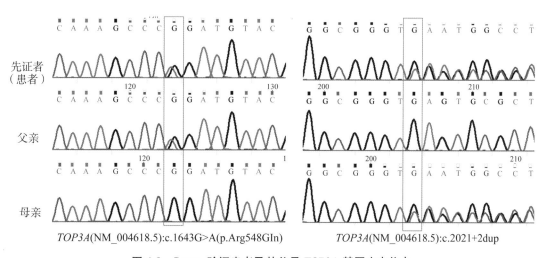

TOP3A(NM_004618.5):c.1643G>A(p.Arg548Gln)　　　*TOP3A*(NM_004618.5):c.2021+2dup

图 4-8　Sanger 验证患者及其父母 *TOP3A* 基因突变位点

（2）*TOP3A* 基因突变的致病性分析及对线粒体基因组拷贝数的影响。

TOP3A 基因突变可引起与线粒体 DNA 缺失和分离受损相关的线粒体疾病，呈常染色体隐性遗传，即致病性纯合子或致病性复合杂合子才会出现临床症状。受检者携带的错义突变 *TOP3A*（NM_004618.5）:c.1643G＞A（p.Arg548Gln），为人群低频率突变，东亚人群未见携带。该突变在 gnomAD Exomes 数据库中出现的频率为 0.000 051 7；大部分软件预

测该突变的有害程度较高，REVEL 评分为 0.606，Polyphen2 预测为 Deleterious（Supporting）（0.98）。根据 ACMG/AMP 指南对遗传变异的临床解释（参见 4.2.3.3），该变异被归类为 VUS（PM2＋PP3）。而另一剪接位点突变，*TOP3A*（NM_004618.5）：c.2021＋2dup，未在 gnomAD Exomes 数据库收录，预测可能会影响 mRNA 剪接加工，根据变异分类指南，该变异被同样归类为 VUS（PVS1_Moderate＋PM2）。

因两个位点的致病性评级都不明确，故需进一步提供更多的临床或试验证据。因致病性的 *TOP3A* 基因突变会导致患者线粒体基因组缺失，故通过检测 mtDNA 拷贝数可进一步验证该基因变异引起的功能异常。我们针对该患儿外周血基因组中的 mtDNA，进行 qPCR 检测判断其拷贝数，发现患儿 mtDNA 拷贝数大幅降低，而父母 mtDNA 较正常均值稍低（见图 4-9）。补充该试验证据后，剪接位点变异 *TOP3A*（NM_004618.5）：c.2021＋2dup 可评级为 *LP*（PVS1_Moderate＋PM2＋PS3_Moderate）。另一错义突变 *TOP3A*（NM_004618.5）：c.1643G＞A（p.Arg548Gln）也可评级为 *LP*（PM1＋PM2＋PM3）。

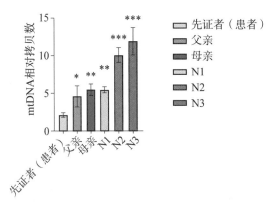

N1—N3 为正常对照。

图 4-9 qPCR 检测结果提示患者及其父母线粒体拷贝数不同程度降低

4.4.1.3 案例分析

1）基因—表型的鉴别诊断

现有基因诊断大都是以表型为驱动进行，在进行本病例的基因诊断时，患者所表现出来的临床症状与基因检测的结果息息相关。该患儿 1 年多前的主要临床表现有易乏力、疲劳，听力障碍，生长发育落后，双眼无神，结合这些表型当时基因检测发现一个 *ACTG1*：c.377C＞T 杂合变异，母亲携带，为 VUS。而半年前，患儿继以上表型后，又出现心脏增大、心功能不全症状，体格检查发现双眼睑下垂。综合现有的所有表型及检查资料，对 WES 数据进行重新分析，提示存在 *TOP3A* 基因复合杂合变异。上述两个基因所致疾病完全不同：*ACTG1* 基因主要引起以颅面畸形和智力障碍为主的 Baraitser-Winter 综合征 2 型（OMIM：614583）或常染色体显性耳聋 20/26（OMIM：604717）；而近年来研究发现 *TOP3A* 基因致病变异可引起进行性眼外肌麻痹伴线粒体 DNA 缺失（OMIM：618098）或小头畸形/生长发育受限/姐妹染色体互换增加（OMIM：618097）（类似布鲁姆综合征）[47]，两种疾病谱的表型也可能有交叉或重叠。该患儿的临床症状与 *TOP3A* 基因变异导致的"进行性眼外肌麻痹伴线粒体 DNA 缺失"高度相符。由此可见，综合全面的表型谱、基因和表型的关联分析对基因诊断的结果至关重要。

2）既往文献报道

TOP3A 基因编码产物一般与 *BLM* 和 *RMI1/2* 基因编码产物形成 BTR 复合物共同作用，引起布鲁姆综合征。而据文献报道，单纯 *TOP3A* 基因突变也可引起布鲁姆样的疾病，临床表现如严重的产前或产后生长迟滞、小头畸形、皮下脂肪少、三角脸、进行性心肌病、听力异常、脂肪肝或肝肿大等，而一般未见光敏皮肤和癌症易感。已报道的 11 例布鲁姆样综合征患者共涉及 8 个 *TOP3A* 突变。

文献另外报道了 2 例 *TOP3A* 基因突变与线粒体 DNA 缺失相关的病例。1 例为 Primiano 等报道的 59 岁女性 *TOP3A* 基因纯合突变（c.247A＞C，p. Thr83Pro）。患者身材矮小，感音神经性耳聋，周围神经病变，糖尿病，早熟绝经（36 岁），37 岁时因二级房室传导阻滞安置起搏器，44 岁时出现"运动不耐受、心肌酶高"，肌肉疲劳和肌痛呈持续性加重，近端肌无力，三角肌肌肉组织病理活检示线粒体肌病。该病例没有眼外肌麻痹症状，与本案例相同点在于都是以心脏和骨骼肌症状为主[48]。另外 1 例为 Nicholls 等报道的 67 岁女性 *TOP3A* 基因复合杂合致病变异，临床表现为缓慢进展性上睑下垂、间歇性复视、运动不耐受和明显的小脑性共济失调、轻度吞咽困难和鼻腔反流、感音神经性听力损失、快速周期性情绪障碍、心律失常（需要永久植入起搏器）[47]。该例与本案例相同点在于都有眼肌、心脏、运动和听力异常。这两例报道与本案例类似表型在于患者都存在扩张性心肌病/心功能不全，肌酸激酶高，运动不耐受，感音神经听力损害。不同点在于本案例起病年龄更小。

TOP3A 基因在核基因组和线粒体基因组上都具有重要功能，这两种功能是否在疾病的发病机制中发挥相同的作用尚不清楚。从已有文献报道来看，*TOP3A* 基因变异同时影响了核基因组和线粒体基因组功能，引起的两类疾病与本病例的表型也有不同程度的重叠和差异。而 *TOP3A* 基因不同的变异谱引起的疾病表型也略有不同。

3）变异的致病性升级评价

虽然 *TOP3A* 基因从临床表型、基因-疾病关联以及现有文献报道来看，极大可能为该患儿的致病基因，但该基因的两个复合杂合变异位点均没有文献报道，也缺乏功能学试验研究，故位点致病性尚不明确。我们后续通过进一步检测 mtDNA 拷贝数，发现患儿血液中 mtDNA 拷贝数确有明显降低，增加了功能学证据（PS3_Moderate），将两个变异位点均升级至可能致病（LP），最终达到了基因诊断的目的。

TOP3A 基因变异的文献报道较少，其引起的临床症状从典型的线粒体 DNA 疾病表型到类布鲁姆综合征表型都有涉及。而且眼睑下垂并非患者的经典表现，而心脏异常、肌酸激酶高和听力异常则是已报道患者的共有表型。如若对该基因和相关疾病了解不全面，很容易误诊和漏诊。另外，若患者发病年龄较小，则心脏和肌肉的异常可能优先于眼部神经异常而呈现或描述出来，故临床医生全面的检查尤为重要。

进行性眼外肌麻痹（PEO）还可见于多种神经系统疾病，如 Fisher 综合征、眼肌型重症肌无力、眼肌型肌营养不良、痛性眼肌麻痹（Tolosa-Hunt 综合征）等。其中，Fisher 综合征和

Tolosa-Hunt 综合征多为急性起病,常伴复视,Fisher 综合征还可出现小脑共济失调等表现,而 Tolosa-Hunt 综合征表现为不对称性的痛性眼肌麻痹;眼肌型重症肌无力可出现任何类型的眼肌麻痹,但病程较短,复视主诉突出,且症状具有波动性和疲劳性。

本病例的局限性为缺少肌肉组织病理活检及细胞色素氧化酶(COX)染色结果,未进行神经肌肉传导检测周围神经病变情况;另外还可进一步针对该基因或位点进行深入的功能学研究,以增强该变异的致病性论证。

4.4.1.4 知识拓展

线粒体 DNA 的基因突变以侵犯骨骼肌为主,称为线粒体肌病,如果同时累及中枢神经系统,则称为线粒体脑肌病。线粒体脑肌病是一组由于线粒体功能缺陷引起的多系统疾病,以中枢神经和肌肉系统病变为主,多表现为肌力低下、易疲劳、小脑失调、耳聋、痴呆、代偿性高乳酸血症等。根据临床表现,将线粒体脑肌病分为肌阵挛性癫痫伴破碎红纤维(MERRF)、线粒体脑肌病伴高乳酸血症和卒中样发作(MELAS)、Kearns-Sayre 综合征(KSS)、慢性进行性眼外肌麻痹(CPEO)、神经源性肌软弱、共济失调并发色素性视网膜炎(NARP)和 Leigh 综合征(LS)等几种,其中进行性眼外肌麻痹(PEO)是线粒体脑肌病较为常见的类型。

Walker 等在 1996 年发表了线粒体脑肌病的诊断标准,该标准含主要诊断指标和次要诊断指标,根据不同的情况,可做出明确诊断或可能诊断。

1) 主要诊断指标

(1) 符合线粒体脑肌病各综合征的临床表现(如 KSS、CPEO、MELAS、MERRF 等)。

(2) 肌活检破碎红纤维(RRF)>2%。

(3) 有以下一种或多种呼吸链酶活性受抑制的表现:①生化或极谱描记的呼吸链复合物活性<20%;②50 岁以下肌活检 COX(—)、肌纤维>2%;③50 岁以上肌活检 COX(—)、肌纤维>5%。

(4) 发现相关的 nDNA 或 mtDNA 异常。

2) 次要诊断指标

(1) 完全的线粒体脑肌病的临床表现。

(2) 至少以下一种提示肌肉中线粒体异常的表现:①30 至 50 岁肌活检 RRF 在 1%~2%;②30 岁以下肌活检出现 RRF;③电镜下见线粒体广泛异常。

(3) 至少一种呼吸链功能受抑制的表现:①生化或极谱描记的呼吸链复合物活性在 20%~30%;②用免疫方法证实呼吸链复合物表达减少。

(4) 发现可能相关的 mtDNA 异常。

(5) 一种或多种氧化磷酸化受损的表现:①脑脊液或血中乳酸、丙酮酸和(或)丙氨酸增高;②若疑为 KSS,脑脊液蛋白质增高;③PET 或磁共振磷谱(31P-MRS)证实肌肉或脑代谢降低;④最大氧分压、平均氧分压或乳酸阈值降低。

符合 2 个主要诊断指标,或 1 个主要诊断指标和 2 个次要诊断指标的,即为明确线粒体脑肌病;符合 1 个主要诊断指标和 1 个次要诊断指标或 3 个次要诊断指标的,为可能线粒体脑肌病。近年研究已证实,线粒体脑肌病中的 MELAS、KSS、MERRF 均存在 mtDNA 突变;mtDNA 缺失突变为 CPEO 的主要病因,其次为点突变。四肢肌活检和常规 IHC 染色诊断 CPEO 的阳性率约 75%,其余仍需进行 mtDNA 分析。mtDNA 片段缺失或点突变,导致线粒体大量增生聚集,IHC 染色可见 Gomori trichrome 染色细胞膜下线粒体堆积红染(破碎红纤维),琥珀酸脱氢酶(succinate dehydrogenase,SDH)过度表达(破碎蓝纤维),及 COX 染色阴性。

本病治疗的根本是基因治疗或是补充所缺少的载体。一般常规治疗是应用大剂量维生素 B1、B2、B6、CoQ10、能量合剂 ATP、CoA 等静脉点滴。目前尚无针对性药物治疗,对于引起视轴遮挡的肌源性上睑下垂,通过额肌悬吊术缓解是主要的治疗手段。

4.4.2 RNA-seq 辅助诊断黏多糖贮积症 Ⅱ 型

4.4.2.1 概要

黏多糖贮积症(mucopolysaccharidosis,MPS)是一组由于酶缺陷造成酸性黏多糖(又称糖胺聚糖)不能完全降解而致的溶酶体贮积病[49]。根据不同种类的酶的缺陷,本病可分为 7 型,其中黏多糖贮积症 Ⅱ 型(MPS Ⅱ,也称为 Hunter 综合征,OMIM:309900)是我国最常见的类型,约占所有 MPS 的一半。MPS Ⅱ 型为 X 连锁隐性遗传病,是因编码艾杜糖醛酸 2-硫酸酯酶(iduronate 2 sulfatase,I2S)的 IDS 基因发生变异造成 I2S 酶缺陷,使分解不完全的硫酸皮肤素和硫酸乙酰肝素大量储积于全身各种脏器和组织中而致病。

MPS Ⅱ 型患儿出生时多表现正常,随年龄增长症状逐渐明显,且常呈现多系统受累,如出现典型特殊面容、骨骼异常、肝脾肿大以及神经系统、呼吸系统、心血管系统、眼部、耳鼻喉等受累的症状。根据发病年龄及临床表现,MPS Ⅱ 型可分为重型和轻型。重型发病早,多累及中枢神经系统、心血管系统、呼吸系统,常在青少年时期因神经系统退化和心肺功能衰竭而死亡,一般难以存活到成年;轻型则起病较晚,临床症状较轻,主要以皮肤、骨骼改变为主,一般不累及中枢神经系统,进展较为缓慢,可存活到 50 岁以上。MPS Ⅱ 的诊断往往会根据临床表现、尿糖胺聚糖(glycosaminoglycan,GAG)检测、I2S 酶活性以及基因检测进行综合考量。其中,通过在白细胞、成纤维细胞或血浆中发现 I2S 酶活性缺失或降低,可以在男性先证者中确诊 MPS Ⅱ。

4.4.2.2 案例经过

患儿,男,生后 1 年无明显诱因下出现双耳轻度听力下降,有时伴有睡时打鼾。合并呼吸道感染时症状加重明显,无耳道流脓病史,语言发育较同龄儿稍迟,遂于 2019 年 6 月 13 日至我院耳鼻喉科就诊。CT 示腺样体肥大,气道受压狭窄。声阻抗检查:双耳 B 型。电测听:双耳传导性耳聋,骨气导差(air-bone gap,ABG)20 dB。耳声发射检查:双耳未引出。ABR 示:右耳 70 dBHL 引出,左耳 65 dBHL 引出。ASSR 示:右耳 500 Hz 60 dB,1 000 Hz 75 dB,2 000 Hz 70 dB,4 000 Hz 80 dB,左耳 500 Hz 85 dB,1 000 Hz 75 dB,2 000 Hz 70 dB,4 000 Hz 80 dB。门诊初步诊断为"双侧慢性分泌性中耳炎,腺样体肥大"并收治入院。次日于我院全麻下行"悬雍垂腭咽成形术+鼓室探查术(双侧)+内镜下鼓膜置管术(双侧)",术后半年取管,此后定期耳鼻喉科复诊。

2020 年 6 月,患儿出现步态异常,表现为 X 形腿、外八字。半年后发现双手爪形,近 6 个月以来身高体重增长约 5 cm,体重增长 2 kg,无视物不清,无食欲减退,无恶心呕吐等不适,后于 2021 年 7 月于我院内分泌遗传代谢门诊就诊。查体:患儿身高 105 cm,体重 21 kg,BMI 19 kg/m²,高于全国同年龄同性别儿童＋2SD 水平,考虑肥胖症。背部、臀部大片蒙古斑,身材匀称,头围 55 cm,前额突出,面中部变扁,鼻梁增宽,口唇增厚,可见肋外翻,双手见爪形手,双下肢膝关节无法伸直,见 X 形腿。患儿有特殊面容,合并骨发育不良,智力发育较同龄儿落后,并有反复中耳炎、腺样体肥大,门诊以"黏多糖贮积症"收治入院。患儿发病以来饮食、睡眠可,两便正常。

既往史:否认麻疹、水痘、流行性腮腺炎、肝炎等病史,按时接种疫苗;否认外伤史,于 2019 年 6 月全麻下行悬雍垂腭咽成形术、腺样体切除、鼓室探查和鼓膜置管,术顺;否认输血史,否认药物及食物过敏史。

个人史:患儿系 G1P1,产时无窒息,出生体重约 3 350 g。生后予以母乳喂养,按时按序添加辅食,生长发育史与同龄儿相仿。

婚姻史:无。

家族史:外公有糖尿病,余均体健,否认遗传疾病史。

2021 年 7 月 23 日,患者入院,查体:腋温 36.5℃;脉搏 100 次/min;呼吸 25 次/min;血压 95/55 mmHg;身长/高 105 cm;体重 21 kg;神志清,精神反应可,发育正常,面色正常,未吸氧下氧饱和度 99%。营养:良好。浅表淋巴结未及。口唇无明显干燥,咽不红,扁桃体不肿,口腔黏膜完整。心脏听诊:心率 120 次/min,心律齐,心音有力,未及杂音。肺:一腹部望诊:平坦,未见明显肠型,腹壁静脉未见明显曲张。触诊:全腹软,未见明显包块,无明显压痛,无反跳痛。肝脾:触诊不满意。叩诊:双侧对称,呈鼓音。听诊:肠鸣音 5 次/min。颈软,布氏征阴性,克氏征阴性,膝反射正常,腱反射正常,巴氏征阴性,四肢肌张力正常,四肢肌力正常。

(1) 实验室检查。①血常规检查:平均红细胞 Hb 含量 25.7 pg↓,血小板体积分布-W 16.1%↑,淋巴细胞比例 61.3%↑,淋巴细胞数目 4.59×10⁹/L↑,中性粒细胞比例 29.6%↓,中性粒细胞数目 2.22×10⁹/L↓,其余无异常。②尿常规十联:颜色淡黄色,透明度清,密度 1.010,尿酸碱度 5.0,白细胞酯酶阴性,镜检白细胞未找见/HP,尿亚硝酸盐阴性,尿蛋白阴性,尿糖阴性,尿酮体阴性,尿胆原阴性,尿胆红素阴性,红细胞(隐血)阴性,镜检红细胞未找见/HP,上皮细胞未找见/LP,颗粒管型未找见/LP,透明管型未找见/LP,结晶未找见/HP,管型未找见/LP。③PT/INR, APTT, FIB, TT:PT. 12.3 s, APTT 46.1 s↑, TT 17.7 s, FIB 1.99 g/L, INR 1.14。④尿糖胺聚糖(GAG)检测阳性。⑤艾杜糖醛酸-2-硫酸酯酶(I2S)酶活性:0 nmol/(h·mL)。

(2) 影像学检查。CT 示:双侧中耳炎。股骨正、侧位:双股骨骨干稍弯曲,远端骨骺稍宽。膝关节正、侧位:双侧膝外翻。胫腓骨正、侧位:双侧胫腓骨骨干弯曲。肱骨正、侧位:双侧肱骨骨干稍弯曲。肘关节正、侧位:双侧肘关节诸骨骨质密度未见明显异常。尺桡骨正、侧位:双侧尺桡骨骨干稍弯曲。胸椎正侧位:胸椎椎体形态异常。颈椎正侧位:颈椎椎体形态异常。腰椎正侧位:腰椎椎体形态异常,L4 椎体向前滑脱。手骨龄片:左手可见腕骨 3 个,第一掌骨旁未见籽骨。混合现实(mixed reality, MR)与虚拟现实(virtual reality, VR)技术显示脑间隙增宽,两侧顶叶白质异常信号,脑室扩大。

（3）辅助检查。①IDS 基因的 Sanger 测序结果为阴性。②血液检查复核基因结果送检 RNA-seq，显示 IDS 基因表达显著下降，转录本缺失 8、9 号外显子，且与基因 EOLA1 转录本发生融合。诊断为黏多糖贮积症Ⅱ型（MPS Ⅱ）。

4.4.2.3　案例分析

MPS Ⅱ诊断需结合临床表现、影像学检查及多种检测结果对患儿进行综合诊断，检测一般包括：①GAG 检测：尿液检测判断黏多糖的积累情况。②I2S 酶活性检查：取患者血浆、白细胞或皮肤成纤维细胞进行生化检测，是诊断金标准，在进行酶学检查时需对至少一个（甚至多个）硫酸酯酶一同检测，以排除其他硫酸酯酶缺乏症。③基因检测：确定 IDS 基因致病变异以辅助临床诊断及遗传咨询。

该病例就诊于我院，临床表现符合 MPS Ⅱ表型（GAG 检测和 I2S 酶活性检测都呈阳性），但 Sanger 测序未发现 IDS 基因存在可疑的有害变异。查阅文献发现少数患者存在 IDS 和其同源假基因 IDS2（IDSP1）基因组水平的复杂重排，可能是该患儿的致病原因；另一方面，也不能排除 IDS 基因内部内含子变异影响剪接。考虑到这两种情况都会对 IDS 基因的转录产生影响，在与临床医生沟通后，我们决定采用 RNA-seq 更直观地分析患者 IDS 基因转录水平的改变。

RNA-seq 结果表明，病例中的 IDS 基因表达水平显著低于正常对照，且 IDS 转录本存在异常剪接事件（见表 4-7），同时我们对病例的转录本进行组装后发现其 IDS 转录本缺失 8 号、9 号外显子（见图 4-10）。此外，RNA-seq 的融合基因检测结果也揭示了病例存在 IDS-EOLA1（CXorf40A）融合转录本。

表 4-7　leafcutter 检测病例与对照之间存在显著差异的前 10 个剪接事件

基因	基因坐标组	N	q	注释
IDS	chrX：148564745-148610904	39	2e-55	cryptic
PCED1B-AS1	chr12：47529728-47610167	75	0.000 002 87	cryptic
IL4R	chr16：27353580-27373573	32	0.000 005 26	cryptic
UGP2	chr2：64068366-64109600	15	0.000 005 26	cryptic
HMBS	chr11：118955776-118959345	8	0.000 021 1	cryptic
RPL27	chr17：41150432-41164214	19	0.000 041	cryptic
TOR1AIP1	chr1：179877808-179886936	7	0.000 046 8	cryptic
MS4A7	chr11：60131339-60167877	33	0.000 046 8	cryptic
PRMT1	chr19：50189983-50191419	6	0.000 158	cryptic
CYTH4	chr22：37695347-37705253	20	0.000 174	cryptic

注：N：集合中内含子数量；q：Benjamini-Hochberg 法校正后的 p 值。

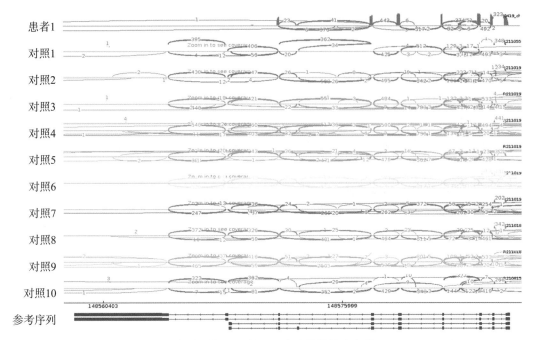

图 4-10　病例与 10 个对照的 *IDS* 基因上表达剪接的生鱼片图(sashimi plot)

　　为了验证 RNA-seq 数据的分析结果,我们设计了特异性引物并进行了 qPCR 以检测患者 cDNA 的变化。验证实验表明,*IDS* 基因转录本确实缺失 8 号、9 号外显子,且患者中存在 *IDS-EOLA1* 融合转录本,而健康个体中则不存在,这与 RNA-seq 分析一致(见图 4-11)。此外,患者的母亲没有融合转录本,这表明患者体内的变异是新发(*de novo*)的。

　　基于该例患儿 *IDS* 基因转录水平存在完整的 8 和 9 号外显子缺失,而 Sanger 测序并未在基因组水平发现相应位置经典的剪接变异,我们推测该患儿 *IDS* 转录水平异常来源于基因组重排。实验室随即利用 Lualdi 等开发的基于 PCR 的简便分析策略检测可能发生的重排[49]。对患儿基因组 DNA 特定位置 PCR 扩增后行 Sanger 测序,结果发现该患儿存在重组位点变化(*IDS2*-GAATC>*IDS*-AGAGG)(见图 4-12),证实 *IDS* 和 *IDS2* 之间发生了 A 类重排。

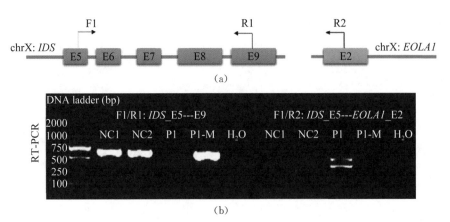

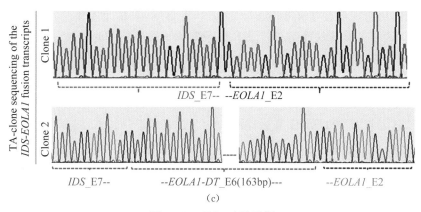

图 4-11 qPCR 实验验证

（a）qPCR 实验引物设计位置示意图；（b）来自患者（P1）、患者母亲（P1-M）及 2 个健康对照（NC1、NC2）的 cDNA 扩增结果；（c）两种融合转录本测序结果。

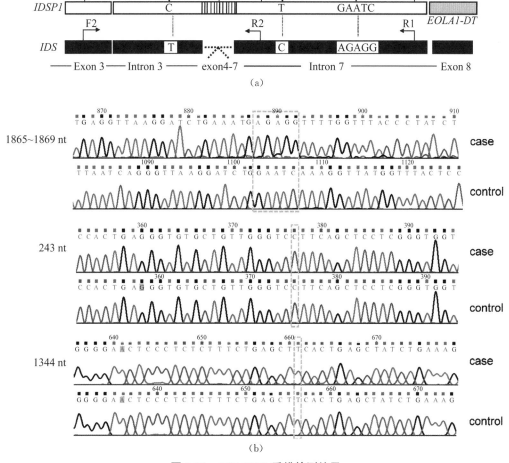

图 4-12 *IDS-IDS2* 重排检测结果

（a）F1/R1，F2/R2 两对引物设计示意图；（b）两对引物扩增所得产物的测序结果。

综上,我们从遗传学上对该患儿进行了 MPS Ⅱ 诊断,其由于发生了常规测序无法检测到的 IDS-IDS2 复杂重排从而引起转录本水平 8 和 9 号外显子的缺失,并与 EOLA1 发生了转录本融合事件,导致 I2S 酶失活,最终发病。上述分子诊断结果可为后续患儿家庭的遗传咨询、产前筛查以及三代试管等提供重要依据。

4.4.2.4　知识拓展

1) IDS 基因与 IDS-IDSP1 重排检测

IDS 基因位于 X 染色体 q28 区域,包含 9 个外显子。迄今为止,人类基因突变数据库已收录超过 700 个变异,其中一半为错义或无义变异。IDS 基因附近约 20 kb 处存在假基因 IDSP1,二者在 2、3 号外显子和 2、3、7 号内含子区域高度同源。目前已知 IDS 和 IDSP1 之间可发生四种类型的重排(类型 A-D),其中 A 类只涉及 7 号内含子区域。基于 Eco57I、SacI、HinfI 三种限制性内切酶的传统酶切法以及基于 PCR 的 Sanger 测序法均可检出这 4 种已知类型重排,但其无法检出潜在的新型重排,亦不能直接反映 IDS 基因转录水平的改变,而后者对基因组重排致病性的判定至关重要。

2) RNA-seq 在临床诊断中的应用

RNA-seq 即转录组测序,狭义上是指对 mRNA 进行高通量测序,以量化转录本等表达信息。RNA-seq 通过提取所要研究的 mRNA,将其逆转录成 cDNA 文库,在 DNA 小片段两端加上接头,利用高通量测序技术统计相关小片段数计算出不同 mRNA 的表达量,精确地识别可变剪接位点及编码序列的 SNP,获得某一物种特定组织或器官在某一状态下几乎所有转录本的序列信息[50],现已成为定量 RNA 水平和衡量转录本多样性的金标准。RNA-seq 不仅可以在基因组表达区域内以单核苷酸分辨率检测潜在的基因组改变,还可以量化表达水平并捕获在基因组水平上未检测到的变异,包括替代转录本的表达。与大多数临床测量 RNA 的平台如微阵列和 qPCR 不同,RNA-seq 从根本上说是一种开放平台技术,其允许对已知或预定义的 RNA 种类进行量化,具有许多潜在优势,包括增加表达检测的动态范围、检测不同类型变异(如单核苷酸变异、插入、缺失)、识别差异表达基因、评估遗传变异等位基因特异性表达,以及检测不同的转录亚型、剪接变体和嵌合基因融合等[51]。

目前常使用基因 panel 和 WES 检测孟德尔遗传病,但 DNA 测序的诊断率仅 35%～50%。而 RNA-seq 不仅具有检测新致病变异、分析等位基因特异性表达等优势,还可与基因组测序优势互补,拓展孟德尔遗传病的诊断手段,帮助我们了解疾病基因型与表型的关系。通过在转录组范围内直接获取转录本丰度和序列,RNA-seq 可以检测异常表达的基因、异常剪接的基因和单等位基因表达的罕见变异。此类异常转录事件的检测能够验证可能影响转录的临床意义不明变异(VUS),可重新解释 VUS 以及发现 WES 未涵盖的致病变异。目前,多项研究已证实 RNA-seq 可将各种罕见疾病的诊断率提高 8%～36%[52]。除了提高诊断率外,RNA-seq 还可以提高对变异的分子病理机制和基本遗传机制的理解。

4.4.2.5　案例总结

遗传检测可以为 MPS Ⅱ 患儿家庭的遗传咨询、产前筛查以及三代试管提供重要依据。目前遗传检测常用的 Sanger 测序和二代测序如 WES,可以有效检测外显子上及附近的致病变异、剪接变异及拷贝数变异,但无法检测复杂重排。RNA-seq 可以从转录表达水平直接获取基因的功能变化信息,识别异常表达基因、异常剪接基因/转录本、融合基因和单等位基因表达的罕见变异等,帮助鉴定潜在致病变异从而提高诊断率,并且不会大幅增加成本或时间。在本案例中,我们使用 RNA-seq 从遗传学上对该患儿进行了 MPS Ⅱ 诊断,其由于发生了常规测序无法检测到的 *IDS-IDS2* 复杂重排从而引起转录本水平 8 和 9 号外显子的缺失,并与 *EOLA1* 发生了转录本融合事件,导致 I2S 酶失活,最终发病。

临床上发现患儿表型高度疑似 MPS Ⅱ 但 DNA 测序检测结果为阴性时,可以安排 RNA-seq 分析 *IDS* 基因是否存在表达异常、剪接异常或者转录本融合事件等,并从结果中识别或者鉴定出潜在病理变异,帮助临床诊断,为患儿家庭后续可能的试管婴儿计划提供遗传证据支持。需要注意的是,由于转录组的动态特性和组织特异性,RNA-seq 分析呈现出高度复杂性,其常规临床应用需要不同的技术和生物学变量、稳健高效的计算工作流程、建立质量控制以及足够的 RNA 原材料和测序深度。

视频 7:全外显子组基因
测序诊断遗传性疾病

视频 8:微阵列基因芯片技术
检测基因组拷贝数变异

参考文献

[1] 陆国辉,张学. 产前遗传学诊断[M]. 广州:广东科技出版社,2019.

[2] Antoarakis S E, Lyle R, Dermitzakis E T, et al. Chromosome 21 and down syndrome: from genomics to pathophysiology[J]. Nat Rev Genet, 2004, 5(10):725 – 738.

[3] Cerruti Mainardi P. Cri du Chat syndrome[J]. Orphanet J Rare Dis, 2006, 1:33.

[4] 贺林. 今日遗传咨询[M]. 北京:人民卫生出版社, 2019.

[5] 刘铭,张开立. 临床遗传咨询[M]. 北京:人民卫生出版社,2020.

[6] Cassidy S B, Schwartz S, Miller J L, et al. Prader-Willi syndrome[J]. Genet Med, 2012, 14(1):10 – 26.

[7] Margolis S S, Sell G L, Zbinden M A, et al. Angelman Syndrome[J]. Neurotherapeutics, 2015, 12(3):641 – 650.

[8] Jackson M, Marks L, May G H W, et al. The genetic basis of disease[J]. Essays Biochem, 2018, 62(5):643 – 723.

[9] Feero W G, Guttmacher A E, Collins F S. Genomic medicine—an updated primer[J]. N Engl J Med, 2010, 362(21):2001 – 2011.

[10] 陆国辉,徐湘民. 临床遗传咨询[M]. 北京:北京大学医学出版社,2007.

[11] Lauri A, Pompilio G, Capogrossi M C. The mitochondrial genome in aging and senescence [J]. Ageing Res Rev, 2014,18:1 – 15.

[12] Gaziev A I, Abdullaev S, Podlutsky A. Mitochondrial function and mitochondrial DNA maintenance with advancing age[J]. Biogerontology, 2014, 15(5):417 – 438.

［13］ Müller-Höcker J, Schäfer S, Krebs S, et al. Oxyphil cell metaplasia in the parathyroids is characterized by somatic mitochondrial DNA mutations in NADH dehydrogenase genes and cytochrome c oxidase activity-impairing genes［J］. Am J Pathol, 2014, 184(11):2922-2935.

［14］ Breton S, Stewart D T. Atypical mitochondrial inheritance patterns in eukaryotes［J］. Genome, 2015, 58(10):423-431.

［15］ Brown W M, George M Jr, Wilson A C. Rapid evolution of animal mitochondrial DNA［J］. Proc Natl Acad Sci U S A, 1979, 76(4):1967-1971.

［16］ El-Hattab A W, Craigen W J, Scaglia F. Mitochondrial DNA maintenance defects［J］. Biochim Biophys Acta Mol Basis Dis, 2017, 1863(6):1539-1555.

［17］ Kmiec B, Woloszynska M, Janska H. Heteroplasmy as a common state of mitochondrial genetic information in plants and animals［J］. Curr Genet, 2006, 50(3):149-159.

［18］ Wallace D C, Chalkia D. Mitochondrial DNA genetics and the heteroplasmy conundrum in evolution and disease［J］. Cold Spring Harb Perspect Biol, 2013, 5(11):a021220.

［19］ Lott M T, Leipzig J N, Derbeneva O, et al. mtDNA Variation and Analysis Using Mitomap and Mitomaster［J］. Curr Protoc Bioinformatics, 2013, 44(123):1.23.1-26.

［20］ Estivill X, Govea N, Barceló E, et al. Familial progressive sensorineural deafness is mainly due to the mtDNA A1555G mutation and is enhanced by treatment of aminoglycosides［J］. Am J Hum Genet, 1998, 62(1):27-35.

［21］ Zhao H, Young W Y, Yan Q, et al. Functional characterization of the mitochondrial 12S rRNA C1494T mutation associated with aminoglycoside-induced and non-syndromic hearing loss［J］. Nucleic Acids Res, 2005, 33(3):1132-1139.

［22］ Schmid M, McGowan-Jordan J, Simous A. ISCN 2016: An international system for human cytogenomic nomenclature［J］. Reprint of: Cytogenetic and Genome Research, 2016, 149:1-2.

［23］ 夏家辉. 医学遗传学［M］. 北京:人民卫生出版社,2004.

［24］ 吴燕明,傅启华,余永国. 全基因芯片扫描分析技术在基因组疾病诊断中的应用［J］. 中华检验医学杂志, 2017, 40(5):341-344.

［25］ Barseghyan H, Tang W, Wang R T, et al. Next-generation mapping a novel approach for detection of pathogenic structural variants with a potential utility in clinical diagnosis［J］. Genome Med, 2017, 9(1):90.

［26］ Kubista M, Andrade J M, Bengtsson M, et al. The real-time polymerase chain reaction［J］. Mol Aspects Med, 2006, 27(2-3):95-125.

［27］ 纪冬,辛绍杰. 实时荧光定量 PCR 的发展和数据分析［J］. 生物技术通讯,2009,20(4):598-600.

［28］ 于国龙,蒋玮莹. 实时荧光定量 PCR 在医学遗传学方面的应用［J］. 国外医学(遗传学分册),2003, 26(3):125-129.

［29］ Chang J G, Lee L S, Lin C P, et al. Rapid diagnosis of alpha-thalassemia-1 of southeast Asia type and hydrops fetalis by polymerase chain reaction［J］. Blood, 1991, 78(3):853-854.

［30］ 吕建新. 临床分子生物学检验技术［M］. 北京:人民卫生出版社,2015.

［31］ 刘敬忠,王立荣,黄莉嘉,等. α地中海贫血的基因诊断及产前诊断研究［J］. 中华血液学杂志, 2005,26(2):103-105.

［32］ 周玉球,肖鸽飞,李莉艳,等. Gap-PCR 作为临床一线 α地中海贫血携带者筛查技术的应用评价［J］. 第一军医大学学报, 2002, 22(5):434-436.

［33］ 李步荣,张彤,李丽华,等. PCR-RDB 技术在 HCV 基因分型中的应用研究［J］. 陕西医学杂志, 2015, 44(11):1551-1553.

［34］ 白薇,聂军,孙勇. 空肠弯曲菌、沙门氏菌的 16S rDNA 的 PCR-RDB 检测方法的研究［J］. 中国人兽共患病杂志, 2001, 17(1):33-35.

［35］Xu G, Wang C, Wang J, et al. Prevalence and molecular characterization of common thalassemia among people of reproductive age in the border area of Guangxi-Yunnan-Guizhou province in Southwestern China［J］. Hematology, 2022, 27(1):672-683.

［36］韩瀚，刘敬忠，王清涛. 多重连接探针扩增技术的研究进展及其应用［J］. 诊断学理论与实践，2007，6(4):380-383.

［37］姚如恩，余永国，耿娟，等. MLPA技术在3种遗传性疾病基因诊断中的应用［J］. 中华检验医学杂志，2013，36(2):136-141.

［38］Vos P, Hogers R, Bleeker M, et al. AFLP: a new technique for DNA fingerprinting［J］. Nucleic Acids Res, 1995, 23(21):4407-4414.

［39］黄颐，马端，黄尚志，等. 遗传病二代测序临床检测全流程规范化共识探讨(4)——检测报告解读和遗传咨询［J］. 中华医学遗传学杂志，2020，37(3):352-357.

［40］McCombie W R, McPherson J D, Mardis E R. Next-Generation Sequencing Technologies［J］. Cold Spring Harb Perspect Med, 2019, 9(11):a036798.

［41］汪川. 分子生物学检验技术［M］. 成都：四川大学出版社，2016.

［42］Hu T, Chitnis N, Monos D, et al. Next-generation sequencing technologies: An overview［J］. Hum Immunol, 2021, 82(11):801-811.

［43］Yohe S, Thyagarajan B. Review of Clinical Next-Generation Sequencing［J］. Arch Pathol Lab Med, 2017, 141(11):1544-1557.

［44］Slatko B E, Gardner A F, Ausubel F M. Overview of Next-Generation Sequencing Technologies［J］. Curr Protoc Mol Biol, 2018, 122(1):e59.

［45］Niedringhaus T P, Milanova D, Kerby M B, et al. Landscape of next-generation sequencing technologies［J］. Anal Chem, 2011, 83(12):4327-4341.

［46］Richards S, Aziz N, Bale S, et al. ACMG Laboratory Quality Assurance Committee Standards and guidelines for the interpretation of sequence variants a joint consensus recommendation of the American College of Medical Genetics and Genomics and the Association for Molecular Pathology［J］. Genet Med, 2015, 17(5):405-424.

［47］Nicholls T J, Nadalutti C A, Motori E, et al. Topoisomerase 3α Is Required for Decatenation and Segregation of Human mtDNA［J］. Mol Cel, 2018, 69(1):9-23. e6.

［48］Primiano G, Torraco A, Verrigni D, et al. Novel TOP3A Variant Associated With Mitochondrial Disease Expanding the Clinical Spectrum of Topoisomerase Ⅲ Alpha-Related Diseases［J］. Neurol Genet, 2022, 8(4):e200007.

［49］Lualdi S, Regis S, Di Rocco M, et al. Characterization of iduronate-2-sulfatase gene-pseudogene recombinations in eight patients with Mucopolysaccharidosis type Ⅱ revealed by a rapid PCR-based method［J］. Hum Mutat, 2005, 25(5):491-497.

［50］Mortazavi A, Williams B A, McCue K, et al. Mapping and quantifying mammalian transcriptomes by RNA-Seq［J］. Nat Methods, 2008, 5(7):621-628.

［51］肖慧，周文浩. 转录组测序在孟德尔遗传病临床诊断中的应用进展［J］. 中国当代儿科杂志，2020，22(10):1138-1143.

［52］Kremer L S, Bader D M, Mertes C, et al. Genetic diagnosis of Mendelian disorders via RNA sequencing［J］. Nat Commun, 2017, 8:15824.

5

药物反应相关基因检测及临床应用

　　提升药物治疗效果、控制药物不良反应(adverse drug reactions，ADRs)是医疗决策的重要组成部分。尽管在开发时，药物都经过了严格的临床试验和评估程序，获得了可信的有效性和安全性证据。但由于试验范围的局限性和不完全性，在真正临床应用时，药物往往并不是都有效或安全。据统计，抗抑郁、抗哮喘、抗糖尿病，以及治疗骨质疏松症、阿尔兹海默症等的药物，其有效率均在 $50\% \sim 75\%$ 之间，而癌症化疗药物的有效率甚至仅有 25% 左右[1]。此外，在大多数情况下，出于原发疾病的治疗需要，患者必须服用药物，但随之而来的难以预测的不良反应会妨碍患者的正常治疗，限制挽救生命的治疗方案的选择，甚至可能直接导致患者的死亡。药物不良反应约占患者入院原因的 6.5%，死亡率为 0.15%，已成为全球第 $4 \sim 6$ 位死亡原因[2]。

　　药物基因组学(pharmacogenomics，PGx)是研究遗传因素与个体药物反应之间关系的科学。药物基因组学由人类遗传学、基因组学和遗传药理学交叉渗透形成，旨在利用患者的遗传信息，预测药物的效果和不良反应风险，并根据患者的遗传信息指导药物选择和药物剂量，从而实现更高效、更安全的用药[3]。基因遗传特征是药物反应个体差异的决定性因素，个人所处的环境和生活因素也可通过影响基因组的转录和表达，从而改变机体药物反应表型。20 世纪末，随着分子生物学技术的升级和人类基因组计划的实施，全球范围内的学者得以更为高效地获取和利用生物组学数据研究与药物相关的基因改变，药物基因组学因此得到了飞速的发展，且已有部分成果开始进入临床应用阶段。截至 2021 年，国际上至少6 个机构共发布了 54 个药物基因组学相关指南，涉及约 269 个药物，118 个基因[4]。在我国，国家卫生和计划生育委员会主持编写的《药物代谢酶和药物作用靶点基因检测技术指南概要》等多部药物基因组学相关指南也陆续发表。本章将以非癌症治疗药物为主，简介药物反应相关基因的检测及临床应用。

5.1　药物反应相关基因概况

5.1.1　药物的体内过程

　　药物进入机体后，将通过一系列体内过程作用于机体而影响某些器官组织的功能。这些过程可归纳为两大方面：一是药物在体内的物理位置改变，即药物的转运(transportation)，如吸收(absorption)、分布(distribution)和排泄(excretion)的过程；二是药物的化学结构改变，即转化(biotransformation)，也称药物代谢(metabolism)(见图 5-1)。药物转运和转化过程的发生，可致药物在体内(血浆或组织内)量或浓度的变化，因而上述各过

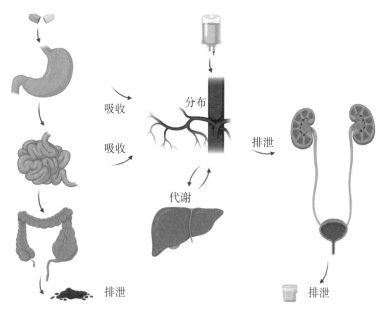

图 5-1 药物的体内过程

程相关因素的差异将对药物的作用具有重要影响。

药物的吸收,指药物从给药部位进入体循环的过程,其效率可受给药途径、药物本身的理化性质、药物浓度、吸收面积以及局部血流速度的影响。在机体功能基本正常的情况下,除静脉给药可直接进入血流外,药物吸收速度按照肺泡雾化吸入、肌内或皮下注射、黏膜(包括口服、舌下给药)、皮肤给药的排序依次减慢。脂溶性物质因可溶于生物膜的类脂质中而扩散,故较易吸收;小分子的水溶性物质可自由通过生物膜的膜孔扩散而被快速吸收。对于有些药物,则需要通过转运体以消耗能量的跨膜主动转运模式吸收。

药物的分布,指药物吸收入血后随血液循环向全身分布的过程。但药物的分布并不总是均匀的,有些药物对某些组织有特殊的亲和力,例如碘浓集于甲状腺中;汞、砷等重金属在肝、肾中沉积较多,故常首先引起这些器官的损害。影响分布作用效率的因素主要包括两方面,一是药物透过各种屏障的能力,如毛细血管壁、血脑屏障、胎盘等;另一个因素是药物与血浆蛋白质结合的能力,与血浆蛋白结合率低的药物,较易分布到蛋白含量低的体液如脑脊液中去。

药物的代谢,指药物在体内发生不同程度结构变化的过程,主要包括氧化、还原、分解、结合等方式。药物代谢的主要场所在肝脏。口服药物经胃肠道吸收,由门静脉汇总进入肝脏,在此会发生首关清除,将直接影响循环药物浓度。此外,不同给药途径来源的药物成分进入肝脏后,有些药物经过代谢,其药理作用可被减弱或完全丧失;另外的一些药物则只有经过代谢才能发挥有效作用(例如环磷酰胺本身并无活性,在体内经水解释出氮芥后才发挥抗肿瘤作用)。体内药物代谢可分为两个阶段,称为Ⅰ相反应和Ⅱ相反应。Ⅰ相反应在药物或药物代谢产物上引入或去除官能团使其转化为极性更强的代谢产物,并可能改变产物的药理活性或动力学特征。Ⅱ相药物反应将药物或代谢产物与一些化学基团结合,导致其失活或毒性降低,从而促进药物代谢。

药物的排泄,指药物通过各种途径从机体排出的过程。各种药物排泄的快慢很不一致,其排泄速度可反映为半衰期。一般来说,水溶性药物比非水溶性药物排泄快,挥发性药物比不挥发的药物排泄快。血浆中的青霉素排泄一半的时间不过半小时;水杨酸钠、碘化钾等排泄则较慢;溴化物以及某些重金属、类金属等排泄更慢。肾脏是药物排泄的主要途径,除经肾脏外,药物还通过其他途径排出体外,如口服后未被吸收的药物多随粪便排泄,挥发性药物主要通过呼吸道排泄,乳腺、汗腺的分泌物中也有部分药物排泄。

5.1.2 参与药物转运过程的基因

药物在体内的转运(吸收、分布、排泄)必须通过如胃肠道黏膜、毛细血管壁、肾小管壁、肾小球、血脑屏障等各种由细胞构成的膜结构;药物通过细胞膜进入细胞后又要通过细胞器的膜。因此,药物的转运实质上是药物通过生物膜的过程,影响药物跨膜转运速度的因素将直接影响体内药物量的变化。目前认为药物可以三种方式通过细胞膜:被动转运,包括简单扩散和滤过,不消耗能量;易化扩散,依靠膜内蛋白促进扩散,不消耗能量,也不能逆浓度差转运;主动转运,依靠转运体,消耗能量,对药物有特异的选择性,且转运能力也有饱和限制。药物转运体是存在于细胞膜上的蛋白质或多肽,主要作用是参与对内外源性物质的摄取和外排,从而影响药物的体内过程,对药物安全性和有效性具有重要影响[5](见图 5-2)。自首

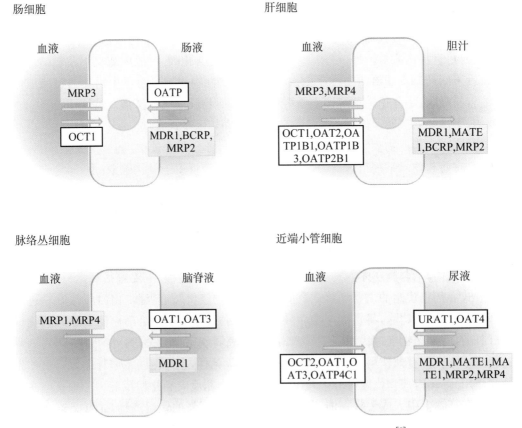

图 5-2 药物转运蛋白在大多数生物膜表面的表达情况[5]

次报道转运体 P-糖蛋白(P-glycoprotein, P-gp)以来,越来越多的转运体被发现并证明在药物的体内过程中发挥着重要作用。随着分子诊断技术的进步,药物转运体基因上存在的单核苷酸多态性(SNP)也越来越多地与药效和不良反应联系起来。

1) ATP 结合盒转运体

ATP 结合盒转运体(ATP-binding cassette transporter, ABC)是一类能够利用 ATP 水解产生的能量把物质转出质膜的跨膜转运蛋白,已发现的可编码 ABC 转运蛋白的基因主要有 49 个[6]。ABCB1(即上文所述的 P-gp)广泛地分布在肠、肾小管、血脑屏障和肿瘤组织中,具有高度多态性。该蛋白编码基因上的 1236C>T(rs1128503),2677G>T/A(rs2032582)和 3435C>T(rs1045642)突变被认为最为重要,与抗肿瘤药物、免疫抑制剂、抗艾滋病药物和抗精神病药物的作用密切相关。此外,ABCB1 在肿瘤细胞上的表达还能够使抗肿瘤药物快速转运出肿瘤细胞,产生耐药性,因此也被称为多药耐药相关蛋白 1(multidrug resistance-associated protein 1, MRP1)。ABCC2 主要分布在肾小管近曲小管细胞的管腔膜和肝细胞膜上,研究发现其相关突变可增加氨甲蝶呤的毒副作用,可使肾移植患者体内他克莫司浓度产生差异,对他汀类药物等的药动学也有显著影响。

2) 有机阴离子转运多肽

与 ABC 转运蛋白不同,有机阴离子转运多肽(organic anion transporting polypeptides, OATPs)则是一类重要的药物摄入转运蛋白。OATPs 共分为 6 个亚家族(OATP1-OATP6),广泛分布于肝脏、肾脏、小肠和大脑等器官。OATP1B1 编码基因 SLCO1B1 的多态性与通过肝脏羟甲基戊二酰单酰辅酶 A 还原酶(3-hydroxy-3-methylglutaryl coenzyme A reductase, HMGR)代谢的他汀类药物的清除有关,FDA 已经建议 521 位点野生型的患者服用辛伐他汀的剂量为 80 mg/d,而对于携带 c.521 T>C 基因型的患者则建议降低到 40 mg/d。OATP2B1 的基因多态性的报道较少,可能与非索非那定、孟鲁司特的血药浓度有关。OATP1B3 则主要分布在肝细胞窦状隙侧的细胞膜上,其编码基因 SLCO1B3 的多态性与睾酮、氨甲蝶呤和他克莫司的血药浓度有关。

3) 有机阴离子转运体

有机阴离子转运体(organic anion transporters, OATs),能够调控内源性和外源性的有机阴离子的分泌和重吸收。OATs 属于溶质载体超家族 SLC22,共有 10 种亚型,OAT1 和 OAT3 亚型主要分布于近曲小管的外侧基底膜,具有从血液摄取药物进入细胞的能力;OAT4 则主要分布于近曲小管顶膜,具有协助药物排入肾小管的作用,并且参与物质的重吸收。OAT1～OAT3 的基因多态性与抗病毒药物阿德福韦、西多福韦和替诺福韦的浓度有关。与 OATPs 相比,关于 OATs 的研究比较少。近几年来,有机阳离子转运体(organic cation transporters, OCTs)也正在成为研究的热点,其编码基因多态性已被发现与二甲双胍、吗啡和盐酸托烷司琼的药物作用有关。然而,对于药物转运体,特别是后来发现的转运体,大多停留于基因多态性与表型关联性研究的阶段,并未在实验中确认其基因缺失和药物体内过程的关系,仍需要进一步研究和探索。

5.1.3 参与药物代谢过程的基因

与药物代谢过程相关的基因是截至目前药物基因组研究中最常涉及的方向。药物的代谢通常是药物体内过程的主要影响因素,尤其是药物消除可直接影响半衰期、清除率等重要的药动学参数。一个药物可以被多种药物代谢酶代谢,包括催化Ⅰ相反应的代谢酶如细胞色素 P450(cytochrome P450,CYP450)、二氢吡咯-咪唑脱氢酶,也包括催化Ⅱ相反应的代谢酶(葡萄糖醛酸转移酶、谷胱甘肽-S-转移酶、磺基转移酶和乙酰基转移酶等),通过不同代谢途径产生多种不同代谢产物。在较早的报道中,丁酰胆碱酯酶(butyrylcholinesterase)的遗传变异被发现与肌肉松弛剂琥珀胆碱造成的长时间呼吸暂停有关[7],硫嘌呤 S-甲基转移酶(thiopurine S-methyltransferase,TPMT)的遗传变异被发现与巯基嘌呤和硫唑嘌呤使用导致的骨髓抑制有关[8]。这些报道的时间在基因克隆和测序技术出现以前,主要基于家系研究,使用的方法与孟德尔在 19 世纪使用的相似。尽管从现在的"后人类基因组计划"的角度来看,它们可能很原始,但这些早期的例子经受住了时间的考验,且现已从机制角度得到实验证实。这一事实起到了强大的刺激作用,开启了以鉴定药物代谢酶家族内遗传变异与药物反应关联为研究主流的时期。

1) 催化Ⅰ相反应的代谢酶

在这段较长的时期内,药物基因组学相关研究主要集中于一个非常重要的药物代谢酶家族 CYP450[9]。该代谢酶在 20 世纪 60 年代初被发现,是一类位于内质网和线粒体膜上的结构与功能高度保守的蛋白超家族,存在动植物、微生物和人体中,参与药物和致癌物代谢等许多重要反应。在所有的代谢反应中,由 CYP450 酶所催化的Ⅰ相反应是药物在体内代谢转化的关键性步骤,而且相对于Ⅱ相代谢酶有更大的变异性。目前已经报道的人类 CYP 基因至少有 57 个,被分为 18 个基因家族和若干亚家族,而参与药物代谢的酶主要集中于 CYP1、CYP2 及 CYP3 家族。其中 7 种 CYP450 酶,1A2、2A6、2C9、2C19、2D6、2E1、3A4,参与代谢了 90% 以上的药物,这些 CYP450 酶与相应药物底物关系如表 5-1 所示。

表 5-1 不同 CYP450 酶与药物底物关系

CYP450 酶	药物底物
1A2	茶碱,普萘洛尔,维拉帕米,R-华法林等
2A6	丙戊酸钠,尼古丁,异环磷酰胺,香豆素等
2C9	胺碘酮,氯沙坦,厄贝沙坦,氟伐他汀,S-华法林等
2C19	普萘洛尔,瑞舒伐他汀,华法林,奥美拉唑,泮托拉唑等
2D6	普罗帕酮,美西律,尼莫地平,美托洛尔,比索洛尔等
2E1	乙酰氨基酚,安氟醚,异氟烷,三氟溴氯乙烷等
3A4	环孢素,伊曲康唑,西沙比利,三唑仑,他克莫司等

CYP 编码基因的遗传多态性是个体之间药物代谢差异的主要原因,等位基因变异决定

了相应酶的功效差异,影响药物代谢能力和药物毒性,使患者的药物反应发生变化,并可能加剧临床不良后果和影响药物治疗。此外,其基因多态性还与癌症、2 型糖尿病和动脉粥样硬化等疾病的易感性有关。在 57 种人类 CYP 中,CYP2 家族中 CYP2C19、CYP2D6 和 CYP2C9 的遗传多态性最高,且负责 40% 的药物代谢。众多研究显示,携带这三种药物代谢酶不同等位基因型的个体其代谢表型存在显著的功能差异,可分类为超快代谢型(ultrarapid metabolism,UM)、快代谢型(extensive metabolism,EM)、中间代谢型(intermediate metabolism,IM)和慢代谢型(poor metabolism,PM)。

2)催化 Ⅱ 相反应的代谢酶

关于 Ⅱ 相药物代谢酶的研究也同样发现了其基因多态性与药效和不良反应的相关性。N-乙酰转移酶(N-acetyltransferase,NAT)主要催化芳香胺和杂环胺的乙酰化反应,体内已发现的两种 NAT 同工酶 NAT1 和 NAT2 都表现出遗传多态性。异烟肼引起的神经毒副反应与 NAT 多态性相关,NAT 慢代谢者将延长药物在体内的滞留时间导致外周神经病变,而快代谢者则能迅速转化异烟肼从而避免神经毒性[10]。尿苷二磷酸葡萄糖醛酸转移酶(UDP-glucuronosyltransferase,UGT)参与伊立替康的代谢,通过结合该药物的强效活力成分 SN-38 生成 SN-38-葡糖苷酸后经胆汁分泌而发挥解毒效应。UGT 慢代谢型的个体在常规用药时即可致 SN-38 堆积,从而导致严重不良反应。乙醛脱氢酶(acetaldehyde dehydrogenase,ALDH)作为乙醇代谢为乙醛后,将乙醛氧化排泄的主要代谢酶,在人群中也存在多种基因型。具有 ALDH2*1/2 及 ALDH2*2/2 基因型的人群是乙醇慢代谢或不代谢型,这些人饮酒后会由于乙醛的积累导致脸红、血压升高、呕吐等不良反应。ALDH2*1/2 及 ALDH2*2/2 基因型的个体,在应用硝酸甘油时,由于不能催化其生成 NO,也不能正常发挥其扩血管的作用。

5.1.4 药物不良反应相关基因

药物不良反应是指合格药品在正常用法用量情况下出现的与用药目的无关的有害反应,可严重影响用药安全、延长病程,对患者健康造成重大威胁。基于药物已知药理活性的反应,占药物不良反应的 80%～95%,这类反应或多或少是可以预见的。而作为药物不良反应的另一分类,药物过敏反应的发生往往难以预测,且与药物已知的药理活性无关。药物过敏反应可分为 4 类:速发型、细胞溶解型、免疫复合型和迟发型。基因遗传因素与药物过敏反应的研究大多集中于迟发型,往往与 T 细胞介导的免疫机制有关。

5.1.4.1 人类白细胞抗原及其等位基因

越来越多基于免疫的药物反应被发现与特定的人类白细胞抗原(human leukocyte antigen,HLA)等位基因有关。HLA 也称人类主要组织相容性复合体(major histocompatibility complex,MHC),其编码区域位于第 6 号染色体的短臂 6p21.31 区,该区域长 3 600 kb,含有 220 多种功能不同的基因,是目前人类基因组中密度最高,多态性最为丰富的区域。其复杂多变性使其拥有独有的等位基因命名体系(详见第 6 章 6.1.2.1)。

HLA 最主要的功能是将抗原递呈给 T 淋巴细胞。经典 HLA-Ⅰ类基因(HLA-A、HLA-B、HLA-C)编码的 HLA 蛋白分子主要向 CD8$^+$T 细胞呈递内源性抗原肽;经典的

HLA-Ⅱ类基因(*HLA-DPA1*、*HLA-DPB1*、*HLA-DQA1*、*HLADQB1*、*HLA-DRA*、*HLA-DRB1*)编码的 HLA 蛋白分子则主要向 CD4$^+$ T 细胞呈递外源性抗原肽。*HLA* 基因的多态性会引起其抗原结合槽形状和电化学结构变化,进而改变 HLA 分子呈递抗原的选择性,导致个体免疫应答的改变。大量研究显示 HLA 类基因的遗传变异是药物过敏反应的重要易感因素。

肝脏作为重要的代谢器官,皮肤作为与外界接触最直接也是面积最大的器官,这两者免疫功能活跃,是 HLA 相关的药物过敏反应最常累及的器官。

(1) 特异质型药物性肝损伤(idiosyncratic drug-induced liver injury,IDILI):是一种仅发生在少数易感人群中的严重药物不良反应,其发生与性别、年龄、基因和基础疾病有关,具有较难预测、无明显剂量依赖性和潜伏期长等特点。其发生机制十分复杂,目前主要从代谢和免疫两方面提出了一些假说。部分药物所致的 IDILI 与 *HLA* 基因多态性关系密切:*HLA-B** *57:01* 等位基因与氟氯西林导致的 IDILI 具有相关性,*HLA-B** *35:01* 等位基因与何首乌诱导的 IDILI 具有相关性。这些相关性为 IDILI 的免疫机制提供了强有力的证据,但其具体机制仍不清楚。

(2) 严重皮肤不良反应(severe cutaneous adverse reactions,SCARs):是一组与剂量无关的潜在致命的药物不良反应。其属于 T 细胞介导的迟发型药物过敏反应,包括急性全身性皮疹性脓疱病(acute generalized exanthematous pustulosis,AGEP)、史蒂文斯-约翰逊综合征(Stevens-Johnson syndrome,SJS)、中毒性表皮坏死溶解症(toxic epidermal necrolysis,TEN)、药物反应伴嗜酸性粒细胞增多和全身性症状(drug reaction with eosinophilia and systemic symptoms,DRESS)和药物超敏反应综合征(drug-induced hypersensitivity syndrome,DIHS)等。*HLA* 等位基因与多种药物诱导的 SCARs 相关:*HLA-B** *15:02* 等位基因与卡马西平/磷苯妥英/奥卡西平诱导的 SCARs 具有相关性,*HLA-B** *31:01* 等位基因与卡马西平诱导的 SCARs 具有相关性,*HLA-B** *57:01* 等位基因与阿巴卡韦诱导的 SCARs 具有相关性,这些基因变异位点均已被写入 FDA 药品标签警告。

除肝脏和皮肤外,也不乏其他不良反应与 *HLA* 等位基因的相关性研究。如 *HLA-A** *31:01* 基因与氨甲蝶呤诱导的间质性肺病具有相关性,*HLA-B** *38:02* 和 *HLA-DRB1** *08:03* 基因与抗甲状腺药物诱导的粒细胞缺乏症具有相关性,*HLA-DRB1** *08:02* 基因与布西拉明诱导的蛋白尿具有相关性。

5.1.4.2 药物反应相关基因

根据中国药理学会药物基因组学专业委员会和中国遗传学会遗传咨询分会发布的最新指南,药物代谢酶、药物转运体和药物作用靶点等是影响药效的重要因素,它们的编码基因被称为药物疗效相关基因,而与药物不良反应密切相关的基因被称为药物不良反应相关基因[11]。这二者统称为药物反应相关基因。若这些基因存在影响编码蛋白质功能的遗传变异,则可能导致药物在机体内的分布和代谢等过程产生个体差异,不仅会影响药物治疗效果,也可能会引起严重不良反应。因此,检测药物反应相关基因的分型,从而指导用药具有重要的临床意义(见图 5-3)。

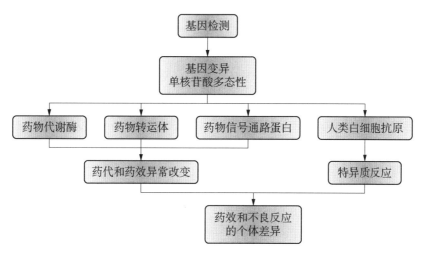

图5-3 药物基因组学指导用药实践的理论体系

基于现有药物基因组学证据,已开发的权威专用数据库包括临床药物遗传学实施联盟(Clinical Pharmacogenetics Implementation Consortium, CPIC, https://cpicpgx.org/),药物基因组学知识库(Pharmacogenomics Knowledge Base, PharmGKB, https://www.pharmgkb.org/),美国国立综合癌症网络(NCCN, https://www.nccn.org),精准肿瘤学知识库(Precision Oncology Knowledge Base, OncoKB, https://www.oncokb.org),药物基因变异联盟(Pharmacogene Variation Consortium, Pharm Var, https://www.pharmvar.org/),荷兰药物遗传学工作组(Dutch Pharmacogenetics Working Group, DPWG, https://www.pharmgkb.org/page/dpwg)等。目前,CPIC和DPWG等组织均提供了基于"基因-药物"的基因型给药指南。

美国食品药品监督管理局(FDA, https://www.fda.gov/drugs/science-and-research-drugs/table-pharmacogenomic-biomarkers-drug-labeling)也提供了当前已证明具有临床效用的药物-基因组合,将80余种遗传分子标志物列为治疗前的必检或推荐检测项目,并为300多种药物提供了特定基因指导信息。这里我们摘录出了其中的一些常见药物和对应的药物反应相关基因(见表5-2)。

表5-2 FDA报道的已证明临床效用的非癌症治疗药物和药物反应相关基因

药品英文名	药品中文名	治疗领域	药物反应相关基因
Azathioprine	硫唑嘌呤	风湿免疫疾病	*TPMT*
Celecoxib	塞来昔布	风湿免疫疾病	*CYP2C9*
Piroxicam	吡罗昔康	风湿免疫疾病	*CYP2C9*
Ethinyl estradiol	乙炔雌二醇	妇科疾病	*CYP2C19*
Abacavir	阿巴卡韦	感染性疾病	*HLA-B* 57:01
Boceprevir	波普瑞韦	感染性疾病	*IFNL3(IL28B)*

药品英文名	药品中文名	治疗领域	药物反应相关基因
Chloroquine	氯喹	感染性疾病	*G6PD*
Erythromycin	红霉素	感染性疾病	*G6PD*
Isoniazid	异烟肼	感染性疾病	*NAT1*，*NAT2*
Primaquine	伯氨喹	感染性疾病	*G6PD*，*CYB5R1*
Sofosbuvir	索非布韦	感染性疾病	*IFNL3*（*IL28B*）
Telaprevir	特拉匹韦	感染性疾病	*IFNL3*（*IL28B*）
Voriconazole	伏立康唑	感染性疾病	*CYP2C19*
Aripiprazole	阿立哌唑	精神疾病	*CYP2D6*
Clozapine	氯氮平	精神疾病	*CYP2D6*
Nortriptyline	去甲替林	精神疾病	*CYP2D6*
Paroxetine	帕罗西汀	精神疾病	*CYP2D6*
Perphenazine	奋乃静	精神疾病	*CYP2D6*
Protriptyline	普罗替林	精神疾病	*CYP2D6*
Risperidone	利培酮	精神疾病	*CYP2D6*
Cevimeline	西维美林	口腔疾病	*CYP2D6*
Codeine	可待因	麻醉	*CYP2D6*
Lidocaine	利多卡因	麻醉	*G6PD*
Glimepiride	格列美脲	内分泌系统疾病	*G6PD*
Fluorouracil	氟尿嘧啶	皮肤疾病	*DPYD*
Ustekinumab	乌斯卡单抗	皮肤和消化系统疾病	*IL12A*，*IL12B*，*IL23A*
Carbamazepine	卡马西平	神经系统疾病	*HLA-B* * 15：02，*HLA-A* * 31：01
Diazepam	安定	神经系统疾病	*CYP2C19*
Phenytoin	苯妥英	神经系统疾病	*CYP2C9*，*HLA-B* * 15：02
Valproic acid	丙戊酸	神经系统疾病	*POLG*，*ABL2*，*NAGS*
Omeprazole	奥美拉唑	消化系统疾病	*CYP2C19*
Sulfasalazine	柳氮磺胺吡啶	消化系统疾病	*G6PD*
Clopidogrel	氯吡格雷	心血管系统疾病	*CYP2C19*
Metoprolol	美托洛尔	心血管系统疾病	*CYP2D6*

（续　表）

药品英文名	药品中文名	治疗领域	药物反应相关基因
Prasugrel	普拉苏格雷	心血管系统疾病	*CYP2C19*，*CYP2C9*，*CYP2B6*
Propafenone	普罗帕酮	心血管系统疾病	*CYP2D6*
Propranolol	心得安	心血管系统疾病	*CYP2D6*
Quinidine	奎尼丁	心血管系统疾病	*CYP2D6*
Warfarin	华法林	血液系统疾病	*CYP2C9*，*VKORC1*，*PROC*
Mycophenolic acid	霉酚酸	移植	*HPRT1*
Sodium nitrite	硝酸钠	中毒	*G6PD*

5.2　药物反应相关基因检测技术

基因检测是对血液及其他体液、组织或细胞等生物样本中的遗传物质进行检测的过程，一般需经过核酸提取、基因扩增等步骤，通过特定设备对受试者的核酸分子信息进行检测，获取相关基因的类型、状态及功能。药物反应相关基因的分子诊断学方法众多，其中比较常见的主要包括以下几种。

5.2.1　荧光原位杂交技术

数字荧光分子杂交技术建立在荧光原位杂交（FISH）技术的基础上，其原理为带有荧光素标记的探针与含有特异核酸 SNP 位点的靶序列结合，杂交后，探针的淬灭基团远离荧光素，故而发出荧光。利用荧光检测设备可捕捉杂交信号的变化，从而完成目标序列的检测。该技术不需要经过传统的 PCR 环节，测序速度快，抗干扰能力强，已广泛应用于临床检测氯吡格雷、阿司匹林等药物的代谢活性。然而，使用数字荧光分子杂交技术进行 SNP 检测需要提取患者血浆中的白细胞，对模板要求较高，白细胞降低或药物干扰等均会出现检测失败的情况[12]。

5.2.2　基于核酸扩增的药物基因检测技术

基于核酸扩增的药物反应相关基因检测方法主要包括 TaqMan 探针法、高分辨率熔解曲线（high resolution melting，HRM）分析法等。实时荧光定量 PCR（qPCR）技术检测时间短，特异性强，适用于已知突变位点的检测，也是临床上应用最成熟、广泛的方法。目前，市场上已有针对超过 220 种药物代谢酶的 2 000 多个基因多态性的 TaqMan 检测试剂盒问世，也有多家企业可提供基于需求定制的 TaqMan qPCR SNP 分型试剂盒[13]。

HRM 分析是利用 dsDNA 的物理性质开发的一种基于单核苷酸不同熔解温度形成不同形态熔解曲线的基因分析新技术。HRM 技术无须使用特异性标记探针，不受突变种类和突变位点的限制，可检测出单个碱基的差异，具有极高的灵敏度和特异性。HRM 技术可应用于基因分型、核酸突变扫描、短串联重复序列分析、甲基化检测和 RNA 编辑等多方面研究，且具有高效鉴定纯合子序列突变的能力。临床应用时可基于携带不同 SNP 的扩增产物的熔解温度的差异,对样本进行基因分型。

5.2.3 核酸质谱技术

核酸质谱是基于基质辅助激光解吸电离-飞行时间质谱(MALDI-TOF-MS)技术发展起来的多重 PCR 分析检测系统,能够实现单核苷酸多态性分型、基因突变检测、DNA 甲基化检测和基因拷贝数检测等。

以 SNP 分型检测为例,其原理是首先对含待检 SNP 的目标片段进行 PCR 扩增,扩增结束后加入虾碱性磷酸酶处理去除反应液中的 dNTP,然后加入 SNP 延伸引物及 ddNTP 进行单碱基延伸反应,使得延伸产物依模板链的不同区分单个碱基的差异。产物与基质结晶上机检测,分析物晶体将被激光照射导致分子解吸和电离,带正电的 DNA 分子在真空管中飞行的速度与各个延伸产物的质量成反比,并按飞行时间发生分离。软件处理飞行时间并产生质谱从而根据质量区别变异,基本原理如图 5-4 所示。可检测的突变位点频率低至 1% 水平。

目前应用核酸质谱技术进行药物基因检测的主要包括心血管相关药物(氯吡格雷、华法林、硝酸甘油和他汀类等),肿瘤靶向治疗药物(抗 EGFR 单抗等),抗感染药物(利福平、异烟肼、氟喹诺酮类)等。

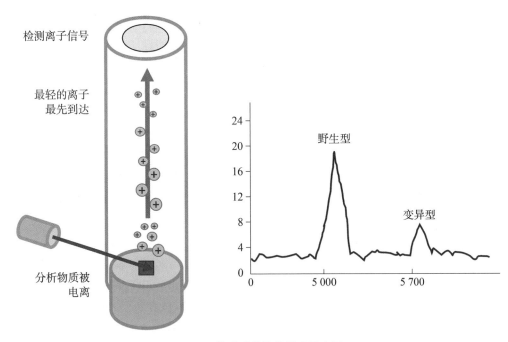

图 5-4 核酸质谱技术原理示意图

5.2.4 基因芯片

基因芯片主要根据杂交测序原理,将荧光标记的样本与固相支持物上的寡聚核苷酸探针进行杂交,通过检测荧光信号强弱可以达到对单个碱基差异的区分,使我们能够在基因组范围内搜寻目的基因的多态性。该技术可以同时进行多位点、多基因的检测,具有程序化、灵敏度高、信息容量大等特点，广泛应用于药物筛选、疾病诊疗等领域。例如 Illumina 公司推出的 Asian Screening Array（ASA）芯片，涵盖了包括 CYP2D6、G6PD、CYP2C9、SLCO1B1、CYP2C19 等常见的药物代谢基因多态性检测，为群体规模的变异筛查和精准医学研究提供了一种经济的解决方案。

5.2.5 测序技术

Sanger 测序可被用于单个或几个基因的序列分析，曾被认为是确认序列变异的金标准，也被称为一代测序技术。而二代测序技术（NGS）是在一代测序基础上通过大规模并行测序反应，采用乳液 PCR、桥式扩增或 DNA 纳米球等形式为每条 DNA 模板建立独立的微反应体系，从而实现同时对数百万甚至数亿条待测模板的并行测序，因而其测序通量比 Sanger 测序高出几个数量级[14]。

基于检测模板的不同，NGS 又可以分为目标区域测序（TRS），全外显子组测序（WES），全基因组测序（WGS）等。TRS 利用 PCR 或探针杂交的方法对感兴趣的基因组区域进行捕获和富集并进行高通量测序，它能针对目的基因组区域进行遗传变异位点的检测，其准确性高，检测周期短，测序成本低，适用于疾病的辅助诊疗。而当面对未知的序列变体或分子机制尚未完全清楚的疾病时，则需要选择 WGS 或 WES 来提高基因组的覆盖范围。目前，已有多个基于测序法的诊断试剂盒通过了 NMPA 的批准，涉及 CYP2C19、CYP2C9、CYP2D6、SLCO1B1、MTHFR、UGT1A1 等基因。

5.2.6 方法比较

我们将前述与药物反应相关基因检测技术的优缺点和适用性进行了比较，如表 5-3 所示。

表 5-3　药物反应相关基因检测技术比较

临床检测方法	优点	缺点	适用性
数字荧光分子杂交技术	操作简单，高通量，无须 PCR 扩增	探针成本高，灵敏度低，需特殊设备，不能检测未知变异位点	生殖细胞突变的基因型判断
实时荧光定量 PCR	灵敏度高，操作简单，检测时间短	易污染，探针成本高，不能检测未知突变位点	少量位点的多样本检测
HRM	成本低，灵敏度高，闭管操作	条件优化过程复杂	已知突变类型，少量多重突变
Sanger 法测序	分型的金标准，可发现未知突变	通量低，不能检测突变比例小于 20% 的 SNP	对突变位点的验证
核酸质谱	成本低，灵敏度高，组合灵活，单管检测多个位点	条件优化过程复杂，基质质量对结果影响大，不能检测未知突变位点	对已知靶标进行 SNP 突变、甲基化及 CNV 分析；可以兼顾多种组学层次的检验分析
基因芯片	快速，高通量，多基因型	成本高，需要特殊设备，易污染，不能检测未知突变位点	对固定位点进行大批量检测

（续　表）

临床检测方法	优点	缺点	适用性
二代测序	可检测未知序列	成本高,操作步骤繁琐,需特殊设备,结果需要专业分析并经其他方法验证	未知突变的检测及多基因筛查

5.3　药物反应相关基因检测在疾病治疗中的应用

药物基因组学已开始成为临床指导用药的有效手段。本章根据药物应用领域分类,介绍部分具体实例如下。

5.3.1　心血管疾病相关药物

5.3.1.1　氯吡格雷

氯吡格雷(clopidogrel)是目前临床应用最广泛的一种口服抗血小板药物,是冠心病和脑卒中的重要治疗药物。然而,由于部分患者的个体差异或是合并用药对氯吡格雷产生影响,导致预期的抗血小板作用不能正常发挥,心脑血管疾病往往得不到很好的控制。氯吡格雷是噻吩并吡啶类前体药物,本身无活性,在药物转运体 ABCB1 的参与下经肠道吸收,随后在肝脏通过 CYP450 酶的催化,并经过两个连续的氧化步骤代谢为药物活性成分。CYP1A2、CYP2B6、CYP2C9、CYP2C19 和 CYP3A4/5 都是参与氯吡格雷代谢的 CYP 亚型。在竞争性代谢反应中,约有 85% 的药物被羧酸酯酶 1(carboxylesterase 1,CES1)水解为无活性的羧酸衍生物。

作为参与两个关键代谢步骤的关键酶,*CYP2C19* 基因多态性与氯吡格雷的代谢反应增加或减少有关。早在 2010 年,美国 FDA 就发布了氯吡格雷抗性的"黑框警告",提醒应用氯吡格雷后出现心血管不良事件与 *CYP2C19* 功能缺失的等位基因有关。目前发现的 CYP2C19 代谢酶变异类型已超过 25 种。在用氯吡格雷治疗的患者中,*CYP2C19* * 2 (rs4244285)与活性代谢物的较低暴露显著相关。此外,该多态性与血小板对氯吡格雷的反应性降低和用药患者的心血管事件发生率升高有关。携带任何两个 *CYP2C19* 功能丧失等位基因[*CYP2C19* * 2(rs4244285),*CYP2C19* * 3(rs4986893)、*CYP2C19* * 4(s28399504)、*CYP2C19* * 5(rs56337013)]的患者的心血管事件发生率均高于没有这些等位基因的患者。另外,*CYP2C19* * 17 变体与代谢酶活性的增加有关,目前认为 *CYP2C19* * 17 携带者与对氯吡格雷的反应增强和出血风险增加显著相关。氯吡格雷的代谢表型分型如表 5-4 所示。

表 5-4　氯吡格雷代谢表型和 *CYP2C19* 基因型分类

代谢表型	基因型	描述
慢代谢型(PM)	*CYP2C19*(* 2、* 3、* 4 和* 5)	携带任何 2 个 *CYP2C19* 功能丧失等位基因的患者
中间代谢型(IM)	*CYP2C19*(* 2、* 3、* 4 和* 5)	携带任何 1 个 *CYP2C19* 功能丧失等位基因的患者

（续 表）

代谢表型	基因型	描述
快代谢型（EM）	*CYP2C19*(* 1)	携带 2 个 *CYP2C19* 等位基因的患者
超快代谢型（UM）	*CYP2C19*(* 17)	携带 1 个或 2 个 *CYP2C19* 等位基因的患者

慢代谢型人群体内 CYP2C19 的酶活性降低，氯吡格雷的活化代谢率下降，血小板聚集不能被充分抑制，药物效力较弱；而超快代谢型人群则表现为 CYP2C19 酶活性升高，药物效力强，出血风险增加。数据显示，中国人群中 CYP2C19 慢代谢和中间代谢型为 58%，携带功能缺失等位基因者可使氯吡格雷疗效降低 20% 左右；而快代谢型的携带频率较低，超快代谢型在中国人群中携带频率则极低。

表 5-5 总结了 2022 年 CPIC 发布的《*CYP2C19* 基因型和氯吡格雷治疗的临床指南》的推荐内容。

表 5-5 氯吡格雷治疗中 *CYP2C19* 基因检测

代谢表型	氯吡格雷作用	治疗建议	推荐级别
慢代谢型	血小板抑制作用明显减弱；残余血小板聚集性增加；不良心血管事件发生风险增加	更换抗血小板药物	弱
中间代谢型	血小板抑制作用减弱；残余血小板聚集性增加；不良心血管事件发生风险增加	更换抗血小板药物	中
快代谢型	血小板抑制作用正常，正常残余血小板聚集性	标准剂量给药	强
超快代谢型	血小板抑制作用增强，减少残余血小板聚集性	标准剂量给药	强

5.3.1.2 华法林

华法林（warfarin）是全球使用最广泛的抗凝药之一，用于预防深静脉血栓、房颤、脑卒中或心脏瓣膜病等血栓栓塞性疾病。华法林与其他具有类似作用机理的香豆素类药物一样，作为维生素 K 环氧化物还原酶复合体亚基 1（vitamin K epoxide reductase complex subunit 1，VKORC1）的抑制剂导致凝血辅因子维生素 K 含量降低。尽管华法林抗凝效果良好，但由于其治疗窗较窄（0.6～15.5 mg/d），服用华法林的剂量不当会导致出血的风险。华法林的药效具有很大的个体差异，药物基因组学研究发现，与华法林药代学和药效学相关的基因多态性在很大程度上决定了其治疗剂量的个体差异，检测相关基因的分型，应用药物基因组学的剂量预测模型可指导华法林的个体化用药。约有 30 个基因已被报道可能与华法林治疗剂量的个体差异有相关性，其中 *CYP2C9* 和 *VKORC1* 的基因多态性对华法林治疗剂量的影响已在各个种族人群中得到一致证实。

最新 CPIC 指南推荐了证据最强的 *CYP2C9*、*VKORC1*、*CYP4F2* 三个基因和位于 *CYP2C* 上的 rs12777823 位点作为华法林剂量选择的指导。华法林的药效可通过抑制维生素 K 环氧化物还原酶（vitamin K epoxide reductase，VKOR）来实现，药物对酶活性的抑制可阻断无活性的环氧型维生素 K 还原为有活性的氢醌型维生素 K,使凝血因子 Ⅱ、Ⅶ、Ⅸ、Ⅹ 无法发生羧化反应从而停留在没有抗凝活性的前体阶段。VKOR 由 *VKORC1* 基因编码,因 此该基因的多态性可通过影响以上途径,进而影响华法林的治疗剂量,可以解释 15%～40% 的华法林治疗剂量个体差异。

华法林是以 R-和 S-华法林立体异构体的外消旋混合物形式给药。与 R-华法林相比,S-华 法林对 VKORC1 的抑制作用更强(3～5 倍),所以 S-华法林的代谢与华法林药物反应关系更 大。S-异构体的代谢主要是通过 CYP2C9 进行的,而 R-华法林的代谢主要是通过 CYP3A4 进 行的,同时涉及 CYP1A1、CYP1A2、CYP2C8、CYP2C9、CYP2C18 和 CYP2C19。尽管 CYP2C9 对华法林治疗剂量的影响在不同的研究中比重有所不同,但总体而言其基因多态性 可解释 6%～19% 的华法林治疗剂量个体差异。CYP4F2 也是维生素 K 的氧化酶,其编码基 因 *CPY4F2* 的多态性同样可以通过影响维生素 K 的代谢进而影响华法林的治疗剂量。目前 较为肯定的是 *CYP4F2*3*(rs2108622,1297G＞A,Val433Met)等位基因突变可使 CYP4F2 酶活性下降,还原型维生素 K 浓度升高,导致该类人群华法林的治疗剂量也相应增加。 *CYP4F2* 基因多态性能解释约 5% 的华法林治疗剂量个体差异。

华法林治疗剂量的影响因素众多,除 *CYP2C9*、*VKORC1* 的基因多态性外,体表面积、 合并用药和人种等因素均会影响药物剂量。多个研究报道了基于遗传和非遗传的因素来预 测华法林剂量的数学公式模型,用于指导特定情况、特定人群为达到目标国际标准化比值 (international normalized ratio,INR)时的华法林剂量。其中,CPIC 指南推荐了 2 个基因指 导的华法林剂量预测模型:GAGE 模型和 IWPC 模型(华法林在线剂量计算网址 http:// www. warfarindosing. org/)。这两种计算方法的结果较为相似,可将每日华法林稳定剂量 预测到小数点后一位。然而,值得注意的是,由于 *CYP2C9*、*VKORC1* 的基因多态性研究多 数在白种人中开展,在应用这些算法模型时对华法林药物遗传学剂量控制的准确性应持 一定的谨慎态度。FDA 批准的华法林药物说明书上也提供了其剂量的快速指导表格(见 表 5-6)。

表 5-6　基于基因型的华法林剂量推荐表

VKORC1 基因型	*CYP2C9* 基因型					
	*1/*1	*1/*2	*1/*3	*2/*2	*2/*3	*3/*3
GG	5～7 mg	5～7 mg	3～4 mg	3～4 mg	3～4 mg	0.5～2 mg
AG	5～7 mg	3～4 mg	3～4 mg	3～4 mg	0.5～2 mg	0.5～2 mg
AA	3～4 mg	3～4 mg	0.5～2 mg	0.5～2 mg	0.5～2 mg	0.5～2 mg

5.3.2　消化系统疾病相关药物

5.3.2.1　奥美拉唑

奥美拉唑(omeprazole)是质子泵抑制剂(proton pump inhibitors,PPIs)中临床应用最 为广泛的一种,用于治疗和预防胃食管反流病、反流性食管炎、胃和十二指肠溃疡、嗜酸细胞性食管炎、幽门螺杆菌(Hp)感染以及成人和儿童的病理性高分泌状态。

以奥美拉唑为代表的一代 PPIs 主要通过介导 CYP2C19 和 CYP3A4 代谢发挥作用。*CYP2C19* 多态性可影响奥美拉唑的血药浓度。CYP2C19 中间代谢型(IM)和慢代谢型(PM)患者与 CYP2C19 正常代谢型(NM)相比,药物的清除率降低、血药浓度增加,药效更好。相反,CYP2C19 快代谢型(EM)和超快代谢型(UM)的患者药物的清除率升高,血药浓度更低,导致了其更高的治疗失败风险。在临床实践中,当应用包括奥美拉唑的幽门螺杆菌三联根治疗法时,对携带 CYP2C19 慢代谢型变异的个体而言,该疗法会更为有效。因具有相似的代谢途径,其他一代质子泵抑制剂(兰索拉唑、泮托拉唑和埃索美拉唑)也可能受 *CYP2C19* 多态性影响。奥美拉唑的用药指南如表 5-7 所示。

表 5-7　奥美拉唑用药指南(DPWG 发布,https://www.pharmgkb.org/page/dpwg)

代谢表型	基因型	描述	建议
慢代谢型(PM)	*CYP2C19*(*2、*3、*4 和*5)	携带任何 2 个 *CYP2C19* 功能丧失等位基因的患者	无
中间代谢型(IM)	*CYP2C19*(*2、*3、*4 和*5)	携带任何 1 个 *CYP2C19* 功能丧失等位基因的患者	无
超快代谢型(UM)	*CYP2C19*(*17)	携带 2 个 *CYP2C19* 功能增强等位基因的患者	对于幽门螺杆菌的根除治疗:①使用高 3 倍的剂量;②如果消化不良症状持续,建议患者与医生联系 其他疾病的治疗:①警惕药物有效性降低;②如有必要,使用高 3 倍的剂量;③建议患者报告持续的消化不良症状

目前,二代 PPIs(埃索美拉唑、雷贝拉唑和右兰索拉唑等)的血药浓度和疗效与 *CYP2C19* 基因相关性的证据较少,研究结果较不一致,指南没有对这些二代 PPIs 进行推荐。

5.3.2.2　柳氮磺胺吡啶

柳氮磺胺吡啶(sulfasalazine,SSZ)是磺胺吡啶(sulfapyridine,SP)与 5-氨基水杨酸的偶氮络合物,可以通过消除自由基,抑制激活的白细胞产生炎症递质,抑制前列腺素、白三烯等炎性介质的合成,从而控制炎症。该药物最早于 20 世纪 40 年代被试用于类风湿性关节炎的治疗,现为治疗轻到中度溃疡性结肠炎的首选药,也是维持和缓解溃疡性结肠炎最为有效的一类药物。SSZ 吸收后大部分经肠、肝循环,以原形由胆汁排入肠腔,与未被吸收的药物一样,到达回肠末段和结肠,被细菌的偶氮还原酶裂解为有治疗活性的代谢产物 5-氨基水杨酸和 SP。吸收后的 5-氨基水杨酸约 20% 在肝内经 N-乙酰基转移酶 1(N-acetyltransferase 1,NAT1)乙酰化,而 SP 在肝脏 N-乙酰基转移酶 2(N-acetyltransferase 2,NAT2)的作用下经乙酰化代谢生成乙酰磺胺吡啶,经羟基化后与葡萄糖苷酸结合,最后排出体外。血清中游离 SP 水平较高易引发 SSZ 的不良反应。

SSZ可诱导血液系统不良反应的发生,包括血小板减少和白细胞减少,亦可使叶酸吸收减少导致巨幼红细胞贫血症。对于葡萄糖-6-磷酸脱氢酶(glucose-6-phosphate dehydrogenase,G6PD)缺乏的患者,该药物导致血细胞溶解的倾向比较严重,相关人群已在说明书中明确列为慎用。NAT2的基因型与其乙酰化表型之间有很好的一致性,对基因型进行检测即可较为准确地推测该酶的乙酰化表型。根据乙酰化表型的不同可将人群划分为两类:快型乙酰化代谢者和慢型乙酰化代谢者。不同种族人群中的乙酰化表型的分布比例并不一致,亚洲人群慢型乙酰化表型占20%~30%,显著低于白种人的40%~70%。其原因可能是亚洲人NAT2的编码基因与白种人不同。目前,包括FDA在内的多个医药管理机构已将 NAT2 和 G6PD 基因列为可检测的药物基因组学标志物。

5.3.3 内分泌系统疾病相关药物

5.3.3.1 别嘌呤醇

别嘌呤醇(allopurinol)属于抑制尿酸合成药物,通过抑制黄嘌呤氧化酶的活性,减少尿酸的合成,降低血尿酸水平。可用于治疗原发性和继发性痛风、继发于恶性肿瘤的高尿酸血症、器官移植后的高尿酸血症以及草酸钙性结石病。别嘌呤醇可能引发较为严重的超敏反应——别嘌醇超敏反应综合征(allopurinol hypersensitivity sydrome,AHS),在表现上与DIHS、SJS和TEN相似。当发生AHS时,可出现多形红斑、表皮溶解、剥脱性皮炎等多样性皮疹,常伴有发热、白细胞增多、嗜酸细胞增多以及肝肾功能异常。虽然AHS并不常见,但报道显示AHS发生后的致死率为8%~20%,且对于AHS,除了停药和支持治疗,并无其他有效治疗方法。

AHS属于IV型超敏反应,目前认为是别嘌醇的活性代谢产物氧嘌呤醇与特异HLA分子结合,导致T细胞活化所引起的急性免疫反应。此外,相对高的药物浓度也与AHS相关,且肾功能不全、合并应用利尿剂都会增加氧嘌呤醇的浓度。已发现暴露于别嘌呤醇后 HLA-B 单倍型与超敏反应之间有很强的联系。这种关联的原因尚不完全清楚,但携带 HLA-B* 58:01 的患者发生不良反应的可能性增加。这种关联已在中国汉族人和高加索人中被发现,但不足以解释该疾病的所有病例。基因型和别嘌呤醇相关用药指南如表5-8所示。

表5-8 *HLA-B* 基因型和别嘌呤醇给药指南(CPIC发布)

基因型	描述	建议
HLA-B* 58:01 阴性	严重的皮肤不良反应风险降低	按照标准剂量指南使用别嘌呤醇
HLA-B* 58:01 阳性	严重的皮肤不良反应风险显著增高	别嘌呤醇禁忌证

5.3.3.2 格列本脲

格列本脲(glibenclamide)是二代磺酰脲类抗糖尿病药物,具有有效和延长的降血糖作用,常被用作饮食的辅助手段,以降低非胰岛素依赖型糖尿病(2型糖尿病)和妊娠糖尿病患者的血糖。与其他磺酰脲类抗糖尿病药物类似,格列本脲与ATP敏感的钾通道受体结合并刺激胰腺释放胰岛素。

格列本脲通过 CYP450 系统在肝脏中代谢为两种主要产物,4-转羟基格列本脲和 3-顺式羟基格列本脲,产物和母体药物均具有药理活性。CYP3A4 是参与格列本脲体外代谢的主要 CYP 酶,其他 CYPs 包括 CYP2C19、CYP2C8 和 CYP2C9 也可能有助于格列本脲的体外代谢。此外,格列本脲被发现由 OATP-B、ABCC1、ABCG2 和 ABCB1 转运。磺酰脲类药物的靶标是 ATP 敏感的通道蛋白(ATP-sensitive potassium channel,KATP)。其与 KATP 亚基结合并导致通道闭合,使质膜去极化,并导致电压依赖性 Ca^{2+} 通道的打开和细胞外 Ca^{2+} 的流入,然后触发胞吐作用使胰岛素从位于胰腺 β 细胞中的含胰岛素颗粒中释放。其具体发挥作用的机制如图 5-5 所示。

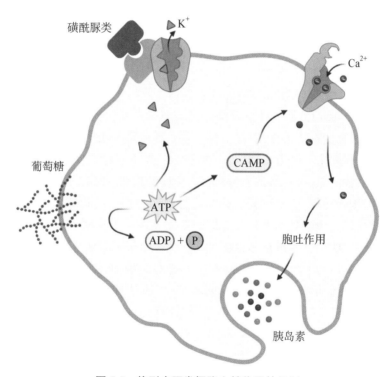

图 5-5　格列本脲发挥降血糖作用的机制

多项临床研究表明,*CYP2C9* 多态性影响格列本脲在体内的药代动力学。*CYP2C9*3* 等位基因(rs1057910)的携带者口服格列本脲往往存在清除率降低和胰岛素分泌增加的情况,关于这种变异对降低血糖的影响,数据相互矛盾。*CYP2C9*3* 等位基因也与接受磺酰脲类药物治疗的 2 型糖尿病患者的低血糖风险增加有关。胎盘转运蛋白 ABCG2 的 Q141K 变体也被证明可以改变妊娠期使用的格列本脲的胎盘药代动力学。尽管有这些研究的存在,但截至目前,包括 FDA 在内的多个医药管理机构基于磺酰脲类常见不良反应的考虑,仅将 *G6PD* 基因作为格列本脲可检测的药物基因组学标志物。

5.3.3.3　二甲双胍

二甲双胍(metformin)是目前临床应用最广泛的治疗 2 型糖尿病的药物,具有疗效强、低血糖风险小、成本低等特点。与二甲双胍药代动力学、组织摄取和清除率相关的遗传基因已报道了很多,包括 *SLC22A1*、*SLC22A2* 和 *SLC47A* 等,但它们在预测患者对二甲双胍的反应方面效果并不理想。目前,二甲双胍降血糖的具体分子机制还未完全阐明,但较为明确的是其通过作用于 OCT1 和 OCT2 发挥抑制糖异生的作用。OCT1 和 OCT2 是溶质载体(solute carrier, SLC)家族 22 的成员,分别由 *SLC22A1* 和 *SLC22A2* 基因编码,在肝脏和肾脏中显著表达。*SLC22A1* 基因突变与血浆中二甲双胍和血糖水平相关;*SLC22A1* 基因的多态性,如 rs12208357、rs34130495、rs72552763 和 rs34059508 可导致二甲双胍疗效降低。*SLC22A2* 基因的某些单核苷酸多态性可导致二甲双胍通过肾脏排泄减少,血浆中浓度增加,可能导致低血糖的发生。溶质载体家族 47 的成员 *SLC47A1* 和 *SLC47A2* 编码的转运蛋白则主要在肾脏上皮细胞中表达,在二甲双胍排泄中也起着重要作用。*SLC47A1* 的 rs2289669 多态性与二甲双胍药物治疗引起的低水平糖化血红蛋白(HbA1c)相关;而在 *SLC47A2* 的 rs12943590 多态性携带者中,可以看到应用二甲双胍的低血糖反应。

5.3.4 感染性疾病相关药物

5.3.4.1 伏立康唑

伏立康唑(voriconazole)是一种三唑类广谱抗真菌药物,能抑制麦角固醇的生物合成,对念珠菌、曲霉菌等真菌有杀灭作用,是治疗严重曲霉菌感染的一线药物。

伏立康唑在人体内主要经由 CYP2C19 酶代谢。由于 *CYP2C19* 基因具有多态性,不同基因型编码的酶活性的差异,会导致人群对伏立康唑的代谢存在差别。若携带 *CYP2C19* 功能缺失等位基因,则代谢伏立康唑的能力差,会导致药物在体内积累,从而可能增加不良反应发生风险。服用伏立康唑后的不良反应如视觉反应异常、肝功能障碍等已经被陆续报道。在伏立康唑(威凡)说明书上明确标示,CYP2C19 慢代谢型患者伏立康唑的血药浓度是快代谢型患者的 4 倍,中间代谢型患者是快代谢型患者的 2 倍,而携带 *CYP2C19*17* 等位基因(超快代谢型)的患者血药峰浓度最低。可见,CYP2C19 中间和慢代谢型患者的伏立康唑血药浓度显著增加。因此,掌握患者 *CYP2C19* 的基因型,对于指导合理使用伏立康唑具有重要意义。根据 FDA 的药物遗传学建议,伏立康唑的用药指南如表 5-9 所示。

表 5-9 伏立康唑指南建议

代谢表型	基因型	描述	建议
慢代谢型(PM)	*CYP2C19*(*2、*3、*4 和 *5)	携带任何 2 个 *CYP2C19* 功能丧失等位基因的患者	减少至标准剂量的 50% 并监测血药浓度
中间代谢型(IM)	*CYP2C19*(*2、*3、*4 和 *5)	携带任何 1 个 *CYP2C19* 功能丧失等位基因的患者	监测血药浓度
超快代谢型(UM)	*CYP2C19*(*17)	携带 2 个	使用 1.5 倍的初始剂量 并监测血药浓度

5.3.4.2 氨基糖苷类抗生素

氨基糖苷类抗生素(AmAn)是用于治疗革兰阴性菌感染的广谱抗生素,主要包括阿米卡星、庆大霉素、卡那霉素、巴龙霉素、扁唑霉素、链霉素、妥布霉素等。氨基糖苷类药物与多种不良反应有关，主要包括肾毒性和耳毒性。该类药物导致的耳毒性，是由暴露于药物的内耳毛细胞死亡引起的。氨基糖苷类药物穿过内耳的血液迷宫屏障，进入内淋巴，然后以钙依赖性方式通过机械电转导通道选择性地进入感觉毛细胞[15]。其进入毛细胞后，会积聚在溶酶体中，导致溶酶体增大、破裂、毛细胞死亡进而导致氨基糖苷类药物性耳聋（AIHL），但这一理论也未被完全证实。

AIHL 最有据可查的病因是氨基糖苷类药物与 *MT-RNR1* 某些等位基因编码的 12S 线粒体核糖体亚基结合。12S 亚基是原核细胞 16S 核糖体亚基的同系物，而 16S 亚基是氨基糖苷类的治疗靶点，通过与细菌细胞中的 16S 亚基结合，氨基糖苷类药物破坏蛋白质合成，从而导致细胞死亡[16]。人类 *MT-RNR1* 基因中的某些变异可导致 12S 亚基结构发生变化，使其更接近细菌 16S 亚基的结构，进而导致氨基糖苷类药物的误伤。

检测药物相关反应基因以监测氨基糖苷类药物的不良反应已经应用得较为成熟。CPIC 指南建议，携带 *MT-RNR1* 1095T＞C、1494C＞T 或 1555A＞G 等位基因的患者应避免使用氨基糖苷类药物，基因型和相关建议如表 5-10 所示。相关检测已常规应用于我国临床药物基因组学检测和新生儿筛查。

表 5-10　携带 *MT-RNR1* 不同基因型的患者使用氨基糖苷类抗生素的指南（CPIC）

基因型	表型	建议	措施
m. 1095T＞C, m. 1494C＞T, m. 1555A＞G	风险增加	避免使用氨基糖苷类抗生素，除非感染极为严重且缺乏安全、有效的替代疗法	如果没有氨基糖苷类抗生素的有效替代品，应在治疗期间频繁评估听力损失，并确保采取适当的预防措施
m. 827A＞G	风险正常	使用标准剂量的氨基糖苷类抗生素，以最短的可行疗程进行治疗并监测；根据当地指南定期评估听力损失	没有 *MT-RNR1* 变异的个体仍存在氨基糖苷类药物相关性听力损失的风险，尤其是在药物水平高或疗程延长的情况下
m. 663A＞G, m. 669T＞C, m. 747A＞G, m. 786G＞A, m. 807A＞G, m. 807A＞C, m. 839A＞G, m. 896A＞G, m. 930A＞G, m. 951G＞A, m. 960C＞del, m. 961T＞G, m. 961T＞del, m. 961T＞del＋Cn, m. 988G＞A, m. 1189T＞C, m. 1243T＞C, m. 1520T＞C, m. 1537C＞T, m. 1556C＞T	风险不确定	使用标准剂量的氨基糖苷类抗生素，以最短的可行疗程进行治疗和监测；根据当地指南定期评估听力损失	没有 *MT-RNR1* 变异的个体仍存在氨基糖苷类药物相关性听力损失的风险，尤其是在药物水平高或疗程延长的情况下

5.3.5 移植相关药物

他克莫司(tacrolimus)又名 FK506,是从链霉菌属中分离出的发酵产物。其作为一种强力的新型免疫抑制剂,主要通过抑制白介素-2(interleukin-2,IL-2)的释放,全面抑制 T 淋巴细胞的作用。尽管他克莫司和环孢素的化学结构不同,后者是一种环内酯,而他克莫司是大环内酯,但它们以类似的方式抑制钙调磷酸酶。一些研究表明,与环孢素相比,使用他克莫司与较低的同种异体移植排斥率相关。进入肠细胞后,两种药物均由胃肠道 CYP3A 代谢,主要是 CYP3A4 和 CYP3A5。研究表明,CYP3A5 是他克莫司代谢的主要酶,CYP3A4 也有贡献,但催化效率较低。相比之下,环孢素主要由 CYP3A4 代谢。逃逸肠道代谢的母体药物通过肝门脉系统进入体循环,在血液中两种药物都会与红细胞广泛结合,但只有未结合的药物才能进入淋巴细胞并发挥免疫抑制作用。

大多数关于他克莫司的药物基因组学研究都集中在 *CYP3A4*、*CYP3A5* 和 *ABCB1* 基因变异的影响上,因为它们编码的酶和转运蛋白在他克莫司和环孢素的处置中起着核心作用。此外,部分研究还关注 *NR1I2*、*POR*、*TGFB1*、*PPIA* 等与上述蛋白表达相关的基因。目前,只有 *CYP3A5* 的 *CYP3A5*3* 等位基因(rs776746)显示出与他克莫司药代动力学的强烈关联,其他影响他克莫司药效学或环孢素药代动力学和药效学的因素,几乎没有一致的证据。他克莫司的基因型及相关用药指南如表 5-11 所示。

表 5-11 他克莫司基因型及相关用药指南(DPWG)

基因型	描述	建议
*CYP3A5*3* 杂合型 (*CYP3A5*1/*3*)	该基因多态性导致他克莫司向无活性代谢物的转化增加,因此需要更高的剂量。增加初始剂量可能导致血药浓度监测之前达到目标范围的概率增加,但没有直接证据表明可以改善临床效果	(1) 除肝移植外,使用 1.5 倍的初始剂量,可以获得理想的效果;随后应基于血药浓度监测来调整剂量 (2) 肝移植情况下,除了患者的基因型,他克莫司的代谢还取决于移植肝脏的基因型:①如果供体肝脏也属于杂合型,使用正常初始剂量的 1.5 倍,然后基于血药浓度监测来调整剂量;②如果供体肝脏具有不同的基因型,文献中没有足够的证据支持剂量推荐
*CYP3A5*1* 纯合型 (*CYP3A5*1/*1*)	该基因多态性导致他克莫司向无活性代谢物的转化增加,因此需要更高的剂量。增加初始剂量可能导致血药浓度监测之前达到目标范围的概率增加,但没有直接证据表明这可以改善临床效果	(1) 除肝移植外,使用 2.5 倍的初始剂量即可获得理想的结果,随后应基于血药浓度监测来调整剂量 (2) 肝移植情况下,除了患者的基因型,他克莫司的代谢还取决于移植肝脏的基因型:①供体肝脏也属于杂合型,使用正常初始剂量的 2.5 倍,然后基于血药浓度监测来调整剂量;②如果供体肝脏具有不同的基因型,文献中没有足够的证据支持剂量推荐

5.3.6 精神类疾病相关药物

卡马西平(carbamazepine,CBZ)是一种含有二苯并氮杂䓬结构的三环类化合物,用于治疗癫痫、三叉神经痛和其他精神疾病。CBZ 的应用受药物超敏反应的限制,该药物引起的 SJS、TEN 和 DRESS 严重不良反应时有报道。同时,高达 80% 的 CBZ 特发性药物反应患者也会对其他抗惊厥药产生不良反应,进一步限制了治疗选择。除了不良事件,缺乏疗效也可能是一个问题,多达 30% 的癫痫患者出现耐药性。CBZ 几乎完全在肝脏中代谢,代谢的主要途径是转化为 CBZ-10.11-环氧化物(CBZ-E),该反应主要由 CYP3A4 和 CYP3A5 参与其中。次要代谢途径包括环羟基化形成 2-羟基-CBZ 和 3-羟基 CBZ,与之相关的代谢酶包括 CYP2B6 和 CYP3A4。而 CBZ 通过血脑屏障的转运过程被认为与其反应差异相关,研究发现 ABCB1、RALBP1、ABCC2 等转运蛋白参与了该过程。

关于 CBZ 研究最充分的药物基因组学变异(PGx)变异是人类白细胞抗原基因 *HLA-B* 中主要组织相容性位点内的变异。该位点在不同种族群体中的极端多样性意味着不同的标签 SNP 与不同人群中的不同血清型相关。与 CBZ 的严重不良反应(包括 SJS 和 TEN)风险最相关的等位基因是 *HLA-B* * 15:02*。该等位基因与中国人、印度人和美国华裔中 CBZ 诱导的 SJS、TEN 密切相关,但在白种人或日本人中没有报道,因此 FDA 的临床标签仅建议在具有遗传风险的人群中进行检测。汉族人群样本中 *HLA-B* * 15:02* 的特有 SNP 位点为 rs3909184 和 rs2844682。此外,*HLA-A* * 31:01* 的 rs1633021 位点也被认为与亚洲人中 CBZ 诱导的不良反应密切相关。

由于 MHC 区域的高度连锁,标记 SNP 可能标记另一个基因的功能变异。因此位于附近的基因位点包括:rs3909184(*FLOT1*),rs2844682(*MUC21*),rs1059510(*HLA-E*),rs1264511(基因间),rs3130690(基因间),rs2848716(基因间),rs750332(*BAT2*)等都被认为与 CBZ 诱导的不良反应相关。截至目前,未发现较被广泛认可的 CBZ 相关代谢酶和转运体变异的关键基因标记物,而作为 CBZ 作用靶点的脑钠通道 SCN1A,SCN1B,SCN2A 和 SCN3A 等靶标被认为与癫痫患者的高剂量需求或耐药有关。

针对 *HLA-B* * 15:02* 和 *HLA-A* * 31:01* 这两个迄今为止卡马西平最重要的药物基因组学变异,各国药物管理机构已敦促生产者把"不应将卡马西平用于 *HLA-B* * 1502* 和 *HLA-A* * 3101* 阳性患者,除非其益处明显大于风险"这一明确信息加入药品的标签中。CPIC 发布的卡马西平剂量指南建议,对于携带至少一个 *HLA-B* * 15:02* 或 *HLA-A* * 31:01* 拷贝的初治卡马西平患者建议选择替代药物。此外,*HLA-A* * 31:01* 与 DRESS 和斑丘疹型药疹(maculopapular exanthem, MPE)的药物反应风险增加有关。具体的基因型检测和应用建议如表 5-12 所示。

表 5-12 基于 *HLA-B* 和 *HLA-A* 基因型的卡马西平治疗建议(CPIC 发布)

基因型	表型	建议
不携带 *HLA-B* * 15:02* 或 *HLA-A* * 31:01*	卡马西平诱发 SJS、TEN、 DRESS 和 MPE 的风险正常或降低	按照标准剂量指南使用卡马西平

（续　表）

基因型	表型	建议
携带 1 或 2 个 *HLA-A** *31：01* 等位基因，不携带 *HLA-B** *15：02*	卡马西平诱发 SJS、TEN、DRESS 和 MPE 的风险增加	(1) 如果患者初治且有替代药物，请勿使用卡马西平 (2) 如果患者初治且无法获得替代药物，则考虑使用卡马西平，并增加临床监测频率；在出现皮肤不良反应的最初证据时即停止治疗 (3) 如果患者既往使用卡马西平超过 3 个月而无皮肤不良反应发生，可谨慎使用卡马西平
携带 1 或 2 个 *HLA-B** *15：02* 等位基因	卡马西平诱发 SJS、TEN 的风险增加	(1) 如果患者初治，请勿使用卡马西平 (2) 如果患者既往持续使用卡马西平超过 3 个月且无皮肤不良反应发生，可谨慎使用卡马西平

5.4　结语

在一个多世纪之前，英国医生阿奇博尔德·加罗德就发现人们对疾病有着不同的易感性[17]。统计学家费舍尔认为，很多"因素"可能以很小的方式对特定表型做出贡献，从而将连续的表型变异与促成这种变异的离散的、可遗传的因素联系起来。这些因素的集体效应或总和可能会产生表型变异，从而在整个人群中表现出连续性[18]。在加罗德和费舍尔所处的时代，人们并不知道，他们认为的这些影响疾病的"因素"与"基因"息息相关。可能有很多基因有助于表型的最终呈现，它们以多种方式相互作用，共同促成表型。

近些年来的临床实践已充分揭示个体间的药物反应存在着显著差异，遗传因素是药物反应个体差异的重要影响因素。随着高通量测序技术的不断发展，药物基因组学研究的理论体系不断完善，医学技术的进步帮助我们不断提高为特定个体定制疗法的精确度，个体化治疗的基础也在初步建立。查明患者药物反应相关基因的差异，将有助于实现"量体裁衣"的个体化医学，极大提升全民的医疗保健质量，缓解医患矛盾，节省巨大的医疗资源开支。

虽然我国的个体化医学研究已在心血管疾病、神经精神疾病以及肿瘤等各方面取得了喜人的成果，但个体化医学的总体科研水平和认识水平与发达国家相比还有不小的差距。在研究者们的不断探索之下，我们对这种复杂相互作用的理解会不断发展，个体化医学在实践中的潜力将开始发挥，相信在不远的将来，我们将能在充分考虑每个患者的性别、年龄、体重、生理病理特征、遗传因素以及当前服用药物等综合情况的基础上，制定安全、合理、有效、经济的个体化药物治疗方案来提高疗效，并减少副作用和相关成本。

5.5　案例分析

5.5.1　药物反应相关基因检测应用于华法林用药指导

5.5.1.1　概要

华法林是一种常见的口服抗凝剂，可长期口服用于预防人工心脏瓣膜置换术患者缺血性卒中，在心房颤动、中风、急性肢体缺血和深静脉血栓等疾病的预防和治疗中具有重要作用。其作用机制是作为维生素 K 拮抗剂(vitamin K antagonist，VKA)，抑制维生素 K 依赖性凝血因子Ⅱ、Ⅶ、Ⅸ和Ⅹ的活化，从而预防新的血栓形成，限制血栓的扩大和延展，并有利于已经形成血栓的清除。华法林应用 5～7 天即可达到稳定的抗凝效果，其口服生物利用度接近 100%，健康个体口服 90 min 血药浓度可达到峰值。然而，华法林的治疗窗较窄，影响药效的因素复杂，存在巨大的种族和个体间差异，在使用过程中需频繁监测 INR 并调整剂量。在临床治疗过程中，应对服用华法林的患者进行充分且持续的用药教育，监测出血等不良反应。在治疗中通过监测 INR 来保证华法林剂量的准确性，以防出现抗凝不足或抗凝过度的情况，保证抗凝治疗的安全性和有效性。

5.5.1.2　案例经过

患者，男，60 岁。因"突发咯血"入院。患者无慢性病史，否认艾滋病、梅毒、结核等传染病史。无吸烟、饮酒史。

查体：体温 36.6℃；脉搏 83 次/min，短促不规则，呼吸规则；血压：124/68 mmHg。神志清楚，精神差，口唇稍紫绀，颈静脉无充盈，双下肺可闻及少许湿啰音，腹平软，无压痛及反跳痛，肝脾肋下未触及，双下肢轻度凹陷性水肿，右肘关节处一处约 3 cm×5 cm 的瘀斑，中心深紫，边缘暗红，牙龈轻微出血。

诊疗经过：收治患者入急诊观察室，卧床制动，监测生命体征，急诊查凝血、肝、肾功能，INR 值 5.02，肝肾功能未见明显异常。病历回顾发现，该患者于 15 天前因"左下肢急性下肢缺血"入院，于血管外科就诊，血压、血糖、胆固醇、甘油三酸酯、高半胱氨酸、红细胞沉降率、抗凝血酶Ⅲ等检查均正常。血管造影查见左下肢股深动脉完全闭塞，股浅动脉至腘动脉发现多部位血栓。经过精准动脉内注射治疗和溶栓治疗，1 天后血栓基本清除，缺血症状完全消失，左腘肱指数由 0.43 恢复到 1.14。6 天后，患者出院，嘱每日服用华法林 2.5 mg，氯吡格雷 75 mg。因此考虑为华法林致出血事件，立刻静脉输注 40 mg 维生素 K1，其 INR 恢复至 1.06，同时华法林停药。

为制定针对该患者的后续抗凝方案，我们回顾了在该病例中可能导致和影响华法林相关出血事件的各方面因素。

（1）基础疾病。

华法林的不良反应既往被报道与肾/肝功能异常、发烧、高血压以及糖尿病等多种并发症有相关性。对某些患者如肝功能受损、充血性心力衰竭和出血高风险患者，初始剂量应适当降低。长期腹泻或呕吐、化疗、乏氧状态、甲状腺功能亢进、长期发热、肝功能异常、慢性肾功能不全可增强华法林药效，需适量降低华法林的剂量。但该例患者肝肾功能正常，同时生活习惯健康，没有基础病。

（2）药物相互作用。

药物的合并使用可能改变华法林的药代动力学。环丙沙星、甲硝唑等抗感染药物，胺碘酮、地尔硫卓等心血管药物，保泰松、吡罗昔康等非甾体抗炎药，免疫抑制剂，以及酒精、鱼油等与华法林的药效增加有关。利巴韦林、利福平、消胆胺、美沙拉嗪、卡马西平、巯嘌呤等药物可能抑制华法林的药效。但本例中除华法林外，该患者仅同时服用氯吡格雷，目前没有研究证据表明氯吡格雷会影响华法林的药效。

（3）维生素 K 食物。

华法林通过抑制肝脏中的 VKOR，干扰了维生素 K 依赖的凝血因子Ⅱ、Ⅶ、Ⅸ、Ⅹ 的活化而达到抗凝目的，主要影响外源性凝血系统，对已合成的凝血因子无效。因此，使用华法林的另一个常见问题是与富含维生素 K 的食物的相互作用，进食大量含维生素 K（牛油果、西兰花等）的食物或肠道营养剂会抑制华法林的药效。据文献报道，维生素 K 的摄入可解释中国患者 3％的药效变化；但患者保持常规的中式饮食，饮食方式并未有显著改变，饮食中维生素 K 的摄入量也未有显著改变。

（4）遗传因素。

国际华法林药物遗传学协会发布的研究指出，考虑遗传因素（*CYP2C19* 和 *VKORC1* 遗传多态性）计算的华法林最佳剂量更接近于实际维持剂量。美国 FDA 建议在使用华法林治疗前，需要对患者的 *CYP2C9* 和 *VKORC1* 基因型进行测定，并根据基因型确定给药剂量。这些指导意见均强调了华法林药物相关基因检测的重要性，因此，在获得患者的知情同意后，通过全基因组测序（WGS）分析了患者的基因序列信息，并对 PharmGKB 中收集的基因遗传变异进行了回顾。发现该患者除携带汉族人群常见的 rs7294 突变（位于 *VKORC1* 基因上）外，还携带分布于 *CYP4F2*、*GGCX*、*PRSS53* 和 *NQO1* 基因上的 5 个增强药效的遗传变异（见表 5-13）。

表 5-13　患者携带的遗传变异

基因	SNPs	证据级别	基因型	剂量效应
CYP2C9	rs1799853	1A	CC	
CYP2C9	rs1057910	1A	AA	
VKORC1	rs9923231	1A	AA	↓
VKORC1	rs7294	1B	CC	
VKORC1	rs9934438	1B	GG	
CYP4F2	rs2108622	1B	CT	↑
CYP2C9	rs7900194	2A	GG	
CYP2C9	rs4917639	2A	AA	
CYP2C9	rs56165452	2A	TT	
CYP2C9	rs28371686	2A	CC	
VKORC1	rs2359612	2A	AA	
VKORC1	rs8050894	2A	CC	
VKORC1	rs17708472	2A	GG	
VKORC1	rs2884737	2A	AA	
VKORC1	rs61742245	2A	CC	

（续　表）

基因	SNPs	证据级别	基因型	剂量效应
CALU	rs339097	2B	AA	
CALU	rs12777823	2B	GG	
CALU	rs7196161	2B	GG	
NR1I3	rs2501873	3	CC	
EPHX1	rs1877724	3	CC	
GGCX	rs2592551	3	GA	↑
GGCX	rs699664	3	CT	↑
GGCX	rs12714145	3	CC	
CYP2C9	rs9332096	3	CC	
CYP2C9	rs7089580	3	AA	
CYP2C9	rs9332131	3	AA	
CYP2C9	rs10509680	3	GG	
CYP2C9	rs28371685	3	CC	
CYP2C9	rs1057910	3	AA	
STX4	rs10871454	3	CC	
PRSS53	rs11150606	4	CC	↑
VKORC1	rs7200749	4	GG	
VKORC1	rs17886199	4	AA	
VKORC1	rs9934438	4	GG	
VKORC1	rs17880887	4	GG	
VKORC1	rs61162043	4	AA	
NQO1	rs10517	4	AA	
NQO1	rs1800566	4	GA	↑
CYP4F2	rs2189784	4	GG	
THBD	rs1042580	4	TT	
VKORC1	rs104894542	4	AA	
VKORC1	rs104894541	4	TT	
VKORC1	rs104894540	4	AA	
VKORC1	rs104894539	4	CC	

基于以上基因检测结果，按照 5 种适用于中国人群的药物遗传学华法林剂量公式和 1 种国际华法林药物遗传学联盟推荐的剂量公式来计算可能适用于该患者的最佳剂量（见表 5-14）。

表 5-14　基于已发布共识或论文计算可能适用于该患者的最佳华法林使用剂量

参考文献	人群	华法林公式	结果
IWPC	混合	$\sqrt{周剂量} = (5.604\,4 - 0.261\,4 \times$（年龄，以十年计）$+ 0.008\,7 \times$（身高，以 cm 计）$+ 0.012\,8 \times$（体重，以 kg 计）$- 1.697\,4(VKORC1$ rs9923231 基因型 AA$) - 0.109\,2$（亚洲人）	3 mg/d
Miao(2007)	中国	日剂量 $= 6.22 - 0.011 \times$（年龄，以年计）$+ 0.017 \times$（体重，以 kg 计）$- 4.803(VKORC1$ rs9923231 基因型 AA$)$	2.02 mg/d
Huang (2009)	中国	$\ln$（日剂量）$= (0.727 - 0.007 \times$（年龄，以年计）$+ 0.384 \times$（体表面积，以 m² 计）	2.67 mg/d
Zhong (2012)	中国	$\sqrt{日剂量} = 1.681\,43 - 0.002\,9 \times$（年龄，以年计）$+ 0.307\,84 \times$（体表面积，以 m² 计）$- 0.526\,6(VKORC1$ rs9923231 基因型 AA$) + 0.147\,35(CYP4F2$ rs2108622 基因型 CT$)$	2.79 mg/d
Tan (2012)	中国	$\sqrt{日剂量} = 2.140 - 0.74(VKORC1$ rs9923231 基因型 AA$) + 0.324 \times$（体表面积，以 m² 计）$- 0.004 \times$（年龄，以年计）	2.99 mg/d
Chen(2014)	中国	日剂量 $= 0.135 + 1.288\,6 \times$（体表面积，以 m² 计）$- 0.019\,6 \times$（年龄，以年计）$+ 0.708\,6 \times$（目标 INR$) + 0.159\,6(CYP4F2$ rs2108622 基因型 CT$)$	2.84 mg/d

从表 5-13 可以看出，我们列出的剂量算法预测的华法林剂量多数高于该患者实际产生出血事件时的剂量，这表明该患者对华法林异常敏感。我们认为该患者携带的位于 *CYP4F2*、*GGCX*、*PRSS53* 和 *NQO1* 基因上的多个增强药效的遗传变异联合作用导致了该结果，建议停用华法林，改用其他抗凝方案。因此待患者症状缓解后，给予每天口服阿司匹林（100 mg）、西洛他唑（100 mg）和利伐沙班（10 mg）处方出院，后续随访得知患者病情得到长期稳定的控制。

5.5.1.3　案例分析

近几年其他的一些新型口服抗凝药物相继问世，在预防和治疗深静脉血栓形成、肺栓塞等方面较华法林有更低的严重出血风险，但由于适应证、疗效和价格等因素的限制，华法林仍然是目前临床应用最为广泛的口服抗凝药物，地位暂不可替代。国内外机构针对华法林的个体化治疗已出台了多个相关指南或专家建议。在 FDA 官网、PubMed、PharmGKB 和中国知网等可检索到华法林相关个体化治疗的最新指南和专家建议 4 项。我国目前还未发布对华法林使用进行规范的独立指南。

2017 年《基因多态性与抗栓药物临床应用专家建议》中，提出应当对初次使用华法林的患者进行基因检测，根据 *CYP2C9 * 2*、*CYP2C9 * 3* 和 *VKORC1* 1639G＞A 基因型采用公式计算剂量。值得注意的是,基因多态性在不同种族人群中的分布差异巨大,而多数的剂量计算公式都是基于白种人和非裔人种群建立。我国的一项大样本前瞻性随机对照研究显示,中国人群的实际华法林稳定剂量(2.25 mg/d)要低于国外的推荐剂量(2.73 mg/d),表明根据 FDA 批准的华法林药品说明书中的剂量推荐表(基于白种人和非裔人群建立)来给药并不适合中国人群,提示我们亟须通过开展多中心的大样本前瞻性数据研究建立适合我国人群的剂量推荐表。

5.5.2 一个氨基糖苷类药物性耳聋家系的基因检测分析

5.5.2.1 概要

药物性耳毒是获得性耳聋的主要原因之一,多种抗感染药、解热镇痛药、利尿药都可导致听力受损。药物导致听力受损可以发生在任何一个年龄段的人群,其中以儿童和老人较多见。特别是在婴幼儿时期,机体尚未发育成熟,药物代谢和排泄慢,更易产生听力损伤。加之儿童不能表达自己在听力受损后的不适,常常在家长发现宝宝对声音反应迟钝时宝宝的听力已严重受损,干预不及时可能耽误宝宝言语能力的正常发展。在这里,我们将以一个药物性耳聋家系的分子遗传性研究报道为案例[19],阐述药物性耳聋相关基因检测的重要性。

5.5.2.2 案例经过

该家系的先证者为女性患者,38 岁,因听力下降 30 余年于耳鼻喉科就诊,纯音测听检查为重度感音神经性耳聋。患者自述 3 岁前因上呼吸道感染肌注链霉素治疗导致其对环境声音反应变差,同时语言能力也逐渐下降,其弟、妹亦有相同病史。

该患者所在家系位于安徽省临泉县,三代共 19 人,其中直系亲属 14 人,配偶 5 人。家系中有 3 人患听力障碍,其中先证者口语交流明显困难,其余两人发音口齿欠清晰(见图 5-6)。3 人均于婴幼儿时期发病,且听力下降前有比较明确的氨基糖苷类药物(链霉素或庆大霉素,剂量不详)使用史,使用氨基糖苷类药物后出现听力下降和耳鸣。经过检查,该 3 名患者纯音测听均显示双耳对称的中到重度感音神经性听力损失,平坦型曲线。声导抗测试显示听力损失由耳蜗病变引起。

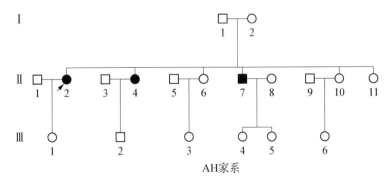

图 5-6　药物性耳聋发病家系图

考虑到患者以家系形式发病,同时具有明确的药物应用史,怀疑为药物性耳聋易感基因的携带者,故行基因序列检测分析。对多种药物性耳聋易感基因进行检测发现,家系中耳聋患者及母系成员均检出线粒体 *12S rRNA* 基因 C1494T 突变(见图 5-7)。

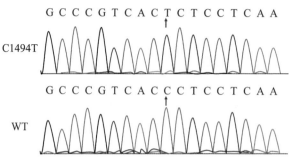

图 5-7 *12S rRNA* 基因全序列分析结果

5.5.2.3 案例分析

预防和控制药物的不良反应是药物基因组学的首要目的之一。目前已发现的耳毒性药物有近百余种,其中以氨基糖苷类抗生素(AmAn)造成的耳聋较为常见,其原因在于该类抗生素抗菌谱广、起效快、价格低,在经济条件较差、对药物不良反应认识较为薄弱的地区使用不够谨慎。AmAn 主要包括链霉素、庆大霉素、新霉素、妥布霉素、阿米卡星、卡那霉素等。其他的耳毒性药物还有大环内酯类、四环素类、糖肽类抗生素等。人类线粒体基因突变是导致药物性耳聋易感的一个重要原因,包括线粒体 tRNA *Leu* 基因的 A3243G 点突变,线粒体 12S rRNA 的 A1555G、C1494T、A827G、961delT/insC(n)、T1095C 等突变,都与药物性耳聋易感相关。研究认为,携带这些突变的线粒体 12S 核糖体空间结构会与氨基糖苷类药物发生特异性结合,导致线粒体的破坏,最终导致听力的丧失。

由于突变位点存在于线粒体上,因此药物性耳聋易感的遗传方式为母系遗传,即其下一代不管男女都携带了与母亲相同的线粒体突变,而父亲若携带,其下一代线粒体则正常。同时,线粒体突变的外显率个体差异极大,相同基因型的携带者可表现为听力正常到极重度耳聋,甚至有些人在接触耳毒性药物前并未发现任何异常,但在接触后却发生"一针致聋"。药物性耳聋一旦发生,一般是不可逆转的,因此要注意预防。对于原有听力损失或长期面对噪声压力的职业暴露者应慎用耳毒性药物。在应用耳毒性药物时,应严格控制用药的剂量和时间,同时密切观察患者的症状,一旦发现有耳鸣、听力下降、头晕等情况出现,应立即停药。对于有耳聋家族史,特别是有药物性耳聋家族史的患者,建议进行基因检测,并做好遗传咨询工作。

视频 9:多重 PCR 结合导流
杂交技术检测药物性及其
他遗传性耳聋相关基因

视频 10:核酸质谱技术检测
药物性及其他遗传性
耳聋相关基因

参考文献

［1］ Turner R M, Park B K, Pirmohamed M. Parsing interindividual drug variability: an emerging role for systems pharmacology [J]. Wiley Interdiscip Rev Syst Biol Med, 2015, 7(4): 221 - 241.

［2］ Lazarou J, Pomeranz B H, Corey P N. Incidence of adverse drug reactions in hospitalized patients: a meta-analysis of prospective studies [J]. JAMA, 1998, 279(15): 1200 - 1205.

［3］ Weinshilboum R M, Wang L. Pharmacogenomics: Precision Medicine and Drug Response [J]. Mayo Clin Proc, 2017, 92(11): 1711 - 1722.

［4］ 谢秋芬, 种姗, 胡琨, 等. 国内外药物基因组学相关指南的现状[J]. 中国临床药理学杂志, 2022, 38(16): 1954 - 1957.

［5］ Nigam S K. What do drug transporters really do? [J]. Nat Rev Drug Discov, 2015, 14(1): 29 - 44.

［6］ Robey R W, Pluchino K M, Hall M D, et al. Revisiting the role of ABC transporters in multidrug-resistant cancer [J]. Nat Rev Cancer, 2018, 18(7): 452 - 464.

［7］ Zsigmond E K, Eilderton T E. Survey of local anesthetic toxicity in the families of patients with atypical plasma cholinesterase[J]. J Oral Surg, 1975, 33(11): 833 - 837.

［8］ Weinshilboum R M, Sladek S L. Mercaptopurine pharmacogenetics: monogenic inheritance of erythrocyte thiopurine methyltransferase activity [J]. Am J Hum Genet, 1980, 32(5): 651 - 662.

［9］ Broly F, Gaedigk A, Heim M, et al. Debrisoquine/sparteine hydroxylation genotype and phenotype: analysis of common mutations and alleles of CYP2D6 in a European population [J]. DNA Cell Biol, 1991, 10(8): 545 - 558.

［10］ Kinzig-Schippers M, Tomalik-Scharte D, Jetter A, et al. Should we use N-acetyltransferase type 2 genotyping to personalize isoniazid doses? [J]. Antimicrob Agents Chemother, 2005, 49(5): 1733 - 1738.

［11］ 中国药理学会药物基因组学专业委员会, 中国遗传学会遗传咨询分会. 个体化用药遗传咨询指南[J]. 中国临床药学杂志, 2022, 31(5): 321 - 333.

［12］ 白羽, 马旭, 张艳华. 肿瘤患者数字荧光分子杂交技术基因检测复测原因分析[J]. 中国医药生物技术, 2021, 16(4): 374 - 377.

［13］ Hartshorne T. TaqMan(R) drug metabolism genotyping assays for the detection of human polymorphisms involved in drug metabolism [J]. Methods Mol Biol, 2013, 1015: 87 - 96.

［14］ Goodwin S, Mcpherson J D, Mccombie W R. Coming of age: ten years of next-generation sequencing technologies [J]. Nat Rev Genet, 2016, 17(6): 333 - 351.

［15］ Vu A A, Nadaraja G S, Huth M E, et al. Integrity and regeneration of mechanotransduction machinery regulate aminoglycoside entry and sensory cell death [J]. PLoS One, 2013, 8(1): e54794.

［16］ Krause K M, Serio A W, Kane T R, et al. Aminoglycosides: An Overview [J]. Cold Spring Harb Perspect Med, 2016, 6(6): a027029.

［17］ Garrod A E. The Inborn Factors in Disease: An Essay [M]. Oxford: Clarendon Press, 1931.

［18］ Fisher R. XV.—The Correlation between Relatives on the Supposition of Mendelian Inheritance [J]. Earth and Environmental Science Transactions of The Royal Society of Edinburgh, 1919, 52(2): 399 - 433.

［19］ 李海峰. 两个氨基糖甙类药物性耳聋家系的分子遗传学研究[D]. 南京: 南京医科大学, 2011.

6

移植配型分子诊断技术及临床应用

器官移植是一种将供体健康的器官、组织转移到器官受损或器官坏死的个体(受体)身上,使受体保持正常的生理功能的治疗方法。器官移植已经成为临床治疗和拯救患者生命的重要手段。20 世纪以来,全世界有近 100 万人接受器官移植,其中肾移植占 65%,骨髓移植占 12%,肝脏移植占 11%,心脏移植占 7%。有关器官移植的资料早在公元前 800 年的医疗文献中就出现过,而第一份有文件记载的实体器官移植则发生在 20 世纪初。从那时起,组织配型和免疫抑制药物治疗等各方面的进步使器官移植的成功率不断提高。移植物是否与受体发生排斥反应和是否能够被接纳长期存活,必须看供体与受体之间的组织配型是否一致;不一致则容易引起移植免疫反应,发生排斥现象。人类白细胞抗原配型是影响器官移植存活率的重要因素之一,良好的配型对于减少免疫排斥反应、提高移植物的长期存活有重要意义。分子诊断技术不仅在感染性、遗传性及肿瘤等疾病的诊断、机制研究以及疗效评估等方面发挥着越来越重要的作用,在人体器官移植(包括组织移植)的组织配型中也得到越来越多的临床应用。

6.1 移植配型概况

自 20 世纪中叶以来,器官移植的免疫学理论逐渐建立并不断完善,器官移植手术技术和围手术期治疗水平不断提高,新型免疫抑制药物不断涌现并应用于临床,肾、肝、心脏、胰腺、小肠移植等相继获得成功,器官移植患者的生存率和生活质量显著提高,器官移植技术已经成为公认的治疗各种终末期器官疾病的有效手段。

6.1.1 移植和移植配型的概念

移植是指应用自体或异体的正常细胞、组织或器官,将其植入同一机体或不同机体,目的是使患者因疾病丧失的功能恢复或部分恢复的一类治疗方法。广义的器官移植包括细胞移植、组织移植和器官移植,在这里我们主要讨论狭义的器官移植。根据移植物的来源和遗传背景不同,可将移植分为 4 类:自体移植、同系移植、同种异体移植和异种移植。

说到移植配型,还要从移植排斥说起。1980 年,诺贝尔生理学或医学奖颁给了 Baruj Benacerraf、George D. Snell 和 Jean Dausset(见图 6-1),这三位科学家的研究为移植免疫学的确立奠定了基础[1]。美国免疫学家 Benacerraf 在研究器官移植排斥现象时,发现了主要组织相容性复合体(MHC)中的免疫应答基因,指出免疫现象由此基因所控制,推动了以遗传学为基础的免疫学的发展。1954 年,美国免疫学家 Snell 研究发现了能够引起组织器官移植后发生急性排斥反应的主要组织相容性复合体基因,并且发现哺乳动物均携带类似的

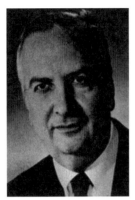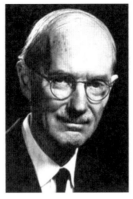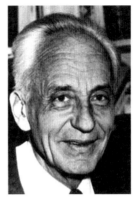

图 6-1　Baruj Benacerraf(左)、George D. Snell(中)和 Jean Dausset(右)[1]

MHC。1958 年,法国科学家 Dausset 发现了人类第一个白细胞表面抗原(HLA),并证明 HLA 就是人类的 MHC。我们现在所说的移植配型,指的就是 HLA 配型,也可称为 MHC 配型。

6.1.2　移植配型的抗原分类

移植物本身是具有生命和活力的,当移植到受者体内,它们能针对免疫或非免疫损伤产生一系列防御和修复机制,以尽可能维持其器官组织的内环境和正常的生物学功能。这些作用是通过移植所导致的组织应激来产生和调控的。移植抗原主要包括主要组织相容性抗原、次要组织相容性抗原和其他类型抗原系统。

6.1.2.1　主要组织相容性抗原系统

主要组织相容性复合体(MHC),在人体上也称 HLA 系统,是不同个体间进行器官或细胞移植时发生排斥反应的主要成分,也是代表个体特异性的同种抗原。

HLA 等位基因命名包括基因名称(*HLA-A*、*HLA-B*、*HLA-DR* 等)、等位基因族、等位基因亚型、非编码区的多态性、内含子区的多态性等信息,命名规则如图 6-2 所示。对某一个等位基因,先写出座位名,下接*,后接数字代表这个等位基因的名字。例如*HLA-A* * 02：01*,其中 A 指 *HLA* 基因座位,*后面的第 1 区域是指该等位基因相应的血清学特异性,冒号作为区域分隔符,在这个例子中血清学特异性就是 A02;第 2 区域则代表该等位基因序号(或者称为等位基因亚型)。如果两个等位基因的前 2 个区域内的数字不同,则表示这两个等位基因编码的蛋白不同。如果一个等位基因在不同个体间仅在编码区出现同义突变或在非编码区出现突变,所编码的蛋白分子不变,则在等位基因后再加一位或两位数字以示区别。如 *HLA-A* * 02：01：01* 与 *HLA-A* * 02：01：02* 代表了编码区出现同义突变,*HLA-A* * 02：01：01：01* 与 *HLA-A* * 02：01：01：02* 则代表了非编码区的突变,但无论哪种类型突变,编码出来的蛋白序列是完全相同的。再如图 6-2 中的 *HLA-A* * 02：101：01：02 N*,其中"A"代表基因座位,"02"代表对应的血清学特异性,"101"代表编码区碱基取代并且氨基酸改变,"01"代表编码区碱基取代但氨基酸不变,第二个"02"代表内含子或非编码区碱基取代,最后的字母表示基因的蛋白表达状态("N"表示该等位基因不表达,"L"代

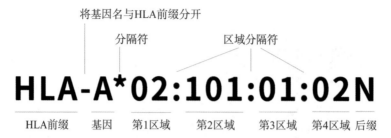

第1区域：等位基因组
第2区域：特定HLA蛋白
第3区域：编码区同义突变
第4区域：非编码区突变
后缀：基因表达情况

图 6-2   *HLA* 等位基因的分类命名法

注：图片引自 http://hla.alleles.org/nomenclature/stats.html。

表该等位基因低表达，"S"表示该基因编码可溶性的分泌型蛋白，"C"表示该等位基因编码的产物存在于胞浆中，"A"表示异常表达的等位基因，"Q"表示有疑问而不能断定）。

HLA 对应的基因位于第 6 号染色体短臂上。这些基因负责编码细胞表面的专职抗原肽递呈分子，它们能将抗原肽递呈给 T 细胞表面的 T 细胞受体（T-cell receptor，TCR）。根据基因编码产物的结构、表达方式、组织分布及其功能，可将 *MHC* 基因区分为 *MHC-*Ⅰ、-Ⅱ、-Ⅲ 类基因（见图 6-3）。MHC-Ⅰ 和 MHC-Ⅱ 是主要负责抗原递呈的分子，而 MHC-Ⅲ 则由补体、细胞因子和热休克蛋白组成。

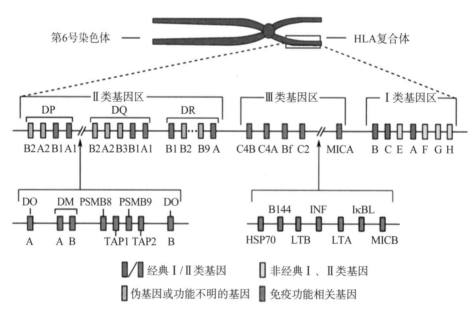

图 6-3   位于人类第 6 号染色体短臂的 HLA 复合体基因结构示意图

注：图片引自 https://en.wikipedia.org/wiki/Major_histocompatibility_complex。

*MHC-*Ⅰ类基因区包括编码 HLA-A、-B、-C 抗原的基因位点,编码产物表达于细胞膜的表面,形成 HLA-Ⅰ类抗原分子(即 HLA-A、B、C)的重链(α 链)。HLA-Ⅰ类抗原广泛表达在体内各种有核细胞表面,主要功能是活化细胞毒性 T 细胞(cytotoxic T lymphocyte,CTL),并成为其靶抗原,在由细胞介导的淋巴细胞溶解反应中起着重要作用。同时,HLA-Ⅰ类抗原也可刺激受者产生抗体,成为抗体介导的排斥反应的主要靶抗原,并与某些疾病相关。

*MHC-*Ⅱ类基因区也被称为 D 区,包括 HLA-DR、-DQ、-DP 抗原的基因位点,表达的产物为 HLA-Ⅱ类抗原的 α 链和 β 链,两者以非共价键相连接。HLA-Ⅱ类抗原主要表达在 B 细胞、单核/巨噬细胞、树突状细胞、活化的 T 细胞、血管内皮细胞以及某些组织的上皮细胞表面。其主要功能是活化辅助性 T 细胞(helper T cell,Th),并且是混合淋巴细胞培养(mixed lymphocyte culture,MLC)反应的主要刺激抗原,也可与特异抗体结合,引起破坏移植物的抗体反应,并与某些疾病相关。

MHC-Ⅰ和 MHC-Ⅱ(即上述 HLA-Ⅰ类和 HLA-Ⅱ类抗原)在结构上具有相似性,都是由 α 和 β 两条链组成,结构如图 6-4 所示[2]。对于 MHC-Ⅰ复合物,α 链有 3 个结构域,其中 α_1 和 α_2 区域形成的凹槽可以结合抗原肽(一般结合 8～10 个氨基酸的肽段),α_3 区为 CD8 结合区,其 C 端连接跨膜区;β 链只有 β_2 一个结构域,形成 β_2 微球蛋白(β_2-microglobulin,β_2M)结构。两条链以非共价作用结合。MHC-Ⅱ的 α 和 β 链均有跨膜区,α_1 和 β_1 区域形成抗原肽结合槽(一般结合 15～24 个氨基酸的肽段),β 链还能与 CD4 分子相互作用,辅助 T 细胞识别抗原肽。

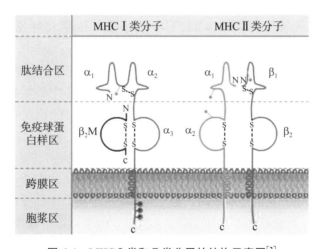

图 6-4　MHC Ⅰ类和Ⅱ类分子的结构示意图[2]

MHC Ⅰ类和Ⅱ类分子的功能是结合和展示用于 T 细胞识别的肽片段。这些肽可能来自自身或外源蛋白质。MHC 分子的肽结合裂缝包含分子内多态性最高的区域,并影响可能结合的肽序列。如前所述,MHC Ⅰ类和Ⅱ类分子的不同之处在于结合裂缝的肽的大小,Ⅰ类分子结合较小的肽片段,而Ⅱ类分子结合较大的肽片段[3](见图 6-5)。

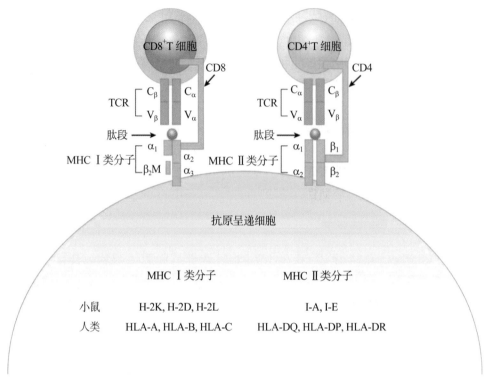

图6-5 CD8+T 细胞识别抗原肽/MHC-Ⅰ复合物和 CD4+T 细胞识别抗原肽/
MHC-Ⅱ复合物示意图[3]

*MHC-Ⅲ*类基因区包括补体 C2、C4a、C4b,备解素(Bf),肿瘤坏死因子(TNF),热休克蛋白 70(HSP70),CYP21A、CYP21B 等的编码基因位点。

HLA 的遗传表现为常染色体单倍体型共显性遗传。由于子代的两条同源染色体一条来自父亲,一条来自母亲,所以子代和亲代的 2 个 HLA 单倍体中必然有一个相同。而在子代的兄弟姐妹之间,一个 HLA 单倍体相同的概率为 50%,两个 HLA 单倍体完全相同和完全不同的概率均为 25%,同卵双生子之间为 HLA 同一性。

6.1.2.2 次要组织相容性抗原系统

次要组织相容性抗原(minor histocompatibility antigens,MiHAs)是指一组在人类免疫系统中起作用的抗原。它们是由 MHC 之外的基因产生的。即使受体与供体间 MHC 完全相同,仍会由于某些抗原而产生排斥反应。这类抗原的总数还不确知,理论估计大约有几百个。不同个体具有编码不同 MiHAs 的等位基因,其表达产物即为可引发移植排斥反应的次要组织相容性抗原。

6.1.2.3 其他类型的抗原

自 1901 年 Landsteiner 发现第一个人类血型系统——ABO 血型系统以来,至今已发现 30 个不同的红细胞血型系统,包含抗原近 300 个。医学上较重要的血型系统是 ABO、Rh、MNSs、Lutheran、Kell、Lewis、Duff 和 Kidd 等,将这些血型的血液输入血型不相容的受血者,都可引起溶血性输血反应,其中与临床关系最密切的是 ABO 血型系统和 Rh 血型系统。

1) 人类 ABO 血型抗原系统

根据红细胞膜上是否存在 A 抗原和 B 抗原,可将血液分为 4 种 ABO 血型:红细胞膜上只含 A 抗原者为 A 型;只含 B 抗原者为 B 型;含有 A 与 B 两种抗原者为 AB 型;A 和 B 两种抗原均无者为 O 型。不同血型的人血清中含有不同的抗体,但不含与自身红细胞抗原相对应的抗体。在 A 型血者的血清中,只含抗 B 抗体;B 型血者的血清中,只含抗 A 抗体;AB 型血的血清中全无抗 A 和抗 B 抗体;而 O 型血的血清中则含有抗 A 和抗 B 两种抗体。

ABO 血型系统还有几种亚型,其中最重要的亚型是 A 型血中的 A1 和 A2 亚型。A1 型红细胞上含有 A 抗原和 A1 抗原,A2 型红细胞上仅含 A 抗原;A1 型血清中只含抗 B 抗体,而 A2 型血的血清中则含有抗 B 抗体和抗 A1 抗体。同样,AB 型血也包括 A1B 和 A2B 两种主要亚型。

2) 人类 Rh 血型抗原

现在已知存在着 Rh 血型系统,凡红细胞含 Rh 抗原者为 Rh 阳性,反之为 Rh 阴性。Rh 阴性者体内不存在 Rh 抗原,也不存在 Rh 血型抗体。当 Rh 阴性女性怀孕时,胎儿体内来源于 Rh 阳性父亲的 Rh 抗原会通过胎盘进入孕妇体内,刺激孕妇产生 Rh 阳性血型抗体,妊娠次数越多,产生抗体的风险越大。此外,Rh 血型阴性者曾经接受过 Rh 阳性输血也可能产生 Rh 阳性血型抗体,他们如果接受 Rh 阳性供者的肾脏,就可能发生超急性排斥反应,导致移植失败。

3) 组织特异性抗原

组织特异性抗原是指表达于某一特定器官、组织和细胞的抗原,是独立于 HLA、ABO 抗原系统以外的另一类抗原系统,其广泛分布于全身所有的组织中,也具有多态性。

6.1.3 移植配型的选择

预防和逆转急性排斥反应是保证移植成功、提高器官移植受者和移植物长期存活率的关键。临床上移植后最常发生的排斥反应是急性细胞性排斥反应,其本质是异抗原刺激下 T 细胞的活化、白介素-2(IL-2)的产生和致敏 T 细胞大量的克隆增殖。当异体器官植入后,由于供受者之间的组织相容性抗原不同,受者循环中的 T 细胞受到移植物抗原刺激而致敏,即进入附近淋巴结中,一部分转化成淋巴母细胞并迅速增殖分化为致敏淋巴细胞,其中致敏的 $CD8^+$ T 细胞可直接攻击移植物,致敏的 $CD4^+$ T 细胞可释放多种细胞因子(IL-2,IL-6,INF-γ 等)直接或间接地损伤靶细胞。若受者体内因输血、妊娠或既往器官移植等途径免疫后产生 HLA 抗体(IgG 类免疫球蛋白),可介导超急性、急性和慢性排斥反应,故在器官移植前需要进行组织配型,并且需要在 HLA 抗体检测分析基础上选择最适供者和受者进行移植手术,减少排斥反应发生,以提高移植物和受者存活率。

最适供受者选择需要符合 3 个条件:①供受者 ABO 血型一致,至少符合输血原则;②供者的 HLA 分型与受者尽可能一致;③受者体内不存在针对供者的 HLA 抗体。为了符合以上 3 个条件,器官移植供受者需要进行 ABO 血型匹配检测,HLA 配型,群体反应性抗体(panel specific antibody,PRA)、供者特异性抗体(donor specific antibody,DSA)检测及交叉配型。

1）供受者 ABO 血型配合

器官移植供受者 ABO 血型配合应尽量选择血型一致的供受者进行移植，供受者的血型至少应符合输血原则。而 ABO 血型不相容的肾移植仅限于亲属间活体肾移植，适应证掌握严格，且术前需采取清除血型抗体的预处理措施，术后适当加强免疫抑制治疗。

2）HLA 配型

HLA 分型是指检测人体 HLA 分子类型的方法，包括血清学分型法、细胞学分型法和 DNA 分型法。而 HLA 配型（HLA matching）是指将已确定的供受者的 HLA 分型结果按照 HLA 六抗原配型原则或氨基酸残基配型原则进行比对，根据供受者 HLA 分型的相配程度，选择最合适的供受者。

3）群体反应性抗体检测

群体反应性抗体（PRA）是受者体内的抗 HLA 抗体的总和，主要由输血、妊娠、既往移植、感染引起。PRA 反映移植受者的预致敏状态，用于识别受者不可接受的 *HLA* 基因，术前 PRA 大于 30％的受者术后易发生超急性、加速性排斥反应等严重排斥反应，PRA 水平≤10％为阴性。

4）供者特异性抗体检测

供者特异性抗体（DSA）是受者体内针对特定供者的 HLA 抗体。如果免疫抑制治疗强度不够，移植术后患者体内会产生针对供者的 HLA 抗体，也就是新生 DSA（de novo DSA，dnDSA）。新生 DSA 是导致移植物失去功能的重要原因。DSA 的发生一般早于各种亚临床的损害，以及各种临床症状和指标（如蛋白尿、肌酐的升高），提前预警患者抗体介导的排斥反应（antibody-mediated rejection，AMR）的发生。

5）交叉配型

交叉配型试验是检测器官移植受者血清中是否存在针对供者 HLA 抗原的同种抗体，确保供体器官与受体之间的免疫相容性。移植前交叉配型阳性为器官移植的绝对禁忌证。由于 *HLA* 基因的多样性，把供者的淋巴细胞放在受者的血清里，查看它们是否相容是非常必要的。所以交叉配型的实质是在移植手术前模拟移植，观察供受者之间的免疫相容性。目前进行供受者交叉配型的实验方法主要有微量淋巴细胞毒试验［又称补体依赖性细胞毒（complement-dependent cytotoxicity，CDC）实验］，以及流式细胞交叉配型（flow cytometry crossmatch，FCXM）技术。

6.2　HLA 移植配型实验技术发展过程

目前的移植分型技术和方式有多种多样。术前识别超急性排斥反应等严重排斥反应、选择 HLA 配合供者以及术后指导性使用免疫抑制剂是移植的关键，直接影响器官移植的近远期效果。为减少在同种异体移植时，由于供体移植物与受体组织细胞表面的 HLA 不相容而产生的免疫排斥反应，HLA 分型技术逐渐被发展起来，并先后经历了血清学分型、细胞学分型和 DNA 分型 3 个阶段（见表 6-1）。

表 6-1　HLA 分型技术的 3 个阶段

分型方法	血清学分型	细胞学分型	DNA 分型
原理	微量淋巴细胞毒实验（即CDC），应用一系列 HLA 特异性标准分型血清（抗体）与待测淋巴细胞混合，借助补体作用介导淋巴细胞溶解，死细胞被着色，即为阳性反应	以混合淋巴培养（MLC）为基础，判断待测淋巴细胞在识别非己 HLA 抗原后发生的增殖反应，有单向和双向之分。单向 MLC 通过纯合子分型细胞或预致敏淋巴细胞法对 HLA 分型，双向 MLC 通过检测双方淋巴细胞增殖反应判断供受体 HLA 抗原匹配程度	应用分子生物学技术在 DNA 水平上检测和确定各种 *HLA* 等位基因，多个等位基因可表现为同一种抗原特异性，因此等位基因水平的多态性比抗原水平要高很多
材料	定型血清板（包埋各种已知抗 HLA 标准血清的微孔板），兔血清或冻干补体，染料（台盼蓝、伊红、荧光染料）	已知 HLA 型别的分型细胞、丝裂霉素 C 或 X 线设备、细胞培养基、多孔板、增殖检测仪器	PCR 技术（PCR-SSP、PCR-SSO、PCR-SBT 等）、分型软件
结果表示	计算死细胞率，判断抗原与抗体反应强度，从已知的 HLA 特异性抗体推断出待测淋巴细胞 HLA 抗原型别	单向 MLC 能判定 HLA 抗原特异性；双向 MLC 只判定 HLA 匹配程度，常用于器官移植前配型试验	低、中、高分辨率，高分辨率通过测序确定 *HLA* 等位基因
检出 HLA 抗原	HLA-A、HLA-B、HLA-C、HLA-DR、HLA-DQ，其中 HLA-DR 分型错误率较高	HLA-D、HLA-DP	HLA-A、HLA-B、HLA-C、HLA-DR、HLA-DQ、HLA-DP
评价	方法简单，不需要特殊仪器设备；结果易辨别；试剂用量少；HLA 分型血清难获取	方法较血清学复杂，试验耗时长，需特殊仪器和细胞培养技术；细胞来源困难，制备繁琐；逐渐淘汰	样本易获取，结果重复性好，自动化程度高，检测通量和分辨率更高

6.2.1　血清学分型技术

1964 年，Paul Terasaki 将补体依赖的淋巴细胞毒试验引入 HLA 血清学检查并使之微量化，创立标准微量淋巴细胞毒技术，后成为一项国际通用的标准技术，称为标准血清学分型法。

该方法的原理是应用一系列已知抗 HLA 的特异性标准分型血清与待测淋巴细胞混合，借助补体的生物学作用介导细胞裂解。此方法的优点是操作简便易行，无须特殊设备，结果可靠且重复性好，但缺点是耗时长，不同批号的抗血清结果常常有差异。这一技术可用于分析患者淋巴细胞携带的 HLA 抗原特异性，它使用患者的淋巴细胞和一组 HLA 特征明确的 HLA 抗血清进行。淋巴细胞毒过程分为以下阶段：淋巴细胞首先与抗血清孵育，然后和新鲜冷冻的兔血清孵育。由于兔血清提供充足的补体，结合到 HLA 特异性抗体的淋巴细胞会在补体参与下，引起淋巴细胞的溶解。然后，使用染料如曙红 Y 染料、羧甲基荧光素、溴乙锭（这些染料可以使损伤的细胞染色）来判断淋巴细胞携带 HLA 抗原的特异性，如果损伤细胞百分比超过 50%，则可以判断为阳性。

随着移植免疫学的不断进步，抗 HLA 抗体的检测方法也在不断发展。群体反应性抗体(PRA),是移植受者体内产生的抗 HLA 抗体。其检测方法按照实验原理主要分为两大类,一类是以活细胞为基础的交叉配型试验,即微量 CDC 试验和 FCXM 试验;另一类是以 HLA 蛋白为基础的固相载体检测方法,即酶联免疫吸附法(ELISA)和 HLA 抗原包被的单抗原微珠(luminex single antigen beads,LSA)检测方法等。目前应用最普遍的 LSA 能检测出极低浓度的抗体,具有高度的敏感性和特异性。

近 20 年来,国内外临床器官移植工作中一直根据抗 HLA 抗体水平来判断患者致敏状态,高度致敏受者的移植存活率低于轻度致敏受者。随着 HLA 抗体检测技术的不断发展,目前采用单抗原微珠法(LSA)检测 HLA 抗体,此方法能检测 HLA 抗体的强度和类型,更好地判断受者血清中的供者特异性抗体(DSA)。研究发现,高致敏患者体内预存的 DSA 是导致肾移植术后发生抗体介导的排斥反应(AMR)和移植肾功能丢失的主要危险因素。移植前检测受者血清 DSA,可预防术后 AMR 的发生。有研究表明,肾移植术后 10 年内,多达 25% 患者会出现新生 DSA,近 60% 的肾移植受者中,抗体介导损伤导致移植肾的慢性移植物功能障碍(chronic allograft dysfunction,CAD)。故术后检测有无 DSA,有助于判断受者的致敏状态,并采取相应治疗措施预防移植物排斥反应,提高致敏患者肾移植成功率。

6.2.2 细胞学分型法

细胞学分型法是以混合淋巴细胞培养(MLC)或称混合淋巴细胞反应(mixed lymphocyte reaction,MLR)为基本技术的 HLA 分型法。使用此方法测定的抗原称为 LD (lymphocyte defined)抗原,包括 HLA-D 和 HLA-DP。

MLC 可以分为单向 MLC 和双向 MLC。其中,单向 MLC 将已知 HLA 型别的分型细胞用丝裂霉素 C 或 X 线照射预处理,使其失去增殖能力仅作为刺激细胞;而以具有增殖能力的受检者外周血单个核细胞为反应细胞。两者混合培养时,反应细胞可对刺激细胞发生应答而增殖,用 3H-TdR 掺入法测定细胞增殖强度,从而判断受检细胞的 HLA 型别。双向 MLC 是指遗传型不同的两个个体淋巴细胞在体外混合培养时,由于两者 HLA 不同,能相互刺激导致对方淋巴细胞增殖,故称双向 MLC。在此试验中,各自的淋巴细胞既是刺激细胞,又是反应细胞,反应后形态上呈现细胞转化和分裂现象,可通过形态法计数转化细胞。细胞学分型法由于受到淋巴细胞纯度与活力、实验耗时、操作繁琐等限制,已逐渐被淘汰。

6.2.3 HLA 分子分型技术

体外基因扩增技术——聚合酶链式反应(PCR)的创立及其在生物医学中的应用,使得从 DNA 水平研究 HLA 成为可能。HLA 的 DNA 分型技术随之应运而生,并在特异性引物方法和特异性寡核苷酸杂交方法的基础上,逐步引入 Sanger 测序和二代测序技术,使 HLA-DNA 分型得以在更高分辨率水平进行。

与传统血清学技术相比,建立在 DNA 基础上的分子生物学分型技术有如下几个优点:①对样品要求条件较低。新鲜或陈旧血液,EDTA 或枸橼酸钠抗凝,溶血或凝固样品,血液、脾脏或淋巴结,样品量少(<2 mL),均可满足试验的质量控制标准。②上机样本量灵活。不但可以单个样本上机检测,也可以大通量上机检测,最多可以一次上机同时检测 384 个样本。③可以及时检测新发现的 *HLA* 等位基因。在 WHO 的 HLA 命名委员会定期公布新的 *HLA* 基因后,研发人员可以相应地设计引物或探针,从而对新的等位基因进行检测。

④可以提供高分辨率的实验结果,能分析出血清学不能分辨的纯合子基因型。

6.3 分子诊断技术在移植配型诊断中的应用

20世纪90年代以来,DNA水平的HLA分型研究已经在临床器官移植的组织配型中得到实际应用。HLA的DNA分型方法多种多样,根据不同的用途,大致可以分为以下5类:

(1)聚合酶链式反应-序列特异性引物扩增(polymerase chain reaction with sequence-specific primers,PCR-SSP)技术。

(2)实时荧光定量PCR(quantitative real-time PCR,qPCR)技术。

(3)聚合酶链式反应-序列特异性寡核苷酸探针杂交(polymerase chain reaction-sequence specific oligonucleotide probe hybridization,PCR-SSO)技术。

(4)聚合酶链式反应-基于测序的分型(polymerase chain reaction-sequencing based typing,PCR-SBT)技术。

(5)二代测序HLA分型(next-generation DNA sequencing of HLA)技术。

6.3.1 聚合酶链式反应-序列特异性引物扩增技术

聚合酶链式反应-序列特异性引物扩增(PCR-SSP)的原理为根据 *HLA* 基因序列的多态性和已知的DNA序列,设计一系列等位基因型别特异性的顺序引物,引物的3′和5′端碱基根据多态性序列与其严格互补[4]。因此,每一型别都具有特定相对应的引物。通过特定的PCR反应体系扩增各等位基因的型别特异性DNA片段,产生相对应的特异性扩增产物条带。其特异性可精确到分辨出一个碱基的差异。扩增产物仅需借助常规的琼脂糖凝胶电泳,即可根据是否存在特异性产物的电泳条带直接进行 *HLA* 基因分型。

6.3.1.1 技术操作流程

(1)基因DNA提取。

(2)扩增体系配置,包括PCR缓冲液、dNTP、$MgCl_2$、特异引物与对照引物、Taq酶。

(3)扩增条件,包括DNA变性、退火、延伸三组温度循环条件。

(4)电泳常用$1.5\%\sim2\%$琼脂糖凝胶电泳,胶中加入$5\sim10\ \mu L$荧光显色剂,电泳缓冲液为TAE或TBE,电泳条件为稳压$15\ V/cm$,时间为$25\ min$。

6.3.1.2 数据分析

在紫外线照射下,出现特异性扩增产物条带的相应反应孔即为该位点,每个反应孔内同时出现内源性阳性对照条带。为了提高结果的准确性,现多为组合式结果判读,即多个反应孔特异阳性条带确定一个基因特异性。

6.3.1.3 方法学评价及临床意义

PCR-SSP技术中每对引物的设计严格按各等位基因碱基互补原则,仅对特定的序列片段进行扩增,因此根据 *HLA* 基因分型的不同用途,可以设计成为低、中、高分辨率的产品。扩增后处理过程十分简单,只需借助常规的琼脂糖凝胶电泳,根据是否出现特异的阳性条带判定型别,无须任何限制性内切酶的消化、探针杂交和聚丙烯酰胺凝胶电泳。从基因DNA模板的制备到获得检测结果,整个过程仅需要几小时。临床适用于小样品量的检测,由低分

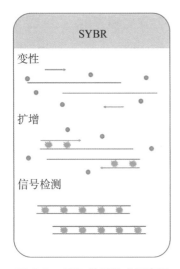

图 6-6　qPCR 检测技术示意图

注：图片引自 https://www.smobio.com/faq-real-time-pcr。

辨率转变为高分辨率检测时，工作量会成倍增加。

6.3.2　实时荧光定量 PCR 技术

实时荧光定量 PCR（qPCR）是在标准 PCR 技术基础上演变而成，其技术应用与 PCR-SSP 基本一致。在扩增体系配制时加入 SYBR Green 荧光染剂，在扩增结束后用 qPCR 仪读取熔解曲线信号值，如图 6-6 所示。

6.3.2.1　技术操作流程

（1）基因 DNA 提取。

（2）扩增体系配置，包括 PCR 缓冲液、dNTP、$MgCl_2$、特异引物与对照引物、Taq 酶、荧光染料。

（3）设置扩增程序，包括 DNA 变性、退火、延伸三组温度循环条件。

（4）上机读数。

6.3.2.2　数据分析

由于核酸的熔解温度受长度、GC 含量以及是否存在碱基错配等因素影响，不同的 PCR 产物通常可根据其熔解特性区分。熔解曲线分析只适用于扩增片段上保留荧光基团的 qPCR 检测技术，采用 SYBR® Green I 或 SYBR® GreenER™ 染料扩增可进行熔解曲线分析。SYBR Green 染料与 dsDNA 小沟结合后，荧光水平大幅增加。通过监测 dsDNA 的熔解将会观察到以下现象：随着 DNA 变为单链且染料从 DNA 上解离，荧光强度逐渐下降。

要进行熔解曲线分析，应对 qPCR 仪进行程序设置，在热循环实验方案结束后显示熔解曲线。扩增完成后，仪器将重新加热扩增产物，提供完整的熔解曲线数据。大多数 qPCR 仪平台已将该特性整合至其分析软件包内。

6.3.2.3　方法学评价及临床意义

在片段扩增后使用熔解曲线分析，是一种简单、直接的检测方式。通过熔解曲线分析鉴定反应产物省去了耗时的凝胶电泳步骤，同时也降低了实验室气溶胶污染的概率。

6.3.3　聚合酶链式反应-序列特异性寡核苷酸探针杂交技术

聚合酶链式反应-序列特异性寡核苷酸探针杂交（PCR-SSO，也称 PCR-SSOP），通过与序列特异性的寡核苷酸探针杂交来鉴定特定的等位基因[4]。当前流行的方法为反向 SSOP 方法，以 Luminex 公司的荧光微球为固相载体，在一定大小（4.5～7 μm）、不同颜色的聚合物微型球上共价耦联针对 *HLA* 基因多态性区域的特异性的探针。由于大部分 *HLA* 等位基因共享某些相同序列，一种探针可能会同多个基因片段杂交，为此需要设计大量 HLA 特异性探针用于杂交分型。

流式荧光技术是一种集流式细胞术、激光、数字信号处理及传统化学技术为一体的新型生物分子检测技术。检测时流式细胞术将微球排列成单列，依次通过检测通道。红色和绿色两束激光分别对单个微球进行照射，红色激光激发微球自身的荧光物质，根据荧光强度比率的不同将微球进行分类，从而定性分类不同的特异性反应；绿色激光则通过检测目标探针分子上结合的藻红蛋白的数量,从而定量微球上结合的目的分子的数量。目前流式荧光技术已发展到最新的三维微阵列技术——Flexmap 3D平台,在一次反应中可以同时检测识别500种微球和微球上耦联的探针;这就极大提高了反向SSOP技术用于HLA分型的分辨率,一次反应可以同时检测多个基因位点或对同一基因位点编码区域的所有多态性进行完全覆盖。

6.3.3.1　技术操作流程

(1) 基因DNA提取。

(2) PCR扩增:使用位点间生物素化的基团特异性引物将待检测区域目的基因片段扩增出来(外显子区域),每个HLA基因座位都使用一个PCR反应。

(3) 杂交:通过Southern杂交的方法进行扩增片段的分析鉴定。调节pH值对生物素化的PCR产物进行化学变性,然后使其重新杂交至与微球结合的互补DNA探针。这些微球含有两种内部荧光染料,创造出独特的颜色组合,使其可识别。进行洗涤以消除与探针检测到的序列不完全匹配的任何其他PCR产物。结合到微球上的生物素化PCR产物用与R-藻红蛋白(SAPE)耦联的抗生蛋白链菌素标记。

(4) 上机检测:通过Luminex公司的流式分析仪配以XPONENT软件识别每个微球上的SAPE荧光强度。处理荧光信号值生成原始数据。

(5) 使用软件根据荧光信号的强度分配阳性或阴性反应。与已公开的HLA基因序列相比,HLA类型的分配基于阳性和阴性探针反应。

6.3.3.2　数据分析

对于每个PCR-SSO反应,如果内对照杂交信号达到阈值,可认为反应有效;如内对照和特异性等位基因杂交信号均未到阈值,可认为反应失败;如内对照杂交信号未达到阈值,即使特异性等位基因杂交信号达到阈值,也认为反应失败。

6.3.3.3　方法学评价及临床意义

PCR-SSO用于HLA基因分型,技术成熟、稳定,灵敏度高、特异性好,结果精确、可靠,所需样品量很小。分型结果的灵敏度和特异性大大优于血清学和细胞学方法,可以设计成为低、中、高分辨率的产品,是目前应用最为普遍的基因分型技术之一。它的优点是能够在几个小时内产生结果,并能够处理大量样品。但由于它基于探针的互补性识别片段碱基序列,判断结果的分辨率低于读取碱基序列本身的PCR-SBT方法。

6.3.4　聚合酶链式反应-基于测序的分型技术

聚合酶链式反应-基于测序的分型(PCR-SBT)技术的原理是利用两侧引物对HLA基因多态性区域进行PCR扩增后对DNA序列进行直接测序,再通过与国际HLA数据库比对分析,获得HLA等位基因型别。PCR-SBT是WHO推荐的HLA分型方法的"金标准"。

6.3.4.1　技术操作流程

(1) 基因DNA提取。

(2) PCR扩增所需测序的靶DNA片段(第一次PCR)。

(3) 电泳对扩增产物进行确认,比对每个位点特异性扩增的预期扩增片段大小。

(4) 使用ExoSAP-IT酶对扩增产物进行纯化。

（5）PCR 扩增序列分析（第二次 PCR）。

（6）测序产物纯化。

（7）使用测序仪对测序反应产物进行毛细管电泳。

6.3.4.2 数据分析

此技术基于 Sanger 测序方法，在体外 DNA 复制过程中通过 DNA 聚合酶选择性掺入链终止的 ddNTPs。在染料终止剂测序中，每种 ddNTP 都用荧光染料标记，每种染料发出不同波长的光。由于其高效、便利，染料终止剂测序现在已成为自动化测序的主要手段。PCR-SBT 检测示意图如图 6-7 所示[5]。

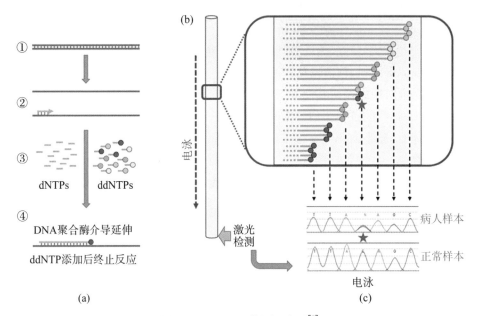

图 6-7 PCR-SBT 检测示意图[5]

6.3.4.3 方法学评价及临床意义

PCR-SBT 直接检测等位基因的核苷酸序列，因此可以准确分型。该方法不仅能进行序列识别和分型，更有助于发现新的基因型。但该方法存在成本高、速度慢、通量低的缺点，且由于某些等位基因序列中 GC 倒位导致分型错误，常常无法分辨出杂合位点是顺式杂合还是反式杂合状态。

6.3.5 二代测序 HLA 分型技术

尽管一代测序法已应用于 HLA 组织配型实验室和各临床医院，但其通量低、耗时长。此外，一代测序分离杂合标本中的 *HLA* 等位基因序列也需要更为复杂昂贵的方式才能实现。二代测序（NGS）由于通量和速度的极大提升，单次分型即可完成全相的高分辨率 HLA 分型，因而迅速得到广泛应用[6-8]。

目前 NGS 主流使用平台是 Illumina 测序系统和 Ion Torrent 测序系统。NGS 技术用于 HLA 分型主要有两种方法，靶向 *HLA* 基因座位的扩增捕获和靶向 *HLA* 基因的探针捕获技术，这两种方法各有优缺点。

6.3.5.1　技术操作流程

（1）基因 DNA 样本提取。

（2）文库构建和验证。

（3）文库分子大规模平行克隆扩增。

（4）测序。

6.3.5.2　数据分析

使用与试剂配套的分析软件进行数据分析,设置参数可包括但不限于以下内容:生成分型数据最低有效的序列(reads)数目,最大序列数目,可分析序列最短长度,可允许插入最大碱基数、可允许缺失最大碱基数、可允许错配最大碱基数,判断等位基因分型结果时任意碱基位置的最低有效序列数目,碱基可识别的最低比例,杂合子最低等位基因平衡度等。在上述测序仪产生数据的质量达标、分析软件参数均合格的情况下,进行 HLA 分型的数据分析。

6.3.5.3　方法学评价及临床意义

与经典 Sanger 测序相比,NGS 的 4 个主要优点是:

（1）样本量小。

NGS 比 Sanger 测序需要的 DNA 更少、更准确和可靠。对于 Sanger 测序,每次读取都需要大量模板 DNA,每个要测序的碱基都需要几条模板 DNA 链(即对于 100 bp 的序列,需要数百个拷贝;对于 1 000 bp 的序列,需要数千个拷贝),因为终止于每个碱基的链都需要构建一个完整的序列。在 NGS 中,可以从单链获得序列。在两种测序中,采用多个交错拷贝进行重叠群构建和序列验证。

（2）速度快。

NGS 在两个方面比 Sanger 测序快。首先,在某些版本的 NGS 中,化学反应可能与信号检测结合在一起,而在 Sanger 测序中,这是两个独立的过程。其次,更重要的是,Sanger 测序每次运行只能读取一次(最大约 1 kb),而 NGS 是大规模并行的,允许在单个芯片上一次运行读取 300 Gb DNA。

（3）成本低。

NGS 的时间缩短,所需人力和试剂减少,意味着成本要低得多。首条人类基因组序列的测序成本约为 3 亿英镑;使用 Sanger 测序方法,借助已知序列的数据,完整的人类基因组测序仍将花费 600 万英镑。而现在使用 Illumina 对人类基因组进行测序的费用不到 1 000 英镑。

（4）准确性高。

重复序列是 NGS 固有的,因为每个读段都在测序之前被扩增,并且由于它依赖于许多短的重叠读段,因此 DNA 或 RNA 的每个部分都需要进行多次测序。同样,由于它更快、更便宜,因此与 Sanger 测序相比,可以获得更多的重复。由于重复次数越多,覆盖范围越大,即使 NGS 单次读数的准确性较低,最终的序列结果也会更准确和可靠。

此技术最大缺点是序列读长短(仅 30～450 bp),且扩增过程容易引入外源基因而产生错配现象。基因组通常包含大量比 NGS 读段长度更长的重复序列,这可能导致错误装配和间隙,使许多可用的基因组序列被分割成数百或数千个片段。除了上述短读长造成的局限性外,NGS 方法依赖于 PCR 的事实也导致了对 GC 含量极端区域的测序困难,因为这些区域在 PCR 中扩增效率低下,测序覆盖率较低。由于 NGS 测序通量大,可以同时对多个样本进行检测,实现短时间内大量样本的 HLA 分型,比传统方法成本更低,节省人力。但值得注意的是,NGS 平台对仪器及场地的需求也会更高。

6.3.6 常见移植配型的分子诊断技术总结

目前实验室常用的 HLA 基因分型检测技术如表 6-2 所示。

表 6-2　实验室常用的 HLA 基因分型检测技术

检测名称	技术类别	技术特点及应用场景
HLA 基因分型	PCR-SSP	速度快,适合供体 HLA 基因分型,小样本上机
	PCR-SSO	速度中等,可大批量样本上机
	PCR-SBT	HLA 基因分型方法的"金标准"
	NGS	HLA 基因分型,大通量,低成本
	qPCR	速度快,适合供体 HLA 基因分型

6.4　分子诊断在常见器官组织移植中的临床应用

随着分子生物学技术的飞速发展,采用人工合成的寡核苷酸探针或引物,通过体外扩增鉴定受者的基因片段的 HLA 基因分型技术不断完善,已经被广泛应用于临床。本节将介绍分子分型技术在器官组织移植中的临床应用。

6.4.1 分子诊断在肾脏移植中的应用

在肾移植中,HLA-Ⅰ类抗原主要影响受者长期存活率,尤以 HLA-B 抗原最重要;而 HLA-Ⅱ类抗原对受者的长期和短期存活率均有重大影响,以 HLA-DR 抗原最重要。早期的研究表明,HLA-Ⅰ类抗原是活体供体肾移植临床效果的预测因子,随着 HLA-DR 抗原的发现,HLA 抗原不匹配对尸体供体移植结果的影响也得到了证实。1997 年,Cecka 对美国器官资源共享网(United Network for Organ Sharing,UNOS)1987—1997 年间肾移植的大样本回顾性分析显示,3 515 例 HLA 相配的同胞肾移植,10 年肾脏存活率为 73%;16 160 例 HLA 不完全相配的活体肾移植和 3 940 例 HLA 相配的尸体肾移植,10 年肾脏存活率为 55%;50 900 例 HLA 错配的尸体肾移植,10 年肾脏存活率为 39%。总体 1 年肾存活率由 1987 年的 77% 提高到 1997 年的 87%,移植物半寿期从 1988 年的 7.6 年提高到 1994 年的 11.6 年,主要归功于供肾质量提高和 HLA 相容性程度改善[9]。

长期以来,免疫抑制剂的发展显著改善了移植效果,使一些学者对 HLA 的作用提出质疑,但近年来的研究结果进一步证明了 HLA 抗原匹配在肾移植中的重要性。2016 年,一项针对美国 189 141 例成人肾脏移植的研究显示,即使是在钙调神经抑制剂的免疫抑制疗法时代,HLA-A、-B、-DR 的匹配情况和移植物存活率之间仍存在着显著的线性关系[10]。因此大多数国家和地区的尸体供体器官分配法则优先考虑没有或者很少 HLA 抗原错配的移植。

最新的 HLA 命名已包括 300 种以上的Ⅰ类和 350 种以上的Ⅱ类等位基因。经典的 HLA-2A、HLA-2B 和 HLA-2DR 抗原,由于与造血干细胞移植和器官移植的效果密切相关而被称为"移植抗原"。目前国际上通用的器官移植配型标准是 HLA-2A、HLA-2B 和 HLA-2DR 六抗原无错配标准。最佳的 HLA 配型为 HLA-2A、HLA-2B 和 HLA-2DR 六抗原分型全相合。

6.4.2　分子诊断在造血干细胞移植中的应用

造血干细胞移植对 HLA 分型的精细程度要求更高,除了 HLA-A、-B、-DR 抗原外,HLA-C、HLA-DP 抗原的影响也不容忽视[11]。由于 HLA 的高度多态性,现代的造血干细胞移植术前配型已不限于血清学配型及混合淋巴细胞反应,对不同位点的等位基因之间的差异,以及基因表型的差异的相合程度要求越来越高。然而,检测供受者之间 HLA 基因的差异仍不足以预测移植效果,这是因为 HLA 的某些差异可以耐受,而另一些即使是单个氨基酸位置变化就可以引起强烈的细胞免疫反应,导致致死性的造血干细胞移植并发症。因此,采用更新的配型措施(如 HLA 核苷酸序列分析),以及结合临床观察才能较好地评价 HLA 的差异和造血干细胞移植效果的关系。

近年来,随着分子生物学技术的发展,DNA 分型技术获得飞速发展,此项技术可精确分析 HLA 多态性,为更准确地选择造血干细胞移植供者提供了技术上的保证。由于血清学配型相合的患者仍有 30% 的基因学配型不相合,目前基因配型已开始广泛应用于临床,以保证 HLA 配型的准确性。常用方法如前文所述,有 PCR-SSO、PCR-SSP、PCR-DNA 序列分析等。造血干细胞移植供者的选择,依次从家庭成员、骨髓库、脐带血库中寻找。首选 HLA 等位基因匹配供者,然后选择 HLA 抗原匹配供者,在无匹配供者情况下,选择最佳错配供者[12]。

6.5　临床移植配型案例分析
——基于 HLA 分子分型(PCR-SSO 法)的肾移植配型

6.5.1　概要

肾移植作为终末期慢性肾病患者的首选治疗方案,目前已让全球百余万例尿毒症患者获得第二次生命。1954 年首例同卵双胞胎肾移植成功之后,人类白细胞抗原配型对肾移植的重要性在研究中得到证实。研究显示相比 HLA 错配移植,HLA 相合时移植肾的存活率更高。在免疫抑制药物相同的情况下,与随机匹配的尸体供肾受者相比,HLA 抗原的血清学相同且体外混合淋巴细胞增殖反应阴性的同胞供者,移植肾的存活率更高。在 HLA 半相合的父母-孩子或同胞-同胞肾移植中,移植肾的存活率处于中等水平。接下来我们通过一个临床病例,实际分析临床医生是如何通过各种实验室检查来匹配合适的肾源。

6.5.2　案例经过

6.5.2.1　病例资料

1) 现病史

患者,男,51 岁。因"尿毒症"拟行肾移植术入院。患者自起病以来,精神可,胃纳可,大便如常,少尿,睡眠尚可,饮食未见异常,体重无明显变化。

2) 既往史

平素健康状况:一般。传染病史:否认。预防接种史:不详。过敏史:否认。外伤史:否认。手术史:否认。输血史:否认。已婚已育。否认与现病相关的家族遗传病史。否认疫水接触史,否认疫区久居史,无冶游史。否认吸烟饮酒史。

3) 体格检查

体温 36.6℃,脉搏 88 次/min,呼吸 19 次/min,血压 150/96 mmHg。神志清,一般尚可。双肺呼吸音清,肺部无啰音。腹壁柔软,无腹部压痛和腹部反跳痛。双下肢无浮肿。

4) 实验室检查和影像学检查

(1) 血常规:白细胞计数 7.96×10^9/L,嗜中性粒细胞占比 51.8%,淋巴细胞占比 28.8%,红细胞计数 3.44×10^{12}/L↓,血红蛋白 103 g/L↓,血小板计数 144×10^{11}/L。

(2) 肝肾功能:总胆红素 8.4 μmol/L,直接胆红素 2.1 μmol/L,丙氨酸氨基转移酶 15 U/L,天门冬氨酸氨基转移酶 11 U/L↓,碱性磷酸酶 55 U/L,Y 谷氨酰基转移酶 12 U/L,总胆汁酸 0.3 μmol/L,总蛋白 73.0 g/L,白蛋白 41.9 g/L,球蛋白 31.1 g/L,白球比例 1.35,前白蛋白 359.40 mg/L,乳酸脱氢酶 192 U/L,谷氨酸脱氢酶 2.01 U/L,尿素 30.38 mmol/L↑,肌酐 1 392.0 μmol/L↑,尿酸 463.00 μmol/L↑,胱抑素 C 8.57 mg/L↑。

(3) 肾脏平扫:双肾萎缩伴多发肾内囊肿;回盲部小憩室。

(4) 肾移植配型检查:CDC<1%。PRA(Ⅰ类精确分析+Ⅱ类精确分析)检测结果和 HLA 配型如表 6-3 所示。

表 6-3　PRA 检测结果和 HLA 配型

	结果
HLA-Ⅰ类	阴性(0%)
HLA-Ⅱ类	阴性(0%)

	A1	A2	B1	B2	C1	C2	DR1	DR2	DQ1	DQ2	DP1	DP2
供体	01	02	58	67	10	07	17	12	02	07	02	04
受体	33	33	58	58	10	10	17	13	02	06	05	05

6.5.2.2　诊疗经过

1) 初步诊断

尿毒症、肾性贫血、高尿酸血症。

2) 诊疗经过

患者入院后即完善各项术前准备,于 2022 年 7 月 7 日在全身麻醉下行同种异体移植术,术后予以"他克莫司+吗替麦考酚酯+强的松"三联免疫抑制治疗,并积极对症支持治疗。

3) 最终诊断

尿毒症、肾性贫血、高尿酸血症。

6.5.2.3　处理方案和基本原则

(1) 排除禁忌后手术治疗。

(2) 对症支持治疗。

6.5.3　案例分析

1) 病史特点

(1) 患者,男性,51 岁。因"尿毒症"拟行肾移植术入院。

(2) 体格检查:体温 36.6℃,脉搏 88 次/min,呼吸 19 次/min,血压 150/96 mmHg。神志清,一般尚可。双肺呼吸音清,肺部无啰音。腹壁柔软,无腹部压痛和腹部反跳痛。双下肢无浮肿。

(3) 实验室和影像学检查:肾功能指标明显升高(尿素 30.38 mmol/L↑,肌酐 1 392.0 μmol/L↑,尿酸 463.00 μmol/L↑),影像学可见双肾萎缩伴多发肾内囊肿。

2) 诊断及诊断依据

(1) 诊断:尿毒症、肾性贫血、高尿酸血症。

(2) 诊断依据:患者为老年男性,肾功能检查提示肌酐明显增高,影像学可见双肾萎缩。

3) 鉴别诊断

(1) 梗阻性肾功能衰竭:患者常以突然少尿、无尿为主要症状,肾功能血清肌酐急剧升高,B超或腹部平片可见有结石等梗阻病灶。一般解除梗阻后,肾功能迅速恢复正常。

(2) 肾病综合征:患者可长期伴有大量蛋白尿、高血压、高脂血症和低蛋白血症,可伴全身浮肿。一般需行肾穿活检病理可明确诊断。

(3) 慢性肾盂肾炎:该病患者常反复伴有高热,可伴有双侧肾区叩痛,可伴有高血压等症状。应用抗生素治疗有效,中段尿培养可见大量细菌生长。

6.5.4　案例讨论

肾移植是终末期肾病最有效的治疗方法,目前短期存活理想,但移植肾 10 年存活率不足 50%。有研究提示,接近 60% 的移植肾失功归因于供者特异性抗体(DSA)介导的排斥反应。DSA 的主要成分是抗供者 HLA 的抗体,近来非 HLA 抗体和抗体的介导排斥反应(AMR)的关系也日益受到重视。

移植受者的 HLA 抗体来源于对供者器官(或其他来源,如输血、妊娠等)同种异体 HLA 产生的免疫应答。因此供受者 HLA 的分型、受者 HLA 抗体的检测和特异性分析对于 DSA 的判别、排斥风险的评估和分层以及指导 AMR 的预防和治疗具有重要作用。

目前国内外肾移植中心常采用不同的实验方法进行供受者的 *HLA* 基因分型,包括低分辨水平的序列特异性引物法、中分辨水平的序列特异性寡核苷酸探针(SSO)法、高分辨水平的基于测序分型(SBT)法以及等位基因水平的二代测序法。

在实验室一般现有条件下,对于死亡后器官供者推荐首先采用 SSO 法进行 *HLA-A*、*-B*、*-DR* 初筛分型,然后争取采用 NGS 或 SBT 方法进行 *HLA-A*、*-B*、*-C*、*-DRB1*、*-DQB1* 等位点的基因分型,尽量以检测更多位点为原则。条件先进的实验室,对于潜在器官捐献者推荐尽可能提前采集血液样本进行 HLA 高分辨基因分型,而对于突发器官捐献推荐采用 SSO 方法加急检测 HLA-A、-B、-DRB1、-DQB1(至少前 3 个)位点,后续再采用 NGS 或 SBT 法完善 HLA 高分辨分型结果。

肾移植受者与捐献者 HLA 匹配要求如下:首先考虑 HLA-DQB1、HLA-DRB1 位点中有一个或以上的等位基因(或抗原)相合,其他 HLA-A、-B、-C、-DPB1 位点等位基因相合尽可能多;其次考虑与可接受错配 HLA 的基因型或抗原型相同。

为了在移植前评估受者免疫记忆(HLA 预致敏)的风险,肾移植患者还需检测 HLA 抗体。本实验室采用的是群体反应性抗体(PRA)法和补体依赖性细胞毒反应(CDC)法。PRA 检测法是在供者细胞不可获得的情况下,采用潜在供者人群中有足够代表性的部分个体的细胞组合作为抗原载体,来模拟整个潜在供者人群的抗原谱,检测受者体内是否存在相应抗体。根据阳性反应细胞在总靶细胞组合中所占的比例,来粗略预估受者体内预存的抗体对随机供者产生 AMR 的可能概率,是对可能导致排斥抗体的一种间接的检测方法。CDC 法是把受者的血清和抗原载体细胞放在一起孵育,并添加补体。假如血清中存在针对载体细胞表面抗原的具有补体激活能力的抗体,抗原载体细胞就会被补体杀伤,对死细胞染色后,可对细胞培养板或通过流式细胞仪进行计数来判读结果。CDC 实验检出的抗体是可以激活补体的抗体,可根据淋巴细胞死亡百分比判断结果,并采取相应的临床决策[13](见表 6-4)。

表 6-4 CDC 结果的判断及临床意义

坏死细胞占比/%	致敏强度	超急性排斥的风险	肾移植可行性
0~10	无或极轻度	小	可行
11~20	轻度	存在	不推荐
21~40	中度	较高	禁忌
41~80	高度	很高	禁忌
81~100	超高度	极高	禁忌

注:CDC 为补体依赖性细胞毒反应。

肾移植供受者 HLA 分型和受者 HLA 抗体检测的结果是对移植受者免疫风险评估的主要依据;HLA 致敏史(如妊娠、既往移植、输血等),是对移植受者的免疫记忆和初始同种异体免疫反应进行风险分层和个体化免疫抑制治疗的重要参考[13](见表 6-5)。

表 6-5 肾移植前受者同种异体免疫反应风险及移植可行性评估

CDC-XM	FCXM	SAB	致敏史	HLA 分子错配	免疫风险评估	肾移植可行性
阳性	阳性	阳性	不限	不限	活动性免疫记忆和超急性排斥	禁忌
阴性	阳性	阳性	不限	不限	活动性免疫记忆、AMR 和 TCMR	不推荐

（续　表）

CDC- XM	FCXM	SAB	致敏史	HLA 分子错配	免疫风险评估	肾移植可行性
阴性	阴性	阳性	不限	不限	活动性免疫记忆、AMR 和 TCMR	限定条件下可行
阴性	阴性	阴性	妊娠史、再次移植且伴有重复错配	不限	潜在免疫记忆伴有 B 和 T 细胞记忆性反应	可行，高风险
阴性	阴性	阴性	cPRA 阳性伴未知错配	不限	可能有潜在免疫记忆，并伴有 B 和 T 细胞记忆性反应	可行，较高风险
阴性	阴性	阴性	无	高	新生同种免疫反应增强	可行，中风险
阴性	阴性	阴性	无	低	基线水平新生同种免疫反应	推荐，基线风险
阴性	阴性	阴性	无	0	低新生同种免疫反应	强烈推荐，低风险

注：CDC-XM 为补体依赖细胞毒交叉反应；FCXM 为流式细胞术交叉反应；SAB 为单抗原微球；HLA 为人类白细胞抗原；AMR 为抗体介导的排斥反应；TCMR 为 T 细胞介导的排斥反应；cPRA 为估算的群体反应性抗体。

视频 11：HLA 分型和抗体检测的仪器和操作介绍

参考文献

［1］ Raju T N. The Nobel chronicles. 1980: George Davis Snell (1903 - 96); Jean Baptiste Dausset (b 1916); Baruj Benacerraf (b 1920)［J］. Lancet, 1999, 354(9191):1738.

［2］ Khan F H. The Elements of Immunology［M］. India: Pearson Education, 2009.

［3］ Tannock I F, Hill R P, Bristow R G, et al. The Basic Science of Oncology［M］. New York: McGraw Hill, 2013.

［4］ Dunckley H. HLA typing by SSO and SSP methods［J］. Methods Mol Biol, 2012, 882:9 - 25.

［5］ Jackson M, Marks L, May G H W, et al. The genetic basis of disease［J］. Essays Biochem, 2018, 62 (5):643 - 723.

［6］ Gabriel C, Fürst D, Faé I, et al. HLA typing by next-generation sequencing - getting closer to reality ［J］. Tissue Antigens, 2014, 83(2):65 - 75.

［7］ Cornaby C, Weimer E T. HLA Typing by Next-Generation Sequencing: Lessons Learned and Future Applications［J］. Clin Lab Med, 2022, 42(4):603 - 612.

［8］ Bravo-Egana V, Sanders H, Chitnis N. New challenges, new opportunities: Next generation sequencing and its place in the advancement of HLA typing［J］. Hum Immunol, 2021, 82(7):478 -

487.

［9］ Cecka J M. The UNOS Scientific Renal Transplant Registry-ten years of kidney transplants［J］. Clin Transpl, 1997:1-14.

［10］ Williams R C, Opelz G, McGarvey C J, et al. The Risk of Transplant Failure With HLA Mismatch in First Adult Kidney Allografts From Deceased Donors［J］. Transplantation, 2016, 100（5）:1094-1102.

［11］ Mangum D S, Caywood E. A clinician's guide to HLA matching in allogeneic hematopoietic stem cell transplant［J］. Hum Immunol, 2022, 83(10):687-694.

［12］ 赵桐茂.造血干细胞移植 HLA 配型指南(续)［J］.中国输血杂志,2005,18(2):170-173.

［13］ 张雷,蔡俊超,何军,等.肾移植人类白细胞抗原分型和抗体检测专家共识［J］.中华医学杂志,2022,102(10):704-716.

7

分子诊断技术新进展

分子诊断技术是医学诊断领域的一项重要技术,主要通过检测样本中的基因或基因表达水平,为疾病的预防、诊断、治疗监测及预后评估提供重要依据。

1976年,华裔科学家简悦威将DNA分子杂交技术成功运用于镰型红细胞贫血的诊断,开启了分子诊断的序幕。随着PCR、荧光原位杂交、DNA测序等新型分子技术不断涌现,分子诊断技术已广泛应用于肿瘤、感染性疾病、遗传病等领域。近年来,液态活检、单细胞测序推动着分子诊断朝着精准化方向发展。

总之,分子诊断技术经历了从单一到多样化的发展历程,未来将继续向便携化、信息化和一体化方向发展,为疾病的早期诊断、个体化治疗提供有力支持。

7.1 基于分子诊断探针的分子诊断

7.1.1 不依赖扩增的核酸分子诊断探针

自身具有严格的碱基配对原则,且包含特殊的序列,具有适体或者酶活性的核酸分子,为设计不依赖于扩增的核酸分子诊断探针提供了可能。

7.1.1.1 核酸分子的基本介绍

核酸分子是构成生命的基础大分子之一,主要功能是作为遗传信息的载体。随着科学的发展,越来越多的功能被发现和开发出来。核酸主要分为脱氧核糖核酸(DNA)和核糖核酸(RNA),由一个五碳糖、一个磷酸基团和一个碱基组成。一般而言,RNA以单链形式存在,DNA以双链形式存在。碱基之间有普适而严格的配对规则A-T(U)和C-G,如图7-1所示。

7.1.1.2 基于核酸序列的探针

基于核酸序列的探针一般通过链置换产生信号。链置换即通过一小段伸出段(toehold)来实现熵差异,从而让目标链将探针中的链置换出来。链置换需要理性设计,对于设计的要求较高,一般而言需要针对每个检测目标定制设计方案。其突出的优点是能够做到单碱基的检测,通过对探针的模拟设计,单碱基突变的特异性相对于野生型可以达到上千倍[1,2]。不同的设计示例如图7-2所示。

7.1.1.3 基于核酸适体的探针

核酸适体是一类具有特殊二级结构的短链核酸分子,特殊的二级结构使其能够与不同的靶标进行结合,包括蛋白、小分子、多肽、细胞等。核酸适体的广泛结合特性使其能结合大多数疾病标志物,利用这种特性,不同的检测方法应运而生。通过一种名为SELEX

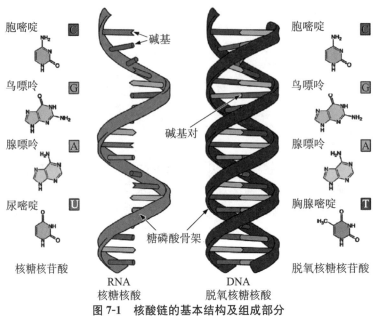

胞嘧啶 C
鸟嘌呤 G
腺嘌呤 A
尿嘧啶 U
核糖核苷酸

碱基
碱基对
糖磷酸骨架

RNA
核糖核酸

DNA
脱氧核糖核酸

胞嘧啶 C
鸟嘌呤 G
腺嘌呤 A
胸腺嘧啶 T
脱氧核糖核苷酸

图 7-1　核酸链的基本结构及组成部分

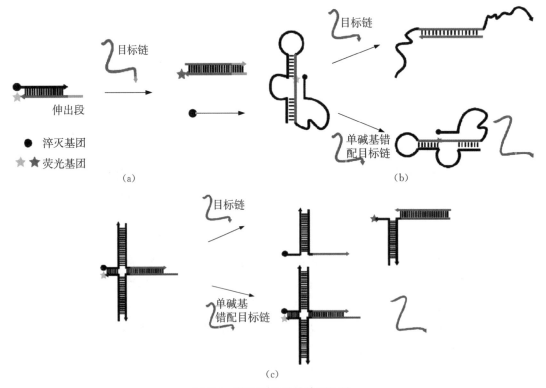

目标链
伸出段
● 淬灭基团
★ 荧光基团

(a)

目标链
单碱基错配目标链

(b)

目标链
单碱基错配目标链

(c)

图 7-2　基于核酸链的检测探针

(a)基于部分配对的双链探针;(b)基于单链结构变化的单碱基检测探针;(c)基于多链的单碱基检测探针。

（systematic evolution of ligands by exponential enrichment）的筛选方法，我们能够筛选出靶标对应的特异性的核酸适体。

基于核酸适体有很多种不同的信号检测方法，如荧光法、比色法、电化学法[3,4]。这些检测方法的原理主要是通过其二级结构的改变而产生信号变化，常见的分为三种。①基于核酸适体空间构型变换的检测方法：依赖于适体分子本身的二级结构的变化，修饰有信号报告分子的适体类似于分子信标的功能会改变信号的放出与关闭；或者，适体链先与一条链部分结合，当有靶标加入之后，适体形成二级结构将部分结合的链作为信号释放出来。②基于分裂适体对检测物响应的检测方法：将一个适体拆分成两部分，其中一部分带着信号分子，只有当靶标加入之后，两部分才会成为一个整体，从而使得信号分子停留在特定部分。③基于对检测物的结合的检测方法：利用适体的捕获能力结合层流分析进行检测。代表性示例如图 7-3 所示。

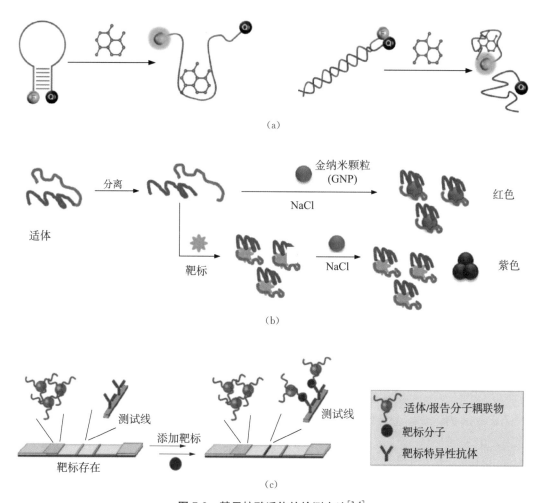

图 7-3　基于核酸适体的检测方法[3,4]

（a）基于核酸适体空间构型变换的检测方法；（b）基于分裂适体对检测物响应的检测方法；（c）基于对检测物的结合的检测方法。

7.1.1.4 基于脱氧核酶的探针

脱氧核酶(DNAzyme)是一类人为筛选出的具有酶活性的脱氧核糖核苷酸序列,可用于切割核酸链。Joyce 和 Breaker 在 1994 年首次发现了这种现象;这被认为是一个重大发现,它打破了人们对 DNA 只能作为遗传信息载体的固有印象。基于这种特性,核酸酶可被用于沉默特定基因或者切割特定的报告分子,在治疗、诊断和分析领域得到应用。

大量的脱氧核酶在过去二十多年中被发现,它们具有各种各样的酶活性,其中最为普遍的特性是切割 RNA 链。因其酶活性具有信号放大的特性,切割 RNA 的脱氧核酶被广泛应用于生物检测领域。

与核酸适体类似,脱氧核酶的检测策略大致可以分成三类:①通过脱氧核酶自身的结构变换实现切割活性的激活,以实现对报告链的切割,释放特殊 RNA 链或者报告信号。②通过与目标链的结合实现两条分割的链组装成脱氧核酶,实现酶活性的激活。③通过与其他方法联用,实现对切割的识别从而输出信号[5,6]。对应的设计示例如图 7-4 所示。

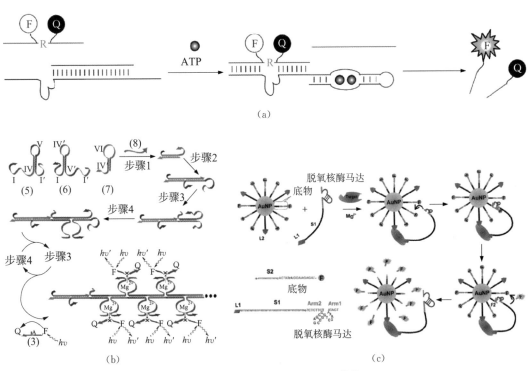

图 7-4 基于脱氧核酶的检测策略[5,6]

(a)基于结构变换的检测;(b)基于分段链的核酶激活的检测;(c)通过与其他方法结合识别检测信号。

7.1.1.5 基于核酸纳米结构的探针

核酸纳米结构是近 40 年来兴起的全新领域,主要通过多条核酸链之间的碱基互补配对实现复杂结构的自组装,以其高生物相容性、易于组装、结构和功能高度可控等特性被应用于体内治疗、成像和体外诊断等领域。

基于核酸纳米结构的探针可以对修饰基团(即外接分子)进行控制;同时,对空间结构的精细控制使得其可以对外接分子进行纳米级的空间排布,从而实现不同的信号输出[7,8]。相关的示例如图 7-5 所示。

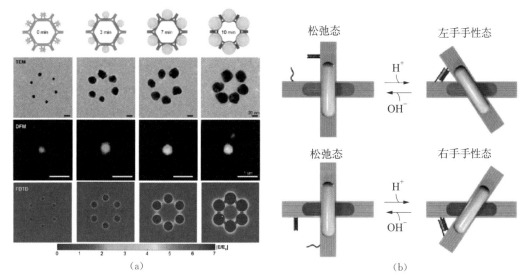

图 7-5 基于核酸纳米结构的检测探针

(a)基于核酸纳米结构组装增强拉曼的检测探针[7];(b)基于核酸纳米结构动态变构的 CD 信号的检测探针[8]。

7.1.2 基于核酸等温扩增技术的分子诊断探针

7.1.2.1 核酸等温扩增的基本原理

酶催化的脱氧核糖核酸(DNA)复制是所有有机生命体中不可缺少的过程,它复制了维持生命所必需的遗传指令。以酶为基础的 DNA 复制,是最常用的核酸体外扩增技术之一,在克隆、核酸测序、基因分型和基因诊断等现代生物及医学研究领域发挥着重要作用,并被广泛应用于研究、取证、医学和农业。

聚合酶链式反应(PCR)是最早的核酸体外扩增技术,该反应过程包括变性、退火和延伸三个阶段,通过若干基本反应的循环实现 DNA 扩增,由于每次扩增出来的产物都可以作为下一个循环的扩增模板,所以产物可以指数形式增加。尽管 PCR 已广泛应用于各个领域,但它需要大型且昂贵的热循环仪,这在很大程度上限制了其在资源有限环境和即时监测分析中的应用。

核酸等温扩增是一种具有发展前景的替代方法,它是通过各种酶、引物、脱氧核苷三磷酸(dNTP)、模板 DNA 以及缓冲液的混合物在同一温度下温浴一定时间,使不同活性的酶和各自特异性引物进行反应,从而实现核酸的快速扩增。与 PCR 技术相比,核酸等温扩增对仪器的要求大大简化,可以在简单的条件下(如水浴)进行,也可在细胞表面,甚至活细胞内进行,并且反应时间大大缩短,更能满足快速简便的需求。自 20 世纪 90 年代初以来,数十种采用各种扩增机制的核酸等温扩增技术被开发出来,有些已经实现了商业化生产。这些等温扩增技术具有灵敏度高、特异性强、快速准确和操作简单等优点,在生物传感、生物成像和纳米医学等领域具有广阔的应用前景。

7.1.2.2 核酸等温扩增技术的种类

自 20 世纪 90 年代开始,很多实验室尝试发展无须热变性的核酸等温扩增技术,现已开发出了如杂交链式反应(hybridization chain reaction,HCR),催化发夹组装(catalytic hairpin assembly,CHA),滚环扩增(rolling circle amplification,RCA),环介导的等温扩增(loop-mediated isothermal amplification,LAMP),解旋酶依赖的等温扩增(helicase-dependent amplification,HDA),DNA 链置换扩增(strand displacement amplification,SDA),重组酶聚合酶扩增(recombinase polymerase amplification,RPA),核酸序列依赖性扩增(nucleic acid sequence based amplification,NASBA)等多种等温扩增技术。等温扩增技术在病原检测、基因芯片和单核苷酸多态性(SNP)的研究方面也具有良好的应用前景。

1) 不依赖于酶的核酸等温扩增

发展简单、快速、高效、低成本的信号放大技术在生化分析和生物医药等领域具有重要的意义。2004 年,Dirks 等人首次提出了杂交链式反应(HCR)的概念[9],其原理如图 7-6 所示。在该反应体系中,发夹结构最初处于一个亚稳定状态,两种 DNA 发夹结构能够共存于同一个溶液体系中。直到靶标链的引入触发两种 DNA 发夹结构交替开环,产生了大量带有重复单元的线性双链 DNA 结构。并且,HCR 产物的平均相对分子质量与靶标链浓度成反比,即靶标链浓度越高,产物的平均相对分子质量越小,反之则越大。

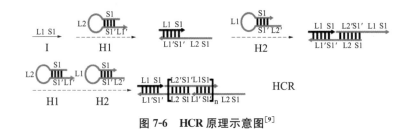

图 7-6 HCR 原理示意图[9]

HCR 的触发链充当 DNA 装配的前导组件,并且在级联反应过程中不会从 HCR 产物中释放出来,而催化发夹组装(CHA)的技术原理则不同,触发链除了可用于触发发夹底物的组装外,还可从反应的每个循环中再生,进行循环的触发。根据反应途径,CHA 技术可分为线性 CHA 和级联 CHA。基本的线性 CHA 最初是由 Pierce 和其同事设计的,触发链将发夹 A 打开并形成的 DNA 结构进一步打开发夹 B,发夹 B 的延伸将触发链置换下来,从而形成了一个循环。

2) 基于聚合酶的核酸等温扩增

1998 年,Lizardi 等人开发了滚环扩增(RCA)技术。该技术是一种具有代表性的酶辅助的核酸信号放大策略。其原理是以环状 DNA 为模板,一段 DNA 引物可以与该环状模板互补,在 DNA 聚合酶催化下将引物延伸成一条与模板序列互补的包含成百上千个重复片段的线状单链 DNA,这也是最初的 RCA 的扩增原理,即第一代线性滚环扩增[10],如图 7-7 所示。该方法在核酸检测中具有很大的应用价值。因其高灵敏度、高特异性和可操作性,RCA 在基础研究、实际检测、医疗诊断及纳米材料等方面都有良好的应用前景。

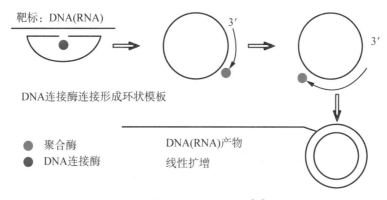

靶标：DNA(RNA)

DNA连接酶连接形成环状模板

● 聚合酶
● DNA连接酶

DNA(RNA)产物
线性扩增

图 7-7　RCA 原理示意图[10]

2000 年，Notomi 等人首次提出环介导的等温扩增(LAMP)的概念。该技术为 DNA 扩增提供了不同的途径，具有多种优势。与传统 PCR 相比，LAMP 的成本更低，不需要热循环过程，反应温度约为 60～65℃。它特异性很高，并且 1 h 内最多可以产生 10⁹ 个拷贝。如图 7-8 所示，该技术针对靶 DNA 的 6 个特异性区域设计了 4 条引物，利用链置换的原理，在 DNA 聚合酶(Bst DNA polymerase)的作用下，于 65℃左右反应 30～60 min，即可完成扩增反应[10]。该过程在恒定温度下进行，是一种简便、快速、特异性高的新型基因扩增方法。

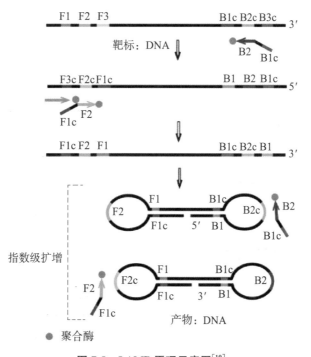

● 聚合酶

图 7-8　LAMP 原理示意图[10]

解旋酶是一种能够在单链结合蛋白(SSB)的辅助下打开 DNA 双螺旋的酶。2017 年，Ma 等人利用解旋酶和 DNA 聚合酶开发了一种解旋酶依赖的等温扩增(HDA)技术[10]。如

图 7-9 所示,其原理是在扩增过程中(65℃左右),解旋酶能将双链 DNA 打开,打开后形成的单链 DNA 与 SSB 特异性结合,使其一直保持单链状态。然后,引物与单链 DNA 通过碱基互补配对作用结合后,在 DNA 聚合酶的作用下,不断扩增形成双链 DNA 产物。新合成的双链 DNA 又可以作为下一次扩增的模板,在解旋酶、SSB 和引物的作用下开始新一轮的扩增。该技术的扩增过程与 PCR 类似,但无须温度的变化且操作简单,应用范围更广。

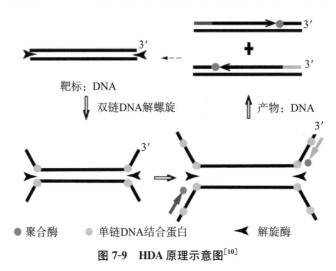

靶标:DNA 　双链DNA解螺旋　产物:DNA

● 聚合酶　● 单链DNA结合蛋白　◀ 解旋酶

图 7-9　HDA 原理示意图[10]

3) 基于限制性内切酶的核酸等温扩增

DNA 链置换扩增(SDA),是 1992 年 Walker 等科学家首次提出的一种 DNA 扩增技术。如图 7-10 所示,该技术应用了具有双重功能的引物,该引物既能够识别目标区域,又能够识

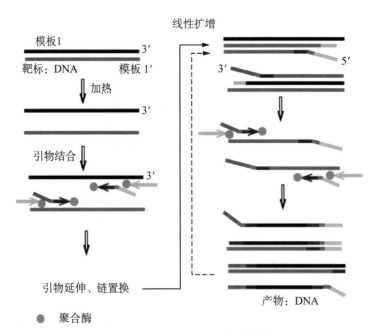

线性扩增

模板1　　　　　　模板1′

靶标:DNA

加热

引物结合

引物延伸、链置换

产物:DNA

● 聚合酶

图 7-10　SDA 原理示意图[10]

别特异性的内切酶切割位点。当引物与靶标 DNA 对应的单链序列杂交后,在聚合酶的作用下产生带有限制性内切酶识别位点的 DNA 序列,该序列各带有一段 3′端序列和 5′端序列以进入 SDA 循环。DNA 聚合酶在限制性内切酶识别位点切割处延伸 3′端,并代替另外一条 DNA 链,该替代链能与引物进一步杂交,作为另一个扩增反应的靶标。经过上述不断的循环重复反应,靶标 DNA 可以指数形式扩增[10]。

4) 基于多酶联用的核酸等温扩增

重组酶聚合酶扩增(RPA)是一种依赖于反向寡核苷酸引物的等温扩增技术。整个扩增过程的关键在于引物-重组酶复合物的形成和解聚的动态平衡。如图 7-11 所示,首先,目标特异序列在重组酶的催化下发生单链互换,使引物与目标序列结合。随后,由 ssDNA 结合蛋白(gp32)结合被替换下来的另一条单链,以防止其重新退火与目标序列结合。目前 RPA 反应与现今多数核酸扩增方法中用到的染料或分子信标不兼容,因此其应用范围有限,但因其整个扩增过程操作简单,扩增也较高效,这项技术在未来多个方向的应用方面(如即时检验,point-of-care testing,POCT)有很大发展前景[10]。

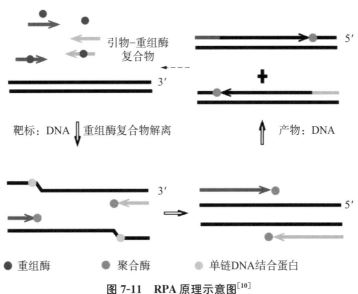

引物–重组酶复合物

靶标:DNA ⇓ 重组酶复合物解离　　　产物:DNA

● 重组酶　　● 聚合酶　　● 单链DNA结合蛋白

图 7-11　RPA 原理示意图[10]

核酸序列依赖性扩增(NASBA)是由一对引物介导的,以 RNA 为模板,进行均一连续的体外特异核酸序列等温扩增的一种酶促反应过程。如图 7-12 所示,该技术的检测反应需要逆转录酶、T7 RNA 聚合酶、核糖核酸酶 H(RNase H)这 3 种酶共同协作完成。首先,RNA 模板在逆转录酶催化下合成一段 cDNA,然后利用噬菌体 T7 RNA 聚合酶的催化进行 RNA 扩增。NASBA 最终扩增产物为 ssRNA,产物无须纯化,可直接用于探针杂交。由于其具有快速、简便的优点,NASBA 技术在 RNA 病毒诊断、即时检验(POCT)、活体目标检测和转录组分析中发挥着重要的作用[10]。

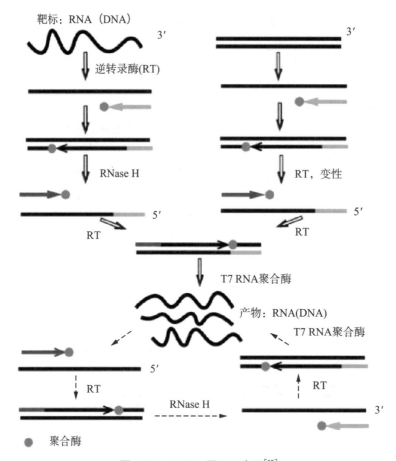

靶标：RNA（DNA）

逆转录酶(RT)

RNase H

RT

RT

RT，变性

RT

T7 RNA聚合酶

产物：RNA(DNA)

T7 RNA聚合酶

RT

RNase H

RT

聚合酶

图 7-12　NASBA 原理示意图[10]

7.1.2.3　核酸等温扩增与其他相关技术联用

等温扩增技术具有操作简便和扩增效率高等优点,在生物分析中具有广阔的应用前景。目前,等温扩增技术已经成功地应用于核酸(DNA 和 RNA)检测、SNP 基因分型、DNA 甲基化分析等领域。随着分子生物学的发展,核酸等温扩增与其他相关技术(如 CRISPR 技术、生物传感技术和分子识别技术)联用已被广泛用于细胞、蛋白质、小分子以及离子等的检测。

1) 核酸等温扩增与 CRISPR 的联用

成族规律间隔短回文重复序列(CRISPR)是一种新颖而强大的核酸扩增系统,该系统的内切酶由 RNA 引导。与 CRISPR 相关蛋白或 Cas 系统一起,这项技术在分子水平上提高了核酸检测的特异性。CRISPR 的一些显著特征,如有效的信号放大、高特异性和中等温度下的识别,为临床诊断提供了很大的便利。基于 CRISPR 的扩增技术是当前应用于分子诊断的前沿科技中占主导地位的核酸扩增方法之一。

许多与 CRISPR-Cas 联用的等温扩增检测系统已经被开发出来。特异性高灵敏度酶报告基因解锁(SHERLOCK)是一种体外核酸检测平台,基于核酸扩增和 Cas13a 介导的报告基因 RNA 侧切,它提供了一种简化的检测方法,检测范围为 100 个拷贝的病毒基因组,其原理如图 7-13 所示[11]。另外,有人开发了一种基于 CRISPR-Cas12 的检测技术,用于从患者样本 RNA 中检测 SARS-CoV-2 DNA 内切酶靶向的 CRISPR 转录报告基因(SARS-CoV-2 DNA endonuclease-targeted CRISPR trans reporter,DETECTR),该方法包括逆转录环介导的等温扩增(RT-LAMP)。基于逆转录(RT)、等温扩增和 CRISPR-Cas12 反应,还有研究者开发了一种用于 SARS-CoV-2 检测的冻干 CRISPR-Cas12 试剂盒(lyo-CRISPR SARS-CoV-2 试剂盒)。综上,核酸等温扩增与 CRISPR 的联用,可以产生扩增的检测信号,提高分析特异性和灵敏度,并开发 POCT 技术。

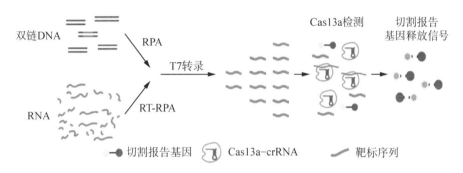

图 7-13　SHERLOCK 检测平台的原理示意图[11]

2)核酸等温扩增与生物传感技术的联用

核酸等温扩增是一种简单的程序,能在恒温下快速高效地积累核酸序列,不需要复杂的设备。将等温扩增与生物传感联用,可提供高灵敏度检测,并在资源匮乏的环境中改善筛查条件。Chen 等人构建了一种原位评估细胞表面聚糖表达、可用于癌细胞检测的电化学发光(ECL)生物传感器。该传感器在人血清样品中的检测限为 38 个人急性淋巴细胞白血病 T 淋巴细胞(CCRF-CEM)/mL,为动态分析不同聚糖在细胞表面的表达提供了借鉴价值。Feng 等人利用 pH 响应的网状滚环扩增(NRCA)实现肿瘤相关 miRNA 的可视化试纸分析。如图 7-14 所示,在 NRCA 扩增过程中,释放的副产物包括部分焦磷酸盐和氢离子(H^+),其数量取决于扩增效率。在足够高的扩增效率和合适的条件下,预计 H^+ 产生所引起的 pH 变化将足够显著,只需使用 pH 指示剂或 pH 试纸即可监测。在这项工作中,切口酶从特定位点切割产物,片段产物可以重复使用作为新的 NRCA 反应的引物,从而提高了扩增效率。在该方案的实际应用中,Feng 等人将肿瘤细胞中过表达的 miR-21 作为模型靶点并成功检测,这有助于以 miRNA 作为生物标志物进行低成本的癌症诊断[12]。

目前,已有许多研究将等温扩增技术集成于便携式生物传感设备中,应用于 POCT 场景。例如雅培公司的"ID NOW"新型冠状病毒检测仪器,基于等温扩增中的 EXPAR 技术,"ID NOW"的检测速度明显比其他分子方法更快,也比传统快速检测更准确。

3)核酸等温扩增与分子识别的联用

分子识别是一个分子通过特定的非共价相互作用与另一个分子相结合的过程,这些相互作用的特异性允许分子以其结构属性(包括大小、形状和极性等)预定的方式组装。除了化学分子之间的识别外,在自然界的生物体中可以轻松观察到各种生物分子之间的识别,包

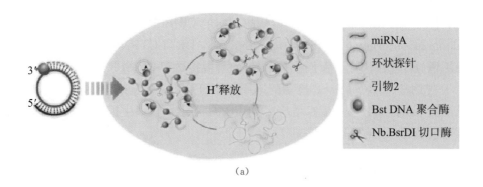

$$DNA_n + dNTPs \xrightarrow{\text{聚合酶}} DNA_{n+1} + dNMPs + PPi + H^+$$

(b)

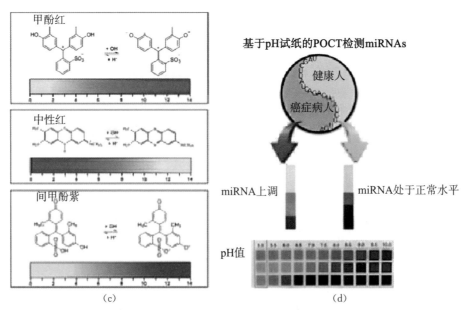

图 7-14 基于 pH 响应的 NRCA 比色法测定 miRNA 的原理示意图[12]

(a)NRCA 的简要原则；(b)Bst DNA 聚合酶催化反应方程式；(c)所采用的 pH 响应指标在不同 pH 下的颜色变化；(d)pH 试纸检测 miRNA 诊断癌症的前景。

括抗体和抗原，激素和激素受体，DNA 启动子和转录因子，酶和底物等，其中大多数具有高强度、特异性的亲和力，它们的相互作用机制已得到很好的研究。

如图 7-15 所示，Li 等人通过将 RCA 反应和适体-蛋白的特异性结合相耦联，构建了一种名为原位滚动循环复制扩增（in situ rolling cycling replication-templated amplification，isRTA）的方法。该方法能够以更易于操作和更简化的方式对质膜蛋白（plasma membrane protein，PMP）进行高灵敏度的检测，同时还对乳腺癌细胞上广泛分布的几种 PMP 生物标志物（MUC1、EPCAM 和 HER2）进行鉴定，因此可以精确分类乳腺癌细胞亚群[13]；其超高

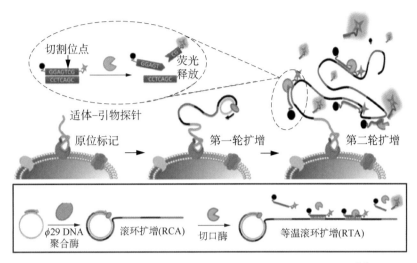

图 7-15　用来定量分析质膜蛋白的 isRTA 技术的原理和步骤[13]

的灵敏度和实用性也有助于研究膜蛋白及其相关的生物功能。此外，Jiang 等人首先尝试将 RCA 反应与以聚胸腺嘧啶为模板合成的铜纳米颗粒(CuNPs)结合以放大级联信号，进而对前列腺特异性抗原(PSA)进行超灵敏和高选择性的电化学测定。在 EXPAR 技术的基础上，Gines 等人设计了一个 DNA 电路，可以放大并报告特定 microRNA 的存在，即使是在飞摩尔级别的浓度下。该分子电路使用了"leak absorption"机制，一定程度上克服了 EXPAR 非特异性扩增的缺点。虽然等温扩增技术自身存在一些缺陷，但是近年来随着科研的不断深入，该技术也在不断进步，并有望运用到越来越多的场景中。

　　7.1.2.4　核酸等温扩增技术在分子诊断中的应用

　　目前，传染病诊断、血液筛查以及癌症诊断中应用的核酸检测技术主要是聚合酶链式反应(PCR)，该技术具有敏感度高、特异性好等特点，但需要昂贵的仪器且检测时间较长。近年来，随着新型冠状病毒的广泛传播，世界范围内迫切需要更快速简单的现场检测技术。作为 PCR 的替代技术，核酸等温扩增得到了快速的发展。这类技术操作简便且灵敏度高，无须复杂精密的仪器便能对目标分子实现扩增，且大大缩短了检测时间。研究者们将核酸等温扩增技术与多种技术相结合，开发出了多种产品，在核酸检测中得到了广泛的应用。

　　1) 核酸等温扩增应用于人类传染病诊断

　　对于病毒的检测，核酸检测技术仍然是金标准。数十种诊断试剂盒已经商业化，其中一些试剂盒已经相当成熟，例如基于 LAMP 法的结核病和疟疾检测试剂盒，以及新型冠状病毒检测试剂盒等。

　　Hu 等人开发了一种针对 SARS-CoV-2 感染的逆转录环介导的等温扩增(RT-LAMP)检测方法[14]，总体过程如图 7-16 所示。其中，阳性反应导致颜色从紫色变为蓝色，这是由于在 Bst DNA 聚合酶活性高的情况下镁浓度降低，而阴性反应保持紫色。作者收集 481 个临床呼吸道样本和来自无症状携带者的样本，进行了 RT-LAMP 检测。检测结果表明，与 qPCR 检测相比，RT-LAMP 检测对 SARS-CoV-2 感染的诊断具有更好的敏感性(88.57%

对 80.00%)和相当的特异性(98.98% 对 100%)。除此之外,环介导的等温扩增(LAMP)不需要繁琐的电泳和紫外观察,只需要肉眼观察便能鉴定扩增与否,因此可以作为医院和社区中新冠肺炎诊断和流行病学监测的一种合适的辅助方法。如今,基于 RT-LAMP 的检测试剂盒可以很容易应用于家庭场景是全球公共卫生事业中病原体和传染病的低成本监测平台。

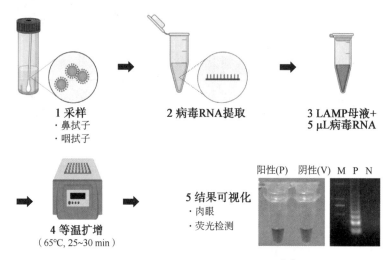

图 7-16　RT-LAMP 检测的总体过程[14]

交叉引物扩增(cross-priming amplification,CPA)技术是优星生物科技有限公司基于 LAMP 原理进行引物的设计和改进而发明的,其保留了 LAMP 技术中外引物折叠的结构(交叉引物),新设计了一对扩增引物 2a/3a 和一对解开链的外围引物 4s/5a。该反应利用多条交联引物(6~8 个引物),可以在恒温条件下扩增 DNA 靶序列[15](见图 7-17)。扩增产物的检测在侧向流动条上进行,该流动条装在封闭的密封塑料装置中,以防止扩增子的泄漏。Fang 等人评估了从痰标本诊断结核病的检测试剂盒。与结核病诊断的"金标准"——3D 液体培养相比,CPA 方法的灵敏度和特异性分别为 92.8% 和 98.8%[15]。该方法可以广泛应用于临床样本快速检测,结果易于读取,CPA 的密封装置还避免了不同标本之间的交叉污染。

2) 核酸等温扩增应用于病原体检测

李等人利用 LAMP 技术建立了布鲁氏菌的检测方法[16]。作者利用布鲁氏菌重要的毒力基因 Omp25 设计了 4 条 LAMP 的特异性引物,通过对反应条件的优化,组装布鲁氏菌 LAMP 检测试剂盒,并对试剂盒的各项性能进行评价。该试剂盒在 63℃ 1 h 内可检测出布鲁氏菌,其检测限达 5 个拷贝/μL,特异性为 100%,无假阳性和假阴性出现;反复冻融 20 次或 -20℃ 下储存 1 年,均不影响试剂盒的使用效果。该试剂盒可用于食品中布鲁氏菌的快速检测,适用于基层和现场检测。

Besuschio 报告了一种用于检测人类血液样本中克氏锥虫(T. cruzi)DNA 的 LAMP 试剂盒原型,使用该试剂盒对临床样本进行测试,并对试剂盒的分析灵敏度和特异性进行了评

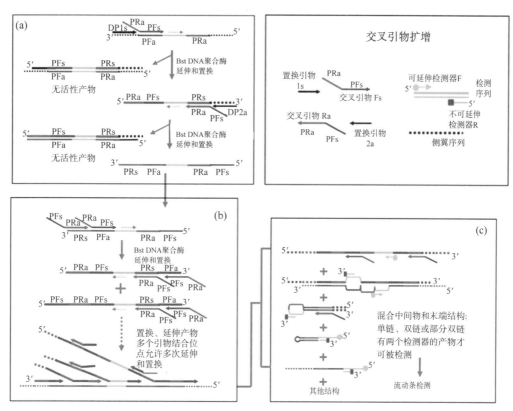

PFs——前向正义交叉引物；PRa——逆向反义交叉引物。

图 7-17 交叉引物扩增原理示意图[15]

（a）产生交叉引物位点；（b）交叉引物扩增；（c）生成可检测产物。

价[17]（见图 7-18）。先前基于 18S rRNA 基因设计了一种检测克氏锥虫 DNA 的 LAMP 方法，并在从三聚氰胺载体内提取的 DNA 样本中进行了评估。然而，较低的分析灵敏度（每个反应管 100 fg）使其不能应用于人类克氏锥虫的诊断。作者对其进行了改进，使用基于克氏锥虫高度重复的卫星序列在微管（盖内侧有干燥试剂）中进行扩增，在 65℃下反应 40 min，并使用钙黄绿素进行可视化处理，使扩增结果得以用肉眼直接观察得出。该试剂盒能在婴儿出生时对先天性感染进行即时诊断和筛查，以及早期发现口腔污染引起的急性感染。

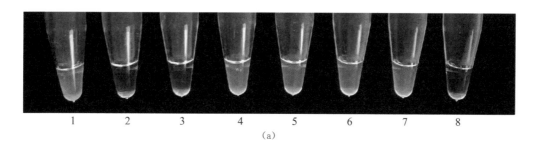

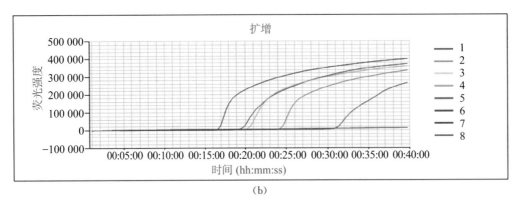

(b)

图 7-18 LAMP 法检测临床样本[17]

(a)扩增结果可视化；(b)用 Genie Ⅲ荧光检测仪检测 LAMP 反应。

Kim 开发了针对耐甲氧西林金黄色葡萄球菌(MRSA)和耐多药鲍曼不动杆菌(MRAB)的 LAMP 检测试剂盒,该试剂盒包含新开发的 Mg^{2+} 比色指示染料 D-649 和新型引物组。水溶性染料 D-649 在生理 pH 范围内是稳定的,与 Mg^{2+} 结合后会显示出明显的颜色变化。在 LAMP 溶液中加入 0.12 mM 的 D-649 不会干扰扩增过程,并且在环境光下,反应混合物的颜色从红色变为紫色[18](见图 7-19),很容易证实阳性反应。该试剂盒对两种病菌 DNA 的检测限均为 1 pg,有利于临床实验室检测 MRSA 和 MRAB。目前,正在对 MRSA 检测试剂盒进行临床应用评估。

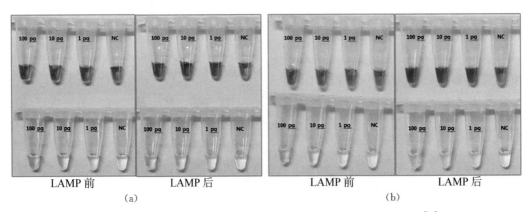

LAMP 前	LAMP 后	LAMP 前	LAMP 后
(a)		(b)	

图 7-19 含有 D-649 的 LAMP 试剂盒检测 MRSA(a)和 MRAB(b)[18]

3) 核酸等温扩增应用于动植物病菌检测

随着我国进出口贸易的增加,传统的血清学检测以及 PCR 检测无法满足当前快速检测的需求,核酸等温扩增技术在口岸检疫中发挥着越来越重要的作用。我国已针对多种病毒建立了相应的核酸等温扩增技术,这些技术具有快速、高效的特点,适用于边境进出口岸的检测。

单等人建立了荧光重组酶介导等温扩增(recombinase-aided amplification, RAA)的检测方法,用于检测玉米内州萎蔫病菌[19]。该方法首先通过分析比较玉米内州萎蔫病菌的纤维素酶基因 celB,筛选出独特和保守的基因序列用于设计引物和探针。以 celB 基因序列作为靶标设计出多组正向引物(1F—7F)、反向引物(1R—8R)以及探针 P,经荧光 RAA 检测比较得到 2F、6R 和探针 P 的引物组合扩增效率最高。该方法于 39℃恒温条件下即可完成特定片段的指数级扩增,且灵敏度高达 130 fg/μL。相比于 LAMP 检测方法,荧光 RAA 只需要一对引物,可在 20 min 内实现特定片段的扩增,且产物为单一条带。通过与荧光探针的结合,RAA 技术还可实现扩增过程的动态监控,进行定量检测。

方等人提出了一种利用逆转录解旋酶依赖性等温扩增(reverse transcription helicase-dependent isothermal amplification,RT-HDA)技术快捷检测 H7N9 禽流感病毒的方法[20]。该方法选用 H7N9 禽流感病毒的血凝素基因序列作为靶标设计引物,通过异硫氰酸荧光素(FITC)和生物素标记上下游引物,采用两步法 RT-HDA 技术扩增病毒 RNA,随后以胶体金免疫层析试纸检测核酸扩增产物。若扩增出目标片段,带有生物素的目标片段与胶体金上的亲和素结合,在毛细管作用下泳动到层析试纸条检测线上与抗 FITC 抗体结合并显色为阳性。

7.1.2.5 核酸等温扩增技术的研究进展

20 世纪 90 年代以来,无须热变性的核酸等温扩增技术得以发展。等温扩增技术是一种能在较低的恒定温度下实现核酸序列快速扩增的技术,且已成为目前生物医学领域常用的检测技术。核酸等温扩增技术无论在实验操作还是仪器要求方面,都比聚合酶链式反应(PCR)技术更为简单方便,其摆脱了对精良设备的依赖,甚至可以使用非专业设备,因而逐步发展为 PCR 的替代品,在临床和现场 POCT 中显示了良好的应用前景。目前等温扩增技术已应用于检测各种靶标,如细胞、核酸、蛋白质、小分子等;该技术无须变温,因此可实现细胞层面的扩增,在原位和细胞内分析中也发挥着重要作用,还可用于测序。等温扩增的核酸序列也经常被用于构建多功能的核酸纳米材料,如 DNA 水凝胶等,在生物医学、生物成像和生物传感方面有广阔的应用前景。此外,虽然最初的等温扩增方法是基于试管的,但微加工的最新进展已经让这些方法与微流控芯片、毛细管平台和试纸等结合起来;基于集成微流体系统,单细胞或单分子分析也可实现。

1)核酸等温扩增技术在生物分析方面的进展

由于操作方便和扩增效率高,等温扩增技术在生物分析应用中已成为非常有前途的 PCR 替代技术。

(1)核酸检测。

Huang 等人开发了一种 DNA 扩增检测方法,该方法结合了杂交链式反应(HCR)的放大功能和芘的发射转换特性,设计了用于 HCR 扩增的芘标记发夹探针。结果表明在浓度低至 0.256 pM 的情况下,可以对 DNA 进行荧光检测[21](见图 7-20)。与生物流体中的发色团相比,芘的寿命更长(可达 100 ns),因而可在环境影响显著降低的情况下高效分析细胞介质样品。

Tang 等人报告的等温反应基于脱氧核酶的切割和信号放大,可以同时扩增和检测 RNA。基于切割的 RNA 信号放大不会被基因组 DNA 污染,适用于 mRNA 和 microRNA

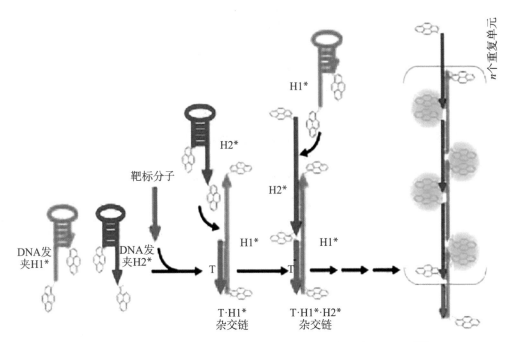

图 7-20　基于 HCR 扩增和芘准分子形成的 DNA 检测的工作原理[21]

靶标的检测,具有很高的特异性和灵敏度[22](见图 7-21)。此外,检测结果可以用比色法或实时荧光法报告,分别适用于不同的检测需求。该策略包含两个过程,靶 mRNA 的裂解和链置换扩增(SDA)反应。如图所示,一个特定的脱氧核酶(fCat)切割目标 mRNA,产生一个 $2',3'$ 环磷酸基的正向片段,然后通过 T4 多核苷酸激酶(PNK)去除该片段,生成一个 $3'$ 羟基片段。DNA 聚合酶识别这个 $3'$ 羟基基团,在切口酶存在的情况下进行第一个 SDA 反应(循环 1)。第一个 SDA 的产物(Ts)与 Ta 探针杂交,诱导第二个 SDA 反应(循环 2)。第二个 SDA 反应的产物(Rs)包含一个过氧化物模拟脱氧核酶序列(蓝色)和 fCat 催化核心的部分反义序列(红色)。在 fCat 对 Rs 进行退火后,启动第三个 SDA 反应(循环 3),产生 Ts 序列,作为第二个 SDA 反应中的引物。这些循环导致 Rs 呈指数级积累,可以用比色法和荧光报告仪检测。HepG2 细胞总 RNA(0.3 ng)的检测限为 69.2 aM,不受基因组 DNA 污染。

(2)蛋白质检测。

Tang 等人也报道了免疫 HCR 可作为一种电化学免疫分析法。如图 7-22 所示,在单个 AuNP 上加载大量的 ssDNA(引发剂),并使用抗体标记的磁珠进行分离,H1* 和 H2* 的 DNA 发夹两端都用二茂铁基团标记。每个复合物都可以诱导由引发剂引发的多个 HCR 过程,而每个 HCR 过程都会积累大量二茂铁分子,产生电化学信号,检测限低至 0.1 fg/mL。该方法对 15 份临床血清样本的分析结果与商品化的 ECL 一致[22]。

(3)细胞检测。

Zhou 等人利用多分支 HCR(mHCR)也实现了纳米结构电化学生物传感器对癌细胞的

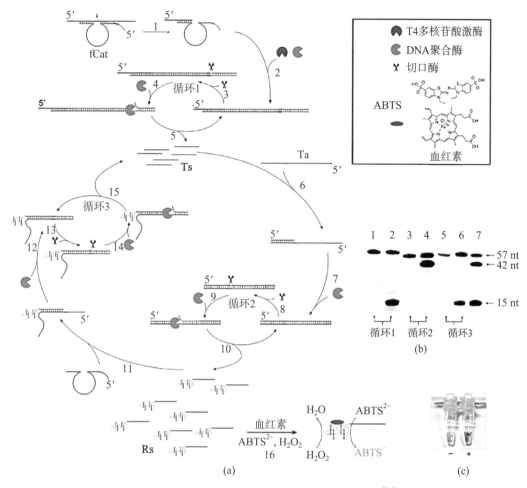

图 7-21   基于切割的 RNA 扩增和验证实验的原理[22]

(a)基于切割的 RNA 扩增方案;(b)循环 1~3 产物的聚丙烯酰胺凝胶电泳分析;(c)比色结果的照片。

多价捕获和检测。如图 7-23 所示,适配体、引发链和两个发夹(H1 和 H2)形成了长的含有多分支臂和多种生物素的 mHCR 产物。单个癌细胞可以与许多 mHCR 产物结合,并通过分支臂与 DNA 四面体探针的多重杂交被捕获在金电极上。mHCR 产物中的生物素用于附着亲和素-HRP 进行信号扩增。DNA 四面体探针修饰金电极为多价结合提供了优越的杂交条件,该方法最少可以检测 4 个癌细胞[23]。

(4) 小分子检测。

Song 等人将 ATP 依赖性酶反应和双发夹连接诱导等温扩增(dual hairpin ligation-induced isothermal amplification,DHLA)相结合,开发了一种简便、超灵敏的 ATP 检测策略[24]。基于 DHLA 的 ATP 检测策略由三个关键步骤组成。第一步,P1、P2、P3 探针相互杂交,形成右环有缺口的三链杂交体。第二步,在目标 ATP 存在的情况下,P1 的 3′羟基末端和 P2 的 5′磷酸末端可以被 T4 DNA 连接酶连接起来,形成双发夹探针(DHP);ATP 对这一步至关重要,否则连接将不会发生。第三步,在引物(包括 FP、RP 和 LP)、dNTPs 和

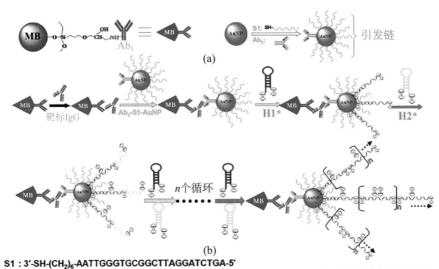

S1 : 3'-SH-(CH₂)₆-AATTGGGTGCGGCTTAGGATCTGA-5'
H1* : 5'-Fc-(CH₂)₆-TTAACCCACGCCGAATCCTAGACT*CAAAGT*AGTCTAGGATTCGGCGTG-(CH₂)₆-Fc-3'
H2* : 3'-Fc-(CH₂)₆-GTTTCATCAGATCCTAAGCCGCAC*AATTG*GGTGCGGCTTAGGATCTGA-(CH₂)₆-Fc-5'

MB：磁珠；AuNP：直径为 16 nm 的金纳米颗粒；S1：ssDNA 作为引发剂；Fc：二茂铁甲酸。

图 7-22 免疫 HCR 检测方法[22]

(a)单克隆小鼠抗人 IgG 功能化磁珠(Ab₁-MBs)和多克隆山羊抗人 IgG/引发链缀合的金纳米颗粒(Ab₂-S1-AuNPs)的设计和制备；(b)基于 DNA 的夹层免疫 HCR 测定示意图。

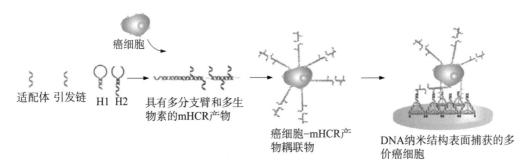

**图 7-23 多分支 HCR 反应用于合成具有多个生物素
标签和多个支臂的产物[23]**

Bst 2.0 DNA 聚合酶存在的情况下，DHP 发生指数扩增。最终的扩增产物是包含环序列"α"的多发夹结构。随着前面扩增反应的发生，"α 结构域"被积累并能够初始化链置换反应，该反应从 SD-F：SD-Q 双链体中替换 SD-Q。因为 SD-F 和 SD-Q 分别用 FAM 及其淬灭剂 BlackQ1 进行了修饰，所以可以监测增加的荧光作为输出信号，以指示 ATP 的存在(见图 7-24)。

(5) 细胞原位分析。

Deng 等人最近设计了黏性末端介导的滚环扩增(TIRCA)，用于单细胞中单个 miRNA

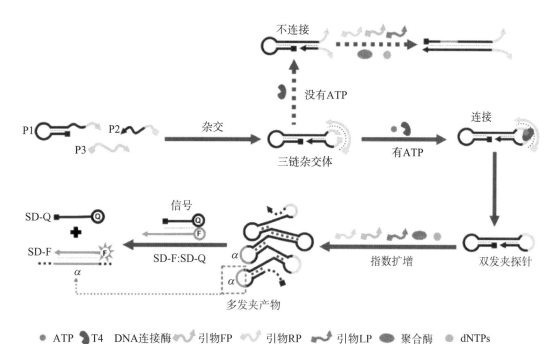

不连接

没有ATP

P1　P2
P3

杂交

三链杂交体

有ATP

连接

信号

SD-Q

SD-F

SD-F:SD-Q

α

α

双发夹探针

指数扩增

多发夹产物

● ATP　🖍️T4　DNA连接酶　～引物FP　～引物RP　～引物LP　● 聚合酶　● dNTPs

图7-24　基于双发夹连接诱导等温扩增的ATP检测策略示意图[24]

的原位显示,具有良好的特异性[25]。他们用多种荧光探针对RCA产物进行预杂交,用于检测细胞中单个流感病毒RNA拷贝。黏性末端介导的滚环扩增使用哑铃形锁式探针,最初,锁式探针作为哑铃形结构保持稳定,对于RCA是"封闭的"。当目标miRNA与toehold域结合时,自发的分支迁移导致探针转换为"激活的"环状形式,从而启动RCA。然而,由于稳定的哑铃结构的阻力,错配的miRNA将无法迁移,因此不会扩增。在打开封闭探针后,目标miRNA通过RCA延伸成数百个串联重复序列。通过与FAM标记的探针杂交,对应于单个miRNA的精细衍射限制点可以与背景区分开来。目前已实现对肺癌细胞系A549细胞内miRNA的检测且具有高特异性。当使用精准匹配的密封探针检测miRNA let-7a时,A549细胞内出现了丰富的亮点。相比之下,当密封探针和let-7a之间存在单碱基错配时,只能看到很少的亮点(见图7-25)。

(6)测序分析。

原位测序可用于在固定细胞和组织的环境中原位分析单个mRNA分子中多达4个碱基对的片段。如图7-26所示,该程序基于锁式探针、滚环扩增(RCA)和连接测序[26]。RCA与锁式探针相结合,已用于在细胞和组织切片中以微米级别的空间分辨率产生高密度的克隆扩增滚环产物(rolling-circle product,RCP),从而能够对单个mRNA分子进行原位检测和基因分型,通过连接RCP来读取RNA或序列标签的短片段。目前开发了两种靶向方法(间隙靶向和条形码靶向)来分析组织中的转录物。由于细胞中转录物的密度很高,该方法可以应用目标区域测序(TRS)来避免拥挤,但会使碱基调用变得困难。在开源软件

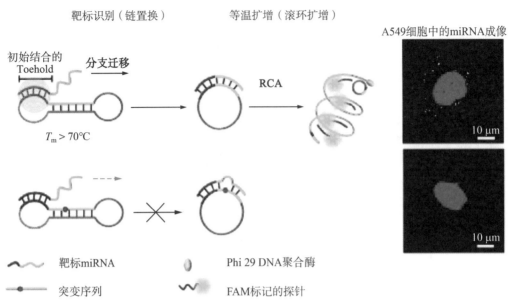

图 7-25　黏性末端介导的滚环扩增示意图,用于在胞内原位可视化单个 miRNA[25]

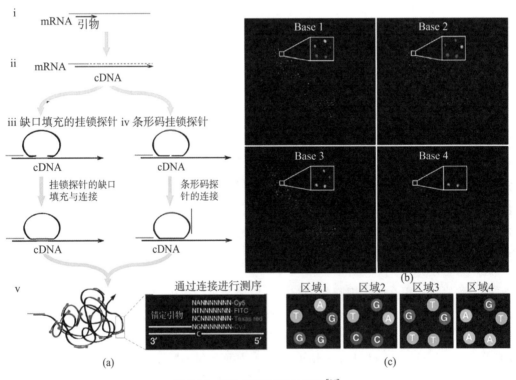

图 7-26　靶向原位测序的程序[26]

　　(a)将 mRNA 逆转录为 cDNA,然后通过 RNase H 降解 mRNA 链;(b)对样品进行成像,每个 RCP 显示与匹配碱基对应的颜色;(c)碱基调用通过对整个测序周期的荧光染色模式进行图像分析来完成。

CellProfiler 中创建一个完全自动化的图像分析管道,用于调用 ImageJ 插件进行图像对齐,其中连续测序周期的图像将自动对齐,并在与测序基质对应的每个位置测量荧光强度。

2）核酸等温扩增技术在材料科学方面的进展

由于其独特的特性,等温扩增技术可以快速、经济、有效地制备各种模块,以构建核酸纳米结构和水凝胶等。扩增产物还可作为具有纳米级或微米级精度的核酸-蛋白或核酸-纳米颗粒材料自组装的支架。这些以核酸为基础的结构和材料在多个领域(如药物输送)中有着巨大的应用前景。下面以水凝胶为例描述。

如图 7-27 所示,Luo 和同事首先报道了基于 RCA 和多引物链扩增(multi-primed chain amplification, MCA,类似于 HRCA)的 DNA 水凝胶的形成[27]。这两种过程共同产生了具有机械特性的物理连接的 DNA 水凝胶,而 RCA 过程只产生黏性的溶液。所制得的水凝胶在水外呈现出液态特性,在水中呈现出固态特性,且符合容器的形状,此研究为 DNA 水凝胶的形成提供了一种新的聚合扩增方法。

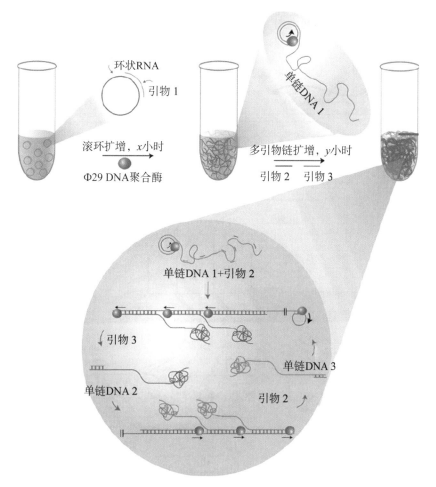

图 7-27 DNA 水凝胶逐步合成的方法示意图[27]

3）设备集成

核酸等温扩增技术通常与微型和/或便携式设备集成，包括微流控芯片、毛细管平台、测试条商用设备和诊断试剂盒等，可用于 POCT 分析。

基于核酸外切酶Ⅲ（Exo Ⅲ）辅助信号放大，研究人员构建了一种用于 Hg^{2+} 超灵敏检测的一次性条状生物传感器。该纸基生物传感器实现了对低至 1 pM 的 Hg^{2+} 的可视化检测，具有显著的特异性、良好的回收率和准确度，可用于环境水样中 Hg^{2+} 的监测[28]（见图 7-28）。

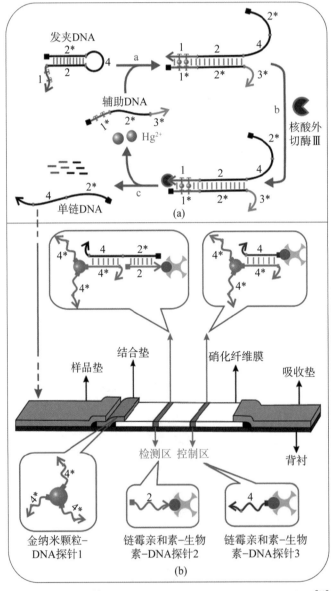

图 7-28 用于 Hg^{2+} 检测的条形生物传感器的设计原理示意图[28]

（a）基于 Hg^{2+} 触发的立足点结合、分支迁移、置换反应和核酸外切酶Ⅲ辅助信号放大（反应 a、b 和 c）的 Hg^{2+} 检测设计原理示意图；（b）条形生物传感器的示意图，用于对形成的单链 DNA 产物进行可视化检测。

7.1.3 基于核酸分子计算的分子诊断探针

7.1.3.1 核酸分子计算的基本原理

DNA 是生物体内遗传信息的载体，是由多个核苷酸按特定顺序排列而成的寡核苷酸链。DNA 两条链之间按 Watson-Crick 碱基配对原则形成双螺旋结构。DNA 计算的本质就是利用不同核酸分子间的杂交反应，产生类似数学计算过程中某种组合的结果，并且根据限制条件得出约束解。由于不同的 DNA 分子具有不同的编码形式，当大量的随机的 DNA 分子进行杂交后，两条结合的 DNA 链所对应的原始信息就会进行整合，这就类似于数学中的逻辑运算问题。DNA 分子经过人为设计可以执行不同的逻辑运算，常见的基本逻辑运算有"与"门、"或"门、"非"门等。与门（AND gate）是最基本的逻辑门之一，其含义为：当且仅当各种输入（≥2 个）同时存在时，输出真值，此门可以执行交集运算。或门（OR gate）是基本逻辑门之一，其含义为：任意一种输入存在时，即可输出真值，它能够计算输入变量的逻辑和，即执行串联操作。非门（NOT gate）作为一种主要的逻辑门，执行输入值的逆转，可以将一个逻辑值转到相反的值，是一种连接多输入的逻辑门。

7.1.3.2 核酸分子计算的基本类型

DNA 双螺旋结构和碱基之间 Watson-Crick 配对原则是核酸分子计算的理论基础。核酸分子计算的类型一般包括：①基于链置换反应的核酸计算系统；②基于脱氧核酶的核酸计算系统等。

基于链置换反应的核酸计算系统：DNA 链置换反应也可称为分支迁移，是指基于 DNA 分子杂交的自由能差异以及碱基互补配对原则，利用一条单链序列上一段被称为"toehold"的区域与被取代的双链核酸中的互补区域发生特异性碱基互补配对，将另一条单链从双链核酸中取代下来，接收输入 DNA 信号并释放另一链作为输出信号，实现信号传递。该反应本质上是高能级的链置换出低能级的链，具有精确的序列正交性，是智能核酸计算系统构建中的重要组成部分。利用链置换反应，可以构建一些复杂的计算模型，如逻辑电路、级联放大、界面计算、循环催化等。

基于脱氧核酶的核酸计算系统：脱氧核酶是一类具有催化功能的核酸，具有特异性识别底物并将其切割的能力，是核酸计算系统中实现信号传递的有效策略。例如，Stojanovic 等人利用脱氧核酶的催化功能，将其催化切割的核酸片段作为下级反应的输入信号，有效实现了 DNA 计算中的信号传递。以此为理论基础，利用脱氧核酶对不同核酸片段的催化切割活性，他们设计了一系列不同的核酸序列作为输入信号，构建了基于脱氧核酶的逻辑门系统，如"AND"门、"OR"门和"NOT"门等[29]。

7.1.3.3 核酸分子计算在分子诊断中的应用

DNA 作为一种存在于生物体内的天然分子，具有无毒、可降解、可回收的特性，是适合生物学研究的天然材料。此外，其他生物分子（如蛋白质/酶、RNA）也可以融入 DNA 为基础构建的计算电路中，因此 DNA 计算可广泛应用于生物医学领域，如可编程分子组装、分子诊断、调节细胞功能、控制药物释放等。这里主要介绍 DNA 分子计算在分子诊断中的应用。

DNA 计算是可编程分子系统的基础。利用 DNA 计算，可编程分子系统在等温、无酶条件下即可实现信号放大，进而达到检测痕量分子靶标的目的。如 Knowles 团队设计了一种数字液滴测定法,该方法利用数字微流体催化自组装平台,演示数字单分子化学计算的可行性,通过催化发夹自组装(CHA)实现信号放大,实现在单分子水平上 DNA 计算的数字报告。这种方法有效地消除了传统等温 DNA 计算中信号泄漏相关的问题,极大提高了靶标 DNA 分子的检测灵敏度,并且有望应用于检测 RNA 和蛋白质等非 DNA 的生物标志物[30]。

Huang 等人设计了细胞内端粒酶触发的 DNA 计算系统。在端粒酶作用下,超发夹结构茎部的引物被拉长并引发链内置换,从而激活超发夹结构,导致染料标记的 DNA 片段发出荧光,实现端粒酶活性的超灵敏检测。该系统可用于多种癌症细胞系端粒酶活性的检测,对 Hela 细胞的端粒酶活性检测限低至 90 个$/\mu L$[31]。

Chang 等人采用关联伸出段(toehold)的方法,分析靶细胞表面的多个生物标志物,并结合 HCR 信号放大反应,从而高特异性、高灵敏性地识别靶细胞[32]。

Zhang 等人开发了一种基于 DNA 计算的癌症诊断平台,用于分析血清中的 miRNA 谱。他们通过设计 PCR 反应,将仅有 22 个核苷酸的 miRNA 序列扩增并转化为长链环状 DNA,以满足 DNA 计算所需的序列特征。级联的 DNA 链置换实现了分子水平的计算,支持向量机(SVM)模型中的乘法、加法、减法,从而能够仅扩增和报道肺癌细胞中的特征信号分子[33]。

7.2 基于合成生物学技术的分子诊断

7.2.1 合成生物学的基本要素

合成生物学引入工程学理念,强调生命物质的标准化,将基因及所编码的蛋白表述为生物元件或生物积块;由元件构成的具有特定生物学功能的装置称为生物器件或生物装置;由基因元件组成的代谢或调控通路称为基因回路或基因电路、基因线路。合成生物学以即插即用的方式结合标准化功能模块,可通过编程的全细胞或无细胞载体在生物反应器中产生特殊化学物质或药物,也可在植入患者体内时进行诊断或针对性改善疾病状态。

7.2.1.1 生物积块

生物积块(biobrick)又称标准化生物模块,是合成生物学的一项重要内容。每一个积块都有标准化接头,按一定操作流程能够任意组装成更高层次的系统。小的生物积块通常是具有一定功能的 DNA 片段,如启动子[34,35][见图 7-29(a)]、终止子;较大的生物积块可以是由几个生物元件组成的基因调控路线,即生物装置;更大的生物积块甚至可以是生物系统。将工程化的理念和合成生物学新颖的设计相结合后引入异源表达系统,不仅使得整个表达系统的构建更加简单、易操作,且有利于研究人员对表达系统的多方向进行改造和探索,一度掀起生物学界的热潮。

生物元件是合成生物系统中最简单、最基本的生物积块,能够通过标准化的组装方法组装成更复杂的生物模块。目前,常见的生物元件主要包括调控元件、催化元件、结构元件、操控和感应元件等。这些元件基本上是通过挖掘、搜集、表征和标准化后从自然界中获得。近年来,酶的定向进化改造、高通量筛选等技术的发展为生物元件的扩充提供了条件。美国麻省理工学院将符合标准化要求的生物元件收集并入库,这些元件共同构成了合成生物学的元件库,这种充分共享能大幅度提高研究者利用合适的生物元件对生命系统或过程进行重设计和工程化构建的效率,使利用合成生物学方法解决生物工程问题变得更加规模化。

7.2.1.2 基因线路

基因线路是经过人工设计的,由不同功能的生物分子元件组成的自动控制装置,通过在细胞中感应、处理和输出信号来行使其特定的生物学功能。可诱导的启动子系统、各种RNA装置等模块化元件是构建功能性基因线路的先决条件,同时,新生物元件的不断开发使得多层、多线路的复杂基因线路的组装成为可能。多条基因线路又可组成基因网络,具备同时处理多个复杂信息的能力[34,35][见图 7-29(b)]。目前开发出的 CRISPR、锌指蛋白和转录激活因子样效应器(transcription activator-like effectors,TALEs)等技术,都可以用来构建和调控合成基因线路。

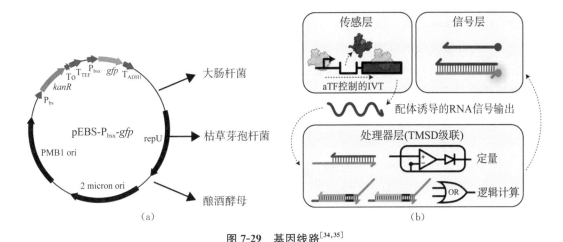

图 7-29 基因线路[34,35]

(a)将不同物种启动子的特征序列进行融合设计,利用高通量建库筛选的方法得到了在大肠杆菌、枯草芽孢杆菌和酿酒酵母中都能高效工作的跨物种广谱启动子;(b)基于 ROSALIND 和 toehold 介导的链置换相结合的设计规则,建立了12 个不同的线路,实现了一系列的逻辑功能(NOT, OR, AND, IMPLY, NOR, NAND)。

在合成生物学中,通过基因线路的设计实现基因的受控表达,有助于发展出更精准、智能的药物治疗和基因治疗方式。用于诊断和治疗疾病的基因线路,包括用于诊断治疗的工程菌系统和病原体定向打击装置等,体现了合成生物学在医学领域的独特优势。在细菌、酵母和哺乳动物细胞中,设计复杂连接的、与环境或细胞代谢相结合的合成基因线路和途径,将会挖掘出前所未有的传感器处理和生产潜力,为生物制药和细胞疗法带来新的机遇和挑战。

如何设计出稳定输出的基因线路是研究者们的重要关注方向,调控的时序性和调控水平的精准程度均决定了基因线路是否能准确无误地执行人工预设的功能。目前承载重要调控功能的生物装置主要是人工设计的"基因振荡器"和"逻辑门"开关;而对多个基因进行分别调控最关键的要素则是调控系统的正交性,这种正交性的调控系统可以通过异源表达调控元件以及天然元件再设计,增强元件在复杂遗传环境中的功能和稳定性。

7.2.1.3 基因调控开关

在合成基因线路中,基因开关能接收并处理输入信号,进而产生特定的输出。为了在不同水平上进行基因表达的干预和调控,目前已经开发出多种转录基因开关和转录后基因开关,大多可通过内部或外部环境刺激诱导状态变化从而实现自发响应,在疾病治疗上具有极大的应用前景。近期,研究人员还开发了一些健康相关的小分子物质调控的基因开关并将其应用于疾病治疗,如咖啡因或绿茶调控的基因开关用于治疗糖尿病,降血压药物胍那苄调控的基因开关用于治疗代谢综合征等。

除了物理因素和化学物质调控外,基因调控也占据着重要地位。核糖开关作为一种优秀的 5′-UTR 基因调控元件,其主要作用原理是配体与适体域特异性结合后引起后者构象变化,从而影响表达平台域构象变化,进而在转录、mRNA 加工、翻译等水平调控基因表达[36](见图 7-30)。核糖开关的配体种类繁多,包括阴离子、金属离子、氨基酸、辅酶、核苷酸及其衍生物等,根据作用机制可将核糖开关分为激活型开关和抑制型开关。在医学上,除了将不同的核糖开关整合到不同的基因线路外,构建并筛选出合适的核糖开关也有助于在基因治疗和新药开发领域的应用。此外,哺乳动物细胞中的转录因子是一类富含信息的内源信号分子,可以结合到启动子上对基因表达进行调控。同一启动子由于各种转录因子在不同类型细胞中表达量的不同而呈现出表达特异性,这一性质被广泛应用于目前的多种基因线路细胞分类器中。

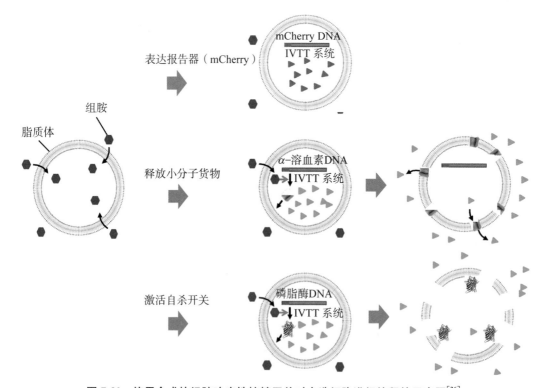

图 7-30 使用合成的组胺响应性核糖开关对人造细胞进行编程的示意图[36]

7.2.1.4　生物计算

生物计算,又称生物分子逻辑,是指基于生物系统固有的信息处理机制而探索开发的一种新型计算模式。生物计算系统从结构到计算原理都不同于基于硅材料的传统计算机,其结构一般是并行分布式的,其目的在于使用生物方法对信息进行处理。生物计算是由生物体(如 DNA、蛋白质和酶等)模拟真实的生化反应执行计算的,不仅具有超低耗能并行处理信息的能力,甚至能够在分维时间尺度上进行描述,在药物释放、生物传感、生物燃料电池等领域具有良好的应用前景。

当前生物计算系统的发展主要有两大分支:一是与电子计算机竞争。然而,目前大多数情况下生物计算在运算能力和用户友好性等方面依然处于劣势,因此生物计算面临的一个挑战是如何提高单一操作平台的多重复杂计算能力和信息存储容量。二是创建基于生物学和电子体系的智能信息处理界面,利用该界面构建生物逻辑传感器。传统生物传感器的检测大多是输入信号与输出信号之间的"定量响应",从而确定被分析物的具体浓度。但生物计算逻辑传感器则是基于"嵌入"传感体系中的布尔逻辑的"定性"响应,从而确定被分析物是否超过或低于标准[37](见图 7-31)。

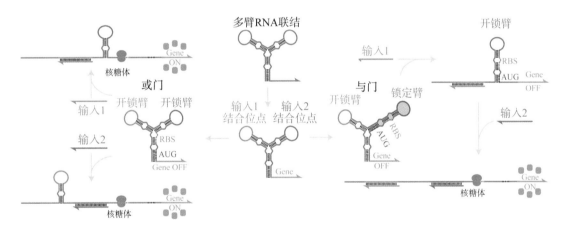

图 7-31　生物逻辑传感器[37]

DNA 分子具有碱基互补配对的特性,可以实现分子特异性识别、自组装和大规模平行反应。基于 DNA 链置换级联反应的生物计算向人们展示了简单的分子系统是如何表现出类脑计算的自主行为的,从而使计算形式实现了革命性的突破。这一计算形式存在如下问题:首先,DNA 链置换反应使用为特定计算而设计的一次性预编程体系,执行不同的逻辑电路任务将需要不同的 DNA 分子组;其次,DNA 或酶反应多为不可逆反应,这会导致逻辑门不能反复地"打开"和"关闭",从根本上限制了 DNA 计算电路从单层扩展到多层结构。而基因线路的复杂构建和逻辑识别不失为一种极佳的解决思路。

7.2.2　合成生物学研究进展

合成生物学是一个新兴的跨学科研究领域,可以广义地描述为设计和构建新的人工生物途径、生物体或设备,或重新设计现有的自然生物系统,旨在解决能源、材料、健康和环境等重要问题。随着其快速发展,合成生物学正在成为自 DNA 双螺旋发现和人类基因组计划以来的第三次生物技术革命。基于基因组三代测序、生物信息学和基因编辑技术,研究人员可以开展多种合成生物学研究任务,如基因工程生命形式将遗传学和基因组学领域从系统生物学扩展到合成应用的范畴。合成生物学在解决植物科学、能源和代谢工程、分子诊断和医学问题方面取得了极大的突破。

7.2.2.1 生物合成

数十年来,微生物一直被用作"细胞工厂"来生产有价值的化学物质,包括燃料、药物及其他化学品,而合成生物学的进步提供了新的工具和策略来提高这些"细胞工厂"的效率和能力。例如植物的天然产物一直是药物的来源,但天然产物的获取和多样化的结构是重大挑战。合成生物学和 DNA 合成等技术的进步使设计特定分子的生物合成路径成为可能(见图 7-32)。对于给定的天然产物,异源生产的第一步是选择合适的宿主物种来设计合成途径。大肠杆菌和酿酒酵母等微生物具有大量可用于遗传操作的成熟工具,常作为生物合成的异源宿主。对宿主进行工程改造以增加生物合成前体的天然代谢物的滴度,能够极大促进天然产物的下游生产;代谢工程领域通过测序和合成来更快地发现途径和酶,从而改造代谢宿主。与化学合成相比,生物合成中用菌株来生产化合物易于控制,不必重复繁琐的起始原料的合成[38-41]。

科研人员目前已经设计出大量产生生物碱、脂肪酸、萜烯和其他有价值的化合物的大肠杆菌和酿酒酵母菌株。萜类化合物是最多样化的植物天然产物,酵母中的生物合成使合成生物学成为药物特别是植物萜类化合物商业化生产的可行方法。生物碱是含氮的天然产物,在医学领域使用广泛,已有研究在酵母中重建莨菪烷生物碱的中间体——托品的生物合成途径。细菌天然产物的生物合成,如聚酮、非核糖体肽(nonribosomal peptides,NRPs)及核糖体合成和翻译后修饰的肽(ribosomally synthesized and post-translationally modified peptides,RiPPs)也取得了一定进展。

7.2.2.2 工程疫苗

疫苗是公共卫生的重要组成部分,有助于降低人群的发病率和死亡率。疫苗的安全性和有效性之间往往难以实现平衡,而低成本的核酸合成使合成生物学家能够使用大规模的同义突变重新设计整个病毒基因组。他们特意使用代表性不足的密码子和密码子对来减少细胞中病毒蛋白的产生,从而快速可靠地产生衰减的病毒,而不需要深入地了解病毒的功能。

合成生物学和生化方法已被用于增加疫苗 RNA 的细胞内稳定性,增强蛋白质产生并降低细胞毒性。增强 RNA 稳定性和翻译效率的合成生物学方法涉及 RNA 结构或碱基组成。常见的结构改变是在体外转录过程中给 RNA 添加完整的 5′帽(N7MeGpppN2′-OMe),通过避免对 RNA 的先天免疫学识别来增强 mRNA 的翻译水平和稳定性。其他工程包括添加通过高通量功能筛选鉴定的模块化 5′非翻译区域(untranslated regions,UTRs)和3′UTRs,以及在编码区的 5′UTR 和前 30 nt 的低二级结构中进行工程设计。

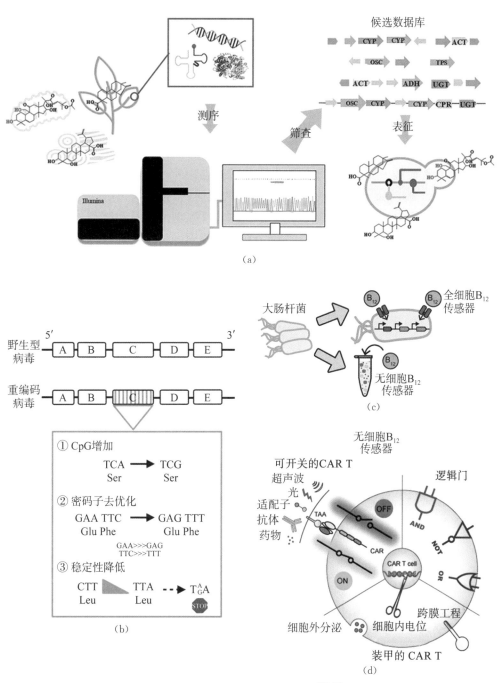

图 7-32 合成生物学的研究进展[38-41]

(a)植物天然产物的异源合成,借助测序、多组学技术,使特定基因在异源宿主中表达,并产生相应的天然产物;(b)开发减毒活疫苗的策略,上方是野生型(WT)基因组,下方是用于衰减病毒的重新编码病毒基因组;(c)响应 B_{12} 的生物传感器用于疾病诊断,B12 响应性转录因子构建于大肠杆菌全细胞体系和无细胞体系中,实现依赖于 B_{12} 的输出;(d)基于合成生物学策略的嵌合抗原受体(chimeric antigen receptor, CAR)T 细胞设计,通过工程开关、逻辑电路、装甲细胞策略提高治疗安全性以及抗肿瘤效果。

7.2.2.3 分子诊断

合成生物学使用研究透彻的系统来设计基因电路,或者利用微生物对环境变化做出可预测的反应。大量的工程传感器和更先进的遗传电路扩大了生物传感器感知化合物的范围,得以应用于工业、环境和健康的监测。基于合成生物学手段设计的生物传感器被用于生物样本(例如血清和尿液)的检测,甚至能在人体内发挥作用,作为低成本、微创诊断的手段感知疾病状态。

人工构建的生物传感器能够在识别目标信号后产生易于监测的输出,如荧光蛋白或可见色素。基于全细胞系统的传感器,如已经改造的大肠杆菌,能够感知微量营养物质(如糖等),并对这些物质做出反应。除了检测生物分子标志物外,细菌传感器还可以通过群体感应系统(quorum-sensing systems)协调种群水平的反应,报告致病菌的存在。例如,表达霍乱弧菌群体感应蛋白的大肠杆菌细胞可用于监测霍乱弧菌的存在和增殖。而由核酸、代谢物和蛋白质组成的无细胞系统的传感平台具有基本相同的转录和翻译机制,可以被设计用于检测各种生物分子,并在样品添加后几分钟内产生结果,如埃博拉病毒、寨卡病毒和SARS-CoV-2 等的核酸,锌等反应营养状况的小分子,致病菌分泌的群体感应分子等。

合成生物体系已成功应用于体外和体内分析。体外分析传感体系能在不同的环境中发挥作用,并产生易于检测的输出;在冻干状态下能于环境温度保存很长一段时间,随后与生物样品重建并产生明显的有色报告信号。基于这一特点,这些生物传感器能够被运送到偏远地区,从药房出售后在缺乏专业仪器设备的情况下也可使用。与人体共生的细菌可以被用作体内诊断的工具,并以微创的方式报告体内生物标志物的情况。随着纳米技术和生物技术的协同发展以及信号传输设备的开发,体内诊断已被用于检测癌症和炎症,或实时监测肠道功能。

7.2.2.4 生物治疗

早期的合成生物学产生了执行复杂计算的原核细胞,这些细胞作为生物治疗系统,表达治疗性蛋白质或执行细胞杀伤。相对于小分子和生物制剂,它们常以全身和不定时的方式起作用,只在感知到目标生物标志物时激活,从而实现更精确的控制。

随着合成生物学的发展,合成生物学系统使临床应用的细胞疗法的安全性和有效性得到提高。比如,遗传逻辑电路作为合成生物学中的基础细胞决策系统,能够整合多个输入信号。将多输入遗传逻辑电路应用于细胞治疗能够有效提高其特异性和杀伤功效。药物诱导的安全开关通过控制治疗活动的持续时间或水平能够提高细胞疗法的安全性。

工程化的细胞或者微生物为疾病治疗提供了潜在的平台,可重建健康的微生物群落,降低有毒或未代谢废物的水平,以及分泌药物分子用于疾病治疗。将细菌中的关键基因用目的治疗基因取代,通过药物或环境诱导,使单个细菌菌株被用于治疗疾病。例如在癌症治疗领域,通过将编码效应分子的基因置于响应肿瘤特异性信号的启动子的控制下,细菌在感知患病状态时可传递各种抗癌效应器。

7.2.3 合成生物学在分子诊断中的应用

当前,国际合成生物学呈现出学科和产业飞速发展、齐头并进的新局面,在医学、能源、农业和环境保护等多个领域发挥重要作用。致力于精准、快速诊断疾病的诊断学是公共卫生的重要组成部分,因而合成生物学在分子诊断中的应用研究受到广泛关注[42](见图 7-33)。基于高级建模设计驱动蛋白质、核酸基因电路的合成生物学技术可构建具有相应功能的诊断系统,从全细胞检测到工程化无细胞核酸传感器均已成功用于感知疾病特异信号。诊断开发的共同目标是增强临床性能,包括提高检测灵敏度、特异性,缩短检测时间,降低成本,简化工作流程等,因此以合成生物学为核心构建的诊断系统因其智能、多样、安全、可调节等优势,将全面提升肿瘤、微生物感染等多种顽疾的诊断、治疗和预防水平,有望开创智能生物诊疗新时代。

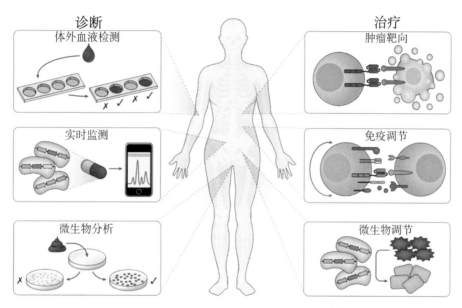

图 7-33 合成生物学在分子诊断中的应用[42]

7.2.3.1 无细胞系统诊断体系

由于毒性效应及其他问题,对活细胞进行操纵是极具挑战的。而体外设计的无细胞系统包含基因表达所需的所有基本组件(核酸、代谢物、蛋白质),通过冷冻干燥等过程,可以稳定存在。此外,合成的基因电路可以嵌入基于纸片的载体中,在室温环境下储存或运输,在应用时重新水化激活,适用于抗生素、必需微量元素的浓度监测,重金属成分分析及生物小分子检测等。

一类被称为 toehold 开关的工程化 RNA 特别适用于特定核酸的分子诊断,与无细胞表达系统相结合,可创建高度便利的分子诊断方法。Toehold 开关是一种原核 RNA 调节因子,通过驱动蛋白质输出实现触发核酸的检测。例如,针对埃博拉病毒、寨卡病毒的 mRNA 可进行高度特异性检测(检测限:3 fM),目前用于寨卡病毒诊断的纸片 toehold 开关正在北美等国家进行相关测试,已处理近 300 个临床样本。此外,基于 β-半乳糖苷酶的表达情况建立了一种比色分析的纸片定量方法,用于艰难梭菌、芽孢杆菌毒素 mRNA 的检测,结果与实时定量 PCR 具有良好的一致性,且成本显著降低,可用于基本微生物组图谱的解析、宿主炎症的评估、药物潜在反应性判断等。

对许多传染病而言,250 aM(～150 000 拷贝/mL)的检测下限是远远不够的,需要灵敏度更高的方法进行检测,CRISPR 诊断方法就具备了这样的优势。例如,利用 Cas12 和 Cas13 结合等温扩增技术进行高灵敏度、特异性的核酸诊断,其中 SHERLOCK 和 DETECTR 已获得 FDA 批准用于在人类临床样本中检测 SARS-CoV-2。初版 SHERLOCK 可以检测病毒和癌症相关的 SNPs,模拟丰度低至 0.1%,每次反应成本约为 0.61 美元,而改进后的 SHERLOCKv2 可以对 2 aM(～1200 拷贝/mL)的检测限进行优化,使可检测信号降至 8 zM(～5 拷贝/mL)。相较于传统 qPCR 方法,SHERLOCK 和 DETECTR 的灵敏度分别提高约 17 倍和 2 倍。尽管报道称 SHERLOCK 的灵敏度更高,但其需要更大的样本量和反应体积,也增加了成本,在大多数情况下是不切实际的。值得注意的是,虽然两种方法都是使用 RPA 开发,但 FDA 批准用于商业化诊断 SARS-CoV-2 的扩增方法均是基于 RT-LAMP,这可能是由于非特异性扩增引起的过度灵敏的问题。这些试剂在现场应用中的稳定性尚不清楚。关于 DETECTR 有两个正在进行的Ⅰ期临床试验:快速鉴定结合分枝杆菌复合物(NCT04074369)和肺炎患者的早期诊断和治疗选择(NCT04178382)。

7.2.3.2 全细胞系统诊断体系

合成生物学通过改造细菌或人体自身细胞构建全细胞系统,使其间接作用于人体发挥作用,在肿瘤、代谢疾病、耐药菌诊疗中应用广泛。其中,以大肠杆菌为代表的模式生物,由于易培养、结构简单的特点,成为合成生物学研究与产品开发中较理想的平台。

基于合成生物学改造的工程化细菌因良好靶向性、较少不良反应等优点日益得到重视,通过精妙设计并构建智能基因线路,可实现计算、感知、记忆、响应等功能,有望满足诊断领域中精准、快速的需求。例如,多个研究团队利用工程化大肠杆菌细胞控制输出信号的颜色变化,检测微量营养素和糖类水平。除了检测生物分子标志物外,细菌传感器还可以通过群体感应系统报告细菌的存在。例如,酵母 GPCR 传感器可用于判断致病性真菌的存在与否。由于细菌天然与人体共生,因此可以被用作体内诊断工具,目前已被证明可用于检测肿瘤和炎症,或实时监测肠道功能。例如,小鼠共生大肠杆菌菌株(NGF1)可以感应和记录四硫酸盐暴露情况,以实时监测肠道炎症水平。此外,将工程化细菌嵌入一种安全、可食用且可在消化道中移动的电子胶囊中,利用无线电波将检测信息(产生的萤光素酶)传输到体外计算机,已成功用于评估猪胃肠道出血情况,但尚未在人体进行测试。

与工程化细菌相比,由于真核细胞基因调控的复杂性,开发基于哺乳动物细胞的诊断体系识别生物标志物的方法较少。其中较具代表性的是将 HEK293 细胞设计为对组胺具有强烈反应的传感器,评估血液样本暴露于过敏原时产生的组胺数量,可以取代传统的皮肤点刺实验。此外,哺乳动物细胞常被设计为治疗方法,用于对疾病做出反应。有研究人员制备了一种基于 HEK293 细胞的高钙血症传感器评估钙水平,作为癌症发生的哨兵细胞。当血液中钙浓度超过目标阈值,工程细胞会产生黑色素,通过皮肤即可观察,但目前还未在人体上进行测试,可能是由于包裹细胞的海藻酸盐胶囊发生泄漏会引发免疫相关反应。

根据 DeepTech 2020 年的分析数据,全球合成生物学市场规模高达 73.7 亿美元,2016—2021 年间市场规模年复合增长率达到 83.6%,以药物研发和生产为主。尽管用于分子诊断的许多方法展现出巨大潜力,但多数仍处于临床前开发阶段。为了成功实现转化服务于临床,未来合成生物学发展需要重点关注以下 3 个方面:①人工智能与生物学融合:随着计算生物学的发展,利用机器学习发现或创造新的生物成分,指导合成生物学相关部件的选择及完整基因电路的设计。②工程化的应用研究:现阶段推动成果转化的产学研创新价值链建设等核心问题未形成重大突破口,需要强大的产业共性技术平台支撑、企业推力以及扎实的生物基因工程平台实现成果产业化。③伦理风险:针对在医疗、药物、环境、能源生产等各方面的应用可能随时伴随的对传统伦理价值观念的挑战,应谨慎建立产业价值评估体系。

7.3 基于 CRISPR-Cas 蛋白系统的分子诊断

7.3.1 CRISPR-Cas 系统背景介绍

成簇规律间隔短回文重复序列及其相关基因(clustered regularly interspaced short palindromic repeats-CRISPR associated gene,CRISPR-Cas)是存在于细菌和古细菌中的一种适应性免疫系统,在单链向导 RNA(single guide RNA,sgRNA)指引下,Cas 核酸酶与靶序列结合并对其进行切割。与其他生物防御机制相似,古细菌和细菌 CRISPR-Cas 系统显示出显著的多样性[43](见图 7-34)。

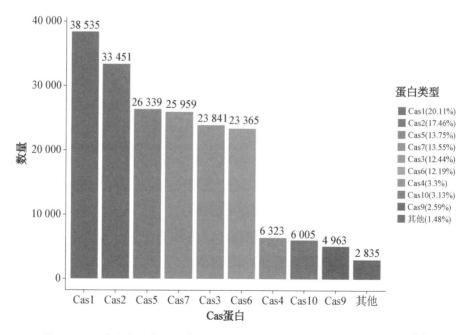

图 7-34 细菌和古细菌中各类 Cas 蛋白的统计分布(摘自 CasPDB 数据库)[43]

CRISPR-Cas 主要包括两大类共 6 种类型的系统,第一类包括 Ⅰ、Ⅲ 和 Ⅳ 型系统,而第二类包括 Ⅱ、Ⅴ 和 Ⅵ 型系统[44]。在第一类中,Ⅰ 型 Cas3 核酸酶可切割 DNA,Ⅲ 型 Cas10 核酸酶可切割 RNA。第二类中,Ⅱ 型系统 Cas9 核酸酶可切割 DNA,Ⅴ 型系统 Cas12 可切割

DNA,而Ⅵ型系统 Cas13 核酸酶可切割目标 RNA[见图 7-35(a)]。

CRISPR-Cas 免疫反应由 3 个主要阶段组成:适应、表达和干扰。在适应阶段,一种独特的 Cas 蛋白复合物与目标核酸相结合,通过原型间隔区(protospacer)识别出一个独特的、短的基序(称为原型间隔区相邻基序,protospacer-adjacent motif,PAM),即可切割目标核酸。复合物将序列插入在 CRISPR 的 5′端重复序列后,使其成为新的间隔序列(spacer)。某些 CRISPR-Cas 系统则采用另一种适应机制,通过 CRISPR-Cas 基因座编码的逆转录酶进行逆转录,从 RNA 获得间隔序列。

在表达阶段,CRISPR 序列通常被转录为单个转录本,即 pre-CRISPR RNA(pre-crRNA),然后被加工为成熟的 CRISPR RNA(crRNA)。每个转录本都包含间隔序列和部分侧翼重复序列(flanking repeat)。在不同类型的 CRISPR-Cas 系统中,pre-crRNA 的加工可由多个 Cas 蛋白复合物的不同亚基、单个 Cas 蛋白不同结构域或 RNase 介导[见图 7-35(b)]。

在干扰阶段,与加工复合物(蛋白质)结合的 crRNA 识别入侵病毒或质粒,随后目标核酸由募集的 Cas 核酸酶灭活。

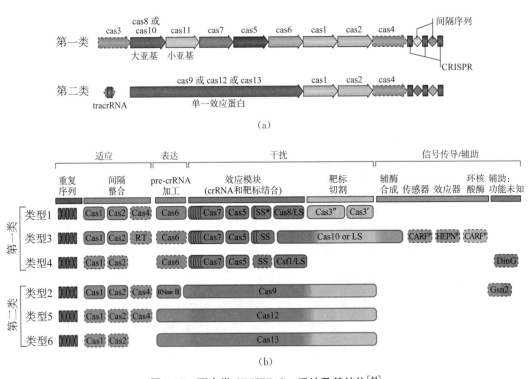

图 7-35 两大类 CRISPR-Cas 系统及其结构[44]

7.3.2 CRISPR-Cas 系统应用于诊断的原理与常见设计

7.3.2.1 CRISPR-Cas 生物检测的应用原理

到目前为止,CRISPR-Cas 系统已被用于包括基因组、表观基因组和转录组的靶向编辑、核酸的生物成像和核酸检测等。基于 CRISPR-Cas 的诊断的快速发展依托于 CRISPR 技术的特异性、可编程性和易用性,应用于即时检验(POCT),其中第二类 CRISPR-Cas 系统被广泛用于各类传染病诊断。例如,CRISPR-Cas12a、CRISPR-Cas13a 和 CRISPR-Cas13b 系统近年来已被开发用于人类病原体(细菌和病毒)快速灵敏的检测。

CRISPR-Cas V 型(Cas12)和Ⅵ型(Cas13)系统与Ⅱ型(Cas9)系统的主要区别在于前两种系统在目标识别后可触发非特异性侧链切割(反式切割)的能力。激活后的蛋白可在溶液中非靶向切割单链 DNA(Cas12)或单链 RNA(Cas13),通过该原理可放大检测信号,进行生物标志物的检测(见图 7-36)。

在基于 Cas13 的 SHERLOCK 分析法中,首先使用正向引物分别通过重组酶聚合酶扩增(RPA)或逆转录 RPA(RT-RPA)等温扩增 DNA 或 RNA 以添加 T7 启动子到扩增子。该启动子允许靶标的 RNA 转录,然后通过激活 Cas13a 顺式切割目标 RNA,同时反式切割 ssRNA 报告分子[见图 7-36(b)]。ssRNA 报告分子由一个荧光基团和一个淬灭基团组成,一旦被切割,即可产生荧光。这些过程可应用于检测病毒 RNA、细菌 DNA、人类单核苷酸多态性(SNP)和阿摩尔级(aM,10^{-18} M)灵敏度的癌症相关突变。

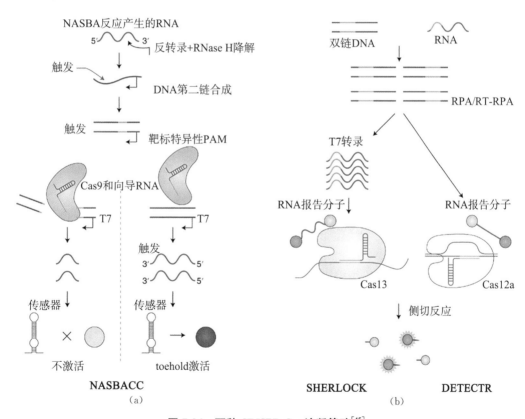

图 7-36 两种 CRISPR-Cas 诊断策略[45]

7.3.2.2 CRISPR-Cas 定量检测的应用设计

在基于 CRISPR-Cas 的诊断中,通过与标准曲线比较可以在皮摩尔到微摩尔范围

$(10^{-12}\ M\sim10^{-6}\ M)$内实现绝对定量,其中侧切活性与靶标浓度相关。临床实际应用时往往需要较低的检测下限,因此需要将检测标志物进行预放大。然而在两锅反应(扩增和CRISPR分开进行)中,预扩增信号达到饱和后会影响定量检测的准确性。

对于将预扩增和CRISPR结合的一锅反应(one-pot reaction),侧切与扩增同时发生,通过结合信号的连续检测,可实现量化的实时读数。然而,该方法需要更复杂的实验室设备(类似于qPCR),而这通常不适合POCT场景。为了便于在两锅法反应中进行量化,可以使用浓度较低的RPA引物来防止预扩增反应饱和。在SHERLOCKv2方案中,使用240 nM的引物浓度可在阿摩尔到皮摩尔范围$(10^{-18}\ M\sim10^{-12}\ M)$内关联RNA输入浓度和输出信号[46](见图7-37)。

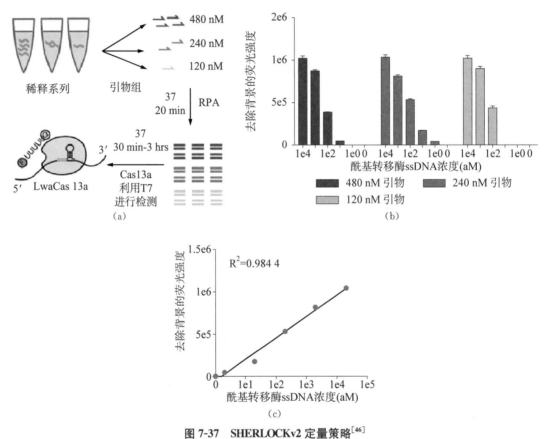

图7-37 SHERLOCKv2定量策略[46]
(a) 酰基转移酶 ssDNA 定量;(b) 铜绿假单胞菌酰基转移酶 ssDNA 拷贝数;(c) SHERLOCK 法拷贝数检测。

7.3.2.3 CRISPR-Cas 多重检测的应用设计

在许多诊断场景中,需要对多个靶标进行同时测试,可以提高检测的通量并降低成本。尽管目前的测序技术可以通过在数据分析过程中添加编码来实现多重检测,但其成本较高。

设计基于CRISPR-Cas的多重检测,可利用不同Cas酶对不同核酸报告序列的侧切活性的特异性,从而在一次测定中检测多个核酸靶标。例如,SHERLOCKv2能够在一个多重反应中对多达 4 个不同的靶标进行定性检测,其包括侧切碱基具有特异性偏好的 4 种报告分子——PsmCas13b、LwaCas13a、CcaCas13b 和 AsCas12a(见图 7-38)。

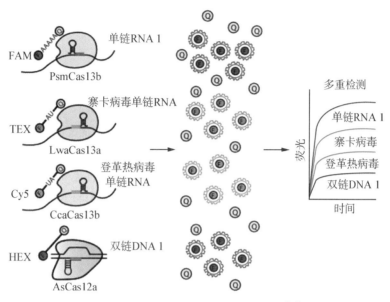

图 7-38　**SHERLOCKv2 多重检测策略**[47]

7.3.3　CRISPR-Cas 系统在疾病诊断中的应用前瞻

基于 CRISPR-Cas 的诊断已被广泛应用于生物医学,特别是用于检测感染性病原体(包括细小病毒 B19、黄病毒科的多种病毒、埃博拉病毒和冠状病毒等),也可用于非传染性相关疾病的诊断(如基于 CRISPR 的人类 CXCL9 mRNA 检测被用于判断急性肾移植排斥反应)。另外,基于 Cas 酶的单核苷酸特异性识别,能够分辨点突变和小片段的缺失,使检测单核苷酸多态性(SNP)成为可能。各种非编码 RNA(miRNA、lncRNA、circRNA)也可作为被检测物,表 7-1 列举了一些 CRISPR-Cas 系统检测生物标志物的应用。

表 7-1　**CRISPR-Cas 系统检测生物标志物的应用**

Cas 蛋白	预扩增	反应时间(min)	诊断应用	检测下限(M)
感染性疾病核酸标志物				
Cas9	NASBA	120~360	寨卡病毒	1.0×10^{-15}
Cas12	RPA	70~130	HPV16/18	1.0×10^{-18}
Cas13	RPA	50	SARS-CoV-2	8.3×10^{-18}
非感染性疾病核酸标志物				
Cas13	EXPAR	90	miR-17、let-7	1.0×10^{-15}
Cas12b	LAMP	120	SNP、人类 mRNA	1.0×10^{-17}
Cas12f	PCR	120	HERC2 SNP	1.0×10^{-17}

（续　表）

Cas 蛋白	预扩增	反应时间（min）	诊断应用	检测下限（M）
非核酸标志物				
Cas13a	T7	90	VEGF	0.81×10^{-15}
Cas12a	/	40	ATP	4.75×10^{-6}
Cas12a	/	90	TGF-β1	0.2×10^{-9}

未来，CRISPR-Cas 系统的应用可能涉及生物医学和材料的交叉领域，可用于感应固体表面、可穿戴设备和医疗设备上的核酸（例：可嵌入任何生物穿戴设备的实时病毒检测模块）。也可在物体表面直接感应局部高浓度的感染因子，对各种标志物进行连续跟踪和早期诊断（例：城市地下水系统实时分析排泄物）。当然，新开发的 CRISPR 检测必须通过临床试验验证，并在临床实施后监测其有效性。我们相信基于 CRISPR 的诊断技术的快速创新将有望重塑核酸检测技术的格局。

7.4　基于微流控的新兴技术及分子诊断

7.4.1　微流控发展现状

微流控（microfluidics）是对体积在纳升到微升的微量流体进行精确操控和分析的技术，其早期概念可以追溯到 19 世纪 70 年代采用光刻技术在硅片上制作的气相色谱仪，而后又发展为微流控毛细管电泳仪和微反应器等。微流控芯片又称芯片实验室（lab-on-a-chip），是采用微流控技术，把化学和生物等领域中涉及的样品制备、反应、分离、检测等基本操作单元集成到一块微米尺度的芯片上，在微尺度下对流体管路进行集成，从而实现分析设备的微型化，并自动完成分析全过程[48]。

1990 年 Manz 和 Widmer 等人采用微流控芯片实现电泳分离，1995 年首家从事微流控芯片技术开发的 Caliper Life Sciences 公司成立。90 年代中期，美国国防部提出士兵个体生化自检装备的手提化需求，催生了世界范围内微流控芯片的研究；2000 年左右，Whitesides 等在 *Electrophoresis* 和 *Analytical Chemistry* 上发表关于 PDMS 软刻蚀的方法，Quake 等以"微流控芯片大规模集成"为题在 *Science* 上发表文章；2001 年，该领域的一本主流刊物 *Lab on Chip* 杂志创刊，引领世界范围微流控芯片研究的深入开展。2003 年，微流控技术被福布斯杂志评为"影响人类未来 15 件最重要的发明之一"。2004 年，*Business* 把微流控技术誉为"改变未来的 7 种技术之一"。2016 年，达沃斯论坛上"器官芯片"入选"年度十大新兴技术之一"，被誉为与新燃料电池和无人驾驶汽车齐名的新兴技术。

随着微制造技术的发展，微流控芯片的研究进入了一个快速发展的时期。基于微流控技术 3D 打印芯片，器官集成芯片、器官仿生芯片、药物活性/毒性芯片的研究正在逐步发展起来。微流控技术研究同时也带动了产业的发展。2016 年，国务院印发的《"十三五"国家科技创新规划》明确提出，体外诊断产品要在微流控芯片、单分子检测、自动化核酸检测等关键技术上有所突破。2017 年，科技部印发《"十三五"生物技术创新专项规划》，明确将微流控芯片纳入新一代生物检测技术当中。微流控芯片与体外诊断的绑定从政策层面得到了支持,国内研发微流控芯片的公司中,有近90％投身于将该技术应用到体外诊断领域。2017—2019年,我国体外诊断行业市场规模年复合增长率达到18.7％。体外诊断行业发展带动起底层技术的创新,成为最先实现微流控技术落地的行业。未来,层出不穷的微流控新兴技术涉及的各个产业逐步发展,微流控芯片的舞台会更加广阔。

7.4.2　微流控新兴技术

微流控芯片在多学科交叉和多领域融合方面具有独特优势,涉及了化学、物理、生物、材料、流体动力学和电子加工等学科,进而催生了一系列微流控新兴技术,并不断拓展微流控芯片的应用。传统微流控芯片主要基于玻璃、硅、聚合物、纸等材料,而这些材料的生物学性能较差,无法模拟体内细胞外基质微环境,因而限制了微流控芯片在生物医学研究中的深入应用。微流控技术的飞速发展已为多个研究领域提供了有效工具。其中材料制备的进展可以拓展微流控平台的应用,微流控技术的改进反过来为材料设计带来了更多的可能性。水凝胶作为嵌入细胞的材料可以更好地模拟细胞外基质特性,从而再现体内微环境。越来越多研究人员开始将这一仿生材料与微流控技术结合制作水凝胶微流控芯片(hydrogel-based microfluidic chips,HMCs),从而实现传统微流控芯片所无法完成的功能和应用。目前,一些研究工作围绕水凝胶流道网络的制造和应用展开,但缺乏全水凝胶微流控芯片概念以及相应研究方向的系统建立。

最近的研究提出了全水凝胶微流控芯片的概念[49],设想将水凝胶材料作为新型的基底材料用于制造微流控芯片,并对选择水凝胶作为微流控芯片主体材料的必要性,如何制造全水凝胶微流控芯片及其应用进行了探讨(见图7-39)。水凝胶材料制作微流控芯片具有以下

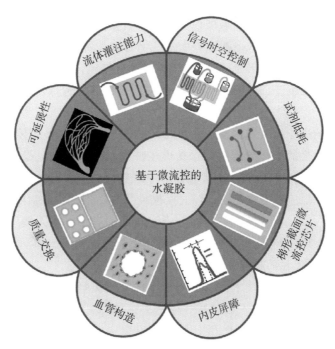

图7-39　全水凝胶微流控芯片概念的提出[49]

优势:拥有接近细胞外基质的力学性能,无毒性,有利于细胞黏附、生长、增殖;水凝胶材料来源广泛,成本低,环保可降解,有助于个性化原位诊断;借助试剂在水凝胶内的扩散现象,有助于少量试剂的反应发生,以及物理化学微环境的精确模拟;水凝胶材料的流变性能有助于实现挤出和成型,以及浇筑和复刻工艺。全水凝胶微流控芯片的通用构造工艺有:微流道模型设计,3D打印纤维模板,水凝胶浇筑,模板剥离,水凝胶键合,细胞沉积。水凝胶微流控芯片目前主要应用于器官芯片、血管模型及个体化诊疗床旁检测的研究。作为再生医学的热点,水凝胶与微流控芯片技术结合应用,将推动组织工程、器官芯片,以及机理研究和药物研发的进展。

7.4.3 微流控分子诊断

分子诊断是指在分子水平上对患者个体或其携带的外源性病原体的核酸、蛋白变化进行检测,以评估患者健康状况的诊断方法。分子诊断能够从分子水平上对病理机制进行分析,具有灵敏度高、特异性强、一致性好等特点,被广泛应用于传染病与遗传病检测、肿瘤早筛、预后评估及用药指导、无创产前诊断等领域。随着检测技术的不断发展,分子诊断已经成为体外诊断行业最具潜力的分支领域。目前常见的核酸分子诊断技术涉及3个:荧光定量PCR(qPCR)、高通量测序(NGS)和数字PCR(dPCR)。qPCR通过荧光染料或荧光特异性探针,对PCR产物进行标记跟踪,实时监控反应过程。由于荧光积累与PCR产物形成完全同步,可通过软件对荧光积累信息进行分析和计算,获得待测样品模板的初始浓度。但是,qPCR只能够通过标准曲线和标准品进行定量,无法做到精准绝对定量。dPCR作为一种新兴的核酸分子绝对定量技术,弥补了qPCR的缺陷。该技术可直接获得DNA分子的拷贝数,实现起始样品中核酸分子的绝对定量,且无须标准品或内标。dPCR已经被广泛应用到医学、生物学等各个领域,在已知突变的癌症分子标志物的检测、传染病病原体检测、基因组三倍体分析和基因表达分析等领域展现了强大的优势。qPCR和dPCR各有其优点,但都不能实现未知序列的检测,而NGS可以一次对几十万到几百万条DNA分子进行序列测定。NGS还可进行全转录组测序,开展可变剪接、基因表达差异、新非编码RNA分子的发现等研究,在未知序列、未知突变、高通量多位点检测方面是更好的选择,是科研和独立实验室服务的好工具。

上述检测技术的进步极大地推动了分子诊断的发展。然而,采用传统宏观尺度的检测平台进行微观分子水平的表征分析往往存在很多弊端,如仪器昂贵、操作复杂、实验环境要求高等。微流控的出现为分子诊断的研究开启了新的大门。微流控技术与微反应体系相结合,具有样本体积小、反应速度快、灵敏度高、操控灵活等优势;同时,封闭式的微流控芯片可以避免样品的交叉污染,减小生物危害,在分子诊断上的应用有着天然优势。截至目前,微流控技术已经在qPCR、dPCR、基因测序中得到应用并飞速发展。

7.4.3.1 基于微流控的核酸分子POCT

核酸分子诊断中最成熟的技术是qPCR。常规PCR实验室需要建立至少3个分区,存在仪器集成度低、需要专业技术人员、检测时间长、容易产生污染风险等不足。在绝大多数经济发达地区,医院往往配备了专业PCR实验室以集中处理有分子诊断需求的样本,并由严格受训过的专业人员操作。然而,在偏远尤其是医疗基础不完备的地区,以及发达地区的次一级医疗机构,受制于资金和专业受训人员的缺乏以及样本量的不足,建立专业的 PCR 实验室是一项非常巨大的挑战。这些医疗机构往往选择将样本外送检测,或是用其他体外诊断方法代替分子检测,虽然在某种程度上暂时解决了缺少专业 PCR 实验室的不足,但是牺牲了检测时效性以及检测精度。

即时检验(POCT),即现场快速检验,是指在采样现场进行的、利用便携式分析仪器及配套试剂快速得到检测结果的一种检测方式,包括在传统、核心或中心实验室以外进行的一切检验。其具有快速、使用简便等特点,已经成为体外诊断行业重点分支之一。微流控芯片是 POCT 领域的前沿技术平台,可实现"样品进-结果出"的检测功能[50](见图 7-40)。微流控技术是 POCT 设备集成化、小型化的基础核心。其高比表面积的流道极大提高了 PCR 的热传导效率,减少了 PCR 热循环所需时间。同时,微流控卡盒提供的封闭式反应环境对于避免气溶胶污染有着天然优势。这类产品利用一次性使用的可抛弃式的测试盒,将样品处理、核酸提取以及 PCR 检测所需要的各类试剂预先封装在盒内,使用者只需将加入样品的测试盒放入仪器相应位置,仪器即可全自动完成后续的检测及结果显示工作。较之传统的分子检测方法,这种全自动一体化分子 POCT 平台实现了"样品进-结果出"的全新核酸检测功能。GeneXpert 是全球首套集核酸提取、纯化、扩增、检测于一体的 qPCR 检测系统,其可以在 1 h 内自动化完成人源样本的样本准备、核酸扩增以及单一或者复杂样品中目标序列的检测。

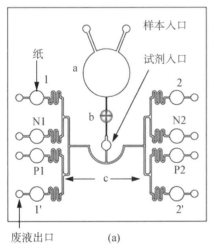
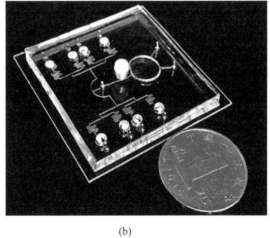

图 7-40　"样品进-结果出"微流控芯片[50]

在新冠肺炎大流行期间,国内以分子诊断为技术基础的 POCT 解决方案应运而生,为疫情防控做出了贡献。万孚率先研发出新型冠状病毒(SARS-CoV-2)分子 POCT 检测产品,在此之前其已经研发了革兰阳性菌检测卡、革兰阴性菌检测卡、呼吸道感染检测卡。透景生命的 POCT 产品采用检测卡模式,一次可以检测 4 个样本。奥然生物公司的核酸扩增分析仪是一种成熟的分子 POCT 产品,可实现甲型流感病毒、乙型流感病毒、呼吸道合胞病毒和 SARS-CoV-2 检测。优思达生物公司采用了交叉引物恒温扩增专利技术和试剂玻璃化技术,研发出一款全自动核酸扩增检测分析仪,目前已用于 SARS-CoV-2 核酸的检测。但目前的仪器还很难同时兼顾样本数与靶标数,这是自动化 qPCR 仪器进一步发展需要应对的主要挑战。

7.4.3.2 基于微流控的数字 PCR

微流控技术的出现为构建大规模、小体积、均一性好的微液滴反应单元奠定了基础。采用液滴微流控技术,经过高度稀释的含有模板 DNA 和引物的反应溶液可以在微流控芯片中很容易地被分成 $10^2 \sim 10^7$ 个小液滴,每个体积只有纳升甚至皮升的小液滴都是只含有最多一个目的基因的微型反应器,经过 PCR 扩增后,通过荧光检测,可以很直观地定量分析出原始溶液中目的基因的拷贝数量。

目前,基于微流控的数字 PCR 反应单元主要包含微滴式和阵列式。微滴式的数字 PCR 系统以 Bio-rad 公司的 Bio-Rad QX200 Droplet 为代表,需要液滴制备仪器、PCR 扩增仪器和检测仪器 3 台仪器共同配合,存在操作复杂、稳定性差、成本高等问题。QuantStudio Absolute Q 数字 PCR 系统采用微流控阵列式芯片技术,将液滴生成、PCR 扩增和数据收集全部集成到一台仪器上进行,无须手动进行液滴生成、移动芯片板和读取样本等步骤,避免浪费时间。目前微流控液滴数字 PCR 系统均不能实现核酸提取,因此研发完全一体化的液滴数字 PCR 系统是未来发展的方向。

7.4.3.3 基于微流控的单分子测序

单分子测序技术又被称为三代测序技术,此技术在测序文库制备过程中无须基因片段打断和 PCR 扩增。Pacbio 系统和 Nanopore 测序技术是微流控在单分子测序应用的典型代表。Pacbio 系统的核心部件是玻璃微流控芯片,此芯片底部包含许多纳米孔,信号读取时基于零模波导原理只采集小孔中的 dNTP 的光学信号,可以在复杂的荧光背景环境中读出所需的信号,但此芯片在检测过程中依然需要借助高分辨的光学系统,存在仪器成本较高、体积大等问题。Nanopore 测序技术是基于生物纳米孔实现单分子测序的,核心就是将在某一面上含有一对电极的特殊的脂质双分子层置于一个微孔上,通过融合 phi29 聚合酶调控过孔速率,识别速度约 450 个碱基/s。其检测到的是 5 个碱基产生的一个信号,最后通过机器学习识别序列信息。Nanopore 采用电信号检测技术,无须精密的光学元器件,仪器的成本可以大大降低,同时尺寸也可以做得很小,代表性的 MinION 测序仪仅有 U 盘大小,已经在太空、极地等环境中实现了便携式基因测序。但此类测序仪成本高,保质期短,尚未实现广泛应用。因此,开发成本更低、稳定性更好的纳米孔测序仪是未来的发展方向。

7.4.3.4 微流控在分子诊断上应用的展望

微流控芯片为分子诊断领域的发展提供了契机,提供了一个精确、高通量、易集成的研究及应用平台。目前高精密的芯片加工依然存在成本高、加工难的问题。分子诊断的市场需求与微流控技术的不断进步,将促使微流控在分子诊断行业的应用。我们期待微流控芯片这一"世纪的技术"促进分子诊断及其分析设备在临床检验中的应用不断向前发展。

7.5 基于单细胞蛋白组学的分子诊断

随着肿瘤学、免疫学、干细胞等研究的不断深入,单细胞异质性研究的重要性已日益凸显。在诸如肿瘤微环境这样的细胞异质性较大的系统中,使用传统的多细胞水平的分析技术往往会丢失单个细胞的基因表达和细胞间相互作用等反映细胞间异质性的信息。以质谱流式细胞技术和高通量单细胞测序技术为代表的单细胞组学研究工具可以获取细胞亚群甚至单个细胞的基因结构及表达量信息,在临床检验中提供单细胞水平的高维度信息,有着广阔应用前景。

7.5.1 质谱流式技术简介

7.5.1.1 质谱流式细胞术的工作原理

质谱流式细胞术(mass cytometry,MC)是一种将电感耦合等离子体质谱(inductively coupled plasma mass spectrometry,ICP-MS)用于高通量单细胞蛋白组学分析的新兴技术手段,该技术使用单一相对分子质量的化学性质稳定的重金属同位素(以镧系元素为主)代替荧光基团来标记抗体,然后使用质谱仪检测该元素离子峰的信号强度。不同元素可以通过相对分子质量准确区分,且没有信号重叠,因此质谱流式的通道数量更多、定量准确性更高。该技术的原理如图 7-41 所示,螯合金属元素的抗体识别细胞表面蛋白或胞内的蛋白,被抗体标记后的细胞在进入质谱流式细胞仪之后首先以单细胞液滴状态存在,液滴经雾化被分离成单个细胞,进入电感耦合等离子体炬管中被电离成离子云,标签金属离子被释放出来后,通过电势加速被带入质谱仪。在四级杆中,所用标记元素质量范围内的离子可以选择性通过,而不在此范围内的离子被过滤掉,用飞行时间质谱检测器对过滤后的离子云记录金

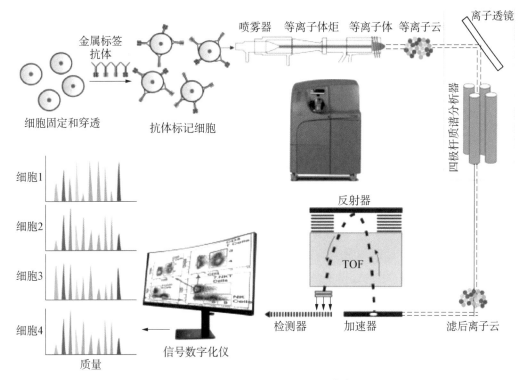

图 7-41 质谱流式细胞术原理[51]

属离子到达的时间和相对信号强度,得到不同的金属离子信号峰,从而得到单个细胞中金属标签的含量。最后通过聚类和降维等算法对数据进行处理,得到基于标记蛋白丰度的各类细胞亚群的表型和功能信息[51]。

除了用于细胞悬浮液样品的分析外,质谱流式还可以在单细胞水平上解析样品的空间结构,为深入了解复杂的疾病微环境提供了更多的可能性。成像质谱流式(imaging mass cytometry,IMC)技术在质谱流式的基础上结合了激光消融(laser ablation)技术,能在单细胞水平上同时对 40 多种蛋白标志物进行超高通道组织成像。如图 7-42 所示,成像质谱流式技术通过激光消融,将带有同位素的抗体标记的组织切片的一小块区域变为等离子态后,这些等离子体会被充入的惰性气体送入质谱流式仪,由检测到的同位素的含量,推测被消融的这块区域中被标记蛋白的含量。整个组织切片扫描完成后,会对每个点的信息进行综合分析进而重构出整个组织的图像[52]。

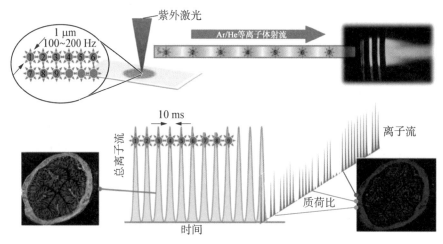

图 7-42　成像质谱流式技术原理[52]

7.5.1.2　质谱流式技术与荧光流式技术的对比

荧光流式细胞术(flow cytometry)是经典的单细胞检测技术,发展历史悠久,已被广泛应用于生命科学各个研究领域,也是目前各大医院实验室单细胞检测的金标准。然而,传统的荧光流式细胞仪通道数量有限,在需剖析细胞内部的信号通路变化等参数要求和检测质量要求都较高的领域中已难以胜任。荧光流式细胞术与质谱流式细胞术的主要区别如表 7-2 所示。

表 7-2　质谱流式细胞术与荧光流式细胞术的技术对比

	荧光流式细胞术	质谱流式细胞术
抗体标签	荧光染料	重金属元素
检测器类型	光电倍增管	飞行时间质谱

（续　表）

	荧光流式细胞术	质谱流式细胞术
通道数量	最多 30 个	可达 100 个
通道串扰	强	很少
细胞流速	10 000 个/s	500 个/s
背景干扰	强	弱
灵敏度	高	低
数据处理	简单易学	需要一定生物信息学基础
检测成本	适中	较高
细胞分选和回收	可以	不可以

在抗体标签上,传统荧光流式细胞术使用荧光基团作为抗体的标签,质谱流式细胞术则使用稳定金属元素作为标签。由于荧光发射光谱较宽,不同荧光基团往往会发生光谱重叠,因此荧光流式细胞术在一次分析中可同时检测的通道数量有限,一般不超过 20 个。当检测通道数量多于 8 个时,实验的 panel 设计和补偿计算都极其复杂,使得多参数的荧光流式检测费时费力,专业技术要求极高。而质谱流式使用重金属元素作为标记物,相邻通道间的重叠<0.3%,无须计算补偿,可以同时检测上百个不同的参数,因而可以检测多达 100 种细胞表面和胞内蛋白,能够清晰全面地呈现各个细胞亚群的图谱。此外,用于抗体标记的金属元素在细胞中含量极低,金属标签与细胞组分的非特异性结合也极低,所以质谱流式中背景干扰较少。

在检测器类型上,ICP 质谱装置具有非常宽的原子量检测范围(88~210 Da),其飞行时间质谱超高的分辨率可以完全分离各个金属同位素。然而,细胞在被雾化、离子化之后,活力已完全丧失,不适用于细胞分选等应用场景。另外,由于细胞被离子化后能够到达检测器的离子云有限,质谱流式细胞术的灵敏度要低于荧光流式细胞术,最低检测限为 100 个拷贝分子,检测的动态范围最多只能达到 3~4 倍,而荧光基团的检测范围则可到 50 倍左右。此外,质谱流式细胞仪检测通道数量的增加使得质谱流式产生的数据的维度也大大增加,需要对数据进行各种降维处理,提取出其中的生物学信息,因此质谱流式中对数据分析的技术要求也比传统的流式方法要更高,其常用的分析方法有 SPADE、PCA、viSNE 等。

7.5.1.3　质谱流式技术在临床诊断中的优劣势

质谱流式技术在临床诊断中可提供更全面的实验诊断依据。质谱流式技术可在单细胞水平上同时进行多指标分析,项目覆盖范围广泛,目前可同时对 51 个靶蛋白进行检测,最低检测限为 100 个拷贝分子,平均每天可检测 100 个样品。除常规蛋白检测外,质谱流式细胞术还可用于检测蛋白翻译后修饰、蛋白降解产物等。在功能分析方面,可进行包括表型特征分析、胞内细胞因子测定、细胞内信号状态表征、细胞周期识别、增殖追踪、染色质修饰分析等十几个项目的检测。

然而,质谱流式技术的应用场景目前还仅限于科研领域,在实际临床运用中面临着巨大的挑战。一方面,不同仪器之间的离子化效率不同,因此不同质谱流式仪器上生成的数据难以直接进行比较,需要通过掺入聚苯乙烯珠校正信号强度;另一方面,质谱流式仪器的购置成本极高,日常的仪器维护也费时费力。传统流式技术在目前的临床诊断中已建立相对成熟的方法学,而质谱流式技术在样本前处理、抗体标记、样本上机、数据分析等步骤还没有建立完整系统的方法学。此外,质谱流式技术在灵敏度、样品分析速度、样品利用效率上都不及荧光流式技术,上述因素都在不同程度上限制了质谱流式在临床上的应用。

7.5.2 质谱流式技术在疾病诊治中的应用

质谱流式技术的多参数同时检测特点使其能够高效地对异质性细胞群体进行精确的分类,对各类细胞亚群功能上的相互作用进行深入的探究,对细胞内信号转导网络进行全面细致的分析,目前在造血、免疫、干细胞、癌症以及药物筛选等多个领域的研究中有着广泛应用。

7.5.2.1 质谱流式技术用于揭示疾病特征性免疫图谱

质谱流式技术可以在一次实验中轻松实现对单个细胞超过 40 种蛋白的同时检测,系统全面地分析病理状态下各类免疫细胞在蛋白表型和功能上的变化,从中发现一些新的免疫细胞亚群、揭示新的免疫机制、解析病原体与宿主细胞的相互作用网络。Klemm 等人利用该技术全面绘制了脑胶质瘤和脑转移瘤的免疫图谱,结果表明不同来源、不同种类甚至同一种类但不同级别的脑瘤中的免疫细胞种类、位置和功能等存在着巨大的差别,因而深入了解不同肿瘤的免疫学特征可为不同脑瘤的个性化治疗提供指导[53]。Steele 等人将质谱流式细胞术和多重免疫组化技术、单细胞 RNA 测序技术相结合,绘制出迄今为止最强大、最详尽的胰腺导管腺癌(pancreatic ductal adenocarcinoma,PDA)免疫图谱[54]。这项研究不仅详尽揭示了 PDA 患者免疫抑制细胞的复杂的相互作用网络,也深入探究了患者之间免疫反应多样性和个体差异巨大的潜在机制。该研究还在胰腺癌患者的血液中发现了一种名为 TIGIT 的 T 细胞免疫受体,其介导的免疫抑制可能是导致免疫治疗无效的原因。

7.5.2.2 质谱流式技术用于疾病新型分子标志物的鉴定

表征肿瘤微环境中各类细胞组分的相互作用和它们之间的空间关系,对深入理解细胞间的通信行为、指导肿瘤靶向治疗至关重要。成像质谱流式(IMC)能够对四十多个靶点的空间信息同时进行分析,结合数据分析工具和机器学习算法,有助于生物标志物和相关治疗靶点的开发。

IMC 可以提供肿瘤微环境中精细的单细胞空间特征图谱,为深入了解肿瘤微环境中不同细胞间的相互作用提供强有力的技术手段。Martinez-Morilla 等利用 IMC 在单细胞水平上定量分析了接受免疫治疗的黑色素瘤患者的 25 个标志物[55],发现了一个可以提示黑色素瘤免疫治疗效果的生物标志物——β2 微球蛋白(β_2M),肿瘤细胞高表达 β_2M 提示患者接受免疫治疗后的总生存期更长,这一发现也在免疫荧光定量实验得到了证实。

IMC 还可用于鉴定疾病特异性细胞亚群和探究其在疾病发展中的作用机制。Aoki 等人通过将 IMC 与单细胞转录组学技术相结合,成功揭示了经典霍奇金淋巴瘤在单细胞水平上详尽的免疫细胞功能和空间分布特征,并鉴定出霍奇金淋巴瘤中一个全新的 T 细胞亚群[56]。该亚群高表达 LAG3$^+$,且在空间位置上临近 MHC Ⅱ 缺失的肿瘤细胞,介导了肿瘤细胞的免疫逃逸。

7.5.2.3 质谱流式技术用于疾病分子分型

近些年来,白血病的免疫分型已成为诊断血液恶性肿瘤不可缺少的重要标准。荧光流式细胞术作为目前国际上公认的通用方法,利用荧光素标记的单克隆抗体作为分子探针,多参数分析白血病细胞的免疫表型,由此了解被测白血病细胞所属细胞系列及其分化程度,从而实现白血病免疫分型。然而,这种方法会受到所用抗体的限制,无法准确区分免疫表型相似的细胞,往往需要借助光学显微镜进行形态学分析。Tsai 等人将质谱流式细胞术与形态测量学相结合,通过对单细胞进行 11 个形态计量学特征的组合分析,建立了一种高通量的捕获单细胞形态的分析方法[57]。研究还进一步证明了使用机器学习可以针对特定的诊断问题定制多用途形态测量标记的新组合,该方法优于传统的免疫表型和光学显微镜技术,使得复杂血液系统疾病的诊断更为准确和自动化。

质谱流式还可用于解释肿瘤异质性,剖析肿瘤进展特征,实现对癌症的精准分型。Ali 等人结合 IMC 技术和其他组学技术手段,精确分析了乳腺癌患者的 37 个标志物,绘制了详尽的乳腺癌肿瘤分子图谱,从而对乳腺癌进行深度精准分型[58]。此外,肿瘤微环境中高度异质的细胞空间分布结构也会影响肿瘤发生发展和治疗效果。Danenberg 等人使用 IMC 技术对乳腺癌组织样本进行了高精度的空间结构解析[59],每个标本都进行了涵盖上皮细胞、淋巴细胞、肿瘤细胞等细胞类型和免疫检查点的共计 37 种蛋白的标记染色,系统地绘制了原位肿瘤微环境结构,揭示了包括静止性的血管化基质以及活化的免疫应答相关结构变体在内的 10 个常见的肿瘤微环境结构,增加了人们对乳腺癌患者分类的认知。这些特定的多细胞结构在肿瘤微环境具有的功能,与肿瘤中体细胞基因突变、乳腺癌临床亚型及患者的预后之间表现出明显的关联。

7.5.2.4 质谱流式技术用于免疫疗法的疗效检测和疾病预后评估

以免疫检查点阻断剂(immune checkpoint blocker,ICB)为代表的癌症免疫疗法,通过应用细胞毒性 T 淋巴细胞相关蛋白 4(CTLA-4)的单克隆抗体和针对 PD-1 或 PD-L1 的单克隆抗体,可以逆转患者体内 $CD8^+$ T 细胞的功能障碍并杀死癌细胞,从而抑制肿瘤进展。免疫检查点阻断剂的使用促进癌症治疗的范式转变,然而疗效差异却十分巨大,即使与其他治疗策略联用,半数以上接受治疗的患者疗效也不显著。质谱流式技术为深入了解疗效差异背后的免疫学机制和准确预测癌症免疫疗法的疗效提供了有力的技术手段。Kumagai 等人使用质谱流式分析了非小细胞肺癌、胃癌和恶性黑色素瘤的患者的肿瘤浸润淋巴细胞(tumor infiltrating lymphocyte,TIL),发现 PD-1 单抗治疗有效和无效的患者其肿瘤微环境中 $PD-1^+CD8^+$ T 细胞和 $PD-1^+$ Treg 细胞数量的比值有显著差异,且该比值在预测临床疗效的性能上要优于包括 PD-L1 表达量在内的其他指标[60]。研究发现,治疗无效的患者中 PD-1 主要由肿瘤微环境中的 Treg 细胞表达,因此使用 PD-1 阻断剂会将 $PD-1^+$ Treg 细胞转化为具有免疫抑制功能的活化 Treg 细胞,从而导致肿瘤进一步发展,因此该类患者对 PD-1 阻断疗法无效,$PD-1^+$ Treg 细胞可作为增强 ICB 临床疗效的靶点。Cader 等人将质谱流式和 TCR 测序技术相结合,揭示了 PD-1 阻断疗法治疗后的经典型霍奇金淋巴瘤患者的外周免疫特征。研究发现治疗有效的患者中活化的 NK 细胞和 $CD3^-$ $CD68^+$ $CD4^+$ GrB^+ 细胞亚群数量增加,克隆多样化的 CD4$^+$T 细胞和其他先天效应细胞在响应 PD-1 阻断疗法中具有潜在的互补作用[61]。这些研究发现为免疫疗法的准确预测和治疗靶点的开发提供了基础。

Lambrechts 等人用质谱流式技术在单细胞水平上分析了肺癌患者的肿瘤微环境细胞图谱[62],揭示了 52 种不同类型的基质细胞,其中包括了以往被归为同一种细胞类型的新亚群及其异质性的转录因子。研究还发现基质细胞与患者存活率显著相关,其数量可以反映癌细胞的侵袭性,因此有望作为肺癌的预后以及治疗反应预测的生物标志物,为开发新的肺癌治疗方案提供了思路。Levine 等人用质谱流式技术同时分析了 31 个白血病细胞表面及胞内的信号蛋白[63],阐明了急性髓系白血病的高度异质性,并揭示了一类功能上与骨髓造血干细胞特征相似的细胞亚群,该亚群在两个急性髓系白血病队列中都被证实与更差的预后有关。

7.6 基于人工智能的分子诊断技术

7.6.1 人工智能简介

如同蒸汽时代的蒸汽机、电力时代的发电机、信息时代的计算机,人工智能似乎正在成为推动人类进入智能时代的决定性力量。人工智能(artificial intelligence,AI)概念的提出来自 1956 年的一次国际会议,当时的科学家们对"如何用机器模拟人类的智能"进行了研讨并提出了这一名词。当前,大数据、互联网、云计算等信息技术和感知数据、图形识别等平台技术的进步,推动了人工智能的飞速发展。从可应用性的角度出发,人工智能可分为通用人工智能和专用人工智能。通用人工智能描述的是真正意义上完备的人工智能系统,能够处理视听信息,会推理、学习、思考。专用人工智能则指面向具体领域、需求明确、应用清晰、建模简单的特定任务的人工智能平台。在专用人工智能领域,近年来取得了许多重要突破,特别是在信息感知、机器学习等"浅层智能"方面进步显著。例如人工智能 AlphaGo、苹果公司的 Siri 以及自动驾驶技术等。从具体应用的角度出发,人工智能可分为问题求解、机器学习、信息感知、推理和计划、机器人、自然语言处理等多个方向。

人工智能在如今医疗需求日益增长而医疗资源供不应求的背景下,无疑是减轻社会医疗压力的可行尝试。在药物研发领域,人工智能已逐渐应用于药物靶点的发现、药物虚拟筛选、化合物的设计与虚拟合成、药物的活性、安全性和不良反应模拟和药物临床实验等多个流程和环节。以靶点发现为例,人工智能可通过机器学习的算法从蛋白质的原始序列信息中提取特征,构建模型进行蛋白质靶点功能的推断、分类和筛选。DriverML 就是这样一个结合了蛋白质突变评分测试与机器学习的模型范例,利用该模型可以预测与癌症相关的驱动突变。在图像识别领域,人工智能一方面可用于图像信息感知,提取有意义的信息,另一方面还可通过机器学习,帮助临床医生诊断疾病。来自斯坦福大学的研究者们,通过深度学习算法训练计算机学习了 130 000 张代表了超过 2 000 种不同皮肤病变的图像,从而对皮肤癌和黑色素瘤进行诊断[64](见图 7-43)。特征性面容是许多遗传病的重要表型,使用面部分析和人工智能算法可通过分析患者照片进而检测罕见遗传疾病,这一工具(DeepGestalt)的发布不仅登上了国际医学顶级期刊,同时还开发出了一款名为 Face2Gene 的智能手机

APP。在健康管理领域，人工智能技术主要应用于各个不同的健康管理具体场景。算法与医学的融合为疾病的风险评估和预防带来可能性，如 China-PAR 模型可以评估心血管疾病的 10 年风险和终身风险，为我国心血管疾病的一级预防提供了实用性评估工具。

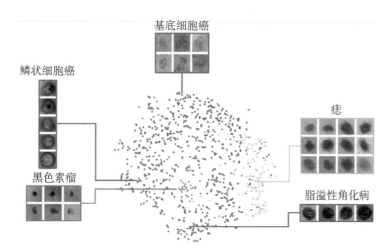

图 7-43　深度卷积神经网络算法诊断皮肤癌：分类和示例测试集图像[64]

7.6.2　人工智能在分子诊断领域的应用
7.6.2.1　主要技术方向

机器人，作为执行任务的物理代理，并非狭义所理解的具有人类外表的模拟人类功能的机械，还应理解为是自动化和智能化的机械平台。在分子诊断相关的仪器设计中，作为人工智能的一种，机械臂或机械移液器等广义上的机器人在分子诊断实验室中已经有了初步的应用。

物联网，指通过信息传感设备，实现信息感知和信息交换。利用传感器技术，可以实时精确监测分子诊断仪器的环境因素状态，如离心转速、温度等，实现人工智能层面对外界信息的感知，从而对仪器运转状态实现实时记录。利用计算机的逻辑分析，及时智能的调节实验流程，发送控制信号回输设备，实现对设备仪器的智能化控制。

机器学习，指让计算机像人类一样学习和行动的科学。最基本的机器学习是使用算法解析数据，从已有的数据中学习，然后对某件任务作出决定或预测。不同类型的机器学习算法几乎每天都在发布，按照学习风格它们可以分为监督学习、无监督学习、半监督学习，按照算法形式有分类、回归、决策树、聚类等，但其主要思路还是通过概括训练样本，成功解释之前未遇见的情况。

如今的分子诊断技术已从最初的 PCR 检测、一代测序，发展到高通量的二代测序，平台的升级带来的是数据量的爆炸，以人力进行结果的处理和判读已逐渐难以承担。因此，以智能化控制和机器学习算法应用为主的人工智能，在分子诊断领域的蓬勃发展是一个必然的趋势。

7.6.2.2　自动化和智能化平台

鉴于分子诊断实验流程的复杂性，以及对高通量操作的迫切需求，工业界结合物联网技术和机器人技术研发了多款自动核酸提取仪、建库仪,实现了无交叉污染、无菌的操作流程,减少了人工大批量操作过程中的失误和感染,增强了制备过程的安全性。当今世界,烈性突发性传染病频频出现,病原微生物的检测和分析方面迫切需要降低安全风险的全自动化平台。以此为突破方向的病原相关一站式提取建库自动化系统已有产品推向市场,这些平台适配多种样本类型,兼具空间封闭、过滤排风、低气溶胶操作等特点,在全面提升病原微生物诊断工作效率的同时,极大地保证了样本和操作者的安全性。同时,人工智能的加入,可帮助实现实验流程的智能化控制。例如,在质谱仪测量波形峰值提取方面,富士通引领开发的深度学习专用峰值训练数据的系统,可通过数据图像化对波形轮廓进行解析,自主判定峰值完成自动提取技术,可在数秒之内完成实验人员需耗费 2 h 才能完成的操作,同时消除了不同操作人员带来的分析精度差异。

7.6.2.3 人工智能在肿瘤学方向的应用

基因序列的改变,是疾病发生的重要驱动因素。机器学习算法构建的多种预测模型可预测突变的分子效应,包括其编码的效应分子结构和功能的改变、在不同组织的特异性表达等,为分子诊断靶标的开发提供良好的靶点。这一策略在肿瘤的分子诊断领域正成为挖掘生物标志物和构建预后预测模型的主流研究方法。此外,肿瘤学临床实践中产生的复杂数据流,包括临床表现、病史、病理、分子诊断数据、常规诊断数据等,也有大量的人工智能研究在尝试进行整合,但绝大多数已发表的高性能人工智能的算法的临床转化仍处于初级阶段。IBM 的 Watson Oncology 是这些努力中最接近临床应用的项目之一,该项目开发了一种广泛的预测模型来指导癌症治疗。该模型针对肿瘤患者样本的二代测序(NGS)结果,凭借人工智能技术,从既往的知识储备中提取内容相关的信息,包括高质量的期刊文献、指南、基因变异数据库和临床试验信息等,然后根据循证等级作出推荐的靶向治疗建议。但该平台的可用性现在仍受到人类肿瘤学家的质疑。这其中的难点主要是由于医疗数据固有的异质性、分散性和隐私性,导致在医疗领域获得的训练数据无法达到其他技术领域所享有的数据稳健程度。有些研究已经注意到了这一点,并尝试引入最大限度的相关数据流,包括患者的基因组学、日常健康记录、生活方式记录、更详细的家族史等去改善预测模型的效能。

7.6.2.4 人工智能在感染性疾病方向的应用

早在 20 世纪 70 年代,基于 450 条规则构建的用于诊断血流感染的 MYCIN 专家系统,就是一个感染性疾病中人工智能应用的雏形。如今,随着分子诊断技术的发展,以及病原宏基因组二代测序技术的逐渐推广,以机器学习为代表的人工智能算法也开始真正参与感染诊断和耐药监控的应用。2020 年发表的综述文章统计了 97 项应用独特机器学习算法的临床微生物研究[65],其应用的研究方向和算法类型的分布情况如表 7-3 所示。

表 7-3 2020 年前发表的 97 项机器学习相关临床微生物研究

机器学习相关研究	n	占比(%)
应用的微生物学方向		
细菌	69	71

（续　表）

机器学习相关研究	n	占比（%）
分枝杆菌	13	13
寄生虫	11	11
病毒	9	9
真菌	3	3
机器学习算法		
神经网络（neural network，NN）	46	47
支持向量机（support vector machine，SVM）	34	35
随机森林（random forest）	28	29
逻辑回归（logistic regression）	11	11
K-最近（K-nearest neighbor，KNN）	8	8
决策树（decision tree）	8	8
（极端）梯度提升（gradient boosting）	7	7
朴素贝叶斯（naïve Bayes，NB）	7	7
自适应提升（adaptive boosting）	6	6
其他	22	23

注：n 为相关研究项数，总数为 97 项。

　　这些研究中包括对下呼吸道感染的样本中 16S RNA 的鉴定，涉及利用机器学习算法对芯片上结合的 16S RNA 扩增序列的荧光信号进行分析诊断。也有将靶向基因测序或宏基因组测序数据与机器学习算法相结合，对牙周炎或细菌性阴道炎的发生进行诊断。值得注意的是，通过测序手段检测高度散发或未知的病毒往往需要专门设计的建库体系，并对未知病毒全基因组进行扩增拼接，而常规宏基因组测序中这些未知序列可能会被直接去除，这将极大地限制未知病原体的及早发现。通过随机森林和神经网络算法，可实现人工智能预测和推定未知序列是否为病毒序列，这将极大地帮助新发未知病毒的识别和发现。除诊断外，从测序数据中推断微生物的抗生素敏感性表型也一直是临床感染专家关注的重点。较好的应用实例如结核病转化基因组学平台（GenTB），这是一款免费且开放的基于随机森林、神经网络算法和 20 408 株结核分离株的真实数据搭建的 web 应用程序，可用于从二代测序数据中预测抗生素耐药性。实际上，对于金黄色葡萄球菌、大肠杆菌和肺炎克雷伯菌等病原体，算法预测在推断耐药表型方面表现优异，但对于铜绿假单胞菌等种属，其抗生素敏感性与基因表达的上调或下调相关，目前基于二代测序数据的预测效能不佳。

　　总的来说，人工智能本身就是一门综合性的前沿学科和高度交叉的复合型学科，应用方向广泛又复杂，其发展需要与计算机科学、数学、神经科学和社会科学等学科进行交叉渗透和深度融合。随着人工智能技术的成熟,社会和政府关注的增长以及科学界和产业界的持续投入,未来必将进入一个人工智能产业的高速增长期。人工智能的高速发展和日趋成熟,也将推动社会和科学模式的剧烈变革。然而,由于相关人才的缺乏,医疗数据整合困难,监管措施并不完备等原因,人工智能在我国医疗领域的应用仍然面临诸多挑战。

视频 12:CRISPR-Cas 系统用于病毒或细菌核酸的检测　　视频 13:分子 POCT 技术检测病原微生物的原理及流程

参考文献

[1] Xiao Y, Plakos K J, Lou X, et al. Fluorescence detection of single-nucleotide polymorphisms with a single, self-complementary, triple-stem DNA probe [J]. Angew Chem Int Ed Engl, 2009, 48(24): 4354 − 4358.

[2] Wang J S, Zhang D Y. Simulation-guided DNA probe design for consistently ultraspecific hybridization [J]. Nat Chem, 2015, 7(7): 545 − 553.

[3] Gopinath S C, Lakshmipriya T, Chen Y, et al. Aptamer-based 'point-of-care testing' [J]. Biotechnol Adv, 2016, 34(3): 198 − 208.

[4] Lorenzo-Gómez R, Miranda-Castro R, de-Los-Santos-Álvarez N, et al. Electrochemical aptamer-based assays coupled to isothermal nucleic acid amplification techniques: New tools for cancer diagnosis [J]. Current Opinion in Electrochemistry, 2019, 14: 32 − 43.

[5] Tram K, Kanda P, Li Y. Lighting Up RNA-Cleaving DNAzymes for Biosensing [J]. J Nucleic Acids, 2012, 2012: 958683.

[6] McConnell E M, Cozma I, Mou Q, et al. Biosensing with DNAzymes [J]. Chem Soc Rev, 2021, 50 (16): 8954 − 8994.

[7] Kuzyk A, Urban M J, Idili A, et al. Selective control of reconfigurable chiral plasmonic metamolecules [J]. Sci Adv, 2017, 3(4): e1602803.

[8] Zhou C, Yang Y, Li H, et al. Programming Surface-Enhanced Raman Scattering of DNA Origami-templated Metamolecules [J]. Nano Lett, 2020, 20(5): 3155 − 3159.

[9] Dirks R M, Pierce N A. Triggered amplification by hybridization chain reaction [J]. Proc Natl Acad Sci U S A, 2004, 101(43): 15275 − 15278.

[10] Cao S, Tang X, Chen T, et al. Types and applications of nicking enzyme-combined isothermal amplification [J]. Int J Mol Sci, 2022, 23(9): 4620.

[11] Gootenberg J S, Abudayyeh O O, Lee J W, et al. Nucleic acid detection with CRISPR-Cas13a/C2c2 [J]. Science, 2017, 356(6336): 438 − 442.

[12] Feng C, Mao X, Shi H, et al. Detection of microRNA: A Point-of-Care Testing Method Based on a pH-Responsive and Highly Efficient Isothermal Amplification [J]. Anal Chem, 2017, 89(12): 6631 − 6636.

[13] Gao T, Wang B, Shi L, et al. Ultrasensitive Quantitation of Plasma Membrane Proteins via isRTA [J]. Anal Chem, 2017,89(20):10776 – 10782.

[14] Hu X, Deng Q, Li J, et al. Development and Clinical Application of a Rapid and Sensitive Loop-Mediated Isothermal Amplification Test for SARS-CoV-2 Infection [J]. mSphere, 2020,5(4):e00808 – e00820.

[15] Fang R, Li X, Hu L, et al. Cross-priming amplification for rapid detection of Mycobacterium tuberculosis in sputum specimens [J]. J Clin Microbiol, 2009,47(3):845 – 847.

[16] 李秀梅,梁智选,李颖,等.环介导等温扩增技术与横向流动试纸条法快速检测布鲁氏杆菌[J].食品与生物技术学报,2017,36(12):1276 – 1282.

[17] Besuschio S A, LlanoMurcia M, Benatar A F, et al. Analytical sensitivity and specificity of a loop-mediated isothermal amplification (LAMP) kit prototype for detection of Trypanosoma cruzi DNA in human blood samples [J]. PLoS Negl Trop Dis, 2017,11(7):e0005779.

[18] Kim H, Lee J, Lee B, et al. Development of MRSA and MRAB detection kit employing loop-mediated isothermal amplification and colorimetric indicator dye [J]. Dyes and Pigments, 2019, 170:107618.

[19] 单长林,周圆,李孝军.玉米细菌性枯萎病菌荧光重组酶介导等温扩增检测方法的建立与应用[J].广东农业科学,2021,48(1):111 – 118.

[20] 方斌,刘琳琳,李翔,等.基于 RT-HDA 等温扩增技术快捷检测 H7N9 禽流感病毒的方法研究[J].病毒学报,2018,34(5):483 – 488.

[21] Huang J, Wu Y, Chen Y, et al. Pyrene-excimer probes based on the hybridization chain reaction for the detection of nucleic acids in complex biological fluids [J]. Angew Chem Int Ed Engl, 2011,50(2): 401 – 404.

[22] Zhao Y, Zhou L, Tang Z. Cleavage-based signal amplification of RNA[J]. Nat Commun, 2013, 4:1493.

[23] Zhou G, Lin M, Song P, et al. Multivalent capture and detection of cancer cells with DNA nanostructured biosensors and multibranched hybridization chain reaction amplification [J]. Anal Chem, 2014,86(15):7843 – 7848.

[24] Song D, Li H, Wang H, et al. Dual-hairpin ligation amplification enabled ultra-sensitive and selective ATP detection for cancer monitor [J]. Biosens Bioelectron, 2022,212:114402.

[25] Deng R, Tang L, Tian Q, et al. Toehold-initiated rolling circle amplification for visualizing individual microRNAs in situ in single cells [J]. Angew Chem Int Ed Engl, 2014,53(9):2389 – 2393.

[26] Ke R, Mignardi M, Pacureanu A, et al. In situ sequencing for RNA analysis in preserved tissue and cells [J]. Nat Methods, 2013,10(9):857 – 860.

[27] Lee J B, Peng S, Yang D, et al. A mechanical metamaterial made from a DNA hydrogel [J]. Nat Nanotechnol, 2012,7(12):816 – 820.

[28] Chen J, Zhou S, Wen J. Disposable strip biosensor for visual detection of Hg^{2+} based on Hg^{2+}-triggered toehold binding and exonuclease III-assisted signal amplification [J]. Anal Chem, 2014,86 (6):3108 – 3114.

[29] Stojanovic M N, Mitchell T E, Stefanovic D. Deoxyribozyme-based logic gates [J]. J Am Chem Soc, 2002,124(14):3555 – 3561.

[30] Arter W E, Yusim Y, Peter Q, et al. Digital Sensing and Molecular Computation by an Enzyme-Free DNA Circuit [J]. ACS Nano, 2020,14(5):5763 – 5771.

[31] Wang W, Huang S, Li J, et al. Evaluation of intracellular telomerase activity through cascade DNA logic gates [J]. Chem Sci, 2017,8(1):174 – 180.

[32] Chang X, Zhang C, Lv C, et al. Construction of a Multiple-Aptamer-Based DNA Logic Device on Live

Cell Membranes via Associative Toehold Activation for Accurate Cancer Cell Identification [J]. J Am Chem Soc, 2019,141(32):12738-12743.

[33] Zhang C, Zhao Y, Xu X, et al. Cancer diagnosis with DNA molecular computation [J]. Nat Nanotechnol, 2020,15(8):709-715.

[34] Yang S, Liu Q, Zhang Y, et al. Construction and characterization of broad-spectrum promoters for synthetic biology [J]. ACS Synth Biol, 2018,7(1):287-291.

[35] Jung J K, Archuleta C M, Alam K K, et al. Programming cell-free biosensors with DNA strand displacement circuits [J]. Nat Chem Biol, 2022,18(4):385-393.

[36] Dwidar M, Seike Y, Kobori S, et al. Programmable artificial cells using histamine-responsive synthetic riboswitch [J]. J Am Chem Soc, 2019,141(28):11103-11114.

[37] Ma D, Li Y, Wu K, et al. Multi-arm RNA junctions encoding molecular logic unconstrained by input sequence for versatile cell-free diagnostics [J]. Nat Biomed Eng, 2022,6(3):298-309.

[38] Wang H, Guo H, Wang N, et al. Toward the Heterologous Biosynthesis of Plant Natural Products: Gene Discovery and Characterization [J]. ACS Synth Biol, 2021,10(11):2784-2795.

[39] Pereira-Gómez M, Carrau L, Fajardo Á, et al. Altering compositional properties of viral genomes to design live-attenuated vaccines [J]. Front Microbiol, 2021,12:676582.

[40] McNerney M P, Piorino F, Michel C L, et al. Active Analyte Import Improves the Dynamic Range and Sensitivity of a Vitamin B12 Biosensor [J]. ACS Synth Biol, 2020,9(2):402-411.

[41] Zhang C, Zhuang Q, Liu J, et al. Synthetic Biology in Chimeric Antigen Receptor T (CAR T) Cell Engineering [J]. ACS Synth Biol, 2022,11(1):1-15.

[42] McNerney M P, Doiron K E, Ng T L, et al. Theranostic cells: emerging clinical applications of synthetic biology[J]. Nat Rev Genet, 2021, 22(11):730-746.

[43] Tang Z, Chen S, Chen A, et al. CasPDB: an integrated and annotated database for Cas proteins from bacteria and archaea [J]. Database (Oxford), 2019,2019:baz093.

[44] Makarova K S, Wolf Y I, Iranzo J, et al. Evolutionary classification of CRISPR-Cas systems: a burst of class 2 and derived variants [J]. Nat Rev Microbiol, 2020,18(2):67-83.

[45] Kaminski M M, Abudayyeh O O, Gootenberg J S, et al. CRISPR-based diagnostics[J]. Nat Biomed Eng, 2021, 5(7):643-656.

[46] Chang X, Zhang C, Lv C, et al. Construction of a Multiple-Aptamer-Based DNA Logic Device on Live Cell Membranes via Associative Toehold Activation for Accurate Cancer Cell Identification [J]. J Am Chem Soc, 2019,141(32):12738-12743.

[47] Gootenberg J S, Abudayyeh O O, Kellner M J, et al. Multiplexed and portable nucleic acid detection platform with Cas13, Cas12a, and Csm6 [J]. Science, 2018,360(6387):439-444.

[48] 林炳承,秦建华.微流控芯片实验室[M].科学出版社,2006.

[49] Nie J, Fu J, He Y. Hydrogels: The Next Generation Body Materials for Microfluidic Chips? [J] Small, 2020,16(46):e2003797.

[50] Wang H, Ma Z, Qin J, et al. A versatile loop-mediated isothermal amplification microchip platform for Streptococcus pneumoniae and Mycoplasma pneumoniae testing at the point of care[J]. Biosens Bioelectron, 2019, 126:373-380.

[51] Barh D, Azevedo V. Single-Cell Omics: Volume 1: Technological Advances and Applications [M]. New York: Academic Press, 2019:283-318.

[52] Chang Q, Ornatsky O I, Siddiqui I, et al. Imaging Mass Cytometry [J]. Cytometry A, 2017,91(2): 160-169.

[53] Klemm F, Maas R R, Bowman R L, et al. Interrogation of the Microenvironmental Landscape in Brain Tumors Reveals Disease-Specific Alterations of Immune Cells [J]. Cell, 2020,181(7):1643-

1660. e17.

[54] Steele N G, Carpenter E S, Kemp S B, et al. Multimodal mapping of the tumor and peripheral blood immune landscape in human pancreatic cancer [J]. Nat Cancer, 2020, 1(11):1097 – 1112.

[55] Martinez-Morilla S, Villarroel-Espindola F, Wong P F, et al. Biomarker Discovery in Patients with Immunotherapy-Treated Melanoma with Imaging Mass Cytometry [J]. Clin Cancer Res, 2021, 27(7): 1987 – 1996.

[56] Aoki T, Chong L C, Takata K, et al. Single-Cell Transcriptome Analysis Reveals Disease-Defining T-cell Subsets in the Tumor Microenvironment of Classic Hodgkin Lymphoma [J]. Cancer Discov, 2020, 10(3):406 – 421.

[57] Tsai A G, Glass D R, Juntilla M, et al. Multiplexed single-cell morphometry for hematopathology diagnostics [J]. Nat Med, 2020, 26(3):408 – 417.

[58] Ali H R, Jackson H W, Zanotelli V R T, et al. Imaging mass cytometry and multiplatform genomics define the phenogenomic landscape of breast cancer [J]. Nat Cancer, 2020, 1(2):163 – 175.

[59] Danenberg E, Bardwell H, Zanotelli V R T, et al. Breast tumor microenvironment structures are associated with genomic features and clinical outcome [J]. Nat Genet, 2022, 54(5):660 – 669.

[60] Kumagai S, Togashi Y, Kamada T, et al. The PD-1 expression balance between effector and regulatory T cells predicts the clinical efficacy of PD-1 blockade therapies [J]. Nat Immunol, 2020, 21 (11):1346 – 1358.

[61] Cader F Z, Hu X, Goh W L, et al. A peripheral immune signature of responsiveness to PD-1 blockade in patients with classical Hodgkin lymphoma [J]. Nat Med, 2020, 26(9):1468 – 1479.

[62] Lambrechts D, Wauters E, Boeckx B, et al. Phenotype molding of stromal cells in the lung tumor microenvironment [J]. Nat Med, 2018, 24(8):1277 – 1289.

[63] Levine J H, Simonds E F, Bendall S C, et al. Data-Driven Phenotypic Dissection of AML Reveals Progenitor-like Cells that Correlate with Prognosis [J]. Cell, 2015, 162(1):184 – 197.

[64] Esteva A, Kuprel B, Novoa R A, et al. Dermatologist-level classification of skin cancer with deep neural networks [J]. Nature, 2017, 542(7639):115 – 118.

[65] Peiffer-Smadja N, Dellière S, Rodriguez C, et al. Machine learning in the clinical microbiology laboratory: has the time come for routine practice?[J]. Clin Microbiol Infect, 2020, 26(10):1300 – 1309.

本章参与编写的编者还有:高倩倩、刘俊兰

8

分子诊断技术临床应用的质量控制

8.1　分子诊断质量控制概述

自 1983 年美国著名化学家 Mullis 发明 PCR 技术以来,现代分子生物学技术已成为当前生命科学领域中发展最重要的部分,对现代医学的发展也产生了长远的影响。在临床上,各类分子生物学技术如核酸扩增、核酸杂交、基因芯片和基因测序等已广泛应用于感染性疾病、药物代谢基因、遗传性疾病和肿瘤等的检测中,成为疾病诊断、治疗监测和预后判断的重要工具。准确可靠的检测结果对于患者的精准治疗以及减少患者负担具有至关重要的意义。加强实验室质量管理并建立完善的质量控制体系,是保证检验结果准确可靠的重要前提和手段[1]。

8.1.1　分子诊断质量控制基本概念

1) 质量管理

是指在质量方面指挥、控制、组织和协调的活动。其目的是利用科学和有效的管理手段,来保证产品和服务的质量。在质量管理过程中建立的、为实现质量目标所必需的、系统的质量管理模式,称为质量管理体系。

2) 质量控制

为达到质量要求所采取的活动称为质量控制。简单来说,就是监视质量形成过程,消除所有阶段引起不合格或不满意效果的因素而采用的各种质量作业技术和活动。

3) 质量保证

是质量管理的一部分,是指为使人们确信产品或服务能满足质量要求而在质量管理体系中实施并根据需要进行证实的全部有计划和有系统的活动。在临床检验中可以解释为,为使临床医生和患者相信检验报告的准确、可靠、及时而采取的一系列有必要、有计划的检验质量控制措施。

4) 室内质量控制

室内质量控制(internal quality control, IQC)是由实验室工作人员采取一定的方法和步骤,连续评价本实验室工作的可靠性程度的一项工作,旨在监控本实验室常规工作的精密度,提高本实验室常规工作中批内和批间样本检测结果的一致性,以确定实验结果是否可靠,可否发出报告。此概念概括起来主要有 3 点:①IQC 执行者为实验室自身的工作人员,不涉及室外的其他人员;②IQC 的目的是检测和控制实验室常规工作的精密度,也就是实验室测定的批内和批间样本重复性如何;③IQC 结果说明了实验室即时测定结果的可靠性和有效性。

在全流程质量管理过程中,IQC 覆盖了检验前、检验中和检验后全过程,包括实验室环境设施、仪器设备、试剂耗材、标准操作规程、结果判读、分析评价和人员培训等。

5）室间质量评价

室间质量评价（external quality assessment，EQA）是由外部独立机构采取一定的方法,连续、客观地评价实验室检测结果的准确性,发现并校正结果,使多家实验室的检测结果具有可比性,通过对实验室检测系统的回顾性评价,以判定实验室的检测能力并持续监控其检测质量。此概念概括起来同样包括 3 点：①EQA 组织者为外部单位即第三方机构,如美国病理学家协会、我国的国家卫生健康委临床检验中心以及各省市临床检验中心；②EQA 目的主要包括评价实验室的检测能力并持续监控其检测质量,以识别实验室存在的问题并采取相应措施,确定不同实验室和不同检测方法的有效性和可比性,增强实验室的信心等；③EQA 的结果是对实验室检测系统的回顾性评价,不能决定实验室即时检测结果的可靠性和有效性。

EQA 的设计和实施主要包括以下步骤：组织者确定评估方案并定期发放一定数量的 EQA 样本给各参评实验室,实验室在规定时间内采用与常规样本完全相同的检测方式检测 EQA 样本并将结果报告给组织者,组织者对不同实验室提交的检测结果进行统计评价、归纳总结并给各个实验室发放 EQA 报告。EQA 又被称为能力验证,即利用实验室间比对,按照预先制定的准则评价参加者的能力,其中对能力验证计划建立和运作中所有任务承担责任的组织被称为能力验证提供者。

6）性能评价

对预期成为检测系统而建立或验证其检测性能而进行的研究,通过各种试验对测量系统稳定状态（固有状态）误差的各种类型进行估计,包括性能验证（performance verification）和性能确认（performance validation）。性能验证是指使用某种检测试剂或系统的实验室按照检测系统说明书使用时能复现生产厂家所宣称的检测性能,而性能确认通常是指在检测方法研发时,最早建立的分析性能特征。检测系统常见的性能评价参数包括精密度、正确度、准确度、空白限、检出限与定量限、线性区间、测量区间与可报告区间、分析特异性等[2]。

（1）精密度（precision）。

在规定的条件下,对同一或相似被测对象重复测量得到的测量示值或测得量值间的一致程度。精密度通常由不精密度的量度以数字表达,如规定测量条件下的标准差、方差和变异系数,由随机误差决定；规定的条件可以是测量的重复性条件、测量的中间精密度条件、测量的再现性条件,即分为重复精密度、中间精密度、再现精密度。

重复精密度又称批内精密度,是指在相同测量程序、相同操作者、相同测量系统、相同操作条件和相同地点,并且在短时间段内对同一或相似被测对象重复测量。

中间精密度又称批间精密度,是指在相同的测量程序、相同地点并且对相同或相似的被测对象在一长时间段内重复测量,可包含其他相关条件的改变。

再现精密度又称实验室间精密度,是指在包括了不同地点、不同操作者、不同测量系统的测量条件下对同一或相似被测对象重复测量的精密度。

（2）正确度（trueness）。

是指无穷多次重复测量所得量值的平均值与一个参考量值间的一致程度,正确度由系统误差决定,通常用偏倚(bias)来表示。

(3) 准确度(accuracy)。

指待测物的测得值与其真值间的一致程度。准确度包括了精密度和正确度,通常以不准确度来间接衡量。

(4) 空白限(limit of blank,LoB)、检出限(limit of detection,LoD)与定量限(limit of quantitation,LoQ)。

LoB 是指空白样本可能观察到的最高测量结果。LoD 是由给定测量程序得到的测得量值,对于此值,在给定声称物质中存在某种成分的误判率为 α 时,声称不存在该成分的误判率为 β,通常建议 α 和 β 默认值等于 0.05。在分子诊断中,LoD 指持续检出的最低分析物浓度。LoQ 是在规定的测量条件下,以指定的测量不确定度能测量出的样本中可被测量的最低量,即达到预设准确度要求时可测量的最低分析物浓度。三者的研究对象分别为空白样本、低浓度水平样本、已知浓度的低浓度水平样本。

检测方法的下限是评价测量系统质量的一个重要性能指标,该指标在很大程度上体现了测量系统的检测能力。尤其是当待测物在低浓度水平有重要临床意义时,检测方法的下限尤为重要。LoD 与 LoQ 是评估检测方法下限的指标,LoB 是建立和验证 LOD 时的必要指标,LoB 永远小于 LoD,而 LoD 则小于或等于 LoQ。

(5) 线性区间(linearity interval)、测量区间(measuring interval)与可报告区间(reportable interval)。

线性区间、测量区间与可报告区间是检测系统评价的关键指标。线性区间是在排除随机误差的情况下,反映被测物在样本基质中稀释能力的指标,主要基于统计学计算。测量区间与可报告区间是基于待评价检测系统要求的随机误差范围且包含系统误差的指标。

线性区间具体是指使检测系统的最终分析结果为可接受的线性的浓度范围,此时非线性误差应低于允许误差。线性区间的研究,需采用高值和零浓度/低值样本配制成一系列不同浓度的样本,每个样本进行多次重复检测后,根据可接受线性偏差和各浓度的重复性,确定检测次数。采用重复检测均值和预期值进行直线回归分析,建议采用加权最小二乘回归等分析方法,提供散点图、线性回归方程、线性相关系数及线性偏差,判断结果是否满足可接受标准。

测量区间也称分析测量区间,在该区间内,临床样本在未经稀释、浓缩,或非常规测量程序中步骤的其他前处理情况下,检测结果的线性偏差、不精密度和偏倚均在可接受范围内。测量区间下限为定量限,线性区间包含测量区间。相比线性区间,检测系统的测量区间是一个更加贴近实际应用需求的指标。

可报告区间是指检测系统性能特征已被验证的测量区间,对超出测量区间浓度的样本可进行稀释后检测,应研究合适的稀释液和稀释倍数,从而确定可报告区间。可报告区间的上限为测量区间上限乘以稀释倍数,下限为 LoD。

(6) 分析特异性(analytical specificity)。

被用于描述检测程序在样品中有其他量存在时检测被测量存在的能力,即分析待测样本中及试剂使用过程中潜在的干扰物质和交叉反应。

　　常见的内源性干扰物质包括血红蛋白、脂类、胆红素、白细胞裂解物、自身抗体、异嗜性抗体、疾病相关蛋白、患者体内的异常生化代谢物等；常见的外源性干扰物质包括样本添加剂（抗凝剂或防腐剂）、常用药物及其代谢物、患者群体使用的药物及其代谢物、膳食物质、样本收集或处理过程中接触到的物质、样本污染物等；同时应根据检测系统的特点选择潜在的干扰物质进行验证。

　　交叉反应研究需对可能的交叉反应物质进行检测，对检测结果设定合理的接受范围，如果超出接受范围，可认为该物质产生交叉反应，应评估该物质浓度与交叉程度之间的关系。常见的交叉反应物质包括分析物的结构类似物、具有同源性序列的核酸片段、检测范围外的型别、易共存的其他类似物、易引起相同或相似的临床症状的其他病原体、采样部位正常寄生或易并发的其他微生物（包含近缘微生物）、已报道对类似试剂或测量程序存在交叉反应的物质等。

8.1.2　分子诊断质量控制相关规定

　　在国外，美国临床检验标准化委员会（National Committee for Clinical Laboratory Standards，NCCLS)于1995年开始陆续颁布关于分子诊断应用范围、条件和质量控制等细则的准则文件，如MM01～MM23文件，涉及遗传学和肿瘤学分子诊断、感染性疾病分子诊断、基因测序、样本前处理以及EQA等多个方面。在2005年，NCCLS正式更名为美国临床和实验室标准协会（Clinical and Laboratory Standards Institute，CLSI)，由CLSI代替NCCLS发布标准和指南，如用于精密度性能评价的EP05和EP15文件，用于线性评价的EP06文件和用于方法学比对的EP09文件等（见表8-1）。

表8-1　NCCLS和CLSI有关分子诊断技术的部分规范

文件号	名称	内容
MM01-A3	Molecular Methods for Clinical Genetics and Oncology Testing	临床遗传学与肿瘤学中的分子诊断
MM03-Ed3	Molecular Diagnostic Methods for Infectious Diseases	感染性疾病的分子诊断
MM06-A2	Quantitative Molecular Methods for Infectious Diseases	感染性疾病的定量分子诊断
MM13-A	Collection, Transport, Preparation, and Storage of Specimens for Molecular Methods	分子诊断中的标本采集、运输、制备和储存
MM20-A	Quality Management for Molecular Genetic Testing	分子遗传学检测的质量管理
EP05	Evaluation of Precision of Quantitative Measurement Procedures, 3rd Edition	定量检测方法的精密度评价
EP06	Evaluation of Linearity of Quantitative Measurement Procedures, 2nd Edition	定量检测方法的线性评价
EP09	Measurement Procedure Comparison and Bias Estimation Using Patient Samples, 3rd Edition	使用患者样本进行测量方法学比对

（续　表）

文件号	名称	内容
EP12	User Protocol for Evaluation of Qualitative Test Performance	定性实验的性能评估
EP15	User Verification of Precision and Estimation of Bias, 3rd Edition	用户精密度和偏倚评估
EP23	Laboratory Quality Control Based on Risk Management	实验室基于风险管理的质量控制
EP26	User Evaluation of Acceptability of a Reagent Lot Change	试剂批间差评价

　　2003 年,国际标准化组织(International Organization for Standardization, ISO)为了不断提升医学实验室质量管理和能力水平,进一步规范医学实验室的检验流程,发布了针对医学实验室的 ISO 15189：2003《医学实验室——关于质量和能力的特殊要求》,这是不同国家和地区最早达成共识的通用要求。目前,我国对医学实验室进行 ISO 15189 认可的唯一权威机构是国家认证认可监督管理委员会批准成立的中国合格评定国家认可委员会(China National Accreditation Service for Conformity Assessment, CNAS)。CNAS 将 ISO 15189：2012《医学实验室——质量和能力的要求》翻译成中文后命名为 CNAS-CL02：2012《医学实验室质量和能力认可准则》并于 2013 年发布,使之成为我国当前指导医学实验室建立和完善质量管理体系的重要标准之一。同时,为了促进实验室对认可技术的理解与执行,CNAS 也发布了多项有关实验室的认可指南,如 CNAS-GL039：2019《分子诊断检验程序性能验证指南》,CNAS-GL050：2021《医学实验室分子诊断领域认可指南》等。2023 年 6 月 1 日,CNAS 在其官网发布了 CNAS-CL02：2023《医学实验室质量和能力认可准则》,该准则等同采用 ISO15189：2022《医学实验室—质量和能力的要求》,正式取代 CNAS-CL02：2012 版本并于 2023 年 12 月 1 日正式实施。

　　目前,我国临床实验室的行政主管部门为国家和各省市的卫生健康委员会。为了加强对医疗机构临床实验室的管理,提高临床检验水平,保证医疗质量和医疗安全,我国颁布了一系列较为完善的法律法规文件(见表 8-2),主要涉及实验室生物安全、临床实验室管理、分子诊断技术应用等方面。其中 2010 年发布的《医疗机构临床基因扩增检验实验室管理办法》对基因扩增实验室的审核和设置、质量管理、监督管理以及工作导则都做出了详细的规定,进一步规范了临床基因扩增检验实验室的管理,保证了临床诊断的科学合理,保障了患者合法权益。

表 8-2　基因扩增实验室相关的主要法律法规文件

名称	版本号	发文号
《医疗机构管理条例》	2022 年第二次修订	1994 年国务院令第 149 号
《医疗废物管理条例》	2011 年修订	2003 年国务院令第 380 号

（续　表）

名称	版本号	发文号
《病原微生物实验室生物安全管理条例》	2018 年第二次修订	2004 年国务院令第 424 号
《医疗机构临床实验室管理办法》	/	2006 年卫医发〔2006〕73 号
《医疗机构临床基因扩增检验实验室管理办法》	/	2010 年卫办医政发〔2010〕194 号
《医学检验实验室基本标准(试行)》和《医学检验实验室管理规范(试行)》	/	2016 年国卫医发〔2016〕37 号
《医疗技术临床应用管理办法》	/	2018 年国家卫生健康委员会令第 1 号
《中华人民共和国生物安全法》	/	2021 年主席令第 56 号

鉴于医学检验实验室的重要性和特殊性,国家质量监督检验检疫总局和国家标准化管理委员会相继发布了 GB 19489《实验室生物安全通用要求》和 GB 19781《医学实验室安全要求》等多项国家标准;国家卫生健康委员会也发布了卫生行业标准 WS 233-2017《病原微生物实验室生物安全通用准则》,规定了病原微生物实验室生物安全防护的基本原则、分级和基本要求。另外,在结合国家法律法规和各个省市自身情况与实际需求的原则下,不同省市也参照制定了地方标准,如上海市制定了《上海市检验检测条例》和《上海市医疗机构临床实验室质量管理规范》等检验相关文件。

随着现代分子生物学的发展,分子诊断技术在感染性疾病的诊断、肿瘤的个体化治疗基因检测、个体化用药指导、遗传咨询和产前诊断等诸多领域中有重要应用,但也面临诸多挑战。因此,为了保证检测质量和检验结果的可靠性,从严谨、科学的角度来研究和发展精准医疗,国家卫生健康委员会及其个体化医学检测技术专家委员会先后制定并印发了多个检测技术指南,包括《基因芯片诊断技术管理规范(试行)》(卫办医政发〔2009〕195 号)、《孕妇外周血胎儿游离 DNA 产前筛查与诊断技术规范》(国卫办妇幼发〔2016〕45 号)等,以指导临床规范、合理地应用检测技术,推动精准医疗的健康发展。需要明确的是,所有法律法规文件各临床实验室必须遵照执行。

8.1.3　分子诊断临床应用基本原则

8.1.3.1　实验室分区设计和工作原则

2010 年卫生部颁发的《医疗机构临床基因扩增管理办法》中对临床基因扩增检验实验室审核和设置等内容做出了明确的规定,虽然不同实验室的实际情况不同,但是实验室的总体设计原则不变,即"各区独立、注意风向、因地制宜、方便工作"的 16 字口诀,同时应考虑临床样本接收问题、生物安全实验室备案要求、实验室清洁消毒和环境温湿度的要求等[3]。

1) 实验室分区设计

对于常规的临床基因扩增检验实验室,原则上应当设置试剂储存和准备区、标本制备区、扩增区、扩增产物分析区 4 个区域,如图 8-1 所示。各区的功能分别为:①储存试剂制备、试剂分装和扩增反应混合液准备,以及离心管、吸头等消耗品的储存和准备。②核酸(RNA 和 DNA)提取、储存及其加入至扩增反应管。对于涉及临床样本的操作,应符合生物安全二级实验室防护设备、个人防护和操作规范的要求。③cDNA 合成、DNA 扩增及检测。④扩增片段的进一步分析测定,如杂交、酶切电泳、变性高效液相分析、测序等。实验室也可以根据使用仪器的功能对各区域适合合并,如使用实时荧光定量 PCR 仪,扩增区、扩增产物分析区可合并;采用样本处理、核酸提取及扩增检测为一体的自动化分析仪,则标本制备区、扩增区、扩增产物分析区可合并。

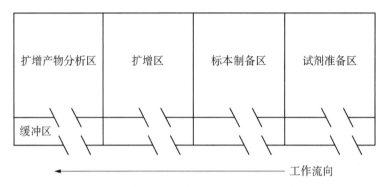

图 8-1 临床基因扩增检验实验室常见的设计方案

"各区独立"即各个区域在物理空间上必须是完全相互独立的,无论是在空间上还是在使用中,应当始终处于完全的分隔状态,不能有空气的直接相通,如实验室不能使用联通各区的中央空调、不能使用封闭不严或可以双门同时打开的传递窗等。

"注意风向"是由于 PCR 技术是对靶核酸进行指数级别放大的过程,检测后会产生大量的扩增产物,造成气溶胶甚至环境污染,这种污染会持续存在并对后续的检测造成假阳性,因此,注意风向的目的是为了防止扩增产物顺气流进入上游区域。为了实现对实验室空气流向的控制,可以通过使用新风和排风系统从而设置一定的压力来实现,通常来说,压力设置时可按照工作方向递减的方式进行。需要说明的是,设置压力差的目的是为了避免各区之间的空气相互流动,同样,缓冲间的存在不仅是为了工作人员更换鞋服,也是为了防污染和维持空气流向,因此,缓冲间的压力设置可以根据实际情况进行设定。另外需要提醒的是,一般在负压环境下,门应朝高压方向开启,反之相反,以保证门受压后能够密闭。

"因地制宜"即所有实验室应根据自身实际情况进行设置,如实验场地、技术应用、仪器设备、工作流程等。实验室区域设置时可以将不同区放置在相邻位置或者同楼层不同位置,甚至在不同楼层,不必强求理想状态。当然,对于新建实验室,应做到规范设置。对于"方便工作",是因为在工作过程中应最大限度地考虑是否便于检测和管理。

对于开展分子诊断新技术的实验室,设计时应该根据所使用的技术平台、检测流程、检测项目和具体工作量合理设计和布局,"个性化"地制定分区数量和各区域面积大小。如基于 Illumina 平台的高通量测序实验室,在用于产前诊断时可参照试剂准备区、标本制备区、文库制备区、文库扩增与检测区、扩增区进行设置;在用于肿瘤组织基因突变检测时可参照试剂准备区、标本制备区、打断区、文库制备区、扩增一区、杂交捕获区、扩增二区、测序区进行设置,如图 8-2 所示。当涉及多个检测项目、多检测平台共存时,要合理规划现有空间,通过设置多个标本制备区、扩增区等来最大限度地避免污染。

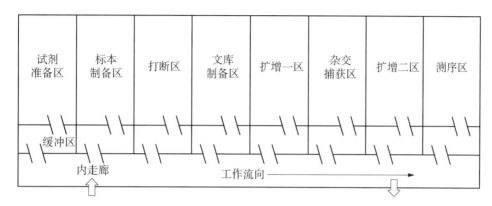

图 8-2　肿瘤组织基因突变检测高通量测序实验室常见的设计方案

2) 实验室工作原则

进入各工作区域时应当严格按照单一方向进行,即“试剂储存和准备区→标本制备区→扩增区→扩增产物分析区”。不同工作区域必须有明确的标记,不同工作区域内的设备、物品不得混用;不同的工作区域使用不同的工作服(例如不同的颜色),工作人员离开各工作区域时,不得将工作服带出。实验室的清洁应当按“试剂储存和准备区→标本制备区→扩增区→扩增产物分析区”的方向进行,不同的实验区域应当有其各自的清洁用具以防止交叉污染。

工作结束后,必须立即对工作区进行清洁。工作区的实验台表面应当可耐受诸如次氯酸钠的化学物质的消毒清洁作用。实验台表面的紫外照射应当方便有效。由于紫外照射的距离和能量对去污染的效果非常关键,因此可使用可移动紫外灯(254 nm 波长),在工作完成后调至实验台上 60～90 cm 内照射。由于扩增产物仅几百或几十 bp,对紫外线损伤不敏感,因此必须延长照射时间,或者使用核酸清除剂去除扩增产物污染。

另外,实验室应依据所用仪器设备和实验过程的要求,制定环境温湿度控制要求并记录,应有温湿度失控时的处理措施并记录,同时重要的仪器设备还应配备不间断电源(UPS)。

8.1.3.2　实验室人员设置

按照国家法律法规文件的要求,检测人员和审核人员必须取得 PCR 上岗证方可上岗,实验室负责人应具有中级或以上专业技术任职资格;开展遗传性疾病基因芯片诊断技术或基于组织等分子病理检测技术并出具诊断报告的实验室,还应具备至少 1 名取得《医师执业证书》、主治医师或以上专业技术、从事本专业的本单位在职医师,需要注意的是,实验室不得使用非本单位技术人员从事相关检测工作。

另外,实验室应有培训制度和计划,保证其技术人员得到及时培训,并对培训效果进行评估。应制定员工能力评审的内容和方法,定期评审员工的工作能力;对新进或转岗员工在最初 6 个月内应至少进行 2 次能力评审,保存评审记录。实验室应分册建立技术人员档案,档案至少应包括学历、职称、临床基因扩增检验技术上岗证书复印件、培训、能力评审等资料并定期更新。

8.1.3.3　仪器设备

临床基因扩增实验室的设备是否正常运行直接关系到检测结果的准确性。因此,为了保证检测质量,必须对实验室相关设备进行有效管理[4]。实验室主要的仪器设备有核酸扩增仪、核酸杂交仪、生物安全柜、高速离心机、移液器、移动紫外灯、恒温金属浴、震荡混匀器、温湿度计、医用冰箱等,实验室应依据自身所用检测技术或试剂特点,对仪器设备进行必要增减,如测序仪、数字 PCR 仪、质谱仪等;当实验室从事 RNA 检测时宜配备−70℃的超低温冷冻冰箱;组织标本前处理区应配备切片机、脱蜡缸、显微镜等。

按照实验室的仪器设备管理要求,实验室应制订仪器、试剂、耗材购买、验收程序文件及试剂、耗材储存要求。应分册建立主要仪器设备档案,内容至少包括设备名称,制造商名称、型号、序号或其他唯一性标识、到货日期和投入运行日期、目前放置地点、接收时的状态、仪器使用说明书或其存放处、证实设备可以使用的设备验证报告、校准和/或检定报告,维护、损坏、故障或维修记录。

临床实验室所用的仪器设备必须符合国家相关规定,即必须三证(生产许可证、医疗器械注册证或国食药准字号、经营许可证)齐全。实验室中每一台设备都应有明显的仪器状态标识,校准了的设备应贴校准标识,标明其校准的状态。各类仪器设备应有专人保管,应制定各类仪器维护保养、校准/检定计划,并有相应执行记录,实验室也应定期对测序仪、扩增仪、杂交仪、移液器、微量分光光度计、温度计、恒温设备、离心机和生物安全柜等进行校准/检定,并对校准参数实施评估,当校准给出一组修正因子时,应确保之前的校准因子得到正确更新。

8.2　检验前的质量控制

检验前质量控制是在检测患者标本之前发生的活动,是保证检测结果准确可靠的先决条件,是临床检验质量控制中最为薄弱的环节,甚至对检验结果的准确性产生决定性的影响[5]。因此,各实验室应根据标本检测要求制定明确的标准操作规程,以监控待测标本的采集、运送、接收、处理以及保存等各个环节,最终保证标本检测结果的准确性。

8.2.1　标本类型及采集流程

8.2.1.1　标本类型

准确的检验结果依赖于高质量的标本,标本的采集在保证检测结果的准确性中占有非常重要的地位,没有合格的标本就没有准确的检测结果,因此全面检验质量控制的第一步就是保证获得高质量的标本[6]。

1) 血液标本

血液标本是临床分子诊断最常用的原始样本,应用最为广泛,几乎可以用于所有类型的基因检测,涉及遗传病、感染性疾病、肿瘤、药物代谢基因检测等。分子诊断中的血液样本以静脉血最为常见,检测时根据不同检测目的可采用全血、血清、血浆或外周血单个核细胞等。

（1）全血标本。

静脉血是医学检验最常使用的标本,广泛被用于临床化学、免疫学、血液形态学、病原微生物等的检验。用于核酸检测的全血标本的采集与用于一般血液标本检验的处理程序大体相同,对 PCR 结果无明显影响。

（2）血清标本。

对某些感染性疾病病原体的核酸检测,需采用血清进行,如 HBV DNA 的检测,可采用血清进行 DNA 提取。

（3）血浆标本。

而对某些感染性疾病病原体的核酸检测,需采用血浆进行,如丙型肝炎病毒（HCV）、人类免疫缺陷病毒（HIV）等 RNA 病毒的拷贝数检测,可采用血浆提取 RNA。

（4）外周血单个核细胞。

外周血或骨髓中单个核细胞的分离,可通过密度梯度离心法分离制备。也可使用红细胞裂解液,裂解全血中的红细胞,经生理盐水洗掉数次后,收集单个核细胞。

血液标本的采集流程:①收取申请单并审核;②患者做好采血准备;③确定采血静脉;④静脉穿刺;⑤采血管收集血液;⑥标记采血管并立刻送检。

2）组织标本

组织标本常用于肿瘤分子病理和感染性疾病等分子诊断。它主要是在血液标本或口颊标本无法获取,组织标本的基因型与血液标本或口颊标本不一致（如实体肿瘤或镶嵌现象时）,或者组织是某些感染性病原体的唯一宿主时需要应用。临床分子诊断中常用的组织标本包括新鲜组织标本和石蜡组织标本,首选新鲜组织标本,石蜡组织标本是在新鲜标本无法获取时的替代选择。

（1）新鲜组织标本。

通常将新鲜组织块置于液氮中研磨捣碎使其彻底匀浆化,再用蛋白酶 K 消化后提取核酸。

（2）石蜡组织标本。

需要先用二甲苯（也可使用毒性更低的 Histosolve）脱蜡,然后将脱蜡后的切片浸泡在逐级降低浓度的乙醇溶液中复水,再用蛋白酶 K 消化,最后进行 DNA 的提取。因为组织被固定的原因,石蜡切片中的 DNA 链可能会断裂或相互交联。通常情况下,从中性甲醛或丙酮固定的石蜡切片中提取的 DNA 质量较高,片段大小可达 $2\sim5\,\mathrm{kb}$。如果延长蛋白酶 K 的消化时间,还可增加提取 DNA 片段的长度。

组织标本的采集流程:①选取取材部位;②手术取材;③生理盐水清洗装入标本冻存管;④标记送检信息并立刻送检。

3）骨髓标本

骨髓标本多用于血液系统疾病的分子生物学检查,如染色体核型分析、融合基因检测、荧光原位杂交（FISH）检测等,由临床医师无菌操作进行骨髓穿刺采集。

骨髓标本的采集流程:①选择最佳穿刺点;②常规消毒局部麻醉;③穿刺骨髓抽取;④标记送检信息并立刻送检。

4）痰液标本

痰液标本主要用于结核、肺炎支原体和肺炎衣原体等病原体的临床分子检测。晨痰为佳，患者清晨起床后，用清水反复漱口后用力自气管深部咳出第一口痰于灭菌容器内，立即送检。对于痰量少或无痰的患者可采用雾化吸入加温至45℃的10%氯化钠水溶液，使痰液易于排出。痰标本应加盖，避免痰中微生物的散播，采集标本应及时送检，如不能及时送检时应置于2～8℃保存，用于感染性疾病分子诊断的痰标本应尽量在抗生素使用前采集。

5）尿道分泌物标本

尿道分泌物是泌尿生殖道微生物感染检测常用的标本，临床常用于淋球菌 DNA、沙眼衣原体 DNA 和解脲支原体 DNA 等分子检测。男性一般在尿道口采集标本，采集时先用棉签将尿道口轻轻擦拭，更换棉拭子，将棉拭子插入尿道内 2～4 cm，旋转拭子 1～2 圈获得标本，将取样后的棉拭子放入配套的软管中，旋紧管盖。女性尿道分泌物标本采集前先清洗尿道口，从阴道内压迫尿道或向前按摩，使分泌物溢出后采集标本，无肉眼可见的标本，可用灭菌棉拭子轻轻深入尿道内 2～4 cm 旋转拭子停留 10～20 s 后，取出分泌物送检。

6）宫颈分泌物标本

宫颈分泌物常用于人乳头瘤病毒（HPV）等分子检测，也是泌尿生殖道微生物感染检测常用的标本。其采集流程如下：用窥器扩张阴道，先用无菌棉球擦取宫颈口分泌物，用灭菌棉拭子插入宫颈口 2 cm，转动并停留 10～20 s 后，让拭子充分吸附分泌物，取出分泌物送检。

7）尿液标本

尿液样本也是临床分子诊断中常用的标本类型之一，主要用于感染性疾病的分子诊断，如某些病毒和细菌感染可通过尿标本进行检测。在患者留取尿液标本之前，实验室工作人员、医师或护士需对患者进行指导，给患者介绍留取标本的正确方法及有关注意事项。

尿液标本的采集流程：①清洗尿道口及周边区域；②收集一定量的中段尿；③标记送检信息并立刻送检。

8）粪便标本

粪便标本主要用于某些感染性疾病的临床分子诊断，也有进行肿瘤的临床分子诊断，其标本采集与粪便一般检验的采集方法一致。留取新鲜的自然排出的粪便 3～5 g，必要时可肛拭子采取，放入干燥、清洁、无吸水性的有盖容器内，贴好标识送检。

9）鼻咽拭子和咽拭子标本

鼻咽拭子和咽拭子标本被广泛地应用于呼吸道病毒感染快速检测和诊断。鼻咽拭子和咽拭子采集方法有所不同，其中鼻咽拭子是指用采样工具通过鼻腔进入的方法采集鼻咽标本，采集时让患者头略微向上倾斜 45°，采样棉拭子沿鼻腔部深入鼻咽部到达鼻咽后壁，沿一个方向旋转 2～3 次后，停留 10～15 s，取出折断棉拭子手接触部位，放置于采样管中旋紧管盖，做好标记送检。咽拭子是指用采样工具通过口腔进入的方法采集口腔标本，采集时让患者张口，将咽拭子越过舌根，到达咽后壁、两腭弓及扁桃体，反复涂抹数次，取出折断棉拭子手接触部位，放置于采样管中旋紧管盖，做好标记送检。

10）肛拭子标本

肛拭子标本在部分感染者中核酸阳性的持续时间比上呼吸道持续时间更长。因此，肛拭子核酸检测能够提高感染者检出率,减少漏诊。肛拭子在采集时,首先将棉签浸润生理盐水后,插入肛门2~3 cm,从肛门周围的皱褶处擦拭,或在肛门内轻轻旋转,最后将棉签放入配套的软管中,旋紧管盖送检。

11)其他标本

除常见标本外,浆膜腔积液、脑脊液、分泌物样本等也用于临床分子诊断,例如肺癌或其他肿瘤肺转移时,胸腔积液、腹水中肿瘤细胞可以用于取代活检组织进行检测。此外,感染性疾病时,胸腔积液、腹水、脑脊液、痰及某些分泌物标本可用于病原体核酸检测,辅助临床诊断。胸腔积液、腹水标本一般由临床医师进行局部麻醉后经胸膜腔穿刺术采集,脑脊液通常由临床医师通过腰椎穿刺术收集,也可以由颈椎或脑池横向穿刺来获得。

8.2.1.2 标本采集注意事项

(1)血液和骨髓标本的分子检测应采集在无核酸酶的乙二胺四乙酸(EDTA)、枸橼酸盐抗凝管中,而不能使用肝素钠管,因为肝素对核酸扩增反应体系中的 Taq DNA 聚合酶有强抑制作用。对于 RNA 分析来说尤其如此,因为肝素化血浆不适合逆转录聚合酶链式反应(RT-PCR)检测。

(2)用于分子检测的新鲜组织标本应在采集后立即冷冻,以防止 DNA 降解,并立即送往实验室,如果未冷冻,可将其先用生理盐水清洗,然后放置在50%乙醇中,并在4℃下保存最多48 h。

(3)石蜡包埋的组织或保存在乙醇中的标本在室温下稳定,DNA 不易降解。然而,在 Zenker's 和 Bouin's 等固定液中固定的组织会产生大量的 DNA 损伤,因此不适合用于分子研究。

(4)采集含感染性病原体如新型冠状病毒(SARS-CoV-2)、SARS 冠状病毒(SARS-CoV)和(人)禽流感病毒等高致病性病原微生物的样本时,危险性大,从事采集的技术人员应经过生物安全培训(培训合格)和具备相应的实验技能。采样人员专业防护装备要求:N95 口罩、护目镜、防护服、乳胶手套和防水靴套等。

8.2.2 标本运送

进行临床分子诊断的标本,在采集后其核酸的稳定性与诸多因素有关,运送条件是其中关键因素之一。由于核酸的稳定性是影响分子诊断检测结果的重要因素,因此,务必做好标本运送的质量控制。在临床分子诊断实验室检测中,应根据靶核酸的特性,对各类临床标本的运送条件做出相应规定,此外标本运送还应充分考虑生物安全问题,符合相应的生物安全要求。临床分子诊断中常见标本的运送要求如下。

(1)血液标本。

用于 DNA 分析时,24 h 内可室温运送至实验室,72 h 内运送至实验室的需置于2~8℃条件下保存运送,72 h 及更长时间的运送需要在≤-20℃条件下运送。用于 RNA 分析时,应在4 h 内分离血浆,短时间内能够运送至实验室可保存在2~8℃条件下,长时间运送时需在-20℃条件下。干血片可在室温下运送。

(2)组织标本。

用于 DNA 分析,新鲜组织应该立即置于冰上速冷,并保持在冰上运送至实验室。用于

RNA 分析，新鲜组织采集后立即采用液氮速冻，并置于干冰上运送至实验室，石蜡包埋组织室温运送。

（3）骨髓标本。

应在 2～8℃条件下运送，如果用于 RNA 分析，应该添加 RNA 稳定剂。

（4）痰液标本。

30 min 内可在室温下运送至实验室，否则应在 4～8℃条件下运送。

（5）尿道及宫颈标本。

一般在生理盐水或检测试剂厂家推荐的保存液中运送。

（6）粪便标本。

加有防腐剂的标本可在室温下运送，未加防腐剂的标本需在 2～8℃条件下运送。

（7）脑脊液标本。

用于 DNA 分析，需在 2～8℃条件下运送。用于 RNA 分析，标本采集后应立即置于冰上降温，并置于干冰上运送至实验室。

（8）其他标本。

其他标本可根据用于 DNA 或 RNA 检测项目来选择最适宜的运送条件。

8.2.3　标本接收与处理

检测结果的质量在很大程度上受到标本的正确接收和处理的影响。理想情况下，实验室应设置指定的接收区域，以确保正确接收与处理标本，最大限度地减少错误发生的可能性。

实验室收到标本时，应核对患者姓名、唯一识别号（如病历）、标本来源、采集日期和时间等信息，同时对标本情况（标本容量、凝固情况、容器完好程度等）、申请表等数据进行完整性检查。随后，将接收日期和时间以及实验室登记号等记录牢固贴在每个标本容器上。如果实验室没有获得足够的信息来唯一识别标本，建议拒收标本。如果患者信息不完整，只要能及时通过电话或传真获得信息，标本仍然可以进行检测；建议实验室人员记录为获取所需信息而采取的行动，并将其放入患者档案中。标本接收流程必须标准化和文件化，并作为实验室标准操作程序的一部分严格遵照执行。

如果处理不当或运送到实验室的时间延迟，可拒收标本。不可接收的检测标本包括标本保存温度错误，使用错误的抗凝剂收集，标本凝固、污染或含量不足等。如标本被拒收，实验室人员必须记录拒收的具体情况，内容应包括收到标本的日期、时间和条件等，是否通知过相关医生以及是否可获得其他标本。该记录应保存在患者档案中，并作为质量保证的一部分予以记录。

8.2.4　标本保存

临床分子生物学检验所涉及的标本来源广泛，不同标本的保存条件也各不相同，正确的标本保存可保证后续测定结果的准确可靠。

1）原始标本保存

由于标本核酸易受核酸酶的水解作用而迅速降解，标本的保存对分子生物学检验的可靠性尤为重要。标本采集后应及时送检，对于不能及时检测的，其中用于 DNA 检测的，可在 2～8℃保存一周；而用于 RNA 和蛋白质检测的，短期冻存可在 −20℃，长期保存需置于

－70℃以下(如液氮中)。

2) DNA 的保存

纯化 DNA 保存于不含 DNA 酶的 Tris-EDTA(TE)缓冲液中,室温可稳定保存 26 周,2~8℃可稳定保存至少 1 年以上,在－20℃可稳定保存 7 年左右,在－70℃及以下可稳定保存更长的时间。稀释和储存在水中的 DNA 易于降解,可能不适用于后续分子诊断分析。

3) RNA 的保存

在－20℃条件下 RNA 酶仍然具有一定的活性,因此长时间储存的话微量 RNA 酶可不断降解 RNA,而在－70℃条件下 RNA 则可稳定数年。因此,建议 RNA 在－70℃或更低的温度条件下储存。RNA 冻融三次以上会影响其稳定性和回收率,因此最好小量分装,避免反复冻融。

综上所述,标本的采集、运送、接收与处理以及保存等是分子诊断检验前质量管理和质量控制的重要环节。为得到准确可靠的检验结果,必须获取高质量的标本,才能真实反映患者标本采集时的真实情况。本章对标本从采集至送达实验室整个过程的质量保证进行了系统阐述,期望对临床分子诊断实验室分析前流程的规范化起到积极推进作用。

8.3 检验中的质量控制

分子诊断技术作为现代分子生物学检测的先进手段之一,为多种疾病提供了诊断依据。检验中的质量控制在检验整个流程中占据举足轻重的地位,故在样本制备、逆转录、文库制备、扩增和产物分析等各个环节都应制定规范的质控程序,以保证检测结果的稳定可靠。如实验室环境、人员、仪器试剂、检测过程的要求、清洁消毒、检验程序性能验证和性能确认、建立 IQC 体系及参加 EQA 等。

8.3.1 分子诊断检验程序性能验证和性能确认

分子检验项目在应用前应对检验过程进行严格合理的确认和/或验证[7]:常规项目和检验程序经修改未超适用范围的项目需进行验证。实验室自建检测项目和检验程序经修改超适用范围的项目需进行确认。

8.3.1.1 性能验证基本要求

新项目开展前,应由实验室对检测系统进行独立的性能验证,证实检测程序的性能与其所声明的性能相符。任何严重影响检验程序分析性能的情况发生后,应在检验程序重新启用前对受影响的性能进行验证。性能验证前准备工作一般包括以下 5 个方面。

(1) 人员。

实验操作人员应熟悉检测方法原理与日常操作,包括样品处理、校准、维护程序、质量控制,确保检测系统工作状态正常。对于操作较为简单的检测程序或仪器,建议操作人员的熟悉过程为 1~3 天。对于操作较复杂的检测程序或仪器,建议操作人员的熟悉过程更长,如 3~5 天。

(2) 验证方案。

负责实施性能验证的人员应了解验证方案,制定验证计划,并组织实施。

(3) 仪器设备。

实验相关分析仪器及辅助设备的性能指标(如加样精密度等)应与标称值相符。

（4）试剂和校准品。

除特殊要求外，验证过程宜使用同一批号的试剂和校准品。

（5）质量控制。

验证过程应选用适宜的质控品进行 IQC。

定性项目和定量项目都需要进行性能验证，区别在于性能验证的参数各有侧重。定性项目需验证的性能指标至少包括符合率、重复性和检出限等。定量项目需验证的性能指标至少包括正确度、精密度、线性区间、定量限等。这些性能指标验证的实验方法并不是唯一的，可以是金标准方法、行业公认方法、经验证性能符合要求且满足临床预期用途的方法等，无论实际采取哪一种方法，只要能满足实验室的需求即为合理。

8.3.1.2 定性项目的性能验证

（1）符合率。

选取阴性样本至少 5 份、阳性样品（宜包含弱阳性样本）至少 10 份。若阳性样本较难获取，可酌情减少样本例数或人工制备模拟样本。若弱阳性样品不好获取，可适当稀释强阳性样品获得类似的效果。阴性标本中应包含与检测对象核酸序列具有同源性、易引起相同或相似临床症状的标本。按照检测程序检测，将所有检测结果与已知检测结果进行比对，计算符合率。符合率≥90% 为验证通过。

（2）重复性。

新鲜或冻存的阴性和弱阳性样本各 1 份。若无法获得足量临床阳性样本，可适当稀释阳性样本或人工制备模拟样本。按照检测程序每天检测 3 次，连续检测 5 天（若多人操作应更换操作人员）；对于多通道床旁即时检测（POCT）设备，每个检测通道至少检测 1 次。阴性和弱阳性样本检测结果应与预期结果相符。

（3）检出限。

将一份定值标准物质（如国际参考品、国家参考品、厂家参考品等）梯度稀释至厂家声明的检出限浓度，可重复测定 5 次或在不同批内对该浓度样本进行 20 次重复测定（如测定 5 天，每天测定 4 份样本）。如果是 5 次重复检测，必须 100% 检出靶基因；如果是 20 次检测，必须检出至少 18 次靶基因。

8.3.1.3 定量项目的性能验证

（1）正确度。

一种方法是采用标准物质材料（如有证标准物质、正确度控制品、正确度验证 EQA 样本等），根据测量区间选用至少 2 个浓度水平的标准物质样本。对每个浓度水平的标准物质样本分别重复测量 3 次，比较均值与标定浓度值，计算偏倚。另一种方法是采用临床诊断明确的患者样本，收集临床样本至少 20 份，浓度尽量涵盖线性范围。收集后的样本可在同一天检测，也可在 1 周内检测完成。待实验全部结束后，比较检测结果与原检测结果，计算偏倚。要求至少 80% 的样本结果偏倚在 ±7.5% 范围内。

（2）精密度。

可采用新鲜或冻存的临床样本。当样本中待测物不稳定或样本不易得到时，也可考虑使用基质与实际待检样本相似的样本，如质控品。应至少评估 2 个水平样本的不精密度（变异系数）。所选样本的被测物水平应在测量区间内,适宜时,应至少有 1 个样本的被测物水平在医学决定水平。每天每个样本重复检测 3～5 次,连续检测 5 天。待实验全部结束后,对数据进行统计分析,计算批内精密度和批间精密度,与厂商说明书上的精密度进行比较,判断结果是否可接受。

（3）线性区间（厂商说明书提供该性能指标时）。

选取 1 份结果接近线性范围上限的临床样本,用正常人阴性标本按 10 倍倍比稀释至 5～7 个浓度水平,应覆盖定量限(低限和高限)。同一批次内完成所有样本检测,每个浓度样本至少检测 3 次。分别计算每个样本检测结果的均值,剔除离群值。以稀释计算值作为理论值,将各稀释样本的实测值与理论值进行回归分析,计算回归方程,符合厂商说明书中声明的线性要求为性能验证可接受。

（4）定量限。

将 1 份已知定值的标准物质,稀释到说明书声明的检测下限,重复测量 20 次。待实验全部结束后,将每次检测结果与参考值(换算为对数值)进行比较,要求 20 次检测中至少 18 个检测结果与参考值之间的偏倚在 ±7.5% 范围内。

8.3.1.4 检验程序的性能确认

确认和验证的基本步骤相同,主要区别在于应用范围、实施过程中所采用的性能参数、选择性能参数时的依据不同。确认主要应用于实验室自建检测项目或厂家开发试剂盒时。对于须确认的检验程序,因其项目涉及范围广、灵活多变,而导致确认实验复杂多变。其确认方案制定时需遵循以下几点。

（1）资料收集。

查阅公认的项目相关疾病的临床诊治指南、经典文献,以明确该分子检验项目的技术背景、用途、实验步骤、质控和对照方法、样本类型和采集原则、样本周转时间和报告形式等信息。

（2）选择性能参数。

方法学确认的特点是应尽可能全面,其性能参数宜包含以下内容,如正确度、准确度、精密度、测量不确定度、分析特异性、分析灵敏度、抗干扰能力、检出限、可报告范围、参考范围等,临床敏感性、临床特异性等。宜参考国标、行标、公开发表的指南和专家共识等合理制定实验室判定标准。

8.3.2 室内质量控制

室内质量控制(IQC)指的是由实验室工作人员采取一定的方法和步骤,连续评价本实验室工作的可靠性程度,旨在监测和控制本实验室工作的精密度,提高本室常规工作中批内、批间样本检验的一致性,以确定测定结果是否可靠、可否发出报告的一项工作[8]。

（1）质控品。

为质量控制目的而制备的样本称为质控物(也可称为质控品)。质控品可以是液体、冷冻或冻干形态。对于其来源,可以购买商品化的,也可由实验室自行制备。质控物的性能指标包括稳定性、定值和非定值、分析物水平等。分子检测质控品可分为阳性质控品和阴性质控品,其中阳性质控品的主要作用是防止假阴性结果出现,而阴性质控品起着监测假阳性的作用。

此外,检测试剂盒均带有试剂厂家质控的室内质控品,但其多数均为质粒形式,不仅结构上与核酸存在较大不同,且无法检测核酸提取等过程,故建议实验室宜考虑使用第三方质控品,可以更加客观地评估检测系统和反应误差水平。

（2）IQC 方法。

IQC 需要遵循两个基本原则,即全程原则和随机原则。全程原则指的是所选用的质控需要全程参与检测过程,包括核酸提取和扩增环节等全检测过程;随机原则指的是质控品在扩增板上的分布不能固定孔位,应随机放置。定性项目应设置阴性质控品和弱阳性质控品;定量项目则要根据实验的测定范围采用高、低两种浓度的阳性质控品和一份阴性质控品。每批次检测均应包含阳性质控品和阴性质控品,且和临床样本同批检测。对于质控结果的判断,定性项目质控数据符合预期结果即可,而对于定量检测项目,定量项目质控数据判断需实验室根据自身情况和水平,选择合适的质控规则,建议采用多规则控制或 6σ 质控规则。实验室应根据统计学质控方法建立检测项目的控制限,质控图应包括质控结果、质控物名称、浓度、批号和有效期、质控图的中心线和控制界线、分析仪器名称和唯一标识、方法学名称、检验项目名称、试剂和校准物批号、每个数据点的日期和时间、干扰行为的记录、质控人员及审核人员的签字、失控时的分析处理程序和纠正措施等。检测项目结果有效性判断除室内质控结果在控外,还应判断相关参数是否满足试剂说明书的要求。

8.3.3 室间质量评价

室间质量评价(EQA)是由本实验室以外的机构对各实验室的工作质量进行监测和评定,比较各实验室之间对同一个样本测定结果的差异程度。参评实验室通过 EQA 的反馈结果改进本实验室的检验技术,校正本实验室检测系统的准确度。因此,EQA 是一种回顾性评价,最终目标是帮助参加评价的实验室提高检验质量。

（1）EQA 机构。

国外开展 EQA 的主要机构有美国病理学家协会(CAP)、欧洲分子基因诊断质量联盟(EMQN)和英国国家外部质量评估计划(UK NEQAS)等。国内一般由国家卫健委临床检验中心和各省市临床检验中心组织开展 EQA。

（2）EQA 样本的要求。

EQA 样本应满足以下 2 个条件:①样本基质与临床患者标本应尽量一致;②样本浓度与临床应用相适应。凡参加 EQA 的单位,应先在本单位实行 IQC。若实验室内结果不能控制稳定,参加 EQA 也就没有可比的基础,也无从改进实验室间的差异。

（3）参评实验室的要求。

参加 EQA 的实验室必须根据组织者要求对质评品进行检测,主要内容如下:检测时间和上报结果时间按要求进行;检测条件应与患者标本同批进行;检测结果在回报前不得互相交流检测结果;不得修改本实验室的检测结果或将室间质评样本交由其他实验室代做。对于不能参加 EQA 的项目,可采用实验室间比对的方式解决。

综上所述,在临床分子诊断中,检验中过程是最易出现问题并最终影响检测结果的环节之一。性能验证/性能确认是保证实验室检测系统良好运行的前提和保证。IQC 对于确定检测结果是否可靠、可否发出报告具有重要作用。EQA 作为 IQC 的补充,可有力保证实验室检测结果的准确性。因此,实验室应务必做好分析中质量保证相关环节,从而更好地保证分子诊断检测结果的准确可靠。

8.4　检验后的质量控制

检验后质量控制是指被测标本经过检验人员分析后检测结果报告给临床医师的过程。检验后环节在整个临床分子诊断过程中起着重要作用,尤其是对检验结果的分析、报告和解释需要检验人员掌握扎实的专业知识。检验报告作为实验检测的最终结果,也是检验后质量控制的关键环节。一份高质量的检验报告应包含以下内容:医疗机构和/或实验室的名称、报告类型、患者姓名、性别、年龄、科室、床号、检验项目、标本种类、分子诊断结果、建议、检测方法的局限性、检测的关键参数(如测序覆盖深度等)、结果解释所参考的文献资料等信息。如有溶血、脂血、黄疸、石蜡组织标本降解等可能影响检测结果的情况,应在报告单上注明。对可疑结果应有复查流程,并主动与临床医师联系,必要时重新采集标本复查。一旦出现检验结果与临床诊断不符的情况,应及时与临床沟通排查情况,找出原因。由于分子诊断报告的多样性和复杂性,有时需要检验人员对检验结果做出解释,并有针对性地对病情进行客观分析,这就对检验人员的专业知识和业务能力提出了更高要求。

本节基于不同分子诊断技术对分子诊断临床报告内容及注意事项进行介绍,并以实时荧光定量 PCR(qPCR)法和高通量测序法的报告模式和流程为例进行说明[6]。

8.4.1　检验报告单一般要求与特定要求

8.4.1.1　一般要求

分子诊断报告单应包括如下信息。

(1) 医疗机构或实验室名称、实验室联系信息。

(2) 检测标本的基本信息。

包括患者信息(姓名、性别、年龄、科室、住院号、标本唯一条码号等)、标本号、标本类型、标本采集时间、标本接收时间、临床诊断、送检科室、送检医师、检验者、审核者、说明和报告时间等。

(3) 报告内容。

包括检测项目、检测结果(必要时附相关图表)、单位、检测方法、参考范围(必要时提供 Cut-off 值)等。

(4) 检测结果的描述及检测局限性的解释。

对检测结果进行详细描述,必要时对检测技术临床解读的局限性应有清楚的解释和描述。

(5) 检测结果分析和临床建议。

首先,应对本次检测的质控进行描述,判断是否符合检测标准。其次,对本次检测给出明确分子诊断,并针对检测目的,结合当前临床指南为临床提供可行性的临床建议,为个体化诊疗提供分子生物学依据。

(6) 备注。

简要描述本次检测的目的和意义,相关疾病的流行病学及危害,所检测基因的定义、临床应用价值。

(7) 附录。

必要时对报告内容的补充,以便临床医师更好地读懂检测报告。

接下来以实时荧光定量 PCR 法检测 HBV DNA 报告单为例(见表 8-3),介绍感染性疾病病原体核酸定量检测报告的要求。检验后数据复核需确保阴性质控和阳性质控结果在控,并关注标本提取质量(内标)和 PCR 扩增效率,结合肝功能结果联合分析并审核发布报告[9]。

表 8-3　实时荧光定量 PCR 检测 HBV DNA 报告单

某医院 HBV DNA 定量检测报告单　　　　　　　　　标本号:

姓名:	性别:	年龄:	卡号:
科室/病区:	患者种类:	住院号:	床号:
申请医生:	临床诊断:	标本条形码:	标本类型:

检测结果:

检测项目	结果	单位	检出限	方法学
HBV DNA 定量	3.20E+03	IU/mL	10 IU/mL	实时荧光定量 PCR

若结果<10 IU/mL,表示低于本实验方法检测的最低检出限 10 IU/mL,但不排除有微量 HBV DNA 残留的可能。

结果分析:

(1) 分子诊断:患者目前存在 HBV DNA 病毒感染;

(2) 建议:考虑到患者 HBV DNA 病毒感染,建议抗病毒治疗并定期监测 HBeAg 血清学转换及 HBV DNA 病毒载量,如出现 HBV DNA 病毒载量升高超过最低点 10 倍时,应及时检测 HBV DNA 基因分型及耐药基因变异,请结合临床。

备注:

根据《慢性乙型肝炎防治指南(2022 年版)》的建议,推荐进行高灵敏度 HBV DNA 的检测并适时进行以下监测。

(1) 对于 HBeAg 阳性患者,至少持续 1 年 HBV DNA 小于最低检出限伴 HBeAg 血清学转换和 ALT 复常,可考虑停药,但仍需巩固治疗至少 3 年(每隔 6 个月复查一次)。

(2) 对于 HBeAg 阴性患者,HBsAg 消失或出现抗 HBs 且 HBV DNA 检测不到,巩固治疗 6 个月后仍检测不到者,可考虑停药。

(3) 持续抗病毒治疗获得病毒学应答后,HBV DNA 较最低点升高超过 10 倍时,提示耐药产生。

(4) 获得病毒学应答的患者停药后,间隔 1 个月,连续两次 HBV DNA 均>2.0E+03 IU/mL,提示病毒复发。

说明:以上所述受限于目前的医学认知水平,解读时需咨询专业人员,以免引起误解;本报告仅本次送检标本负责。

采样时间:　　　　　　接收时间:　　　　　　报告时间:

　　　　　　　　　　　检验者:　　　　　　审核者:

联系地址:　　　　　　　　　　　　　　联系电话:

检测报告需注意以下几点。

（1）对于感染性疾病定量检测，不同检测方法的检测限和可报告范围可能存在差异，应根据患者实际情况选择合适的检验项目，结果报告须注明项目的参考区间，或检测方法的检测限和可报告范围。

（2）由于个体内生物变异的存在，病原体核酸定量检测结果可能在一定范围内波动，但对患者病情判断无影响。如有可能，应在定量检测的结果报告中加入变异范围。

（3）必要时需标注检测可能存在的局限性，以及可能会影响结果判读和应用的因素，如：①由于现有的分子生物学方法仅检测病原体核酸片段，因此阳性结果并不意味着一定存在具有感染性的病原体；②病原微生物基因发生变异可能引起检测结果差异，即不同基因型、亚型、准种的检测结果可能不同；③患者有其他并发症（如 HDV 感染会抑制 HBV 复制）或产生某些免疫反应时（接种、感染、免疫抑制治疗等）可能对检测结果有影响。

8.4.1.2　DNA 测序报告的特定要求

为便于 DNA 测序报告的理解和判读，此类报告应尽可能满足以下特定要求[10]：

（1）所测序的基因或染色体区域应采用国际人类基因命名委员会（human gene nomenclature committee，HGNC）的基因命名规则明确注明，所分析的基因或染色体具体区域应该注明如编码区、外显子、剪接位点等信息。

（2）应注明所用的参考序列。

（3）测序发现的序列突变和位点，应采用人类基因组变异协会（human genome variation society，HGVS）的命名规则详细注明，如单核苷酸在基因库（Genebank）参考序列中的位置和变化、对应的蛋白质变化的标准位置。

（4）预测碱基的突变与已知基因结构和其他数据的相关性，碱基突变对基因的影响。如核酸突变导致的氨基酸编码改变及其可能导致的蛋白质功能变化，也应采用 HGVS 规则并详细列出参考文献资料。碱基的错义突变需注明是否代表性突变、多态性或稀有突变。如检测到新的突变，而突变的性质和意义尚不明确的，应当在报告中注明。

（5）应注明检测结果的临床相关性，如检出的变异可能造成的潜在临床效应。

（6）应明确表述检测方法的技术局限性和检测结果解读的局限性。应对阴性结果的可能性原因进行解释和描述，如因测序仅局限在基因编码区而突变可能在未涵盖的内含子或启动子区，不能排除在基因组其他部位还存在致病突变；检测的敏感度<100%，应用的测序方法并不能检测到大的基因缺失和重复等。

（7）应注明结果分析所用的数据分析软件包、数据库等的名称和版本号，以及数据库网址等。

（8）若根据检测结果推测需要进一步检测其他人员的基因，也应在报告中建议。例如应该按照遗传病的遗传类型和外显度，对遗传病患者的家庭成员提出基因筛查建议。

（9）如已知突变与某种疾病的治疗或预后存在相关性，应在报告中建议。

接下来以高通量测序法检测非小细胞肺癌的测序报告单为例（见表 8-4），介绍肿瘤性疾病基因测序报告的要求[11]。

表 8-4 高通量测序法检测基因突变报告样单

某医院肿瘤相关基因高通量测序分析报告 标本号：

姓名：	性别：	年龄：	卡号：
科室/病区：	患者种类：	住院号：	床号：
申请医生：	临床诊断：	标本条形码：	标本类型：

检测内容：

肺癌相关基因的选定区域测序。

检测结果：

本实验室对送检的石蜡组织进行核酸提取后,采用××公司××高通量测序仪检测 22 种实体肿瘤相关基因(*EGFR*、*ALK*、*ERBB2*、*ERBB4*、*FGFR1*、*FGFR2*、*FGFR3*、*MET*、*DDR2*、*KRAS*、*PIK3CA*、*BRAF*、*AKT1*、*PTEN*、*NRAS*、*MAP2K1*、*STK11*、*NOTCH1*、*CTNNB1*、*SMAD4*、*FBXW7*、*TP53*)中的突变热点,涵盖了该范围内的替换、插入、缺失和转换,以及 *ALK*、*ROS1*、*RET* 和 *NTEK1* 基因重排,并使用××数据分析软件对测序结果进行分析,采用 Sanger 法进行测序验证,结果如下。

(1) *EGFR* 基因热点区域第 21 外显子检测到突变(p. L858R);

(2) *KRAS*、*BRAF* 基因未检测到突变;

(3) *FGFR3*、*TP53* 基因发生 2 个位点的点突变;

(4) *ALK*、*ROS1*、*RET*、*NTEK1* 等未发生基因重排。

结果分析：

(1) 质量控制:

本次标本提取中 DNA 浓度 50.2 ng/μL;OD260/OD280＝1.83。

是否满足检测要求:☑是 □否

(2) 分子诊断:

①本次标本 *EGFR* 基因所检测区域检测到敏感突变(突变型),本次标本 *KRAS*、*BRAF* 基因所检测区域均未检测到突变(野生型)。根据《NCCN 非小细胞肺癌临床实践指南》及其他临床诊疗指南,该患者可以使用抗 EGFR 靶点药物(酪氨酸激酶抑制剂)治疗,请结合临床综合考虑。②本次标本未检测到 *EML4-ALK* 融合基因,根据以上指南,不建议使用克唑替尼。③检测结果仅供临床参考,请结合临床及其他检测结果综合分析。

备注：

实体肿瘤相关基因的高通量检测能够快速、准确地检测癌症患者的基因变异情况,有利于治疗方案的选择和用药优化,实现肿瘤患者的个体化治疗。根据《NCCN 非小细胞肺癌临床实践指南》及其他临床诊疗指南,应该检测 *EGFR*、*ALK*、*ERBB2* 等基因。检测患者肿瘤组织的 *EGFR* 基因 19~22 号外显子的突变可用于评估酪氨酸激酶抑制剂的治疗效果。指南同时指出,当非小细胞肺癌患者肿瘤组织的 *KRAS* 和 *BRAF* 基因之一发生突变时,不能使用酪氨酸激酶抑制剂进行靶向治疗;当患者 *EML4-ALK* 融合基因为阳性时,可以使用酪氨酸激酶抑制剂,如 ALK 靶向药物克唑替尼。

（续　表）

说明:以上所述受限于目前的医学认知水平,解读时需咨询专业人员,以免引起误解;本报告仅本次送检标本负责。

采样时间:　　　　　　接收时间:　　　　　　报告时间:

检验者:　　　　　　审核者:

联系地址:　　　　　　联系电话:

附录:

(1) 标本检测质量报告:

涵盖的基因数	22 个
扩增片段	92 条
目标序列的碱基数	10 235 bp
每个碱基的覆盖度	8 653 次
覆盖度的一致性	93.16%
1×覆盖度的比例	100%
20×覆盖度的比例	100%
100×覆盖度的比例	100%
500×覆盖度的比例	100%

(2) 标本突变报告:

基因名称	转录本	变异名称		突变类型	突变状态	突变比例	覆盖度
		密码子	氨基酸				
FGFR3	NM_001163213.1	c.1959G>A	p.（＝）	同义突变	纯合	100%	1 665
EGFR	NM_005228.3	c.2573T>A	p.Leu858Arg	错义突变	杂合	29.26%	3 981
TP53	NM_000546.5	c.215C>G	p.Pr072Arg	错义突变	杂合	96.05%	1 241

注:附录的表述参考了人类基因组变异数据库 Clinvar,详情请查阅 www.ncbi.nih.gov/clinvar。

8.4.1.3　全外显子组或全基因组二代测序报告的特定要求

(1) 应根据国际标准(www.genenames.org)对所检测到的基因突变进行评估和分类,突变的标注方式应包括基因名称、杂合/纯合、cDNA 命名、蛋白质命名、外显子序号等。

(2) 对突变所导致的基因功能、基因产物、对疾病的可能性影响及现有证据进行评估。

(3) 覆盖大范围表型的检测,应对比评估是否与患者的临床表现相符。

(4) 检测报告中应注明检测方法的局限性,并对数据处理方法和过程给予描述。

当采用的二代测序方法尚不能覆盖所有基因,应在报告中注明实际可覆盖的基因和基因区域。应清楚标明是否检测到了可解释患者疾病的突变,如突变并不能明确解释疾病,应对可能的情况进行解释,还应列出相应的支持证据。

8.4.1.4 分子遗传学检测报告的特定要求

分子遗传学检测报告应尤其注意保护患者及其他家庭成员的隐私,因此,建议必要时实验室应为临床医师和患者提供不同版本和不同信息的检测报告。报告中应包括疾病检测的原因、检测方法、检测目的位点、个体基因型、检测到的突变位点、结果解释(临床意义)、随访建议、遗传咨询建议等。如检测方法为连锁分析法,应包括家系和基因型信息。检测结果可将已知基因型的家庭成员作为对照进行分析解释[12]。

8.4.2 检验结果报告流程及要求

实验室应根据检测项目制定适合临床实验室的分子诊断报告分析流程,确保检验医师在报告审核和发布时,保证报告内容的一致性。标准的分子诊断报告流程应依次按照数据复核、资料查阅、结果解释等主要流程执行。

(1)数据复核。

包括:①患者或标本的基本信息复核;②临床诊断的复核;③核酸提取质量的复核;④检测结果的复核:如原始数据的确认,IQC是否在控的确认;对于实时荧光定量PCR检测应有基线调整、标准曲线有效性判读等,对于高通量测序应有序列优化以去除重复和质量差的序列等复核过程。

(2)资料查阅。

查阅疾病诊疗指南、专业书籍、参考文献等。

(3)结果解释。

包括分子诊断、用药指导、疗效预测和预后评价等。

8.4.3 结果解释

实验室应建立科学、系统的检验结果解释方案,提供结果的解释意见。报告单上需提供咨询服务的方式和途径,如实验室联系电话、邮件等,方便临床医师和患者反馈意见和提出咨询。检测结果的解释既要具有专业性,又要清晰明了,使临床医生和患者能够正确理解检测结果。还应注意定期更新结果的解释内容,使其与最新的临床诊疗指南或规范保持一致,避免出现错误解释。

综合多种类型的分子诊断报告,提供分子检测服务的实验室可对检测结果的解释提出以下建议:①实验室应遵循相关专业组织的建议和指南进行检测结果的解释;②对于所检测的基因,在其野生型、所报告的突变型和多态性方面,应具备充分的信息(来源于文献、基因数据库等),并说明检测结果可能受基因组数据库的完整性和正确性影响;③应说明检测方法的临床性能与其诊断的灵敏度和特异性,(各种)目标人群的阳性和阴性预测值或似然比,以及临床应用有关,必要时需注明检测技术的局限性,以及可能会影响结果判读的因素;④实验室如遇到检测结果与检验临床目的无关的偶然性遗传学发现,应及时与申请医生、患者和患者家人进行沟通并说明情况;⑤必要时可注明结果解释参考的文献资料[13]。

8.4.3.1 序列突变的结果解释

对发现的序列突变需参照HGVS的规则进行描述,尽可能根据现有文献结果给出解释,写明检出的突变是否改变蛋白质编码和功能,以及与疾病表型之间的关系等。对在测序中发现的突变,建议采用以下分类进行表述[6]。

（1）序列突变曾经有报道，已被公认与疾病相关：序列突变与临床结果之间的关系有比较可行的文献报道支持。

（2）序列突变曾经有报道，是一个公认的中性突变：有证据表明该序列突变在正常人群中也可观察到，与疾病发生没有相关性。

（3）序列突变之前未曾报道过，但预期会导致疾病：通常来说，如果是插入缺失、移码突变、剪接位点 AG/GT 的突变都会干扰正常的细胞转录、翻译（蛋白质合成）和调节过程。

（4）序列突变之前未曾报道过，可以与疾病无关，也可能与疾病有关：错义突变、框内插入缺失、剪接位点突变都可能影响基因表达或细胞内处理过程，需进一步结合其他检查才能澄清这些突变的临床意义。

（5）序列突变之前未曾报道过，很可能不会致病：这些突变一般不改变蛋白质编码序列，碱基变化不会对已知的细胞内信号处理或调节途径产生影响。

（6）序列突变不是预期疾病的病因，但有报道与另一种疾病的临床表现相关：对于检测发现的与患者预期的临床表型无关的偶发突变，通常可以不给予报道；但如果检出的突变可能对患者或其家人带来明确致病性和危害，建议如实报告。实验室应参考现有文献，制定相关项目的偶发突变的报告原则。

综上所述，对测序报告应尽可能参考已有的疾病和/或基因相关的文献报道或疾病诊疗指南，经过全面分析后做出准确解读和报告。对于文献暂未报道、不确定是否有临床相关性的突变，实验室应制定相应标准进行声明，并有后续处理方案。

8.4.3.2 药物代谢酶和药物作用靶点基因检测的结果解释

根据药物基因组检测指导个体化用药主要包括两种类型：一是根据个体的遗传信息调整用药剂量，以增强药物疗效，减少药物不良反应的发生；二是根据个体的遗传信息确定用药的种类，避免应用针对特定基因型个体无效或可能产生严重药物不良反应的药物。药物剂量的调整往往需根据随机对照临床研究的结果；对目前缺乏随机对照临床研究的遗传变异，可依据基因型对药物药代动力学曲线下面积影响的大小估算用药剂量。当一个药物的反应性受多个基因或基因与环境因素间相互作用影响时，可根据国内国际大规模临床试验推导出的、纳入了个体基因型及其他因素的用药剂量计算公式确定用药剂量。常见药物代谢酶和药物作用靶点基因遗传变异检测结果对临床用药的指导建议可参见《药物代谢酶和药物作用靶点基因检测技术指南（试行）》相关内容[13]。

参考文献

［1］ van Pelt-Verkuil E, van Leeuwen W B, te Witt R. Molecular Diagnostics Part 1: Technical Backgrounds and Quality Aspects ［M］. Singapore: Springer Nature, 2019.

［2］ 国家药品监督管理局医疗器械技术审评中心.定量检测体外诊断试剂分析性能评估注册审查指导原则［EB/OL］.（2022 - 08 - 26）［2023 - 10 - 22］. https：//www. cmde. org. cn//xwdt/shpgzgg/gztg/20220826134939123. html.

［3］ 国家卫生健康委员会.医疗机构临床基因扩增管理办法［EB/OL］.（2010 - 12 - 06）［2023 - 10 - 22］. http：//www. nhc. gov. cn/cms-search/xxgk/getManuscriptXxgk. htm? id＝49981.

［4］周庭银,王华梁.医学实验室质量管理体系［M］.上海:上海科学技术出版社,2020.

［5］吕建新,王晓春.临床分子生物学检验技术［M］.北京:人民卫生出版社,2015.

［6］李艳,李金明.临床分子诊断分析前与分析后［M］.北京:科学出版社,2017.

［7］肖林林,魏取好,刘维薇.临床分子检验项目的检验程序验证与确认［J］.中华检验医学杂志,2019,42: 503－506.

［8］李金明.实时荧光 PCR 技术第 2 版［M］.北京:科学出版社,2016.

［9］尚红,李金明,郭晓临,等.感染性疾病相关个体化医学分子检测技术指南［EB/OL］.(2017－12－01) ［2023－10－22］.http://www.nhc.gov.cn/yzygj/s3593/201712/44aa5e433ade4cbeaad8a3a8b95a819 9.shtml.

［10］国家卫生健康委个体化医学检测技术专家委员会.测序技术的个体化医学检测应用技术指南(试行) ［EB/OL］.(2015－03－31)［2023－10－22］.http://115.182.198.9:8081/showRuleDetail? code＝ 07＆id＝30.

［11］詹启敏,曾益新,王珏,等.肿瘤个体化治疗检测技术指南(试行)［EB/OL］.(2015－07－29)［2023－10－ 22］.http://www.nhc.gov.cn/yzygj/s3593/201507/fca7d0216fed429cac797cdafa2ba466.shtml.

［12］曾溢滔,曾凡一,马端,等.遗传病相关个体化医学检测技术指南(试行)［EB/OL］.(2019－04－18) ［2023－10－22］.https://nccl.org.cn/showRuleDetail? code＝07＆id＝28.

［13］周宏灏,陈小平,张伟,等.药物代谢酶和药物作用靶点基因检测技术指南(试行)［EB/OL］.(2015－07－ 29)［2023－10－22］.http://www.nhc.gov.cn/yzygj/s3593/201507/fca7d0216fed429cac797cdafa2ba4 66.shtml.

本章参与编写的编者还有:杨德平、肖林林

中英文缩写索引表